Beziehungspflege

Beziehungspflege

Rüdiger Bauer

Rüdiger Bauer

Beziehungspflege

Kongruente Beziehungsarbeit
für Pflege-, Sozial- und Gesundheitsberufe
Eine Geschichte kongruenter Beziehungen
zwischen Menschen

3., vollständig überarbeitete und erweiterte Auflage

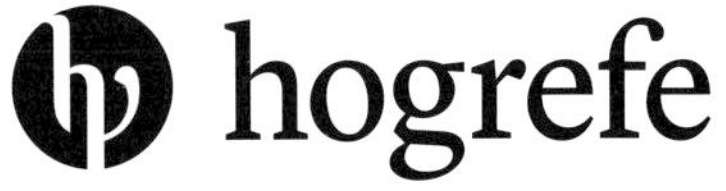

Rüdiger Bauer Krankenpfleger, Fachpfleger für psychiatrische Pflege, Fachpfleger für Psychotherapie und Psychosomatik, ehemalige Pflegedienst- und Weiterbildungsleitung, ehemaliger Bildungsreferent (Kloster Irsee), BSc Soziale Arbeit, Magister Soziale Arbeit (Master of Social Work), Verlagsleiter, Dozent, Unterostendorf
IBI-Institut
Primelweg 6
DE-86869 Unterostendorf
E-Mail: ruediger.bauer@beziehungspflege.de

Bibliografische Information der Deutschen Nationalbibliothek
Die Deutsche Nationalbibliothek verzeichnet diese Publikation in der Deutschen Nationalbibliografie; detaillierte bibliografische Daten sind im Internet über http://www.dnb.de abrufbar.

Anregungen und Zuschriften bitte an:
Hogrefe AG
Lektorat Pflege
z. Hd.: Jürgen Georg
Länggass-Strasse 76
3012 Bern
Schweiz
Tel: +41 31 300 45 00
Fax: +41 31 300 45 93
E-Mail: verlag@hogrefe.ch
Internet: www.hogrefe.ch

Lektorat: Jürgen Georg, Martina Kasper
Herstellung: René Tschirren
Umschlagabbildung: Martin Glauser, Uttigen
Umschlag: Claude Borer, Riehen
Satz: Claudia Wild, Konstanz
Druck und buchbinderische Verarbeitung: Finidr s.r.o., Český Těšín
Printed in Czech Republic

3., überarb. u. erw. Auflage 2018

(E-Book-ISBN_PDF 978-3-456-95806-4)
(E-Book-ISBN_EPUB 978-3-456-75806-0)

ISBN 978-3-456-85806-7

http://doi.org/10.1024/85806-00

Inhalt

Widmung

Für meine Frau Ingeborg, für einundvierzig Jahre liebevolle Beziehung und für meine Kinder Judith, Maximilian, Johannes und Sarah.

Sie alle sind eine Quelle tiefer Inspiration in der liebevollen Zuwendung zueinander.

Danksagung

Beim Schreiben dieses Buches haben mich viele Menschen unterstützt. Ich beginne im Kreis der Familie und da steht an erster Stelle meine Frau Ingeborg. Sie hat alle Höhen und Tiefen dieses Buches hautnah miterlebt. Ihr habe ich alle Schreibhemmungen sowie Zweifel und Mutlosigkeit zugemutet. Sie hat alles tapfer ertragen. Sarah, meine jüngste Tochter hat alle Skripten gelesen und mir vor allem in schwierigen Passagen, wenn ich wieder fast vollständig von geltenden Lehrmeinungen abgewichen bin, Mut gemacht und mir Selbstvertrauen gegeben. Meiner ältesten Tochter Judith Rossa danke ich für die Unterstützung im EDV-Word Dschungel bei der Zusammenstellung des Buches und zu Hinweisen in einigen Skripten. Ihr Mann Michael hat mit kritischem Auge eines völlig Fachfremden vor allem immer wieder aufgezeigt, dass zum Verständnis schwieriger Passagen Grafiken zu einem leichteren Verständnis verhelfen. Mein Sohn Maximilian hat in ungeheurer Geschwindigkeit einige Grafiken für das Buch erstellt, danke dafür, ich hätte es nicht gekonnt. Und dann ist da noch Isabelle Halbhuber, meine „hoffentlich bald mal-Schwiegertochter“: Sie hat auch alle Skripte gelesen, mir ganze Exzerpte geschrieben und sogar Aussagen von mir nachrecherchiert. Nicht zuletzt danke ich meinem Sohn Johannes für Nächte lange Diskussionen über Beziehungen zwischen Menschen.

Für die drei Kapitel der Einführung der Kongruenten Beziehungspflege in die verschiedenen Einrichtungen wurden Berichte von den Anwendern geschrieben. Niemand kann so fachkundig und authentisch Auskunft über die Prozesse, deren Erfolg, aber auch deren Probleme und Mühen Auskunft geben wie sie. Kerstin Schmidt, Pflegedienstleitung vom ASB Seniorenheim in Kirkel-Limbach, hat alle Skripte gelesen und mir sehr detailliert – und wie von mir angefordert – kritisch ihre Meinung dargestellt. Frau Heike Schille-Diehl, Heimleitung des ASB Seniorenheim in Homburg-Erbach, hat den Einführungsprozess verantwortlich mitgestaltet und für das Buch beschrieben. Renate Polack, eine langediente „Beziehungspflegerin“ und Pflegedienstleitung der Pro Seniore Residenz Erbach in Homburg, ist eine Wegbegleiterin über viele Jahre hinweg. Sie war eine derjenigen, die es vermochte, mir immer wieder Mut zu machen. Auch sie hat einen Bericht beigesteuert.

Heidrun Berger hat alle ihre Erfahrungen mit der Kongruenten Beziehungspflege in der Altenhilfe aufgeschrieben. Sie war damals die Erste, die das Konzept in die Altenhilfe geholt hat. Wir haben gemeinsam drei Altenhilfeeinrichtungen nach diesem Konzept aufgebaut und sie kann wie keine andere auf all die Probleme und Schwierigkeiten, aber auch auf die Glücksmomente und die schönen Erfolge zurückblicken, die wir gemeinsam erreicht haben.

Meine österreichischen Mitstreiter für die Kongruente Beziehungspflege Elfriede Pumberger, Pflegedienstleitung des Bezirksseniorenhauses des Sozialhilfeverbandes Urfahr und Umgebung und Ursula Rebhandl, Pflegedienstleitung des Bezirksseniorenheims in Walding im gleichen Sozialhilfeverband, sind beide glühende Verfechterinnen der Kongruenten Beziehungspflege und haben die Prozesse für ihre Einrichtungen beschrieben. Petra Welz, auch eine österreichische Mitstreiterin, hat die Kongruente Beziehungspflege in ihrer Masterarbeit verarbeitet. Sie hat einen Bericht über ihr „Betreutes Wohnen" im Kabelwerk in Wien beigesteuert. Auch dies ist ein Vorzeigehaus.

Auch in der Psychiatrie findet die Kongruente Beziehungspflege statt und auch dort möchte ich einigen treuen Anwendern für ihre Berichte danken. Meine „Forensiker", die in der forensischen Psychiatrie die Fahne der Kongruenten Beziehungspflege schwingen, sind Christian Beilstein, Manuel Landgrebe und Anja Lachmann, Bettina Wunsch und Ellen Butler. Christian Beilstein hat den sehr tiefgreifenden und ausführlichen Bericht letztlich geschrieben.

Dann gibt es noch André Danowski aus Berlin. Seine mir zur Verfügung gestellten Unterlagen hat er selbst in der Ausbildung in Kongruenter Beziehungspflege verwendet. Hendrik Groh aus Nürnberg hat seine Erfahrungen dazu dargestellt. Markus Wunderlich hat mit einer sehr prägnanten Einschätzung der Arbeit mit der Kongruenten Beziehungspflege beigetragen. Jürgen Hollick, ein richtig streitbarer Geist, hat alle Texte gelesen und mir seine kritischen Rückmeldungen gegeben. Er kann auch auf über mehr als vierzig Jahre psychiatrische Pflege zurückblicken und die Entwicklungen sehr gut beurteilen. Er hat den Beitrag zur Bedeutung der Kongruenten Beziehungspflege in der Entwicklung der psychiatrischen Pflege in den letzten fünfundzwanzig Jahren beigesteuert.

Mit Ruth Ahrens habe ich schon zusammen gearbeitet, als die Kongruente Beziehungspflege in Bad Kreuznach geboren wurde. Sie kennt alle danach kommenden Entwicklungen sehr genau und kann über die letzten fünfundzwanzig Jahre Kongruente Beziehungspflege die wohl am besten fundierte Auskunft geben. Später machten wir viele Projekte und viele Workshops gemeinsam. Mit ihr zusammen habe ich auch ein Buch geschrieben. Sie hat alle Texte gelesen und mir noch einige unschätzbare Hinweise zur Verbesserung des Buches gegeben.

Ein weiterer sehr wichtiger Berater war für mich Dr. Thomas Möckel. Wir kennen uns schon sehr lange, haben uns aber über einen längeren Zeitraum aus den Augenverloren. Er kam schon als junger Assistenzarzt in der Psychiatrie mit der Kongruenten Beziehungspflege in Kontakt. Er zeigte schon damals, es dürfte in der zweiten Hälfte der neunziger Jahre gewesen sein, Akzeptanz und Anerkennung für das Konzept. Im Jahr 2015 hattte er mich dann zu einem Vortrag in die Psychiatrie nach Hildburghausen eingeladen. Ich habe ihn einfach gefragt, ob er mir als Psychiater und bekennender Konstruktivist beratend in inhaltlichen Fragen zu Seite steht. Es sagte zu und wir hatten inhaltlich äußert spannende Diskussionen. Sein umfangreiches Wissen, seine sprühende Intellektualität, seine kritische Haltung und seine Anmerkungen und Beiträge zu den Skripten haben erheblich zur Qualität dieses Buches beigetragen.

Mit Jürgen Georg, meinem Lektor, habe ich schon das dritte Buch gemacht. Er hatte 1996 den Mut besessen, einem jungen unbekannten Autor in der Pflege einen Vertrag zu geben. Dies machte die Beziehungspflege sehr bekannt und nur deshalb kann ich heute eine dritte, völlig neu überarbeitete Auflage dieses

Buches schreiben. Die Zusammenarbeit mit ihm und dem Verlag war wie immer ausgezeichnet.

Allen Mitstreitern an dieser Stelle meinen herzlichen Dank!

Unterostendorf, April 2018
Rüdiger Bauer

Vorwort

Dieses Vorwort beginnt mit einem Zitat aus einem Schlusswort der ersten Auflage meines Buches. Als ich 1997 die erste Auflage „Beziehungspflege" herausbrachte, war das Konzept „Kongruente Beziehungspflege", denn davon handelte dieses Buch, schon fünf Jahre alt.

„Das Konzept ist in der vorliegenden Form sicher noch nicht endgültig umrissen, und es gäbe ohne Zweifel noch vieles dazu zu sagen, zu diskutieren und zu bedenken". (Bauer, 1997, S. 157)

Ich weiß noch genau, was ich dachte, während ich diese Worte geschrieben habe: Ich wusste damals nicht, was es in der Zukunft zu einem Konzept von Beziehung noch zu sagen, zu diskutieren und zu bedenken gäbe.

Dies ist heute, zwanzig Jahre später natürlich anders. Das Konzept „Kongruente Beziehungspflege" hat sich seit seiner ersten vagen Formulierung in der Psychosomatischen Fachklinik St. Franziska Stift in Bad Kreuznach erheblich weiter entwickelt. Dies war 1992. Das Konzept feierte also im letzten Jahr sein 25-jähriges Bestehen und findet heute Anwendung in Deutschland, der Schweiz, Österreich, Slowenien und Südtirol in Krankenhäuser, psychiatrischen Kliniken und in Altenhilfeeinrichtungen. Über 300 Ausbilderinnen und Ausbilder in Kongruenter Beziehungspflege sind in diesen Einrichtungen tätig und leiten andere Mitarbeiter in ihrer Beziehungsarbeit an.

So viel vorweg. Das Konzept hat heute mehrere leicht oder schwerer anwendbare Instrumente, die erlernt werden können. Es verfügt über Erklärungsansätze zur Wirkung der Beziehungsarbeit, die hauptsächlich aus der neurobiologischen Psychotherapieforschung stammen. Wir können also sagen, dass wir Pflegende oder auch andere Berufsgruppen mit unserer Beziehungsarbeit wirken und wie und warum wir wirken. Die Neurowissenschaft hat dem Konzept ein neues Menschenbild gegeben: Mit ihrer Hilfe konnte gezeigt werden, wie menschliche emotionale Erfahrungen zu biologischen Strukturen werden und dass diese Strukturen durch Beziehungsarbeit auch wieder verändert werden können. Die Erkenntnis, dass unser Gehirn bis ins höchste Alter plastisch, d.h. form- und veränderbar ist, lässt die Aussage zu, dass wir auch schwierige Beziehungskonstellationen in den Griff bekommen können. Vor allem der Hirnforscher Niels Birbaumer (2014) hat dies gezeigt, weil er die alte Gewissheit, dass Soziopathen nicht veränderbar sind, verändert hat.

Die Kongruente Beziehungspflege hat also heute als Grundlagen sowohl die Psychodynamik, wie sie in der ersten und zweiten Auflage beschrieben wurde, als auch neurowissenschaftliche Erklärungsmodelle. Von all dem werde ich in dieser Auflage berichten.

Als ich 1992 Pflegedirektor in Bad Kreuznach wurde, kam ich aus der Psychiatrie in Regensburg, wo ich nach der Krankenpflegeausbildung die Fachweiterbildung Psychiatrie absolviert habe. Ich hatte bereits Erfahrungen in den Ausbildungsstationen und nach dem Examen auf anderen psychiatrischen Stationen gemacht und wurde dann auf eine Psychotherapiestation für alkohol- und medikamentenabhängige Menschen versetzt.

Dort lernte ich die personzentrierte Gesprächspsychotherapie nach Carl R. Rogers kennen. Was ich darüber hörte, interessierte mich sehr und ich las alles darüber, was ich in die Finger bekam. Später machte ich eine Ausbildung in personzentrierter Gesprächführung und war als „Co-Therapeut" in den psychotherapeutischen Gruppen tätig.

An den Ideen von Carl Rogers faszinierte mich vor allem, dass er die Beziehung zwischen Therapeut und Klient in den Mittelpunkt des therapeutischen Prozesses stellte und sie als das wirksame Agens bezeichnete. Ebenso imponierte mir die Idee der Kongruenz – oder Echtheit oder Selbstkongruenz, wie sie auch häufig genannt wird. Das Wort Kongruenz kommt aus dem Lateinischen und bedeutet dort als Substantiv Deckungsgleichheit. Menschen, deren inneres Erleben mit ihrem Verhalten und ihrem emotionalen Ausdruck deckungsgleich sind, sind kongruent. Menschen, bei denen dies nicht der Fall ist, sind inkongruent. Inkongruenzen erzeugen innere psychische Spannungen, aus denen Störungen resultieren können. Der Kern des therapeutischen Prozesses ist es also, dem Klienten zu helfen, die Inkongruenzen zu beseitigen und wieder Kongruenz herzustellen. *Die Grundlage dazu ist eine vertrauensvolle und kooperative Beziehung zwischen Therapeut und Klient.*

Ich entwickelte daraus die Idee, dass auch die Beziehung zwischen Therapeut und Klient eine kongruente sein müsste, um dem Klienten zu helfen, wieder in die eigene Kongruenz zu kommen. Darüber fand ich aber in den Schriften von Carl Rogers nichts. Deshalb wollte ich diese Idee für die Beziehung zwischen Pflegenden und Patienten formulieren, um somit eine Beschreibung zu liefern, wie professionelle Beziehungsgestaltung gestaltet werden kann. Zunächst ist mir dies nicht gelungen. Erst als ich 1992 ein Konzept von Pflege in der Psychosomatik schreiben wollte, um es mit meinen Mitarbeitern zu diskutieren, gelang dies nur vage. Diese erste Beschreibung existiert nicht mehr, aber im Kern drehte sie sich darum: Wir wollten zu Beginn und während des Pflegeprozesses abklären, ob wir uns aufeinander wertschätzend einstellen und empathisch begegnen konnten und ob dabei jeder kongruent sein konnte. Damit wären wir wieder bei Carl Rogers angelangt, der diese drei Einstellungen – Wertschätzung, Empathie und Kongruenz – als die drei Grundvariablen der personzentrierten Gesprächspsychotherapie beschrieben hat. Um dies umzusetzen, habe ich alle Mitarbeiter in personzentrierter Gesprächsführung ausgebildet.

In der Umsetzung gelang einiges, aber ich bemerkte auch, dass Beziehungen auch immer wieder an ihre Grenzen stießen und sich Beziehungsbehinderungen zeigten. Diese Behinderungen wurden durch Mitarbeiter als auch durch Patienten bewusst oder unbewusst erzeugt.

In den Gesprächsausbildungen für meine Mitarbeiter arbeiteten wir auch biografisch. Es stellte sich heraus, dass einige der Beziehungsbehinderungen durchaus aus den Erlebnissen und Prägungen des eigenen Lebens stammten. So lernten wir, die Beziehungsbehinderungen bei den Patienten auf ähnliche Weise zu besprechen.

Als ich zwei Jahre später in meine „Traumstelle" als Bildungsreferent des Verbandes der bayerischen Bezirke ins Tagungs- und Bildungszentrum Kloster Irsee wechselte, nahm ich diese Idee einer kongruenten Beziehung natürlich mit. Meine neue Arbeit war die Entwicklung, Organisation und Durchführung eines übergeordneten Fort- und Weiterbildungsprogramms für die damals fünfunddreißig psychiatrischen Kliniken in Bayern.

Mir war sehr schnell klar, dass die Weiterentwicklung eines bestehenden Programms auch meine eigene Weiterentwicklung betreffen muss. Deshalb beschäftigte ich mich damals intensiv mit den großen Pflegetheorien aus den USA und dem vereinigten Königreich. Martha Rogers als Systemtheoretikerin, Jean Watson als Caring Theoretikerin, Ida Jean Orlando als Prozesstheoretikerin und Hildegard Peplau als Beziehungstheoretikerin beeinflussten mich am stärksten. In einer der Schriften erhielt ich auch einen Hinweis auf zwei chilenische Biologen, Humberto Maturana und Francisco Varela. Ich las deren Hauptwerk „Der Baum der Erkenntnis" (1987) und wurde zum Konstruktivisten. Schon in den achtziger Jahren hatte ich die populären Werke von Paul Watzlawick „Wie wirklich ist die Wirklichkeit" (1976) und „Anleitung zum unglücklich Sein" (1983) gelesen, jetzt lernte ich auch noch die biologische Grundlage des Konstruktivismus kennen.

Die Ideen der Theoretikerinnen und des Konstruktivisten Watzlawick erschufen eine neue Beschreibung der Kongruenten Beziehungspflege. Sie ist ein Beziehungsprozess, der in Phasen verläuft, mit der unumstößlichen Notwendigkeit der Zuwendung. Der Prozess vollzieht sich zwischen zwei Systemen, mit allen Einflüssen aus den Systemen, die an den beiden Beteiligten wirken. Jeder der beiden Beteiligten erzeugt dabei die eigene Erkenntnis über die Welt des Anderen aus seiner eigenen Welt heraus mit dem Ziel, Kongruenz zu leben. In der ersten Auflage des Buches habe ich versucht, die Kongruenz zwischen Menschen über die Begriffe, Können, Sollen und Wollen darzustellen. Das Können meinte damals die persönliche und fachliche Kompetenz der Beteiligten. Das Sollen bezog sich auf den Auftrag, den sich die beiden gegenseitig geben sollen, um einander zu helfen sich weiter zu entwickeln. Das Wollen meinte die bewusste Entscheidung darüber, mit dem Anderen wertschätzend, empathisch und kongruent umzugehen. Wenn im Patienten selbst und in der Schwester selbst diese Aspekte stimmig waren und sie auch zwischen den Personen übereinstimmten, kann Kongruenz erreicht werden (**Abb. 1-1, 1-2, 1-3**).

Die Beziehungspflege wurde damals auch in fünf Phasen beschrieben. In der Begegnungsphase treffen wir auf den Anderen. Durch die Begegnung kommt es zu Irritationen, Missverständnissen und Sympathie oder Antipathie. Damit kommen die Beteiligten in eine Inkongruenzphase. Wenn sie es dann schaffen, die gestörten Aspekte der Beziehung zu bearbeiten, sind sie in der Bearbeitungsphase. Schaffen sie dies nicht, wird die Beziehung inkongruent und das Ergebnis der

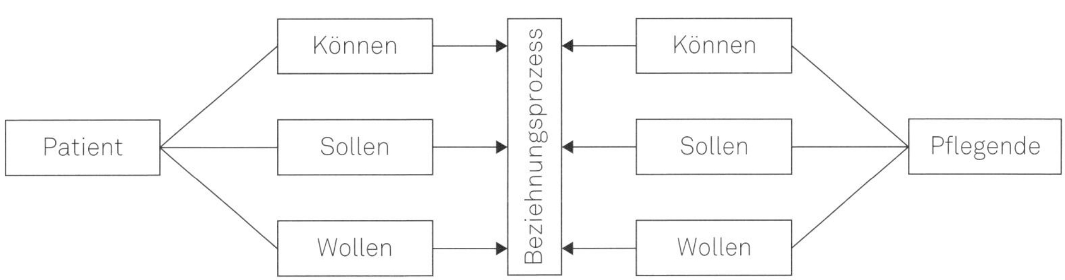

Abbildung 1-1: Der Beziehungsprozess (Quelle: eigene Darstellung)

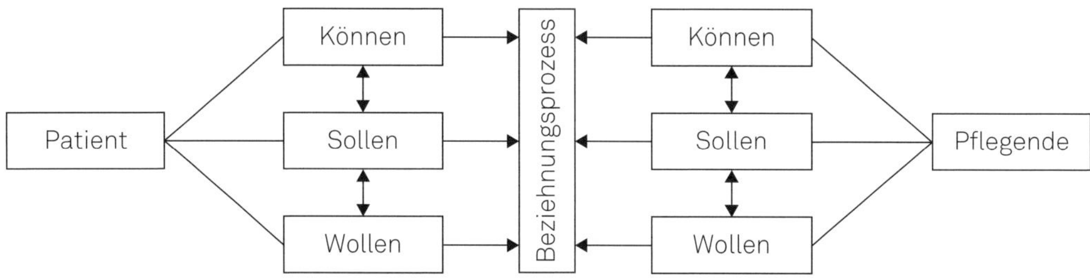

Abbildung 1-2: Der Beziehungsprozess kongruent (Quelle: eigene Darstellung)

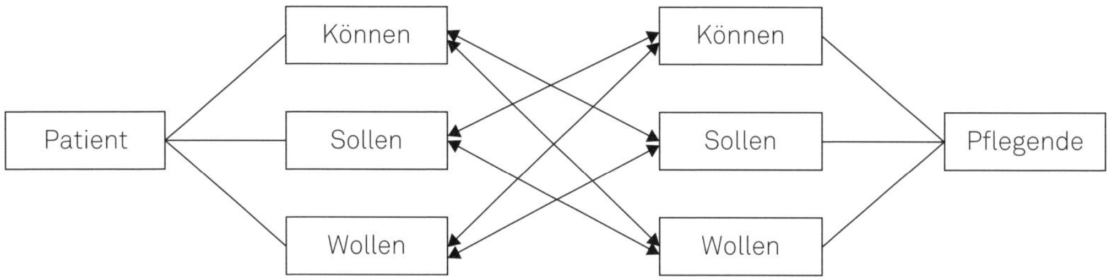

Abbildung 1-3: Der Beziehungsprozess inkongruent (Quelle: eigene Darstellung)

gemeinsamen Arbeit wird verschlechtert. Während der Bearbeitung der gestörten Beziehungsaspekte integrieren die Beteiligten Wissen über das Erkennen des Anderen. Dies führt im Idealfall zum Erkennen des Erkennens des Anderen und damit sind die Beteiligten auf dem Weg zur Kongruenz. Es sind also die Phasen:

- Begegnungsphase
- Inkongruenzphase
- Bearbeitungsphase
- Integrationsphase
- Kongruenzphase

Während der Einführung der Kongruenten Beziehungspflege in Altenhilfeeinrichtungen benutze ich dieses Phasenmodell noch. Aber nicht nur, um die Beziehungen zwischen Pflegekräften und Bewohnern zu betrachten, sondern den Entwicklungsstand der Einführung an sich. Doch dazu mehr in Kapitel 6.

Nach diesen Grundannahmen wurde die erste Auflage der „Kongruenten Beziehungspflege" geschrieben. Sollte jemand von Ihnen das Buch besitzen, werden Sie dies schon kennen. Sollten Sie die erste Auflage nicht gelesen haben, senden Sie mir eine E-Mail und ich schicke Ihnen das Buch als PDF.

Die erste Auflage beschreibt auch noch keine tatsächlichen Instrumente, die man anwenden könnte, um Beziehung professionell zu gestalten. So beschreibe ich dies auch im letzten Kapitel des Buches (Bauer, 1997, S. 157). In der ersten Auflage geht es um Haltungen, Kommunikations- und Gesprächsführungskompetenz, um das Entdecken der eigenen Beziehungsbehinderungen und von Wahrnehmungsproblematiken. Es ist sozusagen die psychodynamische, vorneurowissenschaftliche Zeit der Kongruenten Beziehungspflege. Die ersten Instrumente sollten sich aber bald entwickeln, ebenso sollten mögliche neue Erklärungsansätze entstehen.

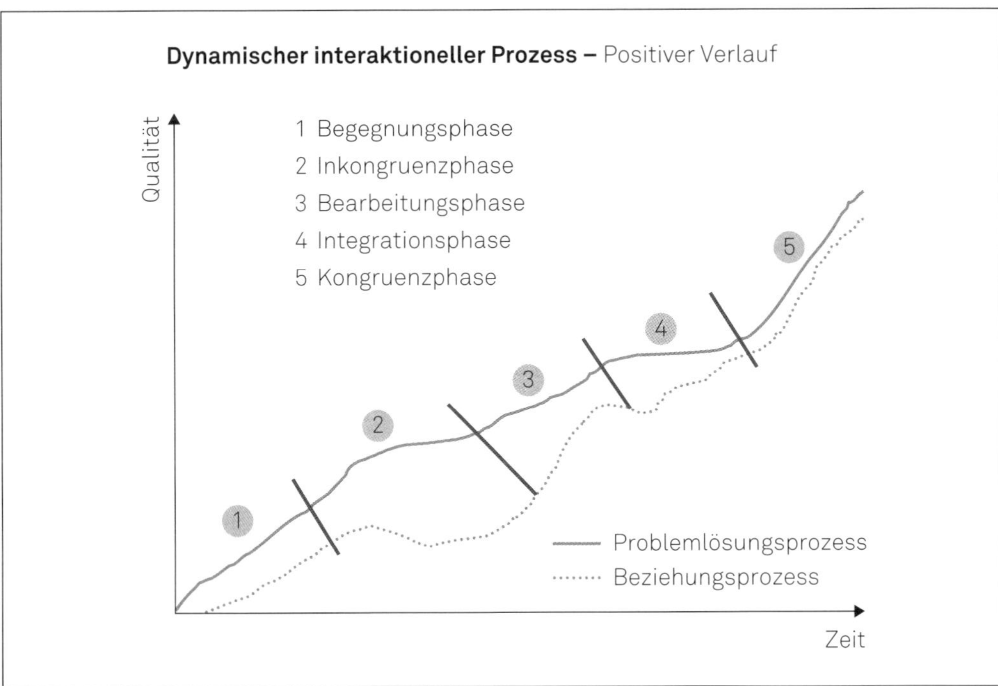

Abbildung 1-4: Dynamischer interaktioneller Prozess – positiver Verlauf (Quelle: Bauer, R., 1997)

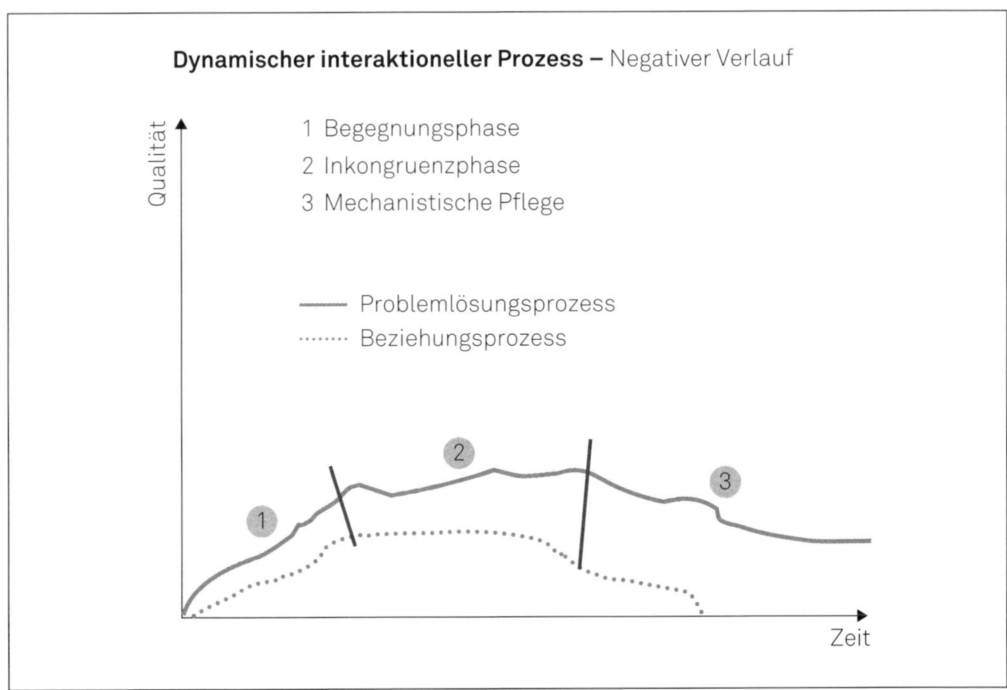

Abbildung 1-5: Dynamischer interaktioneller Prozess – negativer Verlauf (Quelle: Bauer, R., 1997)

Nach Erscheinen des Buches wurde ich zu vielen Vorträgen im In- und Ausland sowie zu Workshops eingeladen. Für die Workshops hatte ich genügend Material aus dem Buch. Für die Vorträge habe ich mir sieben Thesen zur Beziehungspflege erarbeitet. Grundlagen waren Inhalte der Pflegetheorien, der Systemtheorie und des Konstruktivismus sowie eigene Erfahrungen. Auch diese wurden in einem Aufsatz in PsychPflegeHeute (Bauer, 2001) publiziert. Ich möchte diese Thesen darstellen, weil sie ein weiterer Meilenstein für die Entwicklung der Kongruenten Beziehungspflege sind.

These 1

Beziehungspflege hat es in der Pflege schon immer gegeben und sie findet immer noch statt.
Diese These bezieht sich auf das sichere Wissen, dass es gute Beziehungsgestaltung schon immer gegeben hat. Ich habe es selbst als junger Mann immer wieder beobachten können. Es gibt Menschen, die agieren intuitiv einfach fast immer richtig und sie besitzen eine natürliche hohe Begabung für Empathie. Von ihnen habe ich gelernt. Ich bin also nicht der Erfinder, sondern der „Beschreiber".

These 2

Beziehungspflege ist der Inhalt, Bezugspflege oder Bereichspflege sind der Rahmen.
Im Erscheinungsjahr Jahr 1997 gab es in der psychiatrischen Pflegewelt die Diskussion darüber, ob Beziehungspflege nicht das gleiche wäre wie Bezugspflege. Deshalb habe ich diese These so beschrieben. Man könnte auch Funktionspflege machen und trotzdem die Beziehung professionell gestalten. Das beste System zur Durchführung von Beziehungspflege ist aber das Bezugspersonensystem als Organisationskonzept. Beziehungspflege ist der Inhalt.

These 3

Beziehung zwischen Pflegekraft und Patient findet immer statt.
Mit dieser These wollte ich ausdrücken, dass es genau so unmöglich ist, eine Nicht-Beziehung zu haben, wie man nicht „nicht kommunizieren" kann. Auch eine Nicht-Beziehung zu Patienten erzeugt Wirkung und diese kann sehr nachteilig für die Patienten sein.

These 4

Eine Pflegekraft kann sich nicht aus der Beziehung nehmen. Sie ist Teil der Beziehung.
Diese These ist die erste konstruktivistische These. Der Konstruktivismus hatte mich damals schon sehr beeindruckt und heute ist er aus biologischer Sicht nicht mehr zu leugnen (Kapitel 1). Dazu später mehr. Die Pflegekraft ist immer Teil dessen, was in der Beziehungsgestaltung geschieht. Sie kann sich nicht einfach auf die Position zurückziehen, der andere sei an etwas schuld. Wir erzeugen mit allem, was wir machen, bewusst oder unbewusst Wechselwirkungen. Dies ist ein komplexes Geschehen.

These 5

Das Instrument, dessen sich die Pflegekraft in der Beziehungspflege bedient, ist sie selbst.
Auch eine konstruktivistische These, die das Wechselwirkungsgeschehen deutlich machen soll und die die professionelle Seite

stark betont. Der Patient darf am Anfang einer Beziehung „Fehler" machen. Wechselwirkung wird durch beide Beziehungsteilnehmer erzeugt. Die Pflegekraft sollte sich dieses Mechanismus bewusst sein und ihre eigene Wechselwirkung auf den Patienten abgestimmt steuern. Sie ist in der Beziehung das „Medikament", das Wirkung erzeugt und in manchen Fällen auch Nebenwirkungen.

These 6

In dem Maß, in dem sich eine Pflegekraft selbst erkennt, wird sie in der Beziehung eine andere Person erkennen können.

Das „Selbst-Erkennen" ist eine humanistische Leibesübung, die das ganze Leben lang anhalten sollte. Es ist aber auch eine zutiefst konstruktivistische Sichtweise. Wozu soll das „Selbst-Erkennen" denn führen? Doch dazu, dass ich erkenne, *wie ich erkenne*! Erkennen wird häufig mit Wahrnehmung gleichgesetzt. Dabei wird aber nicht beachtet, dass die Fähigkeit zur Wahrnehmung ein Erkennen voraussetzt. Wahrnehmung bezieht sich beim Menschen auf seine Sinne. Mit den Sinnen erleben wir die Welt, aber unsere Sinne sind durch unsere Erfahrungen geprägt und geformt. Wie oft werden wir durch sie getäuscht? Wenn ein Mensch erkennt, aufgrund welcher Lebensumstände oder welcher Lebenserfahrungen er eine Erfahrung immer wieder macht, dann erkennt er, wie er erkennt. Dieses *Erkennen des Erkennens* wird es ihm erleichtern, den anderen auch als jemanden zu sehen, der durch seine Lebenserfahrungen so zu erkennen gelernt hat, wie er dies tut. Auch dazu später mehr!

These 7

In der Beziehung treffen immer zwei Menschen aufeinander: ein Patient und ein professionell Handelnder.

Diese These sollte ein wenig provozieren. Es bezieht sich auf diejenigen, die sich als die „Professionellen" fühlen und die besser wissen, was für den Patienten gut ist. Ich kenne keinen besseren Experten für seine Erkrankung als den Patienten selbst. Zudem trauen wir denn der menschlichen Begegnung nicht auch ihre Wirkung zu? Ist menschliche Begegnung wirksam? „Ja natürlich" werden alle sagen und ich stimme zu. Dann ist aber die zuwendende menschliche Begegnung genauso wichtig wie die professionelle Begleitung. Wir wissen heute, über welche biologischen Mechanismen menschliche Begegnung wirksam wird und welche positiven Begleitumstände dies noch hat.

Ich beschäftigte mich in der Folge intensiv mit der Pflegetheorie von Jean Watson. Sie beschreibt in ihrem Buch „Pflege – Wissenschaft und menschliche Zuwendung" (Watson, J, 1996) die transpersonale Zuwendungsbeziehung. Die zwei Beteiligten einer Zuwendungsbeziehung haben beide eine kausale Vergangenheit, in der sie geprägt wurden. Die Begegnung findet im Hier und Jetzt statt, das vom phänomenalen Feld beeinflusst wird. Die Qualität der Begegnung im Hier und Jetzt ist entscheidend dafür, wie sich die Zukunft der beiden Beteiligten gestalten wird. Watson fordert die Pflegenden auf, die Menschen in der transpersonalen Beziehung an die „Orte der Harmonie von Körper, Geist und Seele" zurückzubringen. Dies soll ihre Selbstheilungskräfte stärken und sie selbstbewusster machen.

Aus dieser Idee entwickelte ich das erste Instrument der Kongruenten Beziehungspflege, die *Beziehungspflegeplanung*. Grundlage dafür war natürlich Wissen über die kausale Vergangenheit des Menschen, seine Biografie. In dieser Biografie sollten die Pflegenden die „Orte der Harmonie von Körper, Geist und Seele“ identifizieren und die Patienten so oft wie möglich an diese Orte erinnern. Dies kann durch Gespräche geschehen, aber auch durch Gesten oder durch neue Lebensereignisse, Aktivitäten, die an die „Orte“ erinnern. Als wir uns verstärkt mit der Biografiearbeit beschäftigten, bemerkten wir, dass die Patienten sehr viel über ihr Leid erzählten und nur wenig von „Orten der Harmonie von Körper, Geist und Seele“. Daraufhin entwickelte ich die *Lebensereignisskala*, die gezielt nach „Orten der Harmonie von Körper, Geist und Seele“ fragte. So bekamen wir darüber Auskunft, aber auch nicht von allen Patienten.

Später entwickelte ich dann noch einen Weg, der die Bedeutungen von Lebensereignissen erfasste, auch wenn diese negativ waren. Die Gegenseite der Bedeutung, z. B. Autonomie versus Abhängigkeit oder Geringschätzung versus Wertschätzung, ließ dann wieder eine Beziehungspflegeplanung zu, die auf die „Orte der Harmonie von Körper, Geist und Seele“ abzielten. Wenn jemand nur viel Geringschätzung in seinem Leben erfahren hat, dann sollte er in der Begegnung sehr viel Wertschätzung erfahren. Vielleicht findet sich ja dann doch noch eine kleine Erinnerung z. B. an die Oma, von der ein Patient die Wertschätzung erfahren hat. Veröffentlicht wurde dieses Instrument 2005 in einem weiteren Buch von mir, das ich mit einem Kollegen geschrieben habe und im gleichen Jahr in einem Aufsatz in „Die SchwesterDer Pfleger“ (Bauer, 2005). Das Buch heißt „Erzähl mir deine Geschichte“ – Beziehungsarbeit in Altenhilfeeinrichtungen, ist aber vergriffen.

Nach dieser Methode werden heute in vielen psychiatrischen Kliniken, in vereinfachter Form in einigen wenigen somatischen Krankenhäusern und in vielen Altenhilfeeinrichtungen Beziehungspflegeplanungen aufgestellt und durchgeführt. Das Instrument hat sich bis heute bewährt. Es wird in Kapitel 5.8 als – heute so genannt – *explizite Beziehungspflegeplanung* praktisch dargestellt.

Die Wirkungen waren sehr erstaunlich und konnten zu dem damaligen Zeitpunkt nicht erklärt werden. Es wirkte einfach. Heute gibt es dazu neurowissenschaftliche Erklärungen und ausreichende Forschung. Erstaunlich viel auch aus der Bindungsforschung. Ich werde darauf noch ausführlicher eingehen (Kapitel 2.8 und 3), nur so viel vorab: Es hat mit den Wirkungen des Bindungshormons Oxytocin im Körper zu tun und einem neurobiologischen Mechanismus, der sich Antizipation nennt.

Wenn es eine explizite Beziehungspflegeplanung gibt, werden viele fragen, ob es dann auch eine *implizite Beziehungspflegeplanung* gibt. Ja, es gibt sie, aber sie fällt in die neurowissenschaftliche Zeit der Kongruenten Beziehungspflege und so weit sind wir noch nicht.

1987 begann ich ein berufsbegleitendes Master Studium in „sozialem Management“. Es war zwar anstrengend, als Vater von vier Kindern an den Wochenenden in der Vorlesung zu sitzen und abends unter der Woche zu lernen, aber es machte mir trotzdem sehr viel Spaß. Ich durfte mich sehr stark mit dem beschäftigen, was mich auch sehr interessierte. Durch den Einfluss der o. g. Theoretikerinnen, die alle einen humanistischen Anspruch hatten, dachte ich darüber nach, wie Pflegende nachweisen könnten, über welche Mechanismen wir eigentlich wirksam werden. In meiner Bachelor-Abschlussarbeit vertiefte ich dieses Thema. Ich nahm dazu Anleihen in der Psychotherapieforschung. Vor allem von Klaus Grawe, der die so genannten „unspezifischen Wirkfaktoren“ der Psychotherapie eforscht hat. Ich verglich diese „unspezifischen Wirkfaktoren“ mit den Aussagen der humanistischen Pflegetheorien und fand dabei heraus, dass Pflegende, wenn sie denn nach den Theorien arbeiten würden, ebenso über die „unspezifischen Wirkfaktoren" wirksam werden müssten. Die Abschlussarbeit wurde in zwei Teilen in der schweizerischen Pflegezeitschrift „Pflege – die wissenschaftliche Zeitschrift für die Pflege" publiziert (Bauer, 1998, 1999), blieben aber ohne Wirkung. Mich aber ließ die Idee nicht mehr los, einen Weg zu finden, Wirkung von Pflege zu erklären – vor allem in Bezug auf die eigene Berufsgruppe.

Das Jahr 2002 brachte eine Wende für mich. Ich verließ das Kloster Irsee nach Abschluss meines Masterstudiums und wurde mit dem Konzept Kongruente Beziehungspflege selbstständig. Ich errichtete ein eigenes kleines Institut und von dort aus fuhr ich in die Welt hinaus. In dieser Zeit interessierte sich auch das erste Altenheim für die Kongruente Beziehungspflege. Ich hatte bis dahin keine Erfahrungen mit der Kongruenten Beziehungspflege in Altenhilfeeinrichtungen. Der Erfolg stelllte sich aber sehr schnell ein und verbreitete sich in der Szene. Heute arbeiten doch schon recht viele Einrichtungen nach dem Konzept. Vor allem die Zusammenarbeit mit Heidrun Berger, der damaligen Leiterin des Hauses, war sehr erfolgreich und sie hat maßgeblich dazu beigetragen, dass die Kongruente Beziehungspflege in der Altenhilfe Fuß fassen konnte. Heute sind Heidrun Berger, ich und andere Weggefährten der damaligen Zeit, selbst Träger von sozialen Diensten in der Altenhilfe.

Ich hatte viele Aufträge, einen der größten in der Landesnervenklinik Wagner Jauregg in Linz in Oberösterreich. Die Akademie der Klinik hatte mich schon viele Jahre vorher immer wieder eingeladen und das Konzept Kongruente Beziehungspflege war inhaltlicher Bestandteil fast aller Weiterbildungen der Akademie. In der Klinik sollte ich nun das Bezugspflegesystem einführen. Ich konnte die Direktorin überzeugen, dass die Einführung eines Bezugspflegesystems den organisatorischen Rahmen abdeckt, aber noch nicht den inhaltlichen. So durfte ich die Kongruente Beziehungspflege einführen, die als Organisationsform das Bezugspflegesystem hat. Wir hatten drei Jahre Zeit und ich war sehr oft zu Schulungsmaßnahmen für die pflegenden Mitarbeiter in der Klinik. Andreas Fankhauser, ein von mir sehr geschätzter Kollege in der Akademie der Klinik, machte mich in dieser Zeit auf ein Buch aufmerksam. „Das Gedächtnis des Körpers – wie Beziehungen und Lebensstile unsere Gene steuern", von Joachim Bauer (Bauer, 2006a).

Schon der Titel entfachte großes Interesse bei mir. Sollten tatsächlich Beziehungen Gene steuern und damit das Verhalten von Menschen beeinflussen oder verändern können? Dass Beziehungspflege wirksam sei, war zugegebenermaßen mein großes Credo, dass diese Frage aber durch die Biologie des Gehirns beantwortet werden sollte, erschien mir unwahrscheinlich. Ich las. Nach jeder Seite wuchs meine Begeisterung, ich las die ganze Nacht und erstellte sofort eine erste Präsentation darüber, wie und warum Beziehungspflege wirksam war. Dies alles fand ich in diesem Buch. Joachim Bauer beschrieb, über welche biologischen Mechanismen Beziehung zwischen Menschen zu biologischen Strukturen werden und welche Stoffe dabei ihre Wirkung entfalten.

Dies war der Anfang der neurowissenschaftlichen Entwicklung der Kongruenten Beziehungspflege.

In den letzten 12 Jahren habe ich mich dann autodidaktisch in die Neurowissenschaft eingearbeitet und viele Bücher und Aufsätze zum Thema gelesen. Vor allem die Arbeiten von Eric Kandel zum Gedächtnis (z. B. „Auf der Suche nach dem Gedächtnis", 2009) haben neue Erklärungsansätze für die Beziehungswirkung entstehen lassen. Aber auch andere Wissenschaftler, wie Gerald Hüther, Gerhard Roth, Niels Birbaumer, Klaus Grawe, Dick

Swaab, Martin Spitzner, Joseph Ledoux, Louis Cozolino, Daniel Siegel, um nur einige zu nennen, habe ich zu Rate gezogen, um dem Konzept der Kongruenten Beziehungspflege heute ein anderes Erklärungsmodell zu geben. Dieses neue Erklärungsmodell lässt neue Sichtweisen und ein neues, anderes praktisches Pflege-Analysemodell entstehen. Aus ihnen gehen wiederum neue Interventionsmöglichkeiten hervor. Ab dem Jahr 2006 arbeitete ich dann an der Entwicklung eines Analysemodells, das die neurowissenschaftlichen Erkenntnisse über Beziehungen zugrunde legt. Es entstand die bio-psycho-soziale Hypothese als eine zweite Variante der Beziehungspflegeplanung. Heute nenne ich dies die *implizite Beziehungspflegeplanung*.

Wie das neue Erklärungsmodell aussieht, welches neue Analysemodell und welche neuen Interventionsmöglichkeiten entstanden sind, finden Sie in den weiteren Kapiteln dieses Buches. Haben Sie viel Spaß dabei!

Über dieses Buch

In der ersten und zweiten Auflage des Buches wurde die zuwendende Beziehung als das wesentliche Agens der Kongruenten Beziehungspflege dargestellt. Darüber werden die verbessernden und heilenden Wirkungen erzielt, so das Versprechen. Zur Vorbereitung auf eine wirkende Beziehung sollten die Mitarbeiter zunächst ihre Empathie schulen, ihre Wertschätzung verbessern und zur eigenen Kongruenz finden. Im zweiten Schritt sollten sie ihre Kommunikationsfähigkeit verbessern und sich selbst auf eigene innere Beziehungsbehinderungen überprüfen und diese, wenn möglich, beseitigen. Wenn dieses Lernen und die eigene Selbsterfahrung abgeschlossen sein würden, sollten sich dann in der Beziehungsarbeit die verbessernden und heilenden Wirkungen schon einstellen.

Was für eine Behauptung? Ich kann dies nur meinem damaligen Enthusiasmus zuschreiben, diese Behauptung aufgestellt zu haben, ohne in dem damaligen Buch einen Beweis darüber zu führen. Trotzdem wurden das Buch und seine Inhalte von vielen Pflegenden angenommen, von anderen auch kontrovers diskutiert. Sowohl das Annehmen der Haltungen und der Versuch einer Übersetzung in die Praxis als auch die kontroverse Diskussion dürften dazu geführt haben, das Thema der professionellen Beziehungsgestaltung von Pflegenden wesentlich stärker in den Blickpunkt zu rücken. Die Pflege wurde dadurch mutiger, auch für sich selbst Wirkung zu reklamieren.

Wie steht es heute mit einer Beweisführung der Wirkungen von Beziehung? Es gibt sie, diese Beweisführungen. Sie werden in mehreren Kapiteln dargestellt. Es sind Befunde aus der neurobiologischen und psychologischen Psychotherapieforschung, die zur Argumentation herangezogen werden. Um dieser Argumentation folgen zu können, müssen wir aber eine Wieder- und Neuentdeckungsreise mit Fragen zu einem alten Thema antreten: Was ist der Mensch eigentlich? Womit und wie erkennt er die Welt, in der er lebt? Was steuert sein Handeln? Ebenso müssen wir uns einer auch nicht mehr ganz neuen, aber immer klareren Erkenntnis annähern. Eine Annäherung an den Gedanken, dass die möglichen Funktionen oder Dysfunktionen des Gehirns die Psyche hervorbringen könnte. Das bio-psycho-soziale Menschenbild könnte dadurch eine neue Interpretation finden. Dies könnte die Sichtweise auf die Funktionsweisen von Welt-Mensch-Psyche-Interaktion verändern, diagnostische Möglichkeiten schaffen und auch neue hilfreiche Interventionen hervorbringen. Um den Weg der Wieder- und Neuentdeckung zu erleichtern, werden nachfolgend kurz die Inhalte der Kapitel wiedergegeben, um zu verdeutlichen, aus welcher Perspektive eine Richtung skizziert wird.

Überblick

Sie lesen ein Buch mit dem Titel Beziehungspflege und das erste Kapitel beginnt mit einer Betrachtung darüber, ob wir schon Menschen sind oder noch Tiere. Anders gesagt: Wie viel Tierisches ist noch im Menschen? Weiter geht es mit einer Erklärung, wie Menschen die Welt erkennen. Ich spreche an dieser Stelle bewusst nicht von Wahrnehmung, sondern von Erkennen. Wahrnehmung ist an Wahrnehmungsorgane (Sinnesorgane) gebunden.

Erkennen ist die Grundvoraussetzung für Leben, das von Stoffwechsel gekennzeichnet ist. Die unterschiedlichen Wahrnehmungsorgane oder Sinnesorgane strukturieren nur das Ergebnis der Wahrnehmung. Jedes Lebewesen muss erkennen, um Stoffwechsel zu betreiben, der Einzeller, die Pflanze ebenso wie das Reptil, ein Insekt oder ein Säugetier. Nur wenn diese richtig erkennen, nehmen sie die Stoffe auf, die sie so verarbeiten, dass sie sich damit selbst erhalten können. Dieser Vorgang wird Autopoiese genannt. Mit dem Erkennen treten alle Lebewesen in die Beziehung zu ihrer Welt ein und erschaffen oder konstruieren sie damit. Ohne Erkennen keine Beziehung und ohne Beziehung kein Erkennen. Könnte Beziehung und Erkennen auf einer Ebene ein und dasselbe sein und könnte es sein, dass wir damit unsere je eigene individuelle Welt erschaffen?

Was soll das alles mit Beziehungspflege zwischen Menschen zu tun haben? Sehr viel!

Was ist der „Stoffwechsel" in Beziehungen zwischen Menschen? Erinnerungen, Gedächtnisse, Gefühle, Ahnungen, Vorahnungen, Intuition, Befürchtung, Bewusstes und Unbewusstes?

Eine Möglichkeit Beziehungen zu verstehen besteht darin, die Möglichkeiten von Menschen in Beziehungen zu verstehen. Was meine ich mit Möglichkeiten? Alle folgenden Kapitel haben den Anspruch, einen Teil dieser Möglichkeiten aus einer vielleicht noch ungewöhnlichen Perspektive heraus zu beschreiben.

Die Grundlinie der Begründungen für die Bedeutung von Beziehungen zwischen Menschen wird in fast allen Kapiteln über die Themen Stress/Angst und Bindung geführt. Das Thema Beziehung zwischen Menschen ist auf den ersten Blick banal, weil sie so alltäglich ist. Jeder hat Beziehung. Warum sollte man darüber nachdenken? Beziehungen bestimmen bei fast allen Ergebnissen in der Auseinandersetzung oder der Begegnung mit Menschen das Ergebnis mit. Dabei geht es aus Sicht der Kongruenten Beziehungspflege meist um die Überwindung von Angst vor dem Anderen und dem, was er fordert oder um die eigene Angst, etwas hergeben zu müssen, wovon er nicht weiß, ob er das darf oder kann.

Wir werden im Verlauf der Kapitel sehen, dass die Bindung ein möglicher Weg ist, die Angst zu überwinden!

Kapitel 1: Der Mensch – schon Mensch oder noch Tier oder beides?

Wenn wir über Beziehungen zwischen Menschen nachdenken wollen, müssen wir auch über den Menschen als Lebewesen nachdenken. Wer sind wir, woher kommen wir, was könnten unsere zukünftigen Entwicklungen sein? Sind wir Menschen anders als Tiere oder sind wir Weiterentwicklungen von Tieren hin zu Menschen? Wie viel Tierisches ist dann noch in uns und wenn ja, könnte dies eine Rolle in unserem Erleben oder Verhalten und in unseren Beziehungen untereinander spielen?

In diesem Kapitel werde ich den derzeit bekannten evolutionären Weg des Menschen nachzeichnen, vor allem hinsichtlich der Entwicklung des menschlichen Gehirns. Denn mit diesem gestalten wir ohne jeden Zweifel unsere Beziehungen zu anderen Menschen. Um Beziehungen zu gestalten, müssen wir aber über Erkenntnisfähigkeit, also Erkennen verfügen. Auf Erkennen folgt Handeln oder

Nicht-Handeln. Mit Hilfe der chilenischen Biologen Humberto Maturana und Franciso Varela und dem amerikanischen Hirnforscher Eric Kandel werde ich darstellen, wie Menschen biologisch die Welt erkennen und was dies für Auswirkungen auf die Beziehung zwischen ihnen haben kann. Es geht um die biologische Tatsache, dass wir die Welt in Ähnlichkeiten, Mustern erkennen und daraus, neben anderen Vor- und Nachteilen, Vorurteile entstehen, die wir aber mit unserem menschlichen Bewusstsein überwinden könnten. Diese Tatsache, dass wir diese Vorurteile überwinden könnten, unterscheidet uns in bedeutender Weise von den meisten anderen Tieren! Dies wird der konstruktivistische als auch der deterministische Anteil im Buch sein. Erwähnt wird hier auch die Tatsache, dass unsere Gedächtnisse, sowohl bewusste als auch unbewusste in biologischen Mustern von Nervenzellen – man könnte sagen Nervenzellnetzwerken – abgespeichert werden. Dazu werde ich viel von Eric Kandel erzählen und, welche Rolle das bewusste und unbewusste Gedächtnis für die Beziehung zwischen Menschen hat. Sowohl im Alltag als auch zwischen „Behandlern" und „Behandelten".

Hier wird auch die evolutionäre Entwicklung der Säugetiere und des Menschen vertieft. Wenn es stimmt, dass Menschen Weiterentwicklungen von anderen Tieren und Säugetieren sind und alle unsere Vorfahren ihr Gehirn benutzten, um sich in ihrer Welt zurecht zu finden und zu überleben, dann sind menschliche Gehirne Weiterentwicklungen von Gehirnen unserer Vorfahren. Einzeller, Mehrzeller, Fische, Amphibien, Reptilien und andere Säuger gehören dazu. Ein evolutionäres Prinzip ist die Weiterentwicklung von Vorhandenem, das sich bewährt hat.

Das menschliche Gehirn müsste dann Anteile des Fischgehirns und des Reptiliengehirns haben und auf einer grundlegenden strukturellen Ebene müssten auch noch Anteile des Einzellers gegeben sein. Die Mustererkennung ist ein Beispiel dafür.

Unser Stressreaktionssystem, wie ich es nenne, ist Teil unseres Reptiliengehirns. Reagieren wir im Stress wie Krokodile? Auf eine gewisse Art und Weise: „Ja". Aber wir haben etwas entgegenzusetzen: Unser Stirnhirn, der „wirklich menschliche" Teil des Gehirns, das dem Stressreaktionssystem Einhalt gebieten kann. Bei der Entstehung von psychischen Erkrankungen und körperlichen Erkrankungen spielt Stress eine große Rolle. Wir können ihn mit unserem Stirnhirn besiegen.

Dieses Kapitel vermittelt, wie menschliche Gehirne sich entwickelt haben und wie sie in den meisten Fällen funktionieren. Wenn wir diese Funktionsweise verstehen können, ergeben sich völlig neue Betrachtungsweisen von Problemen in Beziehungen und der Entstehung von psychischen Beeinträchtigungen.

Kapitel 2: Das Gehirn – unser Beziehungsorgan

In einer etwas ungewöhnlichen Form beschreibt dieses Kapitel Eigenheiten eines Gehirns, die uns das Leben manchmal schwermachen können, die aber wichtig zu wissen sind. In Erzählform wird dann die Entwicklung des menschlichen Gehirns von vor der Geburt bis ins Erwachsenenalter hinein dargestellt. Es werden alle relevanten Informationen aufgeführt, um die Arbeitsweise des Gehirns in den Beziehungen zu anderen Menschen zu verstehen. Die Systeme, die zur Gestaltung von Beziehungen erforderlich sind, werden in ihrer Funktion und regelrechten Entwicklung sowie die Ursachen und Folgen von Fehlentwicklungen erklärt. Die neuronale Plastizität des Gehirns wird in einem Überblick und anhand eines Fallbeispiels, das schon einen ersten Hinweis auf die bio-psycho-soziale Hypothese hinweist, dargestellt. Auf die Hypothese gehe ich in Kapitel 5 näher ein.

Der Schwerpunkt dieses Kapitels beschäftigt sich mit der Frage, welche biologischen Systeme in Beziehungen zwischen Menschen aus Sicht der Kongruenten Beziehungspflege die haupttragende Rolle spielen. Es sind das Bindungs- und Vertrauenssystem sowie das Antriebs- und Motivationssystem, beide gemeinsam bezeichnet von Joachim Bauer als großes biologisches Kooperationszentrum. Der Gegenspieler ist die Kampf-Flucht-Reaktion, auch als Stressreaktion bezeichnet. Beide Systeme – Bindung und Stress – stehen sich gegenüber und leisten einen erheblichen Beitrag zur Stabilität und Instabilität von Menschen in Beziehungen.

Wir müssen verstehen, wie Bindung und Stress in Beziehungen funktionieren und wie wir auf sie Einfluss nehmen können. Beide Systeme haben ihre Eigenheiten und sind wiederum mit anderen Systemen verbunden. Deshalb ergeben sich in der Beschreibung komplexe Zusammenhänge. Ich werde sie deshalb wiederholt auffordern müssen, sich in Geduld zu üben, weil die Zusammenhänge erst nach und nach klar werden können, wenn das Wissen um die Funktionen der Systeme vollständig ist, zumindest aus Sicht der Kongruenten Beziehungspflege.

Wir müssen auch wissen, welche Beziehungsinterventionen geeignet sind, Fehlfunktionen zumindest teilweise wieder zurückzuführen. Die Studienergebnisse der epigenetischen Forschung und von bildgebenden Verfahren geben deutliche Hinweise darauf, dass dies tatsächlich möglich sein könnte. Die stärkste Kraft scheint dabei die Zuwendung zu sein.

Kapitel 3: Die verschiedenen Bindungstypen

Die frühe Bindung von Menschen an Bezugspersonen und der mögliche Einfluss auf die spätere Fähigkeit, Beziehung zu gestalten, ist Inhalt dieses Kapitels.

Es beginnt mit der Darstellung einer Szene, in der eine erwachsene Frau die Hauptrolle spielt. Anhand des Fallbeispielsl stelle ich dar, welchen Einfluss die frühe Bindung von Menschen an ihre Hauptbezugsperson auf das Verhalten im Erwachsenenalter haben könnte und wie dadurch Beziehung zu anderen Menschen negativ beeinflusst werden. Die frühe Bindung zur Hauptbezugsperson beginnt laut Mary Main, einer Bindungsforscherin, sehr früh mit sieben Monaten. Diese frühe Zeit ist extrem wichtig für Menschen, hinsichtlich der Entwicklung der Emotionalität, deren Entwicklung, Regulation und Kontrolle. Aus dem emotionalen Zusammenspiel zwischen Kind und Bezugsperson ergeben sich unterschiedliche, sogenannte Bindungstypen, die bereits ab dem 11. Monat in einem speziellen Test gemessen werden können. Sowohl die Geschichte der Entwicklung der Bindungstheorie als auch die Geschichte des Entstehens der Bindungstypen und des Tests, der diese Typen messen kann, werden kurz dargestellt. Ebenso die verschiedenen frühen Bindungstypen und die möglichen weiteren Entwicklungen der unterschiedlichen Typen in der späteren Kindheit, Adoleszenz und im Erwachsenenalter. Die Hauptlinie des Buches wird auch hier deutlich, weil wir sehen werden, dass die eher ungünstigen Bindungstypen in ihrer Entstehung wieder mit Angst zu tun haben. Der günstigere Bindungstypus hat auch mit Angst zu tun, aber hauptsächlich mit deren Bewältigung durch das Bindungssystem.

Kapitel 4: Störungen des Gehirns und Beziehungsstörungen

Für viele psychische Erkrankungen im Zusammenhang mit der organischen Beteiligung bestimmter Hirnstrukturen liegen heute schon recht gute Studienergebnisse vor,

Ausführlich werden die posttraumatische Belastungsstörung (PTSD, ich benutze die englische Bedeutung post traumatic stress disorder), die Borderline Persönlichkeitsstörung, die Depression und die Psychopathie behandelt. Weiter wird eine, bisher unveröffentlichte erweiterte Hypothese über die Entwicklung von psychotischem Erleben dargestellt. Dazu werden die bisher gängigen Hypothesen, die Dopamin Hypothese, die Vulnerabilitäts-Stress-Theorie von Zubin und Spring und die erweiterte Hypothese von Chiompi kurz beschrieben und um die „Split-Brain" Forschungsergebnisse von Gazzaniga erweitert. Zu jedem Krankheitsbild werden die möglichen pflegerischen Interventionen erklärt, auch anhand von Fallbeispielen.

Dieses Kapitel wird ein Modell der Entstehung psychischer Krankheiten aus der Angst und dem Stress heraus als mögliche Ursachen und ihrer Überwindung durch Bindungsbeziehungen herausarbeiten.

Kapitel 5: Beziehungspflegeplanung und bio-psycho-soziale Hypothese

Neben den im vorhergehenden Kapitel beschriebenen Interventionen ist die bio-psycho-soziale Hypothese über einen Menschen für die Erklärung der Erkrankungsentwicklung und des aktuell sichtbaren Verhaltens hilfreich.

Dieses Instrument wurde ab 2006 entwickelt und beschreibt, wie Lebensereignisse (soziale) eines Menschen über die neuronale Plastizität des Gehirns entsprechende neurobiologische Beziehungssysteme (bio) beeinflussen und daraus Verhalten und Erleben im späteren Leben entstehen könnten (psycho). Dazu werden auch einige wenige Erkenntnisse aus der Epigenetik vorgestellt.

Es werden einige Hypothesen an Fallbeispielen aus dem Alltag von Menschen, der psychiatrischen Pflege und aus Altenhilfeeinrichtungen dargestellt. Diese Fallbeispiele verdeutlichen, was das erste Kapitel „Der Mensch – schon Mensch oder noch Tier" vermitteln wollte. Die Idee des *„Erkennens des Erkennens"* von Menschen in Beziehungen wird wieder aufgegriffen. Über die bio-psycho-soziale Hypothese wird deutlich, aufgrund welcher Erlebnisse die neurobiologischen Zentren der Beziehung eines Menschen so geformt wurden, dass dem Menschen mit diesen Formungen hypothetisch nur ein bestimmtes Erkennen möglich ist und warum er auf seine Art und Weise handelt, wie er handelt. Für einen Menschen, der nur ein Bein hat, wird es schwierig werden, ohne Prothese einen perfekten Drei-Sprung zu machen. Ein Mensch, der in seiner frühen Kindheit schwer vernachlässigt wurde und dessen Bindungssystem nie richtig durch elterliche Fürsorge entwickelt wurde, erkennt u. U. das ihm gemachte sichere Bindungsangebot nicht. Wir müssen ihm erst helfen, seine Bindungssysteme zu aktivieren.

Mit der Anwendung der bio-psycho-sozialen Hypothese erhöhen wir die Wahrscheinlichkeit zu erkennen, wie ein anderer Mensch erkennt.

Kapitel 6: Implementierung des Konzepts in Altenhilfeeinrichtungen

In Altenhilfeeinrichtungen könnte man auch von einer Kongruenten Beziehungspflege-Kultur sprechen, weil die Prozesse in diesen Bereichen tatsächlich einer Reorganisation gleichkommt. Dieses Thema eignet sich auch dazu, es zu einem eigenen Buch auszubauen.

In dem Kapitel wird überblicksartig der Gesamtprozess der Einführung der Beziehungspflege in Altenhilfeeinrichtungen aus meiner Erfahrung beschrieben. In Altenhilfeeinrichtungen hat es sich gezeigt, dass ein Einführungsprozess immer drei Ebenen umfassen muss: 1. die Führungsebene, 2. die Organisationsebene und 3. die inhaltliche Ebene der Umsetzung zwischen Mitarbeitern und Bewohnern.

Weil auch hier niemand so gut über die Verschiedenheit der Veränderungsprozesse berichten kann wie die Betroffenen, werden Sie mehrere Berichte über die Erfahrungen und Veränderungen in den Häusern lesen.

Kapitel 7: Implementierung des Konzepts in die Psychiatrie

Die Beziehungspflege kann für alle nicht primär „therapeutischen" Berufsgruppen im Gesundheits- und Sozialwesen hilfreich sein. Es wird kurz der Beginn des Procedere eines Einführungsprozesses mit der Ausbildung von Ausbilderinnen und Ausbildern beschrieben. Wenn diese Ausbildungen beendet sind, dann übernehmen die Ausbilderinnen die weitere Einführung. Ich habe einige von ihnen gebeten, für das Buch ihre Erfahrungen mit diesen Prozessen zu berichten. Niemand kann dies so authentisch darstellen wie die Betroffenen selbst.

Kapitel 8: Implementierung des Konzepts in Allgemeinkrankenhäusern

Hier werden Sie meine eigenen Erfahrungen mit der Einführung der Kongruenten Beziehungspflege an zwei Beispielen lesen. Ich beschreibe Möglichkeiten der Anwendung der Beziehungspflege und wie diese durchgeführt werden können.

Falldarstellungen in diesem Buch

Sie sind zum größten Teil authentisch, aber so weit anonymisiert und teilweise in Geschlechterrolle, Herkunft, Lebensort, Ereignisdaten und Namen verändert, dass ein Erkennen nicht möglich ist.

Zur einfacheren Lesbarkeit des Buches verwende ich durchgehend die männliche Ansprache!

Teil I:

Neurobiologische Grundlagen

1
Der Mensch – schon Mensch oder noch Tier oder beides?

1.1
Am Anfang steht das Erkennen

In diesem Kapitel geht es eigentlich um das Erkennen. Weil das Erkennen und die Art und Weise, wie wir erkennen und auch das Erkennen, wie wir den anderen Menschen erkennen, den Prozess der Beziehung zwischen Menschen kennzeichnet. Das Erkennen und diese Aspekte des Erkennens sind zentraler Bestandteil der Theorie der Kongruenten Beziehungspflege, weshalb ich mich zunächst darauf konzentriere.

Die beiden chilenischen Biologen Umberto Maturana und Francisco Varela behaupten, dass Erkennen Leben ist. Ohne Erkennen ist kein Leben möglich. Erkennen und Wahrnehmung sind in der Kongruenten Beziehungspflege nicht dasselbe. Erkennen ist dem Wahrnehmen übergeordnet. Menschen nehmen über Sinnesorgane wahr, aber das Wahrnehmen ist ein Erkennen. Andere Tiere haben andere Wahrnehmungsorgane und erkennen damit ihre Welt. In der Kongruenten Beziehungspflege ist Erkennen damit ein Oberbegriff für Wahrnehmung über irgendwie geartete Wahrnehmungsorgane sowie der Gewahrwerdung von Emotionen.

Definition Erkennen

Erkennen ist per Definition der Kongruenten Beziehungspflege die Gesamtheit aller möglichen Wahrnehmungsarten, die die verschiedenen Lebewesen auf diesem Planeten entwickelt haben. Erkennen ist ein Prozess des Geistes eines Lebewesens, der von dessen Struktur abhängig ist.

Wenn Menschen von Wahrnehmung sprechen, meinen sie fast immer menschliche Wahrnehmung. Hier eine Kurzdefinition von Wahrnehmung aus dem Online Lexikon Psychologie und Pädagogik (Stangl, 2017):

Wahrnehmung ist das Produkt zweier nacheinander ablaufender Prozesse, dem Prozess der Informationsaufnahme und dem Prozess der Informationsverarbeitung.

In der Psychologie bedeutet Wahrnehmung die Aufnahme, Interpretation, Auswahl und Organisation von Informationen, die zur Anpassung an die Umwelt durch z.B. Kommunikation notwendig ist. Wahrnehmung ist damit eine sehr allgemeine Bezeichnung für den Informationsgewinn durch Umwelt- und Körperreize, wobei in der Psychologie zwischen der inneren und der äußeren Wahrnehmung unterschieden werden kann. Die innere Wahrnehmung meint die Körperwahrnehmung wie Gefühle oder Schmerzen, die äußere Wahrnehmung bezieht sich auf die Umweltwahrnehmung von vorwiegend Mitmenschen und Gegenständen. Die Wahrnehmung ist ein psychophysischer Prozess, bei dem der Organismus eine mehr oder minder anschauliche Repräsentation seiner Umwelt und des eigenen Körpers erhält, indem er äußere und innere Reize aufnimmt und verarbeitet. (Stangl, 2017). Dazu ein passendes Zitat:

> Das Auge sieht nur, was der Geist bereit ist, zu begreifen.
> (Henri-Louis Bergson)

Humeberto Maturana beschreibt das Erkennen so (hier als Kurzfassung): Das Gehirn generiert aus den Signalen, die es normalerweise von den Sinnesorganen erhält, ein Bild der Welt. Das Gehirn arbeitet dabei als strukturdeterminierte Einheit. Das heißt, es ist in sich eine vollständig arbeitende Einheit, die gemäß ihrer Beschaffenheit mit den aufgenommenen Signalen umgeht. Es wird nicht durch die Signale selbst determiniert, sondern durch seine eigene spezifische Struktur. Es kann somit auf identische Signale anders reagieren als ein anderes Gehirn. (Shuizid, 2011)

Hierfür ein Beispiel: Einer sagt zum anderen: „Hunger". Der andere antwortet: „Nein danke, habe schon gegessen". Einer sagt zum anderen: „Hunger." Der andere antwortet: „Dann geh doch, ist ja schon zwölf Uhr." Die gleiche Information ruft bei zwei unterschiedlichen Gehirnen eine vollständig andere Antwort hervor. Gehört haben beide Gehirne das Wort „Hunger". Die Gehirne haben aber jeweils etwas anderes erkannt. Das Erkennen wurde also durch den aktuellen Zustand des Gehirns in Bezug auf Hunger determiniert (syn. bestimmt).

Auf dieses Determiniertsein bezieht sich die Kongruente Beziehungspflege, wenn sie von Erkennen spricht. Das Erkennen ist dabei nicht eine Repräsentation der Umwelt, wie es die Definition im Lexikon aussagt, sondern sie ist eine Konstruktion aufgrund des Determiniertseins des Gehirns zu einem bestimmten Zeitpunkt. Hunger – Hunger!

Ich möchte mit Ihnen in diesem Kapitel eine Reise machen, von den Einzellern, den wahrscheinlich ersten Lebewesen auf diesem Planeten, bis zum heutigen Menschen. Dabei möchte ich darstellen, dass Einzeller über Muster ihre Welt erkannten, Mehrzeller und Wirbeltiere ihre Welt in Mustern erkannten, wir Menschen heute die Welt auch in Mustern erkennen und wie es geschehen könnte, dass wir uns ein wenig von diesen Mustern lösen könnten. Denn Mustererkennung zwischen Menschen entscheidet darüber, ob eine Beziehung gut gehen oder in die Brüche gehen wird. Deshalb sollten wir die Fähigkeit benutzen, unsere eigenen Muster des Erkennens zu erkennen und möglichst auch die Muster des Erkennens des anderen Menschen zu erkennen. Dies kann, wenn überhaupt, nur mit Hilfsmitteln und mit Bewusstheit geschehen. Wir haben die Fähigkeit, die normale Bewusstheit in eine bewusste Bewusstheit zu verwandeln (Cozolino, 2007). Davon handelt dieses Buch. Jetzt legen wir los!

1.2 Wie alles begann

> Es gbit sihcer vilee utnerschiedilche Gehscihcten daürebr, wie der Mnecsh auf die Edre kam, je nach Ertdeil, Kutulr und Rleigoin. In usneren Bretien gbit es dzuau zewi grßoe Varainten. Die enie fidnen wir im atlen Tsetaemnt in der Geensis, der Schpöfunsggecshichte. Daanch hat Gtot am scehsten Tag aus Edre und Stuab den Mneshcen ncah seniem Abblid gecshffaen und ihm den Aetm des Lbeens enigehuacht.

Warum Sie dies, wenn auch mit ein wenig Anstrengung lesen können, davon und mehr handelt dieses Kapitel.

Wir waren demnach also von Gott gemachte Wesen, die sich von den anderen Lebewesen in der Hinsicht, dass wir Gott und seinem Geist ähnlich sind, unterscheiden. Wir waren anders, eben keine Tiere, eher Gott ähnlich. Dies ist für viele Menschen heute immer noch so und diese Gedanken werden auch in einer sehr populären Erklärung, dem Kreationismus, weitergetragen.

Eine zweite große Geschichte, wie wir Menschen Menschen wurden, geht auf Charles Darwin zurück. 1856 erschien sein Werk „Über die Entstehung der Arten." Darin wird die Zumutung festgestellt, dass Menschen Weiterentwicklungen anderer Lebewesen sind, in unserem Fall, Weiterentwicklung von Affen. Ja, Zumutung und Kränkung muss es für viele Menschen gewesen sein, dass sie plötzlich nicht mehr göttliche Wesen wären und sich vom Rest der Natur deutlich unterscheiden würden. Die Kirche protestierte heftig und obwohl Darwin Theologe war, blieb er bei seiner Aussage. Die Geschichte der Evolution nahm ihren Lauf, brachte sowohl positiven naturwissenschaftlichen Fortschritt als auch unsägliche Irrungen und Grausamkeiten hervor.

Nachdem die Genetik, ausgehend von Gregor Mende, sich als Fach etablierte und das menschliche Genom und die Genome anderer Tiere vollständig entschlüsselt wurden, können wir heute aus naturwissenschaftlich, genetischer Sicht sagen, dass unser nächster Verwandter unter den Säugetieren der Schimpanse und der Bonobo ist. Der Unterschied im Erbgut zwischen Schimpansen, Bonobos und Menschen wird in der einschlägigen Literatur zwischen 1 und 1,5 Prozent benannt (Gazzaniga, 2012; Reichholf, 2016; Roth, 2003). Die gemeinsamen Vorfahren der Schimpansen und der Menschen lebten vor 5 bis 7 Millionen Jahren (Reichholf, 2016). Irgendwie im Laufe der Jahrmillionen mussten sich dann über viele weitere Versuche der Evolution Schimpanse (Pan troglodytes) und Mensch (Homo sapiens) herausgebildet haben.

Wir sind die einzige überlebende Hominidenart. Aber wir hatten viele Vorfahren, die sich im Leben versuchten und deren Fähigkeit zur Anpassung nicht genügte, um darin als Lebewesen zu überleben. Die berühmteste Vorfahrin des heutigen Menschen dürfte „Lucy" (Australopithecus afarensis, der „Südaffe" aus Afar) sein, deren fast vollständiges Skelett 1974 von Donald Johansen entdeckt wurde. Die Fossilien dürften 3,7 Millionen Jahre alt sein. Die Aufsehen-erregende Entdeckung war aber nicht die Tatsache des Alters, sondern Lucy konnte aufrecht gehen, aber ihr Gehirn war noch klein. Lucy galt lange Zeit als die „Urmutter" des Menschen, wurde aber schon wieder überholt. 1995 wurden Fossilien gefunden, die noch älter waren, 3,9 bis 4,2 Millionen Jahre alt: Australopithecus anamensis.

Warum der einzige andere Homo, mit dem wir noch zusammen lebten, vor ca. 35000 bis 50000 Jahren, andere Zahlen geben nur 30000 Jahre an (Harari, 2015; Roth, 2003) verschwand, darüber wird viel spekuliert. Ebenso gibt es unterschiedliche Aussagen über den Homo neanderthalensis, der größer, bis zu 180 Zentimeter oder nur 160 Zentimeter (Roth, 2003) als Homo sapiens gewesen sei. Strittig scheint, dass er ein größeres Gehirn als Homo sapiens hatte. Dies brachte ihm aber auch keine wesentlichen Vorteile, denn sonst wäre er noch da.

Ebenso gibt es über die Vermischung Ungereimtheiten. Es wird davon berichtet, dass bei allen Menschen Neandertalergen, etwa vier Prozent gefunden werden können (Harari, 2015) oder wenig Vermischung stattfand, die dann weitere genetische Probleme und Unfruchtbarkeit der Nachkommen mit sich brachte (Roth, 2003). Im letzten Film, den ich über den Homo sapiens gesehen habe, wurde es so dargestellt, dass die Neandertaler sich wegen eines Kälteeinbruchs im Norden zurückziehen mussten und sie im heutigen nahen Osten wohl auf den Homo sapiens getroffen sind und sich dort vermehrt haben. In einigen wenigen Fällen scheint es doch mit der Vermischung und Weitergabe von Genen geklappt zu haben. Es scheint sogar so zu sein, dass der Neandertaler quasi in Homo sapiens aufgegangen ist.

Warum der Neandertaler verschwand, wissen wir also nicht, wie so vieles, was wir in unserer Entwicklungsgeschichte noch nicht entdeckt haben. Wir wissen jedoch, dass etwa zwei Millionen Jahre lang verschiedene Menschenarten bis vor 100 000 Jahren miteinander auf dem Planeten gelebt haben. Wie würde die Welt wohl heute aussehen, wenn es neben uns noch die Neandertaler gäbe?

Für den Fortgang in diesem Kapitel brauchen wir auch kein weiteres tiefer gehendes Wissen über die Vergangenheit der Familie der Menschen. Allein die Tatsache, dass wir uns aus anderen Säugetieren entwickelt haben, ist wichtig. Vor allem die Entwicklung unseres Gehirns aus dem Gehirn von unseren gemeinsamen Vorfahren von vor 5 bis 7 Millionen Jahren heraus bringt die Argumentation weiter. Ein sicheres Ergebnis ist die Tatsache, dass sich unser Gehirn im Laufe der Jahrmillionen verändert hat. Es wuchs von hinten unten nach vorne oben. Lucy hatte eine relativ flache fliehende Stirn, also ein kleines Stirnhirn. Das Stirnhirn bei Homo sapiens ist der entwicklungsgeschichtlich jüngste Gehirnteil des menschlichen Gehirns. Wie kam das zustande und welche Auswirkungen hatte dies?

Ich stelle es mir so vor: Lucy lebte in kleinen Gruppen mit anderen „Lucys" zusammen. Sie waren Beutetiere für Fleisch fressende Raubtiere. Was muss Lucy also tun, um Sicherheit zu bekommen? Sie muss schauen, ob Räuber kommen und aus welcher Richtung. Sehen war also eine der Hauptaufgaben des Gehirns. Mit welchem Teil des Gehirns sehen wir? Mit dem Hinterhaupt oder Occipitallappen. Dort sitzt das Sehzentrum.

Unser Gehirn arbeitet nach dem bereits erwähnten Prinzip „use it or loose it". Was wir oft benutzen wird stärker, die Neuronen verbinden sich miteinander. Irgendwann sind die Gruppen der Menschen dann größer geworden und einer der klügeren entwickelte dann den Gedanken, dass in einer größeren Gruppe nicht alle gleichzeitig sehen müssen, es genügen vier Wächter. Dies könnte dann dazu geführt haben, dass sich die einzelnen Individuen einander zuwenden konnten und z.B. Fellpflege betrieben. Um sich einem anderen Individuum zuzuwenden, brauchen wir neben dem Sehen auch noch andere Fähigkeiten: soziale. Unsere sozialen Fähigkeiten sitzen zum größten Teil im Stirnhirn und je öfter sich die Individuen einander zuwandten, um so mehr musste das Stirnhirn wachsen. Dies ist ein evolutionäres Prinzip. Weil etwas erforderlich ist, entwickelt die Evolution die entsprechenden Fähigkeiten. Die Entwicklung des Stirnhirns, mit dem wir auch klares Kalkül und unsere Schlüsse ziehen, hat uns aber auch die Fähigkeit gebracht, Verbrechen zu planen und durchzuführen. Das Soziale kann in jeder Richtung genutzt werden.

Als die ersten Fische an Land gingen, war es beschwerlich, mit den kurzen Flossen auf dem Sand herumzurutschen. Deshalb wurden irgendwann kurze Stummelbeinchen aus den Flossen und so weiter.

Die Tatsache, dass Homo sapiens in größeren sozialen Gruppen zusammenlebte als alle seine Vorfahren, auch dem Neandertaler, scheint klar. Deshalb haben wir auch das größte soziale Stirnhirn der Säugetiere im Vergleich zur Körpergröße. Dies brachte viele Vorteile mit sich, unter anderem auch die Einhaltung von sozialen Regeln, der besseren Koordination von großen Gruppen, dem besseren Verstehen der Reaktionen von anderen und eine bessere Antizipation, die Fähigkeit das Ende einer Handlung schon beim Beginn zu erkennen.

Es scheint so zu sein, dass sich die Gehirne unserer Vorfahren aus den Gehirnen von deren Vorfahren entwickelt haben und so weiter – immer rückwärts gedacht. Wenn dies so ist – und es scheint so zu sein, dann haben sich Gehirne aus den Gehirnen von Einzellern entwickelt und in einer groben Linie weiter über Amöbengehirne, zu Fisch-, Amphibien-, Reptilien- und Säugetierengehirnen.

Dies wiederum müsste bedeuten, dass Säugetiergehirne einen Teil eines Fischgehirns oder eines Reptiliengehirns haben müssten. Diese Auffassung vertrat der Neurowissenschaftler Paul MacLean, der in seiner Evolutionstheorie des Gehirns vom dreieinigen Gehirn sprach. Er beschrieb das Gehirn als ein dreiteiliges phylogenetisches (die Stammesentwicklung betreffend) System, „das unsere evolutionäre Verbindung sowohl zu Reptilien als auch zu niederen Säugern widerspiegelt" (Cozolino, 2007, S. 39). MacLean bezeichnet die evolutionären Schichten als „Reptilian, Paleomammalian und Neomammalian" Gehirne (MacLean, 1985, S. 405–417). Diese Einteilung entspricht dem Stammhirn, dem limbischen System und dem Cortex (Mainzer, 1997). Dieser Auffassung kann man aber heute nicht mehr folgen. Roth weist trotzdem darauf hin, dass das Gehirn des Homo sapiens allen anderen Wirbeltieren im Grundaufbau sehr ähnlich ist (Roth, 1994) und Cozolino verweist darauf, dass die Komplexität des menschlichen Gehirns nicht über das dreieinige System erklärt werden könne. „In Wirklichkeit haben sich MacLeans „Reptilian" und „Paleomammalian" Gehirne zusammen mit dem „Neommammalian" Gehirn weiterentwickelt. Neuere Systeme, die im Zuge dessen entstanden sind, um den sich ständig verändernden Anforderungen des Überlebens gerecht zu werden, haben auf die früher bereits existierenden Systeme zurückgegriffen, diese Komponenten modifiziert und erweitert." (Cozolino, 2007, S. 40).

Deshalb besitzen wir eine Fähigkeit, die alle anderen Lebewesen, die zu unserer Linie beitrugen, auch hatten. Die Fähigkeit der Mustererkennung. Dies wird im weiteren Textverlauf noch ausführlicher dargestellt. Dazu kommen die Systeme der Aggression, die auch schon die frühen Wirbeltiere und die Arten vor ihnen hatten, hier sind vor allem die Mandelkerne als Ausgangspunkt von Stress und Aggression zu nennen (Reptiliengehirn), und diese greifen immer wieder in menschliche Beziehungen mit verheerenden Folgen ein. Der heutige Mensch besitzt aber mit seinem präfrontalen Kortex, der sich stark von den frühen Wirbeltieren unterscheidet und durch sein Bewusstsein die potenzielle Fähigkeit, Aggressionen zu unterdrücken und zu hemmen. Auch diese Fähigkeit wird uns später im Buch noch ausführlich beschäftigen.

Aus dem kurzen Abriss über die Entwicklung des Homo sapiens und seines Gehirns geht aber klar hervor, dass wir Tierisches in uns tragen und uns der Frage stellen müssen, wie viel Tierisches noch in uns steckt und wie wir damit umgehen können. „Der Mensch, so meinen manche, sei letztlich auch nur ein Tier ... Der Mensch, so sehen es andere, werde erst dort ganz Mensch, wo er sich von animalischen Affekten und tierischen Trieben befreit und seiner Einsicht folgt, einer Einsicht, zu der kein anderes Wesen auf Erden fähig ist ...". (Fink & Rosenzweig, 2013, S. 9).

Folgt man dem Nobelpreisträger Konrad Lorenz, dann steckt noch einiges Tierisches in uns, denn er soll gesagt haben: „Ich habe die fehlende Verbindung zwischen Mensch und Affe gefunden. Wir sind es selbst."

Wo könnte sich das Tierische in uns erhalten haben? Wie wirkt es sich in Beziehungen aus und welche Wege gäbe es, ein bewusst „bewusster Mensch" zu werden? Ich traue es mir nicht zu, diese Fragen zu beantworten, aber ich möchte Überlegungen beisteuern, die in Beziehungen zu anderen Menschen, die auch noch keine bewusst bewussten Menschen sind, helfend wirken können.

Diese Überlegungen haben mit dem Erkennen von lebenden Systemen und zwei scheinbar unterschiedlichen Arten von Bewusstsein von Menschen zu tun. Dazu müssen Sie nochmals zum Anfang des Kapitels zurückkehren, dem eigenartig aussehenden Text. Zum Einstieg einige Fragen:

Sind sie wach?
Sind Sie bei Bewusstsein?
Können Sie lesen?
Können Sie schreiben?
Schauen Sie den Text nochmals an.

> Es gbit sihcer vilee utnerschiedilche Geshcihcten daürebr, wie der Mnecsh auf die Edre kam, je nach Ertdeil, Kutulr und Rleigoin. In usneren Bretien gbit es dzuau zewi grßoe Varainten. Die enie fidnen wir im atlen Tsetaemnt in der Geensis, der Schpöfunsggecshichte. Daanch hat Gtot am scehsten Tag aus Edre und Stuab den Mneshcen ncah seniem Abblid gecshffaen und ihm den Aetm des Lbeens enigehuacht.

Aufgabe:

Suchen Sie das fünfte Wort in der ersten Zeile, das vierte Wort von rechts in der zweiten Zeile und das letzte Wort im Text. Was steht da?

Wenn Sie jetzt antworten, hier stehe „unterschiedliche“, „dazu“ und „eingehaucht“, haben Sie einen gehörigen „Knick in der Optik’“, wie man so schön sagt. Wach könnten Sie schon sein, aber sind Sie bei Bewusstsein, wenn ja, in welchem, und lesen und schreiben können Sie auch nicht!

Das was Sie gelesen haben steht da nicht!

Das steht utnerschiedilche und nicht unterschiedliche!

Da steht dzuau und nicht dazu! Schreiben Sie dazu mit zwei U? Schreiben können sie auch nicht.

Da steht enigehuacht und nicht eingehaucht!

Also, mit Ihrem Bewusstsein steht es schlecht, lesen können Sie nicht und Orthographie ist auch nicht Ihre Stärke!

Warum konnten Sie das lesen?

Weil Sie die Welt in Mustern erkennen und Sie damit aus ihrer Struktur der Wahrnehmungsapparate und der Art und Weise, wie sich Ihre Erfahrungen in Ihrem Gehirn zu biologischen Formen bilden, Ihre Welt konstruieren. Dies nennt man *Konstruktivismus.* Er ist eine der wichtigsten Grundlagen der Theorie der Beziehungspflege.

Die Behauptung lautet, dass das erste Leben auf diesem Planeten auf einer ganz basalen Ebene ganz genau so funktioniert hat, wie wir Menschen heute funktionieren. Die Grundstrukturen und Prozeduren sind gleichgeblieben. Nur die Zellen, aus denen Lebewesen bestehen, sind mehr geworden. Einzeller, Mehrzeller, Amöben, Wirbeltiere, Menschen haben sich spezialisiert (Gehirn), um komplexere Organismen zu steuern. Die Steuerung wird von Umweltreizen in Gang gesetzt und jedes Lebewesen antwortet aufgrund seiner Strukturen auf diese Umweltreize. Die Strukturen können dabei vorgegebene „Erfahrungen“ (Kodierungen beim Einzeller) sein oder die Erfahrungen entwickeln sich in spezialisierten Zellverbänden (beim Menschen dem Gehirn, wo Lernen stattfindet und Gedächtnisse gebildet werden) und werden so zu biologischen Strukturen. Sie entscheiden dann wieder darüber, welche Antwort erfolgt. Eine tiefer gehende Erklärung folgt noch! Ich stelle hier zunächst lediglich Behauptungen auf, die ich begründen will.

Dies ist eines der beiden großen Probleme in menschlichen Beziehungen. Das andere Problem ist das Stressreaktionssystem. Damit werden wir uns später sehr ausführlich auseinandersetzen.

Eine weitere Behauptung ist, dass Geist und Bewusstsein aus der Lebensprozessentwicklung selbst stammen und diese ohne Geist und Bewusstsein nicht möglich scheint. Die Frage, wann Bewusstsein entstanden ist, könnte eine falsche Frage sein, denn – so wie ich es verstanden habe – gehen die Erforscher des Bewusstseins von dieser Frage aus. Vielleicht war es immer schon da und hat sich nur erweitert. So wie der Geist einer Zelle die Chance hat, weiter zur Intelligenz zu wachsen, wenn sie sich zu mehr Zellen zusammenschließen und diese dann anders interagieren können. Bruce Lipton, ein Zellbiologe und ehemals Professor an der Stanford Universität, hat darüber sogar ein Buch geschrieben: „Intelligente Zellen". Im Vorwort des Buches spricht er schon von verrückten Ideen, die auch Kritik gefunden hat. Im Text finden wir den Hinweis auf zelluläre Intelligenz (Lipton, 2009). Vielleicht meinte Lipton aber eher Geist? Eine Biophysikerin, Joyce Hawkes, spricht in ihrem Buch „Das Bewusstsein der Zellen" davon, dass jede einzelne Zelle ein Bewusstsein hat (Hawkes, 2010). Die möglichen Erklärungen folgen jetzt.

1.3 Wie Zellen erkennen

Ist sehen Sehen, hören Hören, spüren Spüren? Ja, natürlich, aber was ist es eigentlich? Es ist ein Erkennen!

Jede Art des Erkennens der Welt, ob wir nun Einzeller sind oder Menschen, setzt Erkennen (Erkenntnisfähigkeit) voraus. Erkennen können ist die Voraussetzung für Wahrnehmung. Dies deckt sich mit dem Begriff des Erkennens bei Maturana.

Vielleicht sagen Sie jetzt, dies sei doch nur Sprachakrobatik. Das können Sie, aber kann ein Einzeller sehen, riechen, hören, schmecken oder spüren? Wir wissen es nicht. Aber er lebt sein Einzellerleben. Wir können nur in unserer menschlichen Sprache unsere Beschreibungen über das Erkennen des Einzellers abgeben. Wie die Welt des Einzellers wirklich ist, wissen wir nicht. Wir wissen nur, dass er erkennen muss, denn ohne Erkennen ist Leben unmöglich. Der Lebensprozess wird als ein Stoffwechselprozess beschrieben. Alles was lebt, „stoffwechselt". Stoffwechsel bedeutet, dass Lebewesen Stoffe von außen aufnehmen und sie zu dem verarbeiten, was sie zu ihrer Erhaltung brauchen. Dieser Vorgang wird *Autopoiese* genannt. Die beiden chilenischen Biologen Humberto Maturana und Francisco Varela haben den Begriff erfunden, um den Lebensprozess zu beschreiben. Im Griechischen heißt „Auto" selbst und „poiein" bedeutet machen oder erschaffen (Maturana & Varela, 1987).

Alle lebenden Systeme sind autopoietische Systeme. Alle bedienen sich der Stoffe der Umwelt, um Autopoiese zu betreiben. Wir Menschen würden jetzt wieder sagen: Der Einzeller schaut hinaus in seine Welt, sieht einen Stoff, den er gern essen würde und holt sich diesen Stoff in sein Inneres, so wie wir das Schnitzel sehen, uns das Wasser im Mund zusammenläuft und wir uns begierig darauf stürzen. Das Schnitzel wird im Mund zerkleinert, gelangt in den Magen, wird von dort weiter geleitet in den Darm, dort werden Nährstoffe aus der Nahrung geholt, umgebaut und an die entsprechenden Zielorgane weitergeleitet. So erzeugen wir das, was wir brauchen, um uns zu erhalten. Wir erzeugen so Unmengen an Energie und Zellen, die dringend benötigt werden. Die Zahlen sind für mich phantastisch, wenn ich nur bedenke, dass wir durchschnittlich pro Minute 100000 Hautzellen erzeugen (Capra, 1996), um unser größtes Organ, die Haut, ständig zu erneuern. Die Bauchspeicheldrüse erneuert sich alle 24 Stunden, die Magenschleimhaut alle drei Tage und die weißen Blutkörperchen alle zehn Tage und 98 % des Proteins in unserem Gehirn werden in knapp einem Monat ausgetauscht. Was all dem aber vorausgeht, ist ein Erkennen der Stoffe oder des Schnitzels. Erkennen geschieht beim Menschen über seine Sinne, was wir dann Wahrnehmung nennen. Den Versuch, einen Schraubenschlüssel aus Stahl zu essen, würden nur wenige wagen, das Schnitzel erkennen wir sofort als essbar.

Man könnte daher sagen, dass der eigentliche Lebensprozess das Erkennen ist. Diese Auffassung vertraten Maturana und Varlea. Richtig erkennen führt dann zur Autopoiese, zum Leben. Falsches Erkennen führt zu Magenschmerzen, Durchfall oder sogar zum Tod. Ich muss hier jetzt keine Ausführungen vornehmen über Gammelfleisch, das wir unter der Panade nicht erkennen können oder den Knollenblätterpilz, der dem Champignon sehr ähnlich sieht.

Ich habe ja schon in der Einleitung vom Stoffwechsel der Beziehung zwischen Menschen gesprochen und nun gesellt sich die Autopoiese der Beziehung zwischen Menschen hinzu. Wie und warum erzeugen wir was in Beziehungen zwischen Menschen, die zu erfolgreichen Beziehungen führen oder zum Scheitern der Beziehungen? Wir machen uns jetzt an die Beantwortung dieser Frage. Ich muss dabei aber wieder ein wenig ausholen und mit Ihnen zum Anfang des Lebens zurückkehren.

Womit erkennen wir Menschen die Welt oder das Schnitzel? Mit unseren Augen werden jetzt viele sagen. Ja, das stimmt, aber wo enden die Nervenimpulse, die das Schnitzel da „draußen" erkennbar machen? Im Gehirn. Wir erkennen die Welt, das „Draußen" mit unserem Gehirn. Viele spezialisierte Zellen und Zellverbände sorgen dafür, dass wir als Menschen die Welt erkennen. Aber wo liegen die Wurzeln dieser Art des Erkennens der Welt über ein Gehirn, wo hat alles begonnen?

Im ersten lebenden System auf diesem Planeten. Dies waren Einzeller. Hat der Einzeller ein „Gehirn"? Ein Gehirn im eigentlichen Sinne hat er nicht, aber etwas, was ihn mit der Umwelt interagieren lässt. Ich werde also im Folgenden von „Gehirn" in Anführungszeichen sprechen. Selbstverständlich hat der Einzeller ein „Gehirn", aber nicht dort, wo es sich die meisten vorstellen, im Zellkern, wo die Gene sitzen. Es gibt einfache Organismen, die Prokaryoten, zu denen auch Bakterien gehören, die keinerlei Zellorganellen besitzen, auch keinen Zellkern. Diese Prokaryoten leben aber trotzdem.

Der Zellkern ist nicht das „Gehirn" einer Zelle, es ist seine Membran. Nicht der Zellkern steuert die Zelle, sondern die Umwelt steuert über die Zellmembran den Zellkern, der dann die Zelle steuert. (Lipton, 2009) Ein Prokaryote kann Nahrung wahrnehmen und sich dort hinbewegen. Er kann Gifte entdecken und vor ihnen fliehen. Das ist Intelligenz der Zellmembran! (Lipton, 2009)

Die intelligente Membran ist ein Merkmal aller Lebewesen. Um Autopoiese zu betreiben, muss etwas hinein in die Zellen und auch wieder was heraus. Wie geht das?

Die Ernährung einer Zelle ist ein ziemlich komplizierter Vorgang, den ich hier nicht in seiner Vollständigkeit beschreiben möchte. Sehr vereinfacht dargestellt sitzen auf der Membran Rezeptoren und Effektoren. Die Rezeptoren haben Kodierungen, die genau den Kodierungen der Stoffe außerhalb der Zelle entsprechen. Ich habe bereits schon von

Kodierungen gesprochen, die ich als Synonym mit Erfahrungen betrachten will. Zum Beispiel hat der Östrogenrezeptor genau die Kodierung, die der Form und Ladungsverteilung (Kodierung) von Östrogen entspricht. Befindet sich Östrogen in der Nähe seines Rezeptors, wird es von diesem wie ein Magnet angezogen und kann dann in die Zelle weitergeleitet werden. Der Rezeptor auf der Membran erkennt aufgrund seiner Struktur und handelt eben auch aufgrund dieser Struktur. Dies verhält sich für Insulin, Histamin und andere Stoffe identisch (Lipton, 2009).

Eigentlich müsste man den Rezeptor oder die Kodierung auch Erfahrung nennen können. Klar werden Sie jetzt fragen: „Der Einzeller hat Erfahrungen, wie hat er die denn gemacht?" Lipton geht so weit, dass er behauptet, der Einzeller macht Erfahrungen und er besitzt sie, elektrochemische eben. Hier wird wieder das semantische Problem von Menschen deutlich. Wir haben Begriffen aus unserer menschlichen Erfahrung und Sprache heraus Bedeutungen gegeben und hängen nun darin fest. Natürlich machen Menschen Erfahrungen, aber wir können sie auch von vornherein haben. Dass Zwicken weh tut „weiß" unser Nervensystem schon, bevor uns jemand zwickt, wir machen nur noch die Erfahrung dazu. Unsere Nervenenden der Haut leiten das Quetschen der Haut an unser Schmerzzentrum weiter. Dazu müssen sie nicht schon einmal gequetscht worden sein. Das ist die Funktion. Das meine ich mit „wissen". Dieses semantische Problem wird uns noch wiederholt einholen.

Die Kodierungen der Stoffe sind chemisch elektrische Muster, die von der Zelle erkannt werden können, weil es Rezeptoren mit den gleichen chemisch elektrischen Mustern hat. Viola: Hier ist sie, die chemisch elektrische Mustererkennung der Zelle. Damit die Zelle auf das Erkennen reagieren kann, müssen jetzt die oben genannten Effektoren ins Spiel kommen. Die Effektoren geben eine Antwort, sie steuern die Reaktion.

Der Rezeptor-Effektor-Mechanismus der Zelle ist vergleichbar mit einem Reiz-Reaktions-Mechanismus des Körpers, der ja nur ein (viel) mehr an Zellen ist. Die Zelle lebt also in einer Welt der chemisch elektrischen Muster und dadurch, dass die Zelle auf ihre Art und Weise und mit ihrer biologisch chemischen Struktur mit der Umwelt interagiert, bringt sie diese Welt erst hervor.

Damit wären wir bei der Beschreibung des Lebensprozesses und der Erzeugung von Welt und Wirklichkeit von Humberto Maturana und Francisco Varela. Die wissenschaftlichen Erkenntnisse von Maturana und Varela möchte ich für eine Annäherung an die Probleme menschlicher Beziehungen nutzen. Ganz einfach gedacht, besteht die Welt einer Zelle aus Mustern. Die Rezeptoren sind, in menschlicher Beschreibung, Augen, Ohren, Fühlen, Riechen und Schmecken der Zelle. Indem sie mit dieser Struktur der Rezeptoren mit der Welt interagiert, erzeugt sie die Wirklichkeit ihrer Welt. Die Interaktion wird quasi zu ihrem Bewusstsein, in dem sie existiert.

Die wissenschaftlichen Arbeiten zur Kognition (Erkennen) von Maturana und Varela flossen in eine Theorie ein, die manchmal Santiago-Theorie genannt wird. „Nach der Santiago-Theorie ist die Erkenntnis nicht die Darstellung einer unabhängigen, vorgegebenen Welt, sondern vielmehr das Hervorbringen einer Welt. Was durch einen bestimmten Organismus im Prozess des Lebens hervorgebracht wird, ist nicht die Welt, sondern eine Welt, die stets von der Struktur des Organismus abhängig ist. Da individuelle Organismen innerhalb einer Spezies mehr oder weniger identische Strukturen (Anm. des Autors: Man könnte diese auch Kodierung, Muster, Erfahrung nennen) aufweisen, bringen sie auch ähnliche Welten hervor. Wir Menschen teilen darüber hinaus eine abstrakte Welt der Sprache und des Denkens miteinander, durch die wir unsere Welt gemeinsam hervorbringen." (Capra, 1996, S. 307)

Ich habe bereits behauptet, Intelligenz und Bewusstsein sind schon im Werden des Lebens beinhaltet und haben sich nur weiterentwickelt. Capra (1996) führt aus: „Nach der Theorie lebender Systeme ist der Geist nicht ein Ding, sondern ein Prozess – der eigentliche Prozess des Lebens. Mit anderen Worten: Die organisierende Aktivität lebender Systeme ist auf allen Ebenen des Lebens eine geistige Aktivität. Die Wechselwirkungen eines lebenden Organismus – Pflanze, Tier oder Mensch – mit seiner Umwelt sind kognitive oder geistige Wechselwirkungen. Somit sind Leben und Geist untrennbar miteinander verbunden. Der Geist – oder genauer der geistige Prozess – ist in der Materie auf allen Ebenen des Lebens gegenwärtig." Dieser neue Begriff des Geistes wurde in den 1960er Jahren unabhängig voneinander von Humberto Maturana und Gregory Bateson entwickelt. Letzterer stellt auch eine Liste von Kriterien auf, die Systeme zu erfüllen haben, damit von Geist die Rede sein könne. „Jedes System, das diese Kriterien erfülle, sei in der Lage, jene Prozesse zu entwickeln, die wir mit Geist verbinden: Lernen, Gedächtnis, Entscheidungen treffen usw. Aus Batesons Sicht sind die geistigen Prozesse die notwendige und unvermeidliche Folge einer bestimmten Komplexität, die einsetzt, lange bevor Organismen Gehirne und höhere Nervensysteme entwickelt haben." (Capra, 1996, S. 198)

Die Definitionen von Bewusstsein sind je nach Wissenschaftsdisziplin sehr unterschiedlich und bisher konnte keine allgemein verbindliche Definition gegeben werden. Ich beziehe mich auf eine Definition in einer website von H. Klumbies von Antonio Damasio, einem berühmten Neurowissenschaftler: „Bewusstsein ist ein Geisteszustand, in dem man Kenntnis von der eigenen Existenz und der Existenz einer Umgebung hat. Bewusstsein ist ein Zustand des Geistes – ohne Geist gibt es auch kein Bewusstsein." (Klumbies, 2011).

Ein Einzeller hat kein menschliches Gehirn, aber Kenntnis von seiner Umgebung, sonst würde er nicht mit ihr interagieren oder vor Giften „fliehen" und die Stoffe anziehen, die er braucht. Ob er Kenntnis von seiner Existenz hat, lässt sich nur schwer sagen. Vielleicht stehen wir hier wieder vor dem schon viel besagten semantischen Problem. Könnten wir den Austausch von chemisch elektrischen Mustern – Sie erinnern sich – als Geisteszustand bezeichnen, wenn wir ihn anders denken? Wenn ja, könnten wir dann annehmen, dass dies in gewisser Weise eine Art der Kenntnis über sich selbst sei? Joyce Hawkes geht in ihrem Buch „Das Bewusstsein der Zellen" so weit (Hawkes, 2010).

Ich kann die Fragen nicht beantworten, aber in mir ist eine Ahnung, dass es sich so verhalten könnte. Wenn es stimmen würde, hätte dies weit reichende Folgen für unser Denken über unsere Stellung als Homo sapiens in unserer Welt. Einen Hinweis darauf könnten wir wieder bei Maturana und Varela finden. Maturana schreibt: „Lebende Systeme sind kognitive Systeme (Anm. des Autors: erkennende Systeme) und Leben als Prozess ist ein Prozess der Kognition." (Capra, 1996, S. 303)

Capra führt weiter aus: „Eigentlich umfasst die Kognition (Erkennen) zwei Arten von Handlungen, die unlösbar miteinander verknüpft sind: die Aufrechterhaltung und Fortführung der Autopoiese und das Hervorbringen einer Welt. Ein lebendes System ist ein vielfach miteinander verknüpftes Netzwerk, dessen Komponenten sich ständig verändern, indem sie durch andere Komponenten umgewandelt und ersetzt werden. In diesem Netzwerk herrscht ein großes Fließen und eine Flexibilität, die es dem System erlaubt, auf Störungen aus der Umgebung auf eine ganz spezielle Weise zu reagieren. Bestimmte Störungen lösen spezifische strukturelle Veränderungen aus, d.h. Veränderungen in der Verknüpfung des Netzwerkes. Dies ist ein Verteilungsphänomen. Das gesamte Netzwerk reagiert auf eine selektive Störung durch eine Neuanordnung seiner Verknüpfungsmuster."

1.4 Aus Zellen wurden Menschen

Alle Weiterentwicklungen des Einzellers erzeugen durch Mustererkennung ihre Welt und Wirklichkeit. Um dies zu argumentieren, möchte ich nochmals Lipton zitieren: „Im Laufe der Evolution erweiterte sich die Zellmembran, doch dieser Erweiterung waren physische Grenzen gesetzt. An einem gewissen Punkt war die Zellmembran nicht mehr in der Lage, die zunehmende Masse an Zytoplasma zu halten. Als die Zellmembran diese kritische Ausdehnung erreichte, war die Evolution der Einzeller an ihrer Grenze angelangt. Die ersten drei Milliarden Jahre gab es nur Einzeller auf diesem Planeten, weil die Entwicklung erst weitergehen konnte, als die Zelle eine neue Möglichkeit fand, ihre Wahrnehmung (Anm. des Autors: Erkennen) zu erweitern. Um klüger zu werden, fingen die Zellen an, sich mit anderen zusammenzuschließen. Sie bildeten mehrzellige Gemeinschaften, in denen sie die Wahrnehmung (Anm. des Autors: Erkennen) untereinander verteilen konnten".

Wie im ersten Kapitel beschrieben, sind die lebenswichtigen Funktionen einer Zelle die gleichen wie die lebenswichtigen Funktionen einer Zellgemeinschaft. Doch in den mehrzelligen Gemeinschaften fingen die Zellen an, sich zu spezialisieren. Diese Arbeitsleistung kommt in unseren verschiedenen Geweben und Organen zum Ausdruck. Im Einzeller wird zum Beispiel die Atmung durch die Mitochondrien ausgeführt. In einem mehrzelligen Organismus entsprechen die Mitochondrien den Milliarden spezialisierten Lungenzellen. Ein weiteres Beispiel: Die Bewegung des Einzellers entsteht durch die Interaktion zytoplasmischer Proteine namens Aktin und Myosin. In einem Mehrzeller haben die Gemeinschaften spezialisierter Muskelzellen die Aufgabe der Bewegung übernommen, von denen jede über große Mengen an Aktin und Myosin verfügt. Ich wiederhole diese Dinge hier noch einmal, weil ich betonen möchte, „dass es zwar die Aufgabe der Membran einer einzelnen Zelle ist, die Umwelt wahrzunehmen (Anm. des Autors: Erkennen) und in angemessene Reaktionen umzusetzen, dass diese Funktion in unserem Körper jedoch von einer speziellen Gruppe von Zellen übernommen wurde, die wir Nervenzellen nennen. Auch wenn zwischen Einzellern und uns eine lange Entwicklung liegt, glaube ich, wie bereits erwähnt, dass die Erforschung der einzelnen Zelle einen wichtigen Beitrag zum Verständnis hochkomplexer Mehrzeller leisten kann". (Lipton, 2009, S. 86)

Die Welten und Wirklichkeiten, die erzeugt werden, sind abhängig von den Strukturen, durch die sie erzeugt werden. Eine Fledermaus hat eine andere Welt als wir Menschen. Ihre Welt besteht zu großen Teilen aus Schallwellen. Sie stößt Laute aus und empfängt mit ihren großen Ohren die Schallwellen, die von Bäumen oder Felsen zurückgeworfen werden, so dass sie diese umfliegen kann. Fragen sie eine Fledermaus, wie die Welt für sie ist, wird sie antworten: „Die Welt besteht aus Schallwellen." Die Struktur, die zu dieser Wirklichkeit führt, besteht wohl aus den großen Ohren, einem speziellen Hörzentrum im Gehirn und Verbindungen, die dann die Koordination der Flügelmuskeln übernehmen. Weitere Beispiele sind Hunde. Ihre Welt besteht, wieder sehr einfach gesagt, aus Gerüchen. Die Welt der Insekten muss wieder eine andere Welt sein oder die Welt der Fische.

Menschliche Wirklichkeit (Welt) ist auch von unseren Strukturen der Interaktion mit der Umwelt abhängig. Gibt es ultraviolettes Licht? Jeder wird „Ja" antworten, aber sehen können wir es nicht. Wir sind nur so schlau, dass wir Apparate bauen können, die es messbar machen. Unsere Strukturen der Interaktion mit ultraviolettem Licht sind völlig unterentwickelt, deshalb gibt es dieses Licht für uns nicht. Wir hören nur in bestimmten Frequenzbereichen und das ist auch noch sehr unterschiedlich von Mensch zu Mensch. Wir haben keine Struktur der Interaktion mit radioaktiver Strahlung, keinen eingebauten Geigerzähler. Die Liste der Beispiele ließe sich lange fortsetzen.

Das Empfangen von Umweltsignalen mit unseren Strukturen entspricht in der Kongruenten Beziehungspflege den Rezeptoren des Einzellers, obwohl sich hier zwei Gehirne treffen. Was ist aber mit den Effektoren? Sie erinnern sich. Rezeptor-Effektor-Mechanismus entspricht dem Reiz-Reaktions-Mechanismus. Wodurch wird in der Zelle die Reaktion gesteuert? Natürlich auch durch ihre Struktur der Interaktion. Dies bedeutet, dass ein Umweltreiz, der nicht zur Struktur der Interaktion der Zelle passt, bei der Zelle zwar ankommt, aber nicht deren Reaktion steuert.

In Vorträgen versuche ich dies immer über den seltsamen Satz zu erklären: „input ist nicht output, sondern höchstens puttputt!" Ich erkenne darin eine Hierarchie des Erkennens. Die erste Frage ist immer, ob der Umweltreiz, den ich gebe, bei einem anderen Lebewesen überhaupt ankommt. Hat es Sinn ein Tier, das nicht hören kann, anzuschreien? Die zweite Frage ist, ob der Umweltreiz an irgendeiner Struktur der Interaktion des anderen Lebens andocken kann. Und die dritte und wichtigste Frage ist, wie der Umweltreiz beantwortet wird!

Diese biologischen Erkenntnisse von Maturana und Varela haben sich auch die Kommunikationstheoretiker Paul Watzlawick (er war einer der großen Konstruktivisten) und Friedemann Schulz von Thun zunutze gemacht und auf diesem Boden ihre Theorien entwickelt. Im Grunde basieren die Theorien auf den Erkenntnissen Maturanas und Varelas über das Erkennen von Lebewesen. Darüber habe ich in meinem ersten Buch referiert. Dies werde ich in diesem Buch nicht mehr tun, weil diese Theorien bereits in allen Schulen und Hochschulen in die Lehrpläne eingegangen sind. Ob sich Kommunikation und Beziehungen der Menschen dadurch aber verbessert haben, bezweifle ich stark. Ich kann es jedenfalls in der Praxis nur selten finden. Vielleicht müssen wir es doch komplizierter machen, um besser zu verstehen und vor allem, um darüber unser Verhalten zu verändern.

Meine Behauptung hierzu lautet: Die Theorien sind zu einfach erklärt. Jeder, der sie hört, versteht sie sofort und „hakt sie ab, okay kapiert!" Ich halte es auch nicht für zielführend, die Theorien unter der Bezeichnung Kommunikation darzustellen. Es hebt zu sehr auf Sprechen ab und das Hören wird dem nachgestellt. Der zentrale Kern beider Theorien ist und bleibt das Erkennen, welchem zu wenig Beachtung geschenkt wird.

Wie wir schon festgestellt haben, erkennt der Einzeller seine Welt über Muster und die Mustererkennung hat sich über die Generationen von Lebewesen hinweg erhalten. Dies war wichtig, um sich vor Fressfeinden zu schützen und um sich zu ernähren.

Die Interaktion von Mustern außerhalb der Zelle mit den Mustern auf der Zellmembran setzt in der Zelle einen Algorithmus in Gang, der die Antwort steuert. Harari geht so weit zu sagen, dass alle Organismen Algorithmen sind, somit auch Menschen. Deshalb wären Menschen nicht frei, sondern unterliegen Genen und Umweltzwängen, letztlich sind wir determiniert (Harari, 2016).

Algorithmen könnte man ganz einfach als Kochrezepte verstehen. Beispiel Schweinebraten: Um einen guten bayerischen Schweinebraten zu machen, brauchen Sie 1 kg Schweinefleisch aus dem Hals oder dem Bauch (Kruste), Salz und Pfeffer, 4 Zwiebeln, Butter oder Butterschmalz. Die Zubereitung: Die Zwiebeln in Scheiben schneiden und in einen Bräter geben. Das Fleisch salzen und pfeffern und ebenfalls in den Bräter geben, aber so, dass die Zwiebeln nicht vom Fleisch bedeckt werden. Bei Bauch mit Kruste, diese einschneiden und gut salzen. Etwas Butter oder Butterschmalz dazu und bei 160 Grad ca.1,5 Stunden braten. Nach ca. 45 Minuten, wenn die Zwiebeln braun geworden sind, mit etwas Brühe aufgießen. Das ergibt später eine dunkle klare Soße. 15 Minuten vor dem Garwerden bereiten Sie eine Salzlösung vor, die Sie auf den Bauch mit Kruste streichen und dann 15 Minuten mit Heißluft auf 180 Grad die Kruste bräunen. Das macht sie knusprig. Wenn Sie Ihren Schweinebraten so zubereiten, wird immer ein guter ansehnlicher Genuss herauskommen. Sie können aber auch variieren. Wenn Sie das Fleisch aus dem Hals haben, fällt die Salzlösung weg. Sie können der Soße auch etwas dunkles Bier zugeben, andere legen eine gelbe Rübe mit in die Soße, um einen leichten süßen Geschmack zu erhalten. Egal welche Variation sie wählen. Es kommt meistens Schweinebraten heraus.

Man könnte als Beispiel auch einen Getränkeautomaten benutzen. Sie wählen Kaffee, mit Zucker und Milch, oder Kaffee schwarz mit Zucker oder Kaffee mit Milch ohne Zucker. Die Algorithmen, die an der Wall Street die Aktienmärkte beobachten, tun nichts anderes. Wenn diese Aktie in ihrem Wert fällt, dann kaufe die andere Aktie oder wenn Bankentitel fallen, überprüfe die Ursache und reagiere mit Verkauf usw.

Funktionieren Menschen auch so?

1.5 Das Gedächtnis erzeugt die Wirklichkeit

Ich würde dem gern widersprechen und den Menschen trotz seiner Algorithmensteuerung als freies Wesen in Beziehungen erhalten. Vielleicht gibt es die Möglichkeit, sich einer Argumentation anzunähern, welche Hinweise darauf gibt, dass Menschen ihre Algorithmen, von denen sie angeblich gesteuert werden, verändern könnten. Andererseits könnten wir es wieder mit einem semantischen Problem zu tun haben, wenn wir von Freiheit sprechen. Gazzaniga (2012) stellt die einfache Frage „Wovon wir denn frei sein wollten?“ Mit Sicherheit will ich nicht frei sein von meinen Reflexen, die mich durch schnelles Wegspringen vor einer möglichen Gefahr schützen.

Eric Kandel (Kandel, 2009) könnte uns in mehreren Linien der Argumentation behilflich sein. Zum einen darin, dass Muster eine entscheidende Rolle in der Entstehung von Wirklichkeit nicht nur beim Einzeller, sondern auch beim Menschen haben. Zum anderen darin, dass Menschen ihre Muster verändern können und sie deshalb vielleicht doch nicht ihren Algorithmen völlig ausgeliefert sind. Kandel hat im Jahr 2000 den Nobelpreis für seine wissenschaftlichen Arbeiten am Gedächtnis erhalten. „Mein Gedächtnis ist für mich die Essenz meines Lebens, ohne das Gedächtnis wäre ich niemand, ich wüsste nicht, wer ich bin.“ Eric Kandel hat uns erklärt, wie das Kurzzeit- und das Langzeitgedächtnis biologisch entstehen. Um Gedächtnis zu bilden, muss eine wichtige Struktur in unserem Gehirn, der Hippocampus, tätig werden. Er spielt eine entscheidende Rolle bei der Entstehung von Gedächtnis.

In seinen Arbeiten an der Meeresschnecke Aplysia fand er heraus, dass der Schlüssel zum Verständnis des Gedächtnisses die Synapse ist. Eine Synapse ist die Verbindungsstelle von ei-

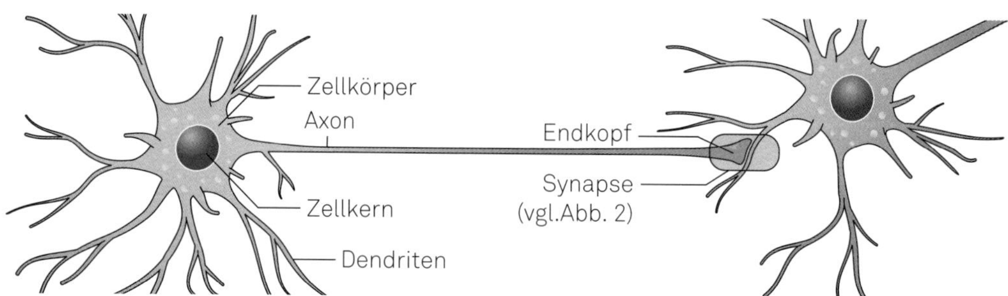

Abbildung 1-6: Nervenzellen und ihre Fortsätze (Axone/Dendriten). (Quelle: Kaufmann-Mall, K. Psychologie und Psychiatrie kompakt. Bern: Hogrefe, S. 234.)

nem Nervenfortsatz zu einer anderen Nervenzelle. Nervenzellen haben zwei Arten von Fortsätzen. Die Dendriten, dies sind kürzere und verzweigte Fortsätze und die Axone, letztere sind die längeren und stärkeren Fortsätze.

Wenn wir uns einen Sachverhalt, etwa eine Telefonnummer, über einige Zeit merken müssen, dann werden in den Synapsenspalten einfach mehr Transmitter (Überträgerstoffe zwischen Nervenzellen) ausgeschüttet. In diesem Mehr an Transmitter und der Aktivierung der beteiligten Synapsen steckt dann die Information über die Telefonnummer. Wenn ich die Telefonnummer dann eine halbe Stunde später gewählt habe, geht die Transmitterausschüttung zurück und ich vergesse die Nummer wieder. So funktioniert das Kurzzeitgedächtnis.

Beim Langzeitgedächtnis wird es etwas komplizierter. Damit ein Ereignis in meinem Leben über lange Zeit gespeichert wird, muss es eine besondere Bedeutung besitzen. Viele Ereignisse hatten eine hohe Bedeutung für mich. Um eines herauszugreifen: Ich erinnere ich mich an meine Hochzeit vor 35 Jahren. Es hat geregnet. Trotzdem war ich sehr glücklich an diesem Tag. Damit der subjektive Eindruck von Glück entsteht, müssen in meinem Gehirn bestimmte Stoffe ausgeschüttet werden wie Dopamin, Serotonin oder Oxytocin. Diese Stoffe haben eine Wirkung auf den Zellkern von Nervenzellen. Der Zellkern spielt bei der Entstehung von Langzeitgedächtnis, was auch als Lernen oder Erfahrungen machen bezeichnet werden kann, die entscheidende Rolle. Die Wirkung der oben bezeichneten Stoffe auf dem Zellkern regt über einen extrem komplizierten Mechanismus Gene im Zellkern an, Botschaften in Form von Proteinen zu bilden. Diese Prozesse werden als Genexpression, Transkriptionsfunktion oder epigenetische Funktion bezeichnet, die Botschaften als messenger-RNA. Diese Botschaft wird in die Zelle freigegeben und regt die Synapse an, eine neue Synapse zu bilden, die aus der ursprünglichen Synapse heraus wächst und sich mit einer anderen Nervenzelle verbindet. So entstehen Nervenzellnetzwerke, Muster von Verbindungen zwischen vielen Nervenzellen. In diesem Muster wurde die Erinnerung oder Erfahrung an meine Hochzeit so fest eingespeichert, dass sie wahrscheinlich bis zu meinem Lebensende erhalten bleibt. Denke ich an meine Hochzeit, werden diese Muster wieder aktiviert und die Bilder, Stimmung und Atmosphäre von damals treten wieder in mein Bewusstsein. Es werden sogar die Stoffe in ähnlicher Art und Weise wie am Tag meiner Hochzeit wieder ausgeschüttet. Bei jedem neuen Aufrufen der Erinnerung an meine Hochzeit wird diese aber mit aktuellen Erfahrungen verknüpft und damit auch verändert.

Diese Bildung von neuer Biologie, denn das sind diese Muster von Nervenzellverbindungen, ist Gedächtnisbildung, Erfahrungen machen und auch Lernen. Biologisch gesehen ist Lernen, Gedächtnis und Erfahrung das Gleiche. Und wir haben es wieder mit Mustern zu tun. Sie werden nicht erstaunt sein, wenn diese Muster als Nervenzellennetzwerke – ich nenne sie Nervenzellmuster, was neurowissenschaftlich nicht ganz korrekt sein dürfte – chemisch elektrische sind. Genau wie die Muster chemisch elektrisch sind, mit denen der Einzeller sowohl seine Wirklichkeit als auch seine Intelligenz und sein Bewusstsein erschaffen hat?

Wir lernen Vokabeln einer Fremdsprache, indem wir sie immer wiederholen. Das ist Lernen, wir bilden darüber ein Gedächtnis. Wir haben die biologische Erfahrung von „conscire", lat. wörtlich „mitwissen oder zusammen wissen", übertragen übersetzt „sich bewusst sein" als Nervenzellmuster geschaffen. Aus diesem Wort stammt der Begriff Bewusstsein, englisch consciousness.

Wenn ich emotional lerne, eine emotionale Erfahrung mache, ein emotionales Gedächtnis bilde, z.B. das Lächeln der Mutter mit dem Gefühl von Liebe, Zuwendung, Wärme, Schutz und Sicherheit verbinde, oder wenn der bedrohliche Blick des Stiefvaters mir Angst und Furcht macht, dann bilden sich wieder diese Nervenzellmuster. Sie begleiten mich dann ein Leben lang und können vielleicht auch die Beziehungen zu anderen Menschen beeinträchtigen. Solche erlernten Muster steuern unser Erkennen der Welt und dann unser Handeln in dieser Welt.

Wir sind diesen Mustern aber nicht hilflos ausgeliefert, dann wir Menschen haben eine sagenhafte Fähigkeit, die man neuronale Plastizität nennt. Wir können diese Muster verändern, durch neue Erfahrungen, durch Umlernen. Wir können neue Muster erschaffen. Schaffen wir damit auch neue Algorithmen? Ich möchte die Frage nicht beantworten, sondern noch einmal das schon beschriebene Zitat von Maturana und Varela zurückgreifen. Den Schluss, ob ein System damit auch seine Algorithmen umschreibt, überlasse ich dem Leser. „Eigentlich umfasst die Kognititon (Erkennen) zwei Arten von Handlungen, die unlösbar miteinander verknüpft sind: die Aufrechterhaltung und Fortführung der Autopoiese und das Hervorbringen einer Welt. Ein lebendes System ist ein vielfach miteinander verknüpftes Netzwerk, dessen Komponenten sich ständig verändern, indem sie durch andere Komponenten umgewandelt und ersetzt werden. In diesem Netzwerk herrschen ein großes Fließen und eine Flexibilität, die es dem System erlaubt, auf Störungen aus der Umgebung auf eine ganz spezielle Weise zu reagieren. Bestimmte Störungen lösen spezifische strukturelle Veränderungen aus, d.h. Veränderungen in der Verknüpfung des Netzwerkes. Dies ist ein Verteilungsphänomen. Das gesamte Netzwerk reagiert auf eine selektive Störung durch eine Neuanordnung seiner Verknüpfungsmuster." (Capra, 1996, S. 304)

Leider gibt es aber unbewusste Muster, die uns die Welt erkennen lassen und über die wir handeln. Manchmal können wir die Muster, die im Vorbewussten waren und die ins Unbewusste abgesunken sind, durch glückliche Umstände wieder in das Bewusste holen, um sie dann zu verändern. Sigmund Freud hatte Recht, wenn er vom Unbewussten, Vorbewussten und Bewussten sprach. Aber dazu an anderer Stelle mehr.

Hier aber eine eigene Erfahrung, die ich in meinem Leben machen musste. Eigentlich müsste dieser Abschnitt die Überschrift „Kara Ben Nemsi" tragen, denn der war es schließlich, den ich an jenem Frühlingstag im April 2009 beim Zappen im Fernsehen entdeckt hatte. Dabei wurde mir ein Phänomen erklärt, das mich schon sehr lange beschäftigt und auch meine Beziehungen zu Menschen beeinträchtigt hatte. Um Ihnen zu erläutern, wie wir der Funktionsweise unserer Biologie entrinnen können, will ich eine Geschichte von mir erzählen.

Jeder Mensch hat Vorlieben oder Abneigungen im Bezug auf andere Menschen. Mein ganzes bisheriges Leben hatte ich immer wieder ein Problem mit dunkelhaarigen, dunkeläugigen Männern mit dunklem Teint. Das war das Muster. Dunkle Haare, dunkle Augen, dunkler Teint. Sobald ich auf einen Mann traf, der dieses Muster erfüllte, beschlich mich ein Gefühl, das von Vorsicht geprägt war. Ich traute solchen Menschen nicht. Das war eigenartig. Ich mied diese Männer stets, so gut ich konnte. Bei Frauen, die dieses Muster erfüllten, war das nicht der Fall. Ich fragte mich immer, woher das herrührte, weil ich natürlich als aufgeklärter Mensch und Fan von Beziehungspflege keine Vorurteile haben und auf jeden offen zugehen will. Ich fand keine Antwort bis zu jenem Sonntag im April 2009. Das Wetter war schrecklich, kalt, es regnete und der Wind pfiff. Mir war langweilig und zudem war ich schlecht gelaunt. Deshalb versuchte ich mich abzulenken, griff zur Fernbedienung und schaltete durch die Kanäle unseres Fernsehers. Zufällig oder auch aus Interesse, das lässt sich heute nur noch schwer sagen, entdeckte ich einen alten Karl May-Film. Lex Barker als Kara Ben Nemsi fesselte mich. Es war eine jener Szenen, in denen sich dieser strahlend schöne, blonde und hellhäutige Mann wieder als Retter aller Witwen und Waisen zeigte und für alle Menschen sein Leben riskierte. Edel, hilfreich und gut.

Und dann kam die Entdeckung. Wer mimt in solchen Filmen, die Älteren unter den Lesern werden sich auch noch daran erinnern können, die Bösen und Hinterhältigen? Es sind fast immer die dunkelhäutigen, dunkeläugigen Menschen mit dunklem Teint. Sie schleichen sich stets aus dem Hinterhalt an und morden mit ihren Dolchen meuchlings. Diese Erkenntnis traf mich fast wie der Schlag. Ich durfte bereits als kleiner Junge mit zehn Jahren Karl May-Filme ansehen. Meine Eltern waren entweder sorglos oder von dem erzieherischen Wert einer Geschichte von Karl May überzeugt. Darüber machte ich mir als Zehnjähriger keine Gedanken. Ich durfte es einfach. Mir wurde klar, dass hier die Ursache für jenes Muster lag, das mir die bereits erwähnten Männer immer suspekt erscheinen ließ. Ich entdeckte die Botschaft, die sich mein Gehirn gemerkt hatte! Nun fragt man sich: „Kann es das denn geben, dass das, was man als kleiner Junge im Fernsehen gesehen hat, ein ganzes Leben lang die Begegnung mit anderen Menschen prägen kann?" Die Antwort lautet: „Ja, und es kommen noch andere Eindrücke dazu." Denn auch ich habe als Kind „Hast du Angst vorm schwarzen Mann" gespielt. Jeder Mensch hat solche Muster.

Menschen haben zwei verschiedene Gedächtnis-Arten. Das implizite und das explizite Gedächtnis. Das explizite Gedächtnis sorgt dafür, dass wir uns bewusst an Ereignisse, Personen, Plätze und Begegnungen erinnern. Die Erinnerungen werden in den schon erwähnten Nervenzellverbindungen gespeichert. Das implizite Gedächtnis wird auch in Nervenzellverbindungen gespeichert, aber ohne ein bewusstes Erinnern.

Auch im Kleinkinderalter bilden sich diese Nervenzellverbindungen, aber an die ersten vier bis fünf Jahre unseres Lebens haben wir nur wenig explizite, bewusste Erinnerungen. In den ersten Lebensjahren entstehen so schon Strukturen in unserem Gehirn, die uns ein Leben lang in der Begegnung mit anderen Menschen unbewusst steuern können. Alle Nervenzellverbindungen, implizite oder explizite, also unbewusste oder bewusste Erinnerungen, sind mit dem limbischen System verbunden, dem biologische Zentrum für Gefühle, das ziemlich zentral im Gehirn sitzt.

Zu jeder bewussten oder unbewussten Erinnerung entsteht also auch ein Gefühl. Gelangt nun durch ein bestimmtes Muster ein Reiz in das implizite Gedächtnis, so entsteht ein Gefühl. Im skizzierten Beispiel war das stets ein Gefühl der Vorsicht. Ich spüre also die Vorsicht, kann mich aber an kein erklärendes Ereignis erinnern. Ich lebe also in einer Art Unbewusstheit, die mein Leben massiv beeinflussen kann. Ich nehme mir unter Umständen die Freude an einer tiefen Freundschaft oder auch nur an einer guten Unterhaltung, weil meine Biologie durch bestimmte Lebenserfahrungen so nun einmal funktioniert.

Das genannte Beispiel hat mit Furcht oder Angst zu tun, die ich als kleiner Junge vor den dunklen Männern verspürte. Das biologische Furchtsystem wurde während der Evolution entwickelt – lange bevor wir Menschen am Leben des Planeten teilnahmen. Das biologische Zentrum der Furcht ist die Amygdala (auch Mandelkern genannt). Das eigentlich primitive System reagiert extrem schnell. Noch bevor wir bewusst eine Gefahr wahrnehmen, schlägt es schon Alarm und setzt ein anderes System, das Stresssystem, in Gang. Dieses System hat den Lebewesen, also auch den Menschen, lange Zeit gute Dienste geleistet. Die Evolution arbeitet nach dem Prinzip, dass sie nichts verwirft, was gute Dienste leistet. Aber in meinem Fall war es so, dass es für mich über lange Zeit nicht hilfreich war. Als Erwachsener kann ich mir das Gefühl der Vorsicht, das ich übrigens immer noch spüre, bewusstmachen: Treffe ich auf Männer, die die beschriebenen Eigenschaften aufweisen, so weiß ich, dass eine Emotion der Vorsicht aufkommen wird. Ich weiß aber gleichzeitig, dass es sich um ein altes Muster handelt und ich deshalb nicht mehr Vorsicht walten lassen muss als bei jedem anderen Menschen, den ich neu kennen lerne. Während eines sehr schönen Urlaubs in Kroatien, den ich im gleichen Jahr der Erkenntnis machte, begegnete ich natürlich vielen Männern mit dem „dunkelhäutigen Muster“. Aber mir ist natürlich klar, dass sie keine Dolche tragen und keinen Hinterhalt für mich angelegt haben.

Was ist nun die Lösung des Problems? Die Lösung lautet: Erkenne dein Erkennen! Anders ausgedrückt: Erkenne deine Muster!

1.6 Wie alles zusammenspielt

Ich behaupte also, dass der basale Mechanismus des Erkennens das Muster ist. Der Einzeller erkennt seine Welt über Muster und dieses Mustererkennen hat sich über alle Weiterentwicklungen von der Amöbe bis zu den Säugetieren als basaler Mechanismus erhalten. Menschen erkennen demnach ihre Welt auch über Muster. Welche Vor- und Nachteile die Mustererkennung von Menschen für Beziehungen haben, hat meine kleine Geschichte schon illustriert.

Ich stelle mir das so vor: Eine Säugetiermutter ihrem Nachwuchs eine Birne gezeigt mit dem Hinweis, dass diese essbar ist. Wenn der Nachwuchs nun keine Mustererkennung gehabt hätte: Wie viele Birnen hätte er wohl gegessen? Genau! Eine. Aber aufgrund der Mustererkennung konnte der Nachwuchs alle möglichen Birnen als Birne erkennen und sich so ernähren. Jede Birne sieht anders aus, es gibt einfach keine zwei identischen Birnen. Ähnlich wird es wohl mit den Fressfeinden gewesen sein. Jedes Tier, das lange Eckzähne, Fell, spitze Ohren, seitlich abstehende Barthaare hat, will dich fressen, der Tiger ebenso wie der Luchs oder der Leopard. Alles was das Muster Katze erfüllt, davor musst du fliehen.

Uns Menschen hilft die Mustererkennung ganz genau so. Sie erkennen die Kartoffel als Kartoffel, obwohl sie alle anders aussehen, ebenso Äpfel, Bananen oder Schnitzel. Ein Tisch ist ein Tisch, obwohl er ein, zwei oder vier Beine und längliche oder quadratische Tischplatten hat. Das ist ein eindeutiger Vorteil der Mustererkennung, sonst müssten wir für jeden Gegenstand ein neues Wort erfinden. Aber in Beziehungen?

Die Entwicklung vom Einzeller zum Menschen zeichnet sich über alle Entwicklungsstufen hinweg dadurch aus, dass einfach aus mehr Zellen Organismen wurden und viele dieser Zellen sich im Lauf der Evolution spezialisiert haben. Hautzellen, Muskelzellen, Blutzellen oder Nervenzellen übernehmen in den entsprechenden Organismen ihre speziellen Aufgaben. Die Organismen wuchsen und verzweigten sich in verschiedene Familien und Arten. Je mehr Anforderung, z. B. Bewegung, an die Organismen gestellt wurde, umso mehr entstand der Bedarf an Steuerung. Der Einzeller kam noch mit seinem Gehirn (der Membran) klar. Aber als es 100, 1000 oder mehr als 10000 Zellen waren, umso mehr musste gesteuert werden. Also übernahmen von diesen 10000 Zellen einige diese Steuerung. Das Gehirn wuchs.

Vor sieben bis fünf Millionen Jahren lebte wahrscheinlich in Afrika ein menschenähnliches Wesen, aus dem sich über viele Zwischenschritte Homo sapiens und Schimpanse entwickelten. Das Endprodukt aus dieser Linie, der Homo sapiens, hat im Vergleich zum Körper das größte Gehirn aller Säugetiere. In diesem Gehirn sitzt nicht nur die Steuerungsfähigkeit des Körpers, sondern auch die Steuerungsfähigkeit des Geistes. Das Beste aber, was in diesen 1350 bis 1500 Gramm spezialisierten Zellen sitzt, ist, dass wir über die Steuerungen des Körpers und des Geistes nachdenken können. Wir haben Bewusstsein über uns, was wir tun und wie wir denken.

Vor 100000 Jahren lebten wir noch mit einigen anderen Menschenarten zusammen auf diesem Planeten und wir hatten nicht mehr Berechtigung als ein Schmetterling, ein Löwe oder irgendein Reptil. Wir jagten, sammelten und zogen umher, wie alle anderen Lebewesen auch. Bis vor etwa 70000 Jahren beim Homo sapiens irgendeine Genmutation für die kognitive Revolution sorgte. Auf einmal konnten wir Dinge wie komplexe Werkzeuge entwickeln, abstrakte Gedanken denken, auf eine andere Art kommunizieren und mit anderen Homo sapiens zusammenleben, wie keine andere Menschenart. Es muss wohl die Geburtstunde des heutigen menschlichen Bewusstseins gewesen sein, das sich aus tierischem Bewusstsein entwickelt hat.

Von vielen Tieren wissen wir, dass sie um sich selbst wissen und sich selbst erkennen. Das ist ein Bewusstsein, aber ist es das Bewusstsein, das wir Homo sapiens haben? Ich weiß es nicht, aber ich glaube es auch nicht. Andere Tiere leben zwar auch nach bestimmten Regeln und haben eine gewisse Kultur, aber nur der Homo sapiens hat bisher in verfassungsgebenden Versammlungen Grundrechte ausgearbeitet, diskutiert und beschrieben. Wir fliegen zum Mond, wir schreiben dicke Bücher, haben Opern komponiert und die Atombombe gebaut. Das können nur wir. Wir sind damit nicht nur die am höchsten stehende Kultur, die intelligenteste Art, sondern auch das bedrohlichste Tier auf diesem Planeten.

Wofür ist ein Bewusstsein von Bedeutung? Waren wir nicht glücklicher, als wir es noch nicht hatten? Wir hätten einfach das Verhaltensprogramm, das in unseren Gehirnen über Millionen Jahre hinweg entwickelt wurde, abgespult und hätten so unser Leben verbracht bis zu unserem Tod. Keine echten Sorgen um unsere Gesundheit, keine Gedanken über Gutes oder Böses, keine Fragen danach, wo wir herkommen, wo wir nach dem Tod hingehen oder nach dem Sinn des Lebens. Klar, das menschliche Bewusstsein hat uns weit gebracht, aber welcher evolutionären Entwicklung ist es gefolgt? Eine erschöpfende Antwort auf diese Frage kann wohl kaum ein Experte, zu denen ich mich nicht zähle, geben.

Fakt ist, dass wir ein menschliches Bewusstsein haben und dieses uns umtreibt. Wir haben aber auch aus der evolutionären Entwicklung vom Einzeller zum Homo sapiens ein tierisches Bewusstsein. Wie drückt sich dies aus? Sie gehen über eine Graslandschaft. Sie wissen, hier gibt es giftige Schlangen, sie müssen also auf der Hut sein. Plötzlich nehmen Sie aus dem Augenwinkel wahr, dass sich die Grashalme ein kurzes Stück von Ihnen entfernt bewegen. Sofort springen Sie zur Seite und suchen nach Sicherheit. War das eine von den giftigen Schlangen oder nur der Wind, der die Halme bewegt hat? Sehr vorsichtig gehen Sie näher an die betreffende Stelle heran und was finden Sie? Einen Stock, der im Gras liegt und wie sich die Halme im Wind bewegen. Jetzt erklären sie sich Ihren Schrecken und Ihre Reaktion: „Ich dachte wohl, das wäre eine Schlange und deshalb bin ich zur Seite gesprungen.“ (Gazzaniga, 2012, S. 90). Sie sind aber tatsächlich vor der vermeintlichen Gefahr weggesprungen, bevor eine Erklärung erhalten haben? Erst danach haben Sie an eine Erklärung für Ihr Verhalten gedacht. Diese Reaktion des „Wegspringens“ ist ein uraltes Muster, das unsere Vorfahren vor hunderttausenden von Jahren entwickelt haben, um sich vor Gefahren zu schützen. Wir haben das Muster als genetisches Verhaltensprotokoll geerbt. Diese Muster sind uns zunächst unbewusst und werden von Menschen erst nach der Reaktion bewusst erklärt.

Menschen haben viele solcher Muster, die uns schon oft unser Leben gerettet haben, obwohl wir darüber nicht nachdenken. Haben Sie Folgendes schon erlebt: Beim Autofahren weht plötzlich ein Gegenstand in Ihrer Kopfhöhe auf die Windschutzscheibe zu. Sie ducken sich im Auto. Oder Sie zucken körperlich zusammen, wenn Sie durch einen ruhigen Flur gehen und plötzlich einen gellenden Schrei oder ein unerwartetes sehr lautes Geräusch hinter Ihnen hören. All dies sind schnelle unbewusste Muster, auf die wir reagieren. So wie unsere tierischen Mitlebewesen dies auch tun in ihrem tierischen Bewusstsein, das sich vom menschlichen Bewusstsein doch unterscheidet.

In Gefahrensituationen müssen alle Lebewesen schnell reagieren. Unser Gehirn hat dazu einen Weg entwickelt, der unterhalb des Kortex, der Großhirnrinde verläuft. Dieser Weg des Erkennens und schnellen Reagierens auf eine potenzielle Gefahr wird der subkortikale Weg genannt. Im Falle von drohender Gefahr reagiert eine schnelle, kurze Verbindung zwischen den Mandelkernen und dem Thalamus und ein Schutzreflex setzt ein. Dieser Weg ist nicht detailreich und sehr ungenau, d.h. Sie nehmen nur kurz etwas wahr, das vom Gedächtnis als gefährlich eingestuft wird und reagieren sofort darauf, als eine Art Reflex.

Wenn Sie der Gefahr – wenn sie denn überhaupt eine war – entronnen sind, setzt meist der zweite Weg ein unter Einbezug des Mandelkerns und des Thalamus, aber auch beider Hirnhälften, den Sprachzentren sowie der verschiedenen Gedächtnis-Arten. Letztendlich gibt das Stirnhirn nach gründlicher, aber langsamer, sehr detailreicher und genauer Untersuchung die Entwarnung. Angst und Panik herunterregeln und durchatmen! Der kurze Weg reagiert auf Muster, der lange Weg zeichnet sich durch Untersuchung, Erfahrungen und vernünftige Entscheidung aus (Gazzaniga, 2012; Kahnemann, 2012; Ledoux, 2012).

Und nun schon wieder dieser blöde Text!

Es gbit sihcer vilee utnerschiedilche Geshcihcten daürebr, wie der Mnecsh auf die Edre kam, je nach Ertdeil, Kutulr und Rleigoin. In usneren Bretien gbit es dzuau zewi grßoe Varainten. Die enie fidnen wir im atlen Tsetaemnt in der Geensis, der Schpöfunsggecshichte. Daanch hat Gtot am scehsten Tag aus Edre und Stuab den Mneshcen ncah seniem Abblid gecshffaen und ihm den Aetm des Lbeens enigehuacht.

Von diesem Text sind wir ausgegangen. Dann haben wir versucht, die Entwicklung der Lebewesen und ihrer Steuerungszentren, den Gehirnen, vom Einzeller bis zum Homo sapiens zu skizzieren. Wir haben entdeckt, wie der Einzeller seine Welt erkennt, wie er sie dadurch erzeugt, dass er mit ihr interagiert. Wir haben Muster als grundlegenden Mechanismus des Erkennens identifiziert und uns über unser tierisches Erbe Gedanken gemacht. Wir haben über die Geheimnisse des Bewusstseins reflektiert und zwei Wege des Erkennens und Reagierens gefunden. Jetzt wird es Zeit sich damit zu beschäftigen, welche Bedeutung dies alles für menschliche Beziehungen hat.

Die biologischen Systeme, mit denen Menschen andere Menschen erkennen, sind – wie bereits beschrieben – evolutionsgeschichtlich gesehen sehr alt. Sie reagieren relativ einfach. Alle Erfahrungen, die wir bewusst oder unbewusst gemacht haben und die uns Sympathie oder Antipathie beim anderen Menschen erkennen lassen, sind biologische Speicherungen. Dieses Erkennen folgt unseren eigenen Mustern und wir können nicht wirklich wissen, ob ein Mensch nun sympathisch oder unsympathisch ist. Wir müssen lernen zu erkennen, *wie* wir erkennen. Versuchen Sie doch einfach bei einer Begegnung mit einem anderen Menschen herauszubekommen, warum er Ihnen sympathisch oder unsympathisch ist. Auf welche Muster reagieren Sie und was haben diese Muster mit Ihnen und Ihrer Erfahrung zu tun?

Menschen sind wahrscheinlich auf der Erde die einzigen Lebewesen, die fähig sind, sich selbst zu hinterfragen. Warum erlebe ich die Situation so, wie ich sie gerade erlebe und was hat dies mit meiner Geschichte zu tun?

Menschen können sich in einer Situation befinden und gleichzeitig dabei selbst beobachten. So, als ob sie sich selbst in einem Film sehen würden. In einem meiner frühen Aufsätze über das Thema Beziehung habe ich diese Fähigkeit mit dem Prinzip des „alter ego" beschrieben (Bauer, 2002a). Aus dem Lateinischen übersetzt bedeutet es sinngemäß „anderes Ich". Fast jeder Mensch trägt ein anderes Ich in sich, mit dem er über sich selbst nachdenken, sprechen und sich selbst beobachten kann. Wenn Sie erkennen, *wie* Sie erkennen, kann sich dadurch eine völlig neue Welt für Sie erschließen. Sie leben nicht mehr unbewusst in Mustern von Sympathie und Antipathie – Sie können Menschen ganz neu entdecken!

Wenn Sie mir nun entgegen halten, dass die Welt von Sympathie und Antipathie doch im Prinzip ganz in Ordnung ist und Sie keinerlei Lust verspüren, mit irgendeinem unsympathischen Menschen Ihre Freizeit zu verbringen, haben Sie in gewisser Weise ein gutes Argument. Denken Sie aber an die vielen unsympathischen Kollegen, mit denen man sowieso nicht reden kann, oder den blöden Nachbarn, der schon nervt, wenn man ihn nur sieht. Einen Kollegen kann man nicht feuern, das kann nur der Chef. Sie können auch Ihrem Nachbarn nicht einfach kündigen.

Wie viel mehr Lebensqualität könnten wir erreichen, wenn wir den Bewertungen, die uns unsere biologischen Systeme aufgrund unserer Erfahrungen aufdiktieren, nicht folgen würden. Wir könnten Menschen einfach unvoreingenommen begegnen, abwarten, was passiert und herausfinden, wer wir jeweils in unserer neuen Begegnung füreinander sind. Menschen könnten das, wenn sie sich nur bewusst dafür entscheiden würden.

Aber was ist bewusst? Das biologische System, das uns unser soziales Umfeld erkennen und bewerten lässt, haben wir ausreichend erörtert. Wir erkennen das, was wir in unserer Erfahrung gespeichert haben – nur unter Umständen nicht das, was wirklich vorhanden ist. Man könnte also sagen, dass wir in einem Zustand „unbewusster Bewusstheit" sind. Wenn Sie Ihr Erkennen erkennen wollen, müssen Sie in einen Zustand bewusster Bewusstheit kommen. Das nennt man „sich selbst reflektieren“ und die Erfahrungen aus der eigenen Geschichte mit in das Erkennen einbeziehen.

„Die Fähigkeit der *Selbst-Reflexion* verleiht dem selbst-bewussten Geist große Macht. Er kann unser programmiertes Verhalten beobachten, das Verhalten bewerten und sich entscheiden, dieses Verhalten zu verändern. Wir können aktiv wählen, ob und wie wir auf die meisten Umweltsignale reagieren wollen. Die Fähigkeit des Bewusstseins, die vorprogrammierten Verhaltensweisen des Unterbewusstseins zu verändern, ist Grundlage unseres freien Willens.“ (Lipton, 2009, S. 132).

Den eigenatig geschriebenen Text konnten Sie lesen, weil sie über Mustererkennung verfügen, aber sie konnten auch erkennen, was dort wirklich stand. Das ist zunächst unbewusste Bewusstheit oder tierische Bewusstheit. Im zweiten Schritt konnten Sie bewusste Bewusstheit dazuschalten und erkennen, was dort wirklich steht.

Der Mensch ist das am höchsten entwickelte Lebewesen und besitzt die biologischen Systeme, um Beziehungsprobleme zu bewältigen. Dazu sollten wir so oft wie möglich in den Zustand der bewussten Bewusstheit schalten. Die neue Beziehungspflege, die in diesem Buch beschrieben wird, lautet demnach: Das Erkennen des Erkennens bei sich selbst und wenn möglich, auch bei anderen Menschen erkennen! Je mehr wir voneinander erkennen, umso kongruenter werden wir miteinander und werden doch die bleiben, die wir sind.

Lassen Sie mich die Inhalte dieses Kapitels noch einmal zusammenfassen.

- Der Einzeller kann erkennen, aber er kann nicht erkennen, wie er erkennt.
- Erkennen als geistiger Prozess könnte die einfachste Form von Bewusstsein sein.
- Erkennen des Erkennens bei anderen und sich selbst könnte die höchste Form von Bewusstsein sein.
- Das Erkennen des Erkennens könnte eigentlich darin bestehen, seine eigenen Algorithmen zu erkennen und diese damit zu umschreiben. Somit wären Menschen in bewusster Bewusstheit nicht mehr ausschließlich Algorithmen-gesteuert.
- Das Erkennen des Erkennens bei sich selbst und bei anderen ist bewusstes Bewusstsein in Beziehungen und bringt dieselben Schwingungen des Geistes hervor.

Uri Hasson und sein Team forschten nach den Wellenlängen von Gehirnen von Menschen, die miteinander sprachen. Verstanden sich die Menschen gut miteinander, waren die gleichen Wellenlängen erkennbar. War das Gegenteil der Fall, zeigten sich die Wellenlängen unterschiedlich (Hasson, 2016). Oft werde ich in den Seminaren und Workshops gefragt, ob man sich denn für jeden anderen Menschen ständig ändern müsste und dass man so bleiben wollte, wie man sei. Ich erzähle daraufhin meist die nachstehende Geschichte.

Maturana benützt auch den Begriff der Kongruenz in der Begegnung von Menschen. Ich möchte dazu eine Geschichte von ihm nacherzählen, von der Analogie vom Schuh. Ein Mann kauft sich ein paar wunderschöne neue Schuhe. Er ist mächtig stolz darauf. Er zieht sie natürlich gleich an und läuft vom Schuhgeschäft nach Hause. Schon auf halbem Weg, beginnen die Schuhe zu drücken und zu zwicken. Zuhause angekommen, zieht der Mann die Schuhe sofort aus und ärgert sich darüber, dass sie so sehr drücken. Am nächsten Morgen will der Mann zur Arbeit gehen und er sieht seine schönen neuen Schuhe im Flur stehen. Er entscheidet sich aber für die alten ausgetretenen bequemen Schuhe. Als er abends nach Hause kommt, sieht er wieder seine neuen Schuhe und denkt sich: „Ich könnte doch noch einen kleinen Spaziergang mit meinen neuen Schuhen machen!“ So zieht er sie an und geht noch ein wenig in die frische

Luft. Der Schuh drückt zwar wieder, aber der Fuß beginnt, sich auch ein wenig dem Schuh anzupassen und der Schuh dem Fuß. Am nächsten Morgen beschließt der Mann, wieder die neuen Schuhe anzuziehen und zur Arbeit zu gehen. Der Fuß passt sich nun immer mehr dem Schuh an und der Schuh dem Fuß. Je öfter er die neuen Schuhe trägt, umso besser geht die Anpassung vonstatten. Irgendwann drücken die neuen Schuhe nicht mehr und der Mann kann bequem darin gehen. Schuh und Fuß sind kongruent geworden, aber der Schuh blieb der Schuh und der Fuß blieb der Fuß.

2 Das Gehirn – unser Beziehungsorgan

Ich gehe davon aus, dass dieses Buch hauptsächlich von Menschen aus Gesundheits- und Sozialberufen gelesen wird, die über grundlegendes Wissen über den Aufbau eines Gehirns verfügen. Deshalb werde ich nachfolgend nur einen sehr kurzen Überblick über die Anatomie des menschlichen Gehirns geben. Für ausführlichere Informationen über die Anatomie und Funktionsweise des Gehirns empfehle ich den Lesern das Buch „Aus Sicht des Gehirns" von Gerhard Roth (2009). Ich möchte die Arbeit und Funktionen eines menschlichen Gehirns auf eine andere, für das Verständnis von Beziehungsarbeit anregendere und leichter zugängliche Art und Weise vorstellen.

2.1 Unser Gehirn betrügt uns

Unser Gehirn ist stinkend faul, es führt uns ständig in die Irre, es betrügt uns und es fällt ständig in alte Muster zurück. Flapsig ausgedrückt, sind wir Menschen vorgestern Abend vom Baum heruntergesprungen. Unser menschliches Leben ist der Evolution davongeeilt oder anders gesagt: Die menschliche Kulturentwicklung und vor allem die Industrialisierung sind schneller als die Evolution. Unser Gehirn kommt einfach nicht mit.

Stellen sie sich einen Jäger und Sammler vor, der auf der Suche nach Nahrung durch den Wald streift. Nicht jeden Tag wird er satt, nicht jeden Tag bekommt er genug Zucker als Energieträger. Das Gehirn des Sammlers weiß dies und stellt sich darauf ein, indem es auf einen Energiesparmodus schaltet und vor allem mit den Nervenzellnetzwerken arbeitet, die bereits bestehen. Das Anlegen neuer Netzwerke würde zu viel Energie verbrauchen. Unser Gehirn verbraucht tatsächlich schon einen großen Teil der Energie der aufgenommenen Nahrung. Wenn es neue Nervenzellnetzwerke anlegen muss, weil wir unsere Gewohnheiten verändern oder etwas Neues lernen, verbraucht es noch mehr Energie. Das Gehirn vermeidet dies, weil es noch im Modus von Jägern und Sammlern ist. Deshalb sind Menschen Gewohnheitstiere, die sich nur schwer verändern können und gerne in alte Verhaltensmuster zurückfallen. Wenn Sie über sich nachdenken, werden Sie feststellen, dass auch Ihnen Veränderung schwerfällt, wie fast allen anderen Menschen auch.

Dies bedeutet aber nicht, dass das Gehirn nicht lernt. Der Jäger und Sammler lernt sehr schnell, die Geräusche oder den Geruch zu deuten, die einen sich anschleichenden Löwen voraussagen. Das Gehirn lernt immer – es kann nicht nicht-lernen. Trotzdem beginne ich meine Rasur immer an der linken Wange. Wenn ich mir vornehme, heute mal rechts zu beginnen, falle ich extrem schnell wieder auf die linke Wange zurück.

Eigentlich steht Menschen – zumindest in unseren Breiten – täglich mehr als genug Zucker zur Verfügung. Das Gehirn könnte darauf zurückgreifen und Veränderungen der Nervenzellnetzwerke, die für unser Erkennen und unser Verhalten zuständig sind, schnell anders aufbauen, aber das macht es noch nicht. Dazu wäre noch eine weitere evolutionäre Entwicklung nötig – oder einfach unseren Willen, dass wir uns verändern wollen. Zucker ist übrigens derzeit die größte Geisel der Menschheit. An Diabetes und seinen Folgeerkrankungen sterben mehr Menschen als in den stattfindenden Kriegen (Harari, 2016).

Unser Gehirn ist also stinkend faul und fällt ständig in alte Muster zurück. Der Nobelpreisträger Daniel Kahnemann hat dies in vielen Versuchen nachgewiesen. Dazu ein Beispiel:

„Versuchen Sie nicht die Aufgabe zu lösen, sondern vertrauen Sie Ihrer Intuition:

Ein Schläger und ein Ball kosten 1,10 Dollar. Der Schläger kostet einen Dollar mehr als der Ball.

Wie viel kostet der Ball?

Ihnen fällt eine Zahl ein. Die Zahl ist selbstverständlich 10, nämlich 10 Cent.

Die charakteristische Besonderheit dieser leichten Denkaufgabe besteht darin, dass sie eine Antwort nahe legt, die intuitiv verlockend und falsch ist. Berechnen Sie es, und Sie werden es sehen. Wenn der Ball 10 Cent kostet, dann betragen die Gesamtkosten 1,20 Dollar (10 Cent für den Ball und 1,10 Dollar für den Schläger), nicht 1,10 Dollar. Die richtige Antwort lautet 5 Cent. Mit Sicherheit fiel die intuitive Antwort auch denjenigen ein, die schließlich auf die richtige Zahl kamen – es gelang ihnen irgendwie, sich der Intuition zu widersetzen.“ (Kahnemann, 2012, S. 61).

In unserem Kopf befinden sich zwei Systeme, ein faules und ein fleißiges. Verlassen wir uns zu oft auf unsere Intuition, dann kommt es öfter mal zu Fehlleistungen.

Unser Gehirn betrügt uns auch regelrecht und erfindet einfach Geschichten, die nicht stimmen können. Dies wird uns auch noch in einem der nächsten Kapitel beschäftigen, in dem ich eine neue Hypothese zur Entstehung psychotischer Symptome beschreiben werde, wie Stimmen hören oder Dinge sehen, die andere nicht hören oder sehen.

Michael Gazzaniga forschte mit so genannten „Split-Brain“ Patienten. Wenn Menschen häufig an epileptischen Anfällen leiden, so besteht eine Behandlungsmethode darin, diesen Menschen die Verbindung (Corpus callosum) zwischen den beiden Hirnhälften zu durchtrennen. Dies verringert die epileptischen Anfälle um 70–80 % und führt damit natürlich zu mehr Lebensqualität. Diese Methode wurde schon in den 1940er Jahren erprobt und eingesetzt. Wenn man diese Patienten nach der Operation gefragt hat, wie sie sich fühlten, antworteten die meisten: „Es geht mir gut und ich fühle mich auch so.“ Ein seltsamer Umstand, wenn man bedenkt, dass mit der Operation die beiden Hirnhälften voneinander abgekoppelt wurden. Eigentlich müsste man doch Veränderungen bemerken.

Gazzaniga machte mit diesen Patienten Versuche, in denen er eine Besonderheit des Sehens berücksichtigte. Was dem linken Sehfeld angeboten wird, kommt in der rechten Hirnhälfte an. Was dem rechten Sehfeld angeboten wird, kommt in der linken Hirnhälfte an. Die linke Hirnhälfte ist die vernünftige und sprachbegabte, die Zentren zum Sprechen (Brocca Areal) und Verstehen (Wernicke Areal) von Sprache liegen bei den meisten Menschen in der linken Hirnhälfte. Die rechte Hirnhälfte verarbeitet emotionale Signale, sie ist die gefühlsbetonte, nicht die sprachbegabte. Gazzaniga führte viele Versuche durch, einen davon möchte ich hier schildern:

„Wir zeigten einem Split-Brain-Patienten zwei Bilder: Sein rechtes Sehfeld sah einen Hühnerfuß, den also seine linke Hemisphäre wahrnahm, und sein linkes Sehfeld sah eine Schneelandschaft, die also seine rechte Hemisphäre wahrnahm. Dann sollte er ein Bild aus einer Bilderreihe auswählen, die offen vor ihm lag und von beiden Hirnhälften wahrgenommen werden konnte. Die linke Hand zeigte auf eine Schaufel (die beste Assoziation für eine Schneelandschaft) und die rechte auf ein Huhn (die beste Assoziation für den Hühnerfuß). Dann fragten wir ihn, warum er diese beiden Bilder ausgewählt habe. Sein Sprachzentrum in der linken Hemisphäre antwortete: „Oh, ganz einfach. Der Hühnerfuß passt zum Huhn", und erklärte damit problemlos, was diese Hemisphäre wusste. Die linke Hirnhälfte hatte den Hühnerfuß gesehen. Dann merkte er, dass seine linke Hand auf die Schaufel zeigte, und sprach ohne Zögern weiter: „Und natürlich braucht man eine Schaufel, um den Hühnerstall auszumisten." Das linke Gehirn konstruierte also sofort einen passenden Zusammenhang für das Bild, das die linke Hand ohne sein Wissen ausgewählt hatte. Es interpretierte die Reaktion im Rahmen seines Wissens, und das beschränkte sich auf den Hühnerfuß, da es die Schneelandschaft nicht gesehen hatte. Nun, Hühner machen ziemlich viel Mist und Hühnerställe müssen oft gesäubert werden – das muss es sein! Passt ja zusammen. Das Interessante daran war, dass die linke Hirnhälfte nicht etwa sagte: „Ich weiß es nicht", was die richtige Antwort gewesen wäre, sondern nachträglich etwas konstruierte, das die Situation erklärte. Es konfabulierte, indem es die ihm zugänglichen Hinweise in eine Antwort übersetzte, die einen Sinn ergab. Wir nennen diesen Prozess in der linken Hirnhälfte den Interpreten (interpreter)." (Gazzaniga, 2012, S. 97).

Aus der Traumaforschung wissen wir, dass Menschen in sehr bedrohlichen Stresssituationen die linke von der rechten Hirnhälfte abkoppeln können. Wenn diese Situationen auftreten, könnten durch den Interpreten „Dinge" erfunden werden, die nur einen Sinn für den einzelnen Menschen ergeben, der dem Beobachter aber verschlossen bleibt.

Auch Daniel Siegel (2010) berichtet vom Mechanismus der Abkopplung der beiden Hirnhälften in Situationen, die emotional unerträglich sind, die aber trotzdem bewältigt und erklärt werden müssen. Wie kann es sein, dass ein gebildeter, schöngeistiger SS-Offizier seiner Frau Gedichte schreibt, seine Kinder liebt, mit ihnen spielt und Märchen vorliest, jeden Morgen in ein Vernichtungslager geht und dort die Ermordung und Folterung von Menschen organisiert? Er schaltet die emotionale rechte Hirnhälfte ab und folgt nur noch seiner intellektuellen, vernünftigen und sprachbegabten linken Hirnhälfte. Wer weiß, was sich die linke Hirnhälfte ausdenkt, erfindet, um die Emotionen zu erklären, die eigentlich vorhanden sein müssten.

Siegel weist zudem darauf hin, dass dieser Mechanismus des Abkoppelns der rechten Hirnhälfte in Gesundheitsberufen recht häufig vorkommt. Er hebt dabei hervor, dass ein zu häufiges Abkoppeln dazu führen kann, dass sich ein dauerhafter Zustand mit all seinen Folgen in sozialen Beziehungen zu anderen Menschen ergibt. Spitzer schreibt in seinem Buch „Selbstbestimmen" Folgendes: „Gehirnregionen im rechten präfrontalen Cortex produzieren mentale Modelle dessen, was jetzt gerade geschieht, um besser mit dem, was im nächsten Moment geschieht, umgehen zu können. ... Trotz der offensichtlichen Nachteile abergläubischen Denkens und Verhaltens gehört die Hypothesenbildung ohne Grund zu uns Menschen wie andere Eigenschaften auch. Wir sind so gebaut, dass wir Strukturen selbst dann entdecken, wenn es eigentlich keine zu entdecken gibt. ... Sind also der Ausbreitungserfolg der Art Mensch und die Neigung zu unbegründeten Behauptungen nur zwei Seiten der gleichen Medaille? – Wo Risikobereitschaft aufhört und Aberglauben anfängt und wo wiederum dieser aufhört und Glaube anfängt, ist schwer zu entscheiden. ... Menschen können einander helfen und sich gegenseitig umbringen. Ihr Glaube kann sie zu besonders guten oder zu besonders bösen Menschen machen." (Spitzer, 2004, S. 210).

2.2 Wie wir andere spüren – das Spiegelneuronensystem

Kennen Sie das? Sie kommen in Ihrer Arbeitsstelle an, gerade noch rechtzeitig. In der U-Bahn war ein extremes Gedrängel, alle haben gehustet. Der Mann neben Ihnen stank fürchterlich nach Knoblauch. Als Sie ausstiegen, hat es aus Eimern geschüttet und Sie hatten keinen Regenschirm dabei. Ihre Laune war auf dem Nullpunkt. Gerade jetzt betreten Sie Ihr Büro und vor Ihnen steht ein Kollege mit einem strahlenden Lächeln im Gesicht und einer Tasse mit heißem, dampfendem Kaffee in der Hand. Sie sehen das Lächeln und sofort weiten sich auch Ihre Mundwinkel: Trotz Ihrer schlechten Laune entsteht auch auf Ihrem Gesicht ein kleines Lächeln und Sie spüren, dass auch Ihre Laune sich verbessert.

Warum ist dies so? Es hat mit Entdeckungen an Affen zu tun! Schon lange kennt man die Imitations- und Resonanzphänome bei Menschen. Klar, ein Lächeln steckt an, aber auch ein mürrischer Blick. Fast jede Mama, die ihrem kleinen Baby den Löffel mit Essen reicht, öffnet dabei oft automatisch den Mund und siehe da, auch der Mund des Babies öffnet sich. Das ist das Imitationsphänomen, wie auch das Gähnen. Wenn einer gähnt, gähnen sicher auch bald andere in einer Gruppe mit. Was aber ist Resonanz? Nehmen Sie einen Stock und spannen darauf eine Saite, stellen Sie dann den Stock in eine Ecke eines Zimmers. Nehmen Sie danach einen anderen Stock, auf den Sie ebenfalls eine Saite spannen und stellen diesen in die gegenüberliegende Ecke des Zimmers. Zupfen Sie an einer Saite und sie wird das Schwingen beginnen. Diese Schwingungen breiten sich aus und wenn sie die andere Ecke des Zimmers erreichen, beginnt die Saite des gegenüberstehenden Stockes zu schwingen. Das ist Resonanz. Auf den Menschen übertragen bedeutet dies, wir können miteinander schwingen, in positiver, aber auch negativer Resonanz.

Giacomo Rizzolati forschte mit Affen, die Bewegungen ausführten, um zu sehen, welche Zellen des motorischen Cortex feuern, wenn diese Bewegungen ausgeführt wurden. Nach unzähligen Versuchen entdeckte er eine Zelle, die ausschließlich dafür verantwortlich war, dass die Hand des Affen eine Erdnuss griff. Nur diese Zelle allein konnte diese Handlung durchführen. Der Versuch wurde auch im Dunkeln wiederholt, um zu erkennen, ob dies nur bei Licht der Fall war. Auch wenn der Affe im Dunkeln nach der Nuss griff, feuerte das gleiche Neuron. (Bauer, 2006b) Die Forscher veränderten dann den Versuchsaufbau und wollten wissen, was diese Zelle tut, wenn der Affe beobachtete, wie ein anderer Affe nach der Erdnuss griff. Die Entdeckung war eine Sensation. Die Zelle feuerte auch dann, wenn der Affe die Erdnuss nicht selbst ergriff, sondern dies nur beobachtete. Es gab beim Affen also ein neurobiologisches Resonanzsystem.

„Die Beobachtung einer durch einen Anderen vollzogene Handlung aktivierte im Beobachter, in diesem Fall dem Affen, ein eigenes neurobiologisches Programm, und zwar genau das Programm, das die beobachtete Handlung bei ihm selbst zur Ausführung bringen könnte. Nervenzellen, die im eigenen Körper ein bestimmtes Programm realisieren können, die aber auch dann aktiv werden, wenn man beobachtet oder auf andere Weise miterlebt, wie ein anderes Individuum dieses Programm in die Tat umsetzt, werden als Spiegelneuronen bezeichnet." (Bauer, 2006b, S. 23)

Heute weiß man, dass auch Menschen ein Spiegelneuronensystem haben. Die handlungssteuernden Zellen feuern nicht nur dann, wenn Menschen beobachten, was ein anderer Mensch tut, z. B. laufen oder essen. Sie werden schon aktiv, wenn wir uns nur vorstellen, diese Handlungen auszuführen. Am stärksten aber feuern sie, wenn Menschen die Handlung eines anderen in der gleichen Zeit nachmachen. „Die Spiegelneurone des handlungssteuernden Systems liegen beim Menschen in einem Hirnareal, in dem sich auch jene Nervenzellnetze befinden, die Sprache produzieren." (Bauer, 2006b, S. 25). Vielleicht wissen wir deshalb schon vorher, was uns jemand sagen will, bevor der Satz zu Ende gesprochen ist. Dieses handlungssteuernde Spiegelsystem hilft uns z. B. dabei, eine belebte Straße entlang zu gehen. Ohne dass wir uns dessen bewusst werden, gehen wir ein klein wenig langsamer oder etwas mehr nach links, um einem entgegenkommenden Menschen auszuweichen. Es hilft uns auch, das Ende einer beobachteten Handlung zu kennen, ohne dass die Handlung beendet ist. Die bestimmte Haltung einer Hand und die Stellung der Finger lässt uns wissen, dass ein Anderer jetzt die Tasse Kaffee greifen wird.

Das Spiegelneuronensystem wird beim Menschen auch in Zusammenhang mit dem Gefühl der Intuition gebracht. Intuitiv erspüren wir auf einer Party, an kleinen Bewegungen oder Wortfetzen, dass in einer Gruppe von Menschen, die zusammenstehen, gleich ein Streit ausbrechen wird. Auch das Mitgefühl und die Empathie werden wahrscheinlich zu einem Teil über die Spiegelneurone gesteuert. Wenn wir sehen, wie ein anderer Mensch stürzt und sich das Knie blutig schlägt, spüren wir den Schmerz schon mit, obwohl wir nicht stürzen.

Das Spiegelneuronensystem ist für die Kongruente Beziehungspflege deshalb wichtig, weil Forschungen darauf verweisen, dass es eine Beteiligung an Störungen der Psyche haben könnte, z. B. bei Autismus, Asperger-Autismus und der Alexithymie. Letztere zeigt sich durch mangelnde Emapthie, unglaublich langweilige Schilderungen von Erlebtem, mangelnder Schwingungsfähigkeit und mangelhaftem Lesen oder Erkennen sozialer Situationen. Desweiteren verweisen Studien darauf, dass mütterliches Verhalten wahrscheinlich nicht einfach ererbt wird. Spiegelsysteme sind Imitationssysteme, die möglicherweise die Spiegelsysteme von Babies in gewisser Weise trainieren. Haben Mütter selbst kein „Training" dieser Art durch die eigene Mutter erhalten, konnten sie sich später als Mutter weniger intuitiv um die Pflege ihres Nachwuchses kümmern." (Bauer, 2006b, S. 66).

Eine tiefe Einsicht in das Wesen der Beziehung zwischen Menschen im Zusammenhang mit dem Spiegelneuronensystem zeigt uns einer der Entdecker, Giacomo Rozzolati. „Von den elementarsten und natürlichsten Akten, wie eben dem Ergreifen der Nahrung mit der Hand und dem Mund, bis hin zu den raffiniertesten, die besondere Fähigkeiten erfordern, wie etwa den Vortrag eines Tanzschrittes, einer Sonate auf dem Klavier oder eines Theaterstücks, gestatten die Spiegelneurone unserem Gehirn, die beobachteten Bewegungen mit unseren eigenen in Beziehung zu setzen und dadurch deren Bedeutung zu erkennen. Ohne einen solchen Mechanismus könnten wir zwar über eine sensorische Repräsentantion, eine „bildliche" Vorstellung des Verhaltens anderer verfügen, doch würden uns diese nicht erlauben zu verstehen, was die anderen wirklich tun. ... Mehr oder weniger komplizierte Formen der Nachahmung, des Lernens sowie der gestischen oder verbalen Kommunikation finden tatsächlich eine genaue Entsprechung in der Aktivierung bestimmter Spiegelschaltungen.

Mehr noch: Schon unsere Möglichkeit, die emotionalen Reaktionen der anderen zu verstehen, ist an bestimmtes Ensemble von Bereichen gebunden, die sich durch Spiegeleigenschaften auszeichnen. Nicht nur Handlungen, auch Emotionen scheinen unmittelbar geteilt zu werden: Nehmen wir bei anderen Schmerz oder Ekel wahr, so werden dieselben Bereiche der Großhirnrinde aktiviert, die beteiligt sind, wenn wir selbst Schmerz oder Ekel empfinden. Dies zeigt, wie tief verwurzelt und stark die Beziehung ist, die uns mit den anderen verbindet, oder wie bizarr es ist, sich ein Ich ohne Wir vorzustellen.“ (Rizzolati & Sinigaglia, 2008, S. 15).

2.3 Was unser Gehirn trotzdem faszinierend macht

Im Jahr 1922 trug sich in einem bengalischen Dorf im Norden Indiens Folgendes zu. Englische Missionare fanden in einem Wolfsrudel zwei Mädchen im Alter von etwa fünf und acht Jahren. Diese lebten zusammen mit den Wölfen im Rudel. Sie liefen auf allen Vieren, waren natürlich nackt, sie kuschelten mit den anderen Wölfen und ihre Mimik war ausdruckslos. Sie hatten in ihrem Leben noch nie Kontakt zu Menschen gehabt. Die Missionare retteten die beiden Mädchen – oder anders ausgedrückt – sie rissen sie aus dem Schoß ihrer Familie. Das kleine Mädchen starb ziemlich schnell, obwohl beide Mädchen bei ihrer „Rettung“ kerngesund waren. Ich nehme an, das Immunsystem des kleinen Mädchens war ein Wolfsimmunsystem und der Stress, der durch die „Rettung“ entstand, schädigte dieses noch zusätzlich, sodass sie gegen menschliche Erreger nur wenig entgegenzusetzen hatte. Das ältere Mädchen lebte noch zehn Jahre lang zusammen mit anderen Waisenkindern bei den Missionaren. Aber sie ähnelte mehr einer Wölfin als einem menschlichen Mädchen. Zwar lernte sie mit der Zeit auf zwei Beinen zu gehen, akzeptierte Kleidung und änderte ihre Essgewohnheiten. Kurz nach der „Rettung“ wollte sie nur rohes Fleisch „fressen“. Sie lernte sogar noch den Gebrauch einiger weniger Worte, aber als menschlich wurde sie von niemandem, der sie näher kennen lernte, empfunden. Immer wenn sie es eilig hatte, verfiel sie in den Wolfslauf (Maturana, H., Varela, F., 1984, S. 143). War dieses Mädchen nun Wolf oder Mensch? Oder war sie Mensch, der sich verhielt wie ein Wolf? Hatte sie den Geist eines Menschen oder den eines Wolfes?

Wo entsteht der Geist des Menschen? Daniel Siegel formuliert dies so: „Der Geist manifestiert sich aufgrund der Aktivität des Gehirns, dessen Struktur und Funktion unmittelbar durch das interpersonale Erleben geformt werden.“ (Siegel, 2010, S. 15) Das interpersonale Erleben der Mädchen, aus dem sich ihr Geist manifestierte, war durch die Beziehung zu den anderen Wölfen intendiert und deren Aktivitäten formten die Gehirne.

Wir Menschen können also den Geist von Wölfen entwickeln. Die schöne Geschichte aus der Feder von Kipling über Mowgli, der von einem Bären und einem schwarzen Panther erzogen wurde, kann also nicht ganz stimmen. Sein Geist müsste eher einer Mischung aus dem Geist eines Pantherbären oder eines Bärenpanthers gleichen. Wie dieser Geist dann ausgesehen hätte, dazu müsste ich mir mit viel Phantasie etwas einfallen lassen.

Menschen wachsen meistens mit menschlichen Bezugspersonen auf und das ist gut so. Allerdings wurde und wird der Geist der Menschen, die den einzelnen Geist eines Kindes formen, wiederum von anderen Menschen geformt. Dabei spielen die Umwelt und viele andere Faktoren eine Rolle. Es sollte doch einen Unterschied geben, ob unser Geist in ländlicher Idylle oder in der Bronx geformt wird. Die Formung des Geistes eines Kindes durch die Bezugspersonen beginnt sehr früh, bereits im Mutterleib. Nach neusten Erkenntnissen der epigenetischen Forschung sogar noch früher: Epigenetische Schalter an den Genen einer Ei- oder Samenzelle können ca. drei Monate bevor dieses dann ausreifen, molekularbiologisch durch Lebensereignisse verändert werden. Dies kann später zu Schwierigkeiten führen, z.B. in der Stressregulation des Kindes. Darüber will ich aber an dieser Stelle nicht zu viel sagen, weil mein Wissen und Verständnis zu diesem Thema nicht ausreichend sind. Aber es könnte sein, dass die Beziehung zu seinem eigenen Kind schon drei Monate vor dessen Geburt beginnt (Spork, 2017). Der Geist eines Kindes wird natürlich in seinem Gehirn durch die Wechselwirkung mit der Bezugsperson geformt. Diese Formungen nehmen allesamt Einfluss auf die spätere Beziehungsfähigkeit des Kindes, auf die positiv sozialen Fertigkeiten ebenso wie Dispositionen zu Beziehungsschwierigkeiten oder zu psychischen Erkrankungen.

Bio-psycho-soziale Hypothese

Wie schon in der Einleitung und an anderem Ort erwähnt, bin ich ein Experte für Wortungetüme. Menschen mögen dies nicht, sie wollen sich dann weniger mit den Inhalten und Botschaften auseinandersetzen. Tut mir leid, das habe ich bei der Erfindung der Begriffe noch nicht gewusst und gelobe Besserung.

Warum erwähne ich die bio-psycho-soziale Hypothese an dieser Stelle? Ich erkläre hier noch nicht die Erarbeitung einer bio-psycho-sozialen Hypothese, ich benutze sie hier, um die nachfolgenden Beschreibungen in einen verständlichen Kontext zu bringen. Alle Daten, aus denen sich die Hypothese aufbaut, werden dann in den weiteren Kapiteln dargestellt.

Zunächst ein Fallbeispiel. Eine junge Frau, 28 Jahre, wird in einer österreichischen Klinik wegen einer Angststörung behandelt, die sich sehr hartnäckig zeigt. Immer wieder kommen die Angstanfälle scheinbar aus heiterem Himmel. Während der Anfälle scheint sie zu dissoziieren, sie hat dabei einen Tunnelblick, ist nicht kommunikationsfähig und hyperventiliert oft. Sie hat auch Angst vor Busfahrten und Ausgängen. Sie muss alles zu Fuß erledigen und benötigt dabei Unterstützung. In der Station zeigt sie sich sehr unmotiviert für therapeutische Interventionen. Sie wirkt manchmal fast apathisch, verkriecht sich im Bett und muss zu Aktivitäten geholt werden, die sie dann meist verweigert. Morgens, wenn sie geweckt wird, genügt die Betätigung der Türklinke: Sie fährt mit großem Schrecken hoch und beruhigt sich nur sehr langsam. Die Angstanfälle kommen scheinbar ohne äußere Reize aus heiterem Himmel.

Die junge Frau wurde als Einzelkind geboren. Sie kam sieben Wochen zu früh zur Welt. Ihre Mutter, die als kühl und unnahbar beschrieben wurde, war zuhause. Ihr schwer alkoholabhängiger Vater arbeitete gelegentlich. Er war meist betrunken und schlug seine Frau auch in der Schwangerschaft. Das Ehepaar lebte im Haus der Eltern der Mutter. Die Großmutter wird als still und zurückhaltend beschrieben, der Großvater als liebevoll und fürsorglich, aber auch energisch. Die Patientin durfte oft bei den Großeltern im Bett schlafen. Der Großvater erzählte ihr, dass er dies zu ihrem Schutz getan hat, weil der Vater die Mutter fast jeden Tag schlug.

Als sie ca. vier Jahre alt war, so erzählte die Patientin, war der Vater wieder sehr gewalttätig und schlug auf die Mutter ein. Da stürzte der Großvater, der immer noch sehr stark gewesen sein musste, in die Wohnung und schlug den Vater nieder. Die Patientin saß unter dem Küchentisch und hatte große Angst. Sie sah, wie der Großvater auf dem Vater lag und in würgte. Sie berichtet, dass sie immer noch die Todesangst in den Augen des Vaters sieht. Hin und wieder taucht dieses Bild in ihren Gedanken auf.

Nach diesem Vorfall, verließ der Vater die Familie und sie lebte weiter bei der Mutter. Wenn jemand mit ihr spielte, dann der Großvater und sie war manchmal mit ihm zusammen in seiner kleinen Hobbywerkstatt, wo sie Basteln lernte. Sie tut dies heute noch gern.

Im Kindergarten und in der Schule war sie Einzelgängerin, brachte keine guten Schulleistungen und schaffte kaum den Abschluss in der Hauptschule. Nur Musik und Singen machte ihr Spaß. Lernen machte ihr überhaupt keine Freude. Sie war manchmal sehr aggressiv zu ihren Mitschülern, besonders wenn sie gehänselt wurde, weil sie so klein ist. Mit fünfzehn hatte sie ihren ersten Freund und mit ihm begann sie zu rauchen. Hin und wieder rauchte sie auch mit ihm einen Joint und sie tranken Bier. Einmal war sie so betrunken, dass die Mutter sie vom Spielplatz, wo die Jugendlichen sich trafen, nach Hause tragen musste. Sie sagte, dass ihr Bier eigentlich nicht schmeckte, aber es beruhigte sie.

Mit sechzehn begann sie eine Lehre als Bürokauffrau, die sie nach zwei Jahren aber wieder abbrach. Sie hatte wieder sehr schlechte Leistungen in der Berufsschule und ihr Ausbilder kritisierte sie ständig. Sie schrie ihn auch manchmal an, weil sie sich gemobbt fühlte und musste öfter zum Chef gehen, der ihr aber immer wieder eine Chance gab.

Mit achtzehn hatte sie ihre erste sexuelle Beziehung zu einem Mann. Er hatte schon ein Auto und sie unternahmen Spritztouren durch die Gegend, was ihr sehr gefiel. Nach einem Besäufnis mit mehreren anderen Jugendlichen wurde sie zum Vergnügen der jungen Männer in den Kofferraum des Wagens gesperrt und durch die Gegend gefahren. Dabei hatte sie das erste Mal einen Angstanfall und man konnte sie danach auch kaum beruhigen, so erzählte sie. Sie trennte sich daraufhin von dem Mann.

Sie schlug sich mit verschiedenen Jobs durch, lebte aber weiterhin bei der Mutter, die sich auch mit irgendwelchen Arbeiten über Wasser hielt. Das Verhältnis zu ihr war nie gut und sie sprachen kaum miteinander. Angstanfälle traten damals nur ab und zu und ganz leicht mit Zittern und Unruhe auf.

Dann lernte sie ihre große Liebe kennen. Es war ein Mann mit gutem Beruf und sie zog zu ihm. Diese Zeit war die schönste in ihrem Leben, sagt sie. Die beiden heirateten und bekamen zwei Kinder. Eine Tochter und einen Sohn. Der Mann verdiente gut und sie konnte sich um ihre Familie kümmern. Heute ist die Tochter sechs und der Sohn vier Jahre alt. Es gab aber auch immer wieder Streitereien zwischen ihr und ihrem Mann. Sie wurde dabei auch aggressiv und zerschlug z. B. Geschirr. Sie hat sich dafür aber immer entschuldigt und er hat ihr immer wieder verziehen.

An einem schönen Tag kam der Mann nach Hause und eröffnete ihr aus heiterem Himmel, dass er sich von ihr trennen würde und er verließ noch am gleichen Tag die Wohnung. Daraufhin fiel sie in einen Zustand, an den sie sich nicht mehr erinnern kann. Sie weiß nur, dass sie sich zwei Tage später in einer psychiatrischen Klinik wiederfand. Man erzählte ihr, dass sie bei der Einlieferung nicht mehr sprechen konnte, sie lallte nur noch und war in einem stuporösen Zustand. Die Kinder wären zu den Nachbarn gegangen und hatten diese informiert. Die Nachbarn holten den Krankenwagen. Als die Sanitäter sie fanden, hatte sie Stuhl- und Urinabgang.

Ihr wurde eine Depression diagnostiziert und sie musste entsprechende Medikamente einnehmen. Daraufhin besserte sich ihr Zustand langsam. Nach acht Wochen wurde sie entlassen.

Der Mann besuchte sie nicht in der Klinik. Er schickte regelmäßig Geld für sie und die Kinder und so konnte sie ihre Kinder noch einigermaßen versorgen. Die Kinder hätten ihr immer gut getan, sagt sie. Nach und nach begannen dann die Angstanfälle, zu Beginn einbis zweimal am Tag, später dann mehrfach, auch nachts schreckte sie aus dem Schlaf auf. Sie konnte die Kinder nicht mehr versorgen, die vorübergehend in eine Pflegefamilie kamen. Sie selbst kam in eine andere Klinik, wo sie mehrere Aufenthalte hatte, wurde immer mit leichter Besserung wieder entlassen.

Hypothetisch begann die Angsterkrankung bereits im Mutterleib, nach neuesten epigenetischen Erkenntnissen unter Umständen schon drei Monate vor ihrer Zeugung. Der Vater schlug die Mutter auch schon vor ihrer Zeugung und der Stress, den die Mutter hatte, kann epigenetisch in der Eizelle der Mutter, die ca. drei Monate zur Reifung braucht, die entsprechenden Gene für die Stressregulation so schalten, dass sie später hohen Einfluss auf die Stressregulation des Kindes nehmen können. Diese Menschen können dann später ihr Stressniveau nicht sehr gut selbst regulieren (Spork, 2017).

Sicher hat der Fötus in der Schwangerschaft sehr viel Stress erlebt, das mütterliche Blut überwindet die Plazenta und so kann bereits hier das Stressreaktions- und das Stressregulationssystem schon Schaden genommen haben. Möglich ist, dass dadurch chronisch hohe Ruhecortisolspiegel entstehen, die die Vernetzung und die Entwicklung des Gehirns hemmen und auch viele Fehlentwicklungen des Körpers begünstigen. Beispiele für Fehlentwicklungen wären die Entstehung eines schwachen vagalen Tonus, die Neigung zu infektiösen Erkrankungen und das Körperwachstum. Die Patientin ist sehr klein. Durch den hohen Stress, den die Mutter erlebte, könnte auch die frühe Geburt begünstigt worden sein. Zudem ist die erste Zeit nach der Geburt sehr wichtig für das Kind. Wie der Kontakt zu diesem Zeitpunkt war, wissen wir nicht. Die Mutter wird als kühl und unnahbar beschrieben.

Darüber hinaus wird die Entwicklung psychischer Krankheiten begünstigt. Bei hohem Stress werden immer wieder die Mandelkerne – das Angstzentrum des Menschen im Gehirn – im kindlichen Gehirn eingeschaltet. Sie sind bereits in der zwölften Schwangerschaftswoche aktiv. Auch die Mandelkerne halten sich an die Regel „use it or loose it": Je öfter sie eingeschaltet werden, umso mehr effektiver wird ihre Funktion. Dies bedeutet: Sie sensibilisieren sich, so dass sie im späteren Leben immer schneller aktiv werden und damit Angst und Stress auslösen. Die Patientin wurde ihr ganzes Leben lang schnell aggressiv. Der frühe Stress des Kindes kann in stärkerem Maß negativ wirksam werden als bei Erwachsenen oder älteren Kindern. Ein wichtiges Zentrum sowohl zum Lernen als auch für die Gedächtnisbildung und der Prägung von Erfahrung, der Hippocampus, hat eine weitere bedeutende Funktion: Er regelt die Stressantwort. Sobald Cortisol am Hippocampus bindet, gehen Informationen vom Hippocampus an die Amydala, weniger Cortisol ausschüttenden Faktor (crf) zu bilden und so die Stressreaktion reguliert. Der Hippocampus ist aber bei einem Fetus noch nicht ausgereift, diese erste Stressantwort bleibt aus und der Stress kann im Fetus seine schädigende Wirkung voll entfalten. Cortisol hemmt zudem die Ausreifung des Hippocampus mit möglichem Zellverlust, welcher die Lernfunktion einschränkt. Die Patientin war immer eine schlechte Schülerin und brach auch die Lehre ab.

Während der ersten Prägephase, einer sehr sensiblen Phase zwischen Geburt und dem dritten Lebensjahr, ging die Gewalt durch den Vater weiter. Das Kind musste auch immer wieder großen Stress und große Angst erlebt haben, was die Mandelkerne weiter sensibilisierte und den Hippocampus zunehmend schädigte. Auch könnte hier die „Cortisolbremse" Schaden genommen haben. Dies ist ein negativer Rückkopplungsmechanismus des Cortisols auf sich selbst und stellt somit ein Stressbewältigungssystem dar. Wird dieser Mechanismus zu oft aktiviert, nutzt er sich in seiner Wirkung ab. Daraus folgen auch hohe Ruhecortisolspiegel, weil dieser Mechanismus auch die normalen Tagesschwankungen des Ruhecortisolspiegels reguliert. Die Schädigung des Hippocampus schreitet fort. Dauerhaft hohe Cortisolspiegel hemmen die Ausreifung und Vernetzung wichtiger Zentren des Gehirns, auch des Stirnhirns, das bei der Hemmung von Aggressionen eine wichtige Rolle spielt. So kann es zu Schwierigkeiten der Emotionsregulation im ganzen weiteren Leben kommen. Zudem kann durch frühen Stress die Verbindung zwischen der rechten und linken Hemisphäre (Corpus callosum) Schaden genommen haben. Dies führt in der Folge zu Fehlregulationen vor allem der Emotionen. Die linke Hirnhälfte kann durch frühen Stress in der Kindheit kleiner sein als die rechte.

Wie viel Zuwendung und Zärtlichkeit das Kind in dieser Zeit von der Mutter bekam, wissen wir nicht. Geborgenheit, Zärtlichkeit und liebevolle Zuwendung könnten ein gewisser Schutzfaktor sein, da diese Verhaltensweisen die Bildung von Oxytocin zur Folge haben, was den Cortisolspiegel sofort erheblich senkt (Roth, G., Strüber, N., 2014, S. 359). Ebenso fördern diese Verhaltensweisen die Bildung von Cortisolrezeptoren, die einen Schutz gegen die schädliche Wirkung von Cortisol darstellen.

So wie die Mutter beschrieben wird, dürfte die Patientin nicht viel davon erfahren haben. Einen positiven Einfluss könnte der Großvater gehabt haben. Ein einschneidendes Erlebnis war aber mit hoher Wahrscheinlichkeit der Angriff des Großvaters auf den Vater. Sie sah die Todesangst in den Augen des Vaters. Dort könnte sie das erste Mal so von Stress überwältigt worden sein, dass sie in ein Freezing fiel. Das kennt man aus der Traumaforschung. Die Menschen werden dabei steif und starr, Noradrenalin sorgt für einen Tunnelblick, Stirnhirn und linke Hemisphäre mit Sprachzentrum können gelähmt sein. Der Vagus (Parasympathikus) versagt und es kann Stuhl und Urin abgehen. Diese mentalen Zustände können gespeichert werden und später wieder auftreten. Häufig besteht dafür Amnesie.

Die Zeit nach dem Ereignis könnte etwas ruhiger verlaufen sein. Sie ging dann in den Kindergarten und die Schule. Sie erlebte sich dort als Außenseiterin und wurde oft wegen ihres Kleinwuchses gehänselt, was sie mit Aggression beantwortete. Hypothetisch eine Folge der sensibilisierten Mandelkerne und einer unzureichenden Impulskontrolle durch das Stirnhirn. Die Schulleistungen waren sehr schlecht, was man auf einen immer noch nicht nachgereiften Hippocampus und andere fehlregulierte Mechanismen zurückführen könnte.

Ihr Verhalten im Erwachsenenalter lässt darauf schließen, dass sie einen frühen unsicheren Bindungsstil mit ambivalenten Anteilen entwickelt haben könnte mit der Folge, emotionale Konflikte nicht lösen zu können. Ihre Lösung lag in der Zerschlagung von Geschirr. Auch in der Lehrzeit fiel sie immer wieder durch schlechte Leistung und Aggression auf. Die Einnahme von Drogen und Alkohol könnte man als Selbstberuhigungsversuche sehen. Sie hat aber keine Suchterkrankung entwickelt.

Ein weiteres einschneidendes Ereignis dürfte die unfreiwillige Fahrt im Kofferraum des Autos gewesen sein. Dort hatte sie ihren ersten bewusst erlebten Angstanfall. In der Zeit danach beruhigten sich diese wieder und es schien sich doch noch zum Guten zu wenden, als sie heiratete und Kinder bekam. Nur in der hohen Sensibilität für Streitereien mit ihrem Mann könnte man noch die Nachwirkungen der frühen Fehlentwicklungen in den genannten Systemen des Gehirns sehen.

Als ihr Mann ihr dann die Entscheidung mitteilte sich zu trennen, ist hypothetisch der mentale Zustand des Schocks im Freezing zurückgekehrt. Aus Forschungen von Ledoux wissen wir, dass neuer Stress alten Stress wieder auslösen kann (Ledoux, 2012). Ihre Symptome wie kurzzeitiger Sprachverlust, Abgang von Stuhl und Urin und „stuporöses“ Verhalten könnten dafür sprechen.

Durch die Behandlung besserten sich zwar die Symptome wieder, aber sie kamen mit Macht zurück. Ledoux berichtet auch davon, dass sich sogenannte unbewusste Gedächtnisse bilden können. Das Gehirn merkt sich dabei Töne, Geräusche, Gerüche, Gefühle und andere Sinneseindrücke, die vor dem Angstauslösenden Ereignis vorhanden waren. Als Schutzfunktion lässt das Gehirn die Angst sofort wieder ausbrechen, wenn der Körper die Signale wieder empfängt, auf den die Angst gefolgt war. Dies kann die vielen Angstanfälle aus heiterem Himmel erklären, zumal sich die Angst immer wieder selbst verstärkt.

Diese Geschichte habe ich erfunden. Aber alle Verhaltensweisen und Symptome sind aus tatsächlichen Krankheitsgeschichten, die ich gesammelt habe. Sie könnte so in der Realität auch stattgefunden haben. Sie werden jetzt sicher fragen, welche Art der Beziehung nun mit der Patientin gestaltet werden sollte und welche Interventionen für sie in Frage kommen. Ich verrate es Ihnen am Ende des Kapitels, wenn sie mehr über die neuronale Plastizität, die Eigenheiten eines menschlichen Gehirns und die normale und fehlerhafte Funktionsweise des Gehirns wissen. Also bitte ich Sie um etwas Geduld.

2.4 Neuronale Plastizität

Die oben beschriebenen Veränderungen kommen zustande durch die Fähigkeit des Gehirns, sich permanent auf Umweltreize hin anzupassen und sich damit zu verändern. Der Fachbegriff dazu lautet neuronale Plastizität. Gerald Hüther beschreibt die Formbarkeit eines Gehirns über eine Metapher in seinem Buch „Bedienungsanleitung für ein menschliches Gehirn“ (2009), die ich kurz nacherzählen will. Ein Wanderer macht eine Bergwanderung. Er will zu einem bestimmten Gipfel und während er unterwegs ist, entdeckt er abseits des Weges eine Anhöhe. Er vermutet, dass der Ausblick von dort oben doch recht schön sein könnte. So beschließt er, den Weg zu verlassen und einen Abstecher auf die Anhöhe zu machen, um dort die Aussicht zu genießen. Er findet dort oben tatsächlich einen erfreulichen Ausblick in die Umgebung und zu anderen Gipfeln und setzt dann seinen geplanten Weg fort. Eine Stunde, nachdem unser Wanderer wieder auf seinem Pfad war, kommen zwei andere Bergfans auf dem gleichen Weg wie unser Wanderer. Einer von beiden entdeckt die Spuren von zertretenem Gras und sagt zu seinem Begleiter, dass dort oben wahrscheinlich ein guter Ausblick sein müsste, weil vor nicht allzu langer Zeit dort jemand oben gewesen zu sein scheint. So gehen auch die beiden auf die Anhöhe und genießen die schöne Aussicht. So wird ein erster kleiner Trampelpfad den Hügel hinauf angelegt und immer mehr Wanderer folgen nun diesem Weg. Langsam wird aus dem kleinen Pfad ein Weg und, wenn noch mehr Menschen diesen Weg nehmen, wird er sich beständig verbreitern und ausweiten.

So etwa könnte man neuronale Plastizität beschreiben. In unserem Gehirn geschieht genau das gleiche. Dick Swaab beschreibt neuronale Plastizität mit dem Satz: „Use it or loose it“ (Swab, 2013, S. 428). Alle Hirnareale, die wir benutzen, werden sich vernetzen. Vernetzen bedeutet, die Synapsenstärke und deren Anzahl nimmt zu und die Neurone werden oft gemeinsam feuern. Einfach ausgedrückt: Wenn ich viel Rechenarbeit im Kopf leisten muss, dann werden die Netzwerke der Großhirnrinde, die für das Rechnen zuständig sind, immer stärker. Wenn ich mich in Empathie und Zuwendung übe, dann werden auch diese Netzwerke effektiver funktionieren.

Noch Anfang des 20. Jahrhunderts hatte ein Pionier der Hirnforschung Raymondy Cajal herausgefunden, dass das menschliche Gehirn aus einer großen Menge von Gehirnzellen besteht. Er erkannte, dass diese Zellen sich im Laufe des Heranwachsens immer mehr miteinander vernetzen und im Alter sich diese Vernetzungen wieder auflösen. Er folgerte daraus, dass die Gehirnstruktur, wenn sie einmal angelegt ist, sich über eine längere Zeit stabilisiert, sich aber später wieder lichtet. Dies war und blieb eine Vorstellung der meisten Mediziner über sehr lange Zeit. Heute wissen wir es bessers: Auch das Gehirn des alten Menschen ist noch fähig, neue Nervenzellverbindungen zu bilden. Alle Menschen besitzen diese Fähigkeit bis ins hohe Alter. Das Gehirn verändert sich ständig, wenn wir es zulassen und vor allem, wenn wir es wollen (vgl. Hüther, 2009; Hüther, 2011). Aber wie? Es verändert sich sogar ohne Zulassen und Wollen.

Der amerikanische Nobelpreisträger für Medizin Eric Kandel (vgl. Kandel, 2008, 2009) konnte in seinen Forschungen zum Gedächtnis aufzeigen, dass durch Lernen neue synaptische Verschaltungen im Gehirn entstehen, wenn sich der Ausdruck von Genen in Nervenzellen (Genexpression, siehe vorhergehendes Kapitel) verändert. Dies geschieht, wenn die Reize, durch die Lernen ermöglicht werden soll, ausreichend stark oder ausreichend dauerhaft sind. In Kandels Thesen zum Verhältnis zwischen Gehirn und Geist wird deutlich, dass alle motorischen und psychischen Funktionen vom Gehirn ausgehen und dass Veränderungen im Gehirn auch durch Umwelteinflüsse stattfinden. Soziale Reize spielen dabei eine große Rolle. Damit kann ein Rahmen für die neurobiologische Wirkungsweise von Beziehungen beschrieben werden (Bauer, 2010). Louis Cozolino, ein amerikanischer Neurobiologe und Psychotherapeut, beschreibt dies so: „Es ist die Kraft des Zusammenseins mit anderen, die unser Gehirn formt und prägt." (Cozolino, 2007, S. 20). Einfach gesagt bedeutet dies: *Menschen können Menschen in ihren Gehirnstrukturen durch Beziehungsgestaltung verändern und damit das Krankheitsrisiko für den anderen erhöhen oder erniedrigen.*

Vielfach wurden auch Gene als Ursache für bestimmte Charaktermerkmale vermutet, etwa die Neigung zu zwanghaftem Verhalten, zur Vertrauensseligkeit, zur Nörgelei oder zu Rechthaberei, um nur einige zu nennen. Auch diese Vorstellung ist falsch, wie man aus vielen Tierversuchen weiß. Es gibt rabiate Affenmütter und liebevolle Affenmütter. In Versuchen hat man den rabiaten Affenmüttern ihre Babies genommen und sie wurden von liebevollen Affenmüttern aufgezogen und umgekehrt. Die Babies mit „angeblich" rabiaten Genen wurden aber durch die Erziehung der liebevollen Affenmütter zu liebevollen Affen. Die Babies mit angeblich liebevollen Genen wurden rabiate Affen, weil sie von rabiaten Affenmüttern aufgezogen wurden.

Die durch Beziehungen entstandenen Strukturen und die Vernetzungen in diesen Strukturen unseres Gehirns sind die Ursache für unsere Persönlichkeit. Die Eigenschaften von Menschen reichen von liebevoll, dankbar, zärtlich und sorgsam bis grausam, hinterhältig, gefühllos und verachtend. Diese und viele andere Beschreibungen treffen auf Menschen zu.

Neuronale Plastizität ist dafür verantwortlich. Sie ist extrem hoch in den ersten Lebensjahren. In dieser Zeit entstehen in unserem Gehirn auch neue Zellen. Bei Geburt haben Menschen ein durchschnittliches Gehirngewicht von 400 Gramm, nach eineinhalb bis zwei Jahren bereits 1000 Gramm. „Das menschliche Gehirn wächst nach der Geburt beträchtlich: Sein Volumen vervierfacht sich zwischen der Geburt und dem Erwachsenenalter. Diese Größenzunahme resultiert allerdings nicht aus der Entwicklung zusätzlicher Neurone. Mit Ausnahme einiger weniger Strukturen, in denen im Erwachsenenalter weiterhin viele neue Neurone entstehen, sind alle Neurone, die das adulte menschliche Gehirn bilden werden, bereits im siebten Monat der pränatalen Entwicklung entstanden und zu ihren Zielorten gewandert. Das postnatale Wachstum basiert vermutlich auf drei anderen Formen von Wachstum: der Synaptogenese (neue Synapsen wachsen, Anm. des Autors), der Myelinisierung vieler Axone und der vermehrten Verzweigung der Dendriten".

Als Beispiel können die Spindelzellen (von Economic Zellen) genannt werden, die das Frontalhirn über tiefer liegende Strukturen mit dem Emotionszentrum verbinden und unter anderem für die Kontrolle von emotionalen Impulsen mit verantwortlich sind. Diese Spindelzellen sind bei der Geburt noch nicht vorhanden. „Frühe Vernachlässigung, Stress und Traumata können die Entwicklung und Organisation von Spindelzellen negativ beeinflussen." (Cozolino, 2007, S. 138). Die Art und Weise, wie Bezugspersonen mit Kindern umgehen, formt das Gehirn der Kinder. Kinder werden Erwachsene und dann sorgen die entstandenen Gehirnstrukturen für die Charakterstrukturen und Verhaltensweisen, mit denen sich uns ein Mensch zeigt.

Andere Beispiele können aus der Bindungsforschung genannt werden. Wir wissen heute, dass die Verarbeitung von Stress im Erwachsenenalter damit zusammenhängt, wie die Art der Beziehung zwischen Bezugspersonen und Kindern in den frühen Lebensphasen war. Die biologische Stressachse (HPA Achse) wird dabei so konditioniert, dass sich in Ruhephasen höhere Cortisolspiegel zeigen und damit die Reaktion auf auftretenden Stress heftiger ausfallen. Hohe, länger anhaltende Cortisolspiegel können auch den Hippocampus schädigen. Der Hippocampus ist eine Hirnregion im limbischen System, der wesentlich an der Bildung von Langzeitgedächtnis beteiligt ist. Nach Schädigungen können Menschen ein Gedächtnis nicht mehr gut bilden. Die Folgen ist eine wesentliche Beeinträchtigung im Leben dieser Personen. Der Cortisolspiegel scheint auch bei Depressionen eine große Rolle zu spielen. Bei über 50 % der depressiven Menschen zeigen sich erhöhte Spiegel und bei Nachforschungen über das Leben der Patienten finden sich frühe, aber auch spätere heftige Stresserfahrungen.

Es könnten noch sehr viele Beispiele angeführt werden. Die Art, wie Beziehungen in frühen Jahren gestaltet werden, hat Einfluss auf die Entwicklung der beiden Gehirnhälften und die Entwicklung der Verbindung (Corpus callosum) zwischen den Gehirnhälften. Bei Vernachlässigung und frühem Stress oder Traumata findet sich eine verringerte Entwicklung der linken Hirnhälfte und der Verbindung zur rechten Gehirnhälfte, was zu Störungen der Impulskontrolle führen kann (Cozolino, 2007).

Die neuronale Plastizität entsteht durch die Arbeitsweise unseres Gehirns.

Diese funktioniert so: Wenn Verhaltensweisen einfach immer weiter fortgeführt werden, verstärken sich auch zunehmend die für diese Verhaltensweisen zuständigen Strukturen. Die entsprechenden Nervenzellnetzwerke werden sich immer stärker verzweigen und dafür sorgen, dass diese Verhaltensweisen für ewig beibehalten werden. Der Nörgler bleibt auf ewig der Nörgler und der Rechthaber bleibt auf ewig der Rechthaber. Das Credo der modernen Gehirnforscher habe ich bereits erwähnt: „Use it, or loose it!" (Ich werde in diesem Buch viele Wiederholungen machen, weil dies die Synapsenneubildung erheblich verstärken kann.) Genauso, wie unser Gehirn die Nervenzellnetzwerke, die wir ständig benutzen, immer stärker ausbaut, baut es die Netzwerke ab. Dies bedeutet: Nervenzellnetzwerke, die wir nicht benutzen, werden in ihrer Synapsenstärke abgeschwächt.

Menschen können sich verändern, aber dazu braucht es die Hinweise, Hilfe und Unterstützung anderer Menschen. Der Nörgler kann dann vielleicht ein geduldiger und anerkennender Mensch werden und der Rechthaber ein lernender und verständiger Mensch, wenn sie die Arbeitsweise ihres Gehirns anerkennen und beschließen, sich zu verändern.

Beeinflussbar durch Beziehungen sind auch Symptome von psychiatrischen Krankheiten. Es gibt darüber leider noch keine empirischen Nachweise, aber an vielen Falldarstellungen (beim Autor) kann gezeigt werden, dass sich Ängste verbessern oder sogar ganz verschwinden, Aggressionen abgebaut werden, Impulskontrolle verstärkt wird, Depressionssymptomatik verbessert wird oder verschwindet, Selbstverletzungen und Spaltungen verschwinden und sogar psychotische Symptome positiv beeinflusst werden. Dies ist aus Sicht des Autors nicht verwunderlich und lässt sich in den meisten Fällen neurobiologisch gut erklären. Dass eine Betreuung auch ohne Medikamente und bestehend aus einer besonderen Beziehung bestens wirksam sein kann, zeigen ohnehin die Soterias auf, die noch vereinzelt in Deutschland durchgeführt werden. Soteria stammt eignetlich aus dem Griechischen und bedeutet „Rettung oder Wohl". So werden Einrichtungen bezeichnet, die ein spezielles Betreuungsangebot für psychisch kranke Menschen machen und weitgehend auf Medikamente verzichten. Leider finden diese unter dem Einfluss und der Macht der medikamentösen Therapien, die schnelle Heilung und Verbesserung der Symptomatik versprechen, wenig Beachtung.

Gesprächs- und Bindungsleistungen in der psychiatrischen Arbeit sind zwar unterbewertet und viele pharmakologische Maßnahmen muss man auf den Prüfstand stellen, aber bei der Behandlung eines Delirs oder einer akuten aggressiven Psychose sollte man andererseits zunächst nicht auf die Psychopharmaka verzichten.

„Überall da, wo sich die Quantität und Qualität zwischenmenschlicher Beziehungen vermindern, erhöht sich das Krankheitsrisiko." (Bauer, 2006a, S. 13). Stress, Angst, Depressionen und Traumata verändern das Gehirn mit möglichen weit reichenden Folgen für die Gesundheit. Zahlreiche Studien belegen den Zusammenhang zwischen Stress, Depression und Herz-Kreislauferkrankungen. Das Risiko zum Auftreten von Tumoren, Infektionen, multipler Sklerose und rheumatischen Erkrankungen ist bei traumatisierten und in der Kindheit stark vernachlässigten Menschen wesentlich höher. „Langzeitstudien haben erwiesen, dass Opfer schwerer Kindemisshandlungen als Erwachsene sehr viel häufiger Herz-Kreislauferkrankungen, Krebs, chronische Lungenerkrankungen, Knochenbrüche und Leberschäden erleiden." (Huber, 2009, S. 10). Die Liste ließe sich lange fortsetzen. Erlebte Beziehungen können das Krankheitsrisiko erhöhen. Sie können aber auch die Voraussetzung für körperliche Gesundheit schaffen und das Wohlbefinden erheblich fördern.

Die schwedische Bindungsforscherin Kerstin Uvnäs-Moberg beschreibt den menschlichen Körper sehr einfach als ein System aus zwei widerstreitenden Systemen. Es gibt ein System, das Wohlbefinden, Motivation, Energie, Gesundheit und Lebensfreude erzeugt und ein anderes, dass das Krankheitsrisiko wesentlich erhöht (Uvnäs-Moberg, 2011, S. 28).

Es gibt sehr deutliche Hinweise darauf, dass das wohltuende System im Zusammenhang mit der Wirkung von Oxytocin aktiviert wird. Ein Hormon, das bei der Bindungserfahrung zwischen Menschen, neben anderen Stoffen, eine große Rolle spielt. Dazu muss aber gesagt werden, dass die entsprechenden Nervenzellnetzwerke, die für die Produktion und Ausschüttung von Oxytocin verantwortlich sind, gut ausgebildet und mit anderen Zentren vernetzt sein müssen. Die Gesamtvernetzung entsteht über neuronale Plastizität, die durch Beziehungen geformt wird.

Nach Uvnäs-Moberg wird das wohltuende System durch liebevolle Beziehung in den ersten Lebensphasen in Gang gesetzt. Daraus entstehen Lebensfreude, Vertrauen, Bindung, Motivation und Antrieb. Bei Vernachlässigung, Misshandlung oder Traumatisierungen können sich die entsprechenden Nervenzellnetzwerke nicht ausreichend ausbilden und die betroffenen Menschen werden mit weniger oder mehr, bis hin zu Störungen der Persönlichkeit reichenden Schwierigkeiten im Leben zu rechnen haben.

Ein möglicher Ansatzpunkt wäre hier die Auseinandersetzung mit der Biografie eines Menschen. Finden sich in der Beschreibung auch nur einige wenige Ansatzpunkte für positiv wirksame Situationen, in denen Lebensfreude, Stolz, Vertrauen und Bindung zu finden waren, sind dies die Ressourcen für die Aktivierung der neuronalen Plastizität. Uvnäs-Moberg sagt eindeutig: „Gedanken, Assoziationen und Erinnerungen führen zur Oxytocinausschüttung“ (Uvnäs-Moberg, 2003, S. 78). J. Bauer führt aus: „Der Effekt von Oxytocin ist, dass Verhaltensweisen verstärkt werden, welche die Bindung sichern. Insofern ist es sinnvoll, dass dieser geniale neurobiologische Mechanismus die Bindungsbereitschaft, die Zuwendung und damit auch den notwendigen Signalaustausch zwischen Mutter, Vater und Säugling unterstützt.“ (Bauer, J., 2006a, S. 67).

Was wahrscheinlich wirklich geschieht, ist die Anregung der neuronalen Netzwerke zur stärkeren synaptischen Verschaltung. Dies müsste in der Folge zu mehr Bindungsfähigkeit, Vertrauensfähigkeit und zu mehr Lebensfreude führen. In fast allen Fällen, die uns von der Anwendung der Kongruenten Beziehungspflege vorliegen, ist dieser Effekt aufgetreten (Bauer & Cwikla, 2009). Aus wissenschaftlicher Sicht wäre es vielleicht ein lohnendes Unterfangen, mit Messungen des Oxytocinspiegels oder sogar unter Verwendung von Bild gebenden Verfahren hier Nachweise der Wirkung von Beziehung quantitativ aufzuzeigen.

Gerhard Roth stellt den Zusammenhang zwischen psychiatrischen Erkrankungen, neuronaler Plastizität und Gehirnfunktion klar: „Was die neurobiologischen Grundlagen psychischer Erkrankungen betrifft, so wurde aufgrund des Einsatzes Bild gebender Methoden, insbesondere der funktionellen Kernspintomographie, aber auch aufgrund verfeinerter neurophysiologischer und neuropharmakologischer Methoden gezeigt, dass alle psychischen Erkrankungen mit deutlichen Veränderungen der neuroelektrischen und neurochemischen Aktivität bestimmter Hirnzentren einhergehen. Dabei sind immer vorrangig diejenigen Zentren des limbischen Systems betroffen, die im gesunden Menschen die affektiven und emotionalen Zustände bestimmen.“ (Roth, 2008, S. 13). Er hält weiter fest, dass aufgrund von traumatischen Erlebnissen „Fehlverdrahtungen“ im limbischen System entstehen. Diese stören die Balance zwischen Emotion und kognitiver Kontrolle und daraus können vielfältige psychische Abnormitäten entstehen.

Roth beschreibt auch die möglichen Vorstellungen von der Wirkung der Beziehungen im limbischen System. Es könnte im cingulären und orbitofrontalen Cortex zu einer „Ich-Stärkung“ kommen und damit könnten die Impulse der Amygdala (Angstzentrum) besser gedämpft werden. Eine zweite Wirkung könnte durch das Auflösen der amygdalären Netzwerke eintreten und die Dritte wäre das Installieren von Ersatzschaltungen im limbischen System. (Roth, 2008) Dies könnte durch die Fähigkeit des Gehirns zur neuronalen Plastizität zustande kommen. Neuronale Plastizität wird aber, wie schon gezeigt, durch Beziehung in Gang gesetzt.

Der Ansatzpunkt einer Beziehungspflege aus Sicht der neuronalen Plastizität wäre demnach die Arbeit an der persönlichen Geschichte des limbischen Systems (Beziehungszentrum des Gehirns) jedes einzelnen Menschen. Dazu werden später einige weitere Fallbeispiele aufgeführt.

2.5 Das Gehirn in der Schwangerschaft und den ersten Lebensjahren

Wir beginnen mit der Grundeinheit eines Gehirns, dem Neuron (s. S. 46). Sie besteht aus einem Zellkörper. Von diesem geht ein Axon (ein langer dickerer Fortsatz) ab und Dendriten (verzweigte kleinere Fortsätze). Die Axone übertragen Signale zwischen Neuronen und sind mit einer Myelinschicht ummantelt. Je stärker die Myelinschicht ist, umso schneller können die Neurone feuern. Dendriten verbinden sich mit anderen Dendriten und bilden dichte Netzwerke.

Neuronen sind sehr soziale Einheiten. Sie sind auf Verbindung und Kommunikation untereinander programmiert. Kommt keine Kommunikation und Verbindung zustande, sterben sie ab (Apoptose). Roth spricht von einem Axon, das sich aber aufzweigen kann und dessen Aufgabe es ist, die neuronale Erregung von der Nervenzelle zu einer anderen Nervenzelle weiterzuleiten. Über die Dendriten empfängt die Nervenzelle Aktionspotentiale, die für die Informations- und Reizweiterleitung mitverantwortlich sind (Roth, 2003).

Während der Schwangerschaft bilden sich nach und nach alle relevanten Anteile des Gehirns nach einem festgelegten Plan, einige reifen dann nach der Geburt weiter. Nach Schore werden ca. 70 Prozent der Gehirnstruktur nach der Geburt durch epigenetische Veränderungen erzeugt (vgl. vorheriges Kapitel). Dies ist die Grundlage für unser Lernen durch Beziehungen. „Das Gehirn des menschlichen Kindes vergrößert sich in der gesamten Wachstumsphase und verdreifacht dabei seine Größe; während dieser plastischen Periode nimmt es alle möglichen Einflüsse auf und verändert sich innerlich. Zuletzt wiegt es 1300 Gramm.“ (Gazzaniga, 2012, S. 36).

Über das Nervensystem kommuniziert das Gehirn mit dem Körper. Es besteht aus zwei Teilen, dem Zentralnervensystem und dem peripheren Nervensystem. Gehirn und Rückenmark bilden zusammen das Zentralnervensystem. Das periphere Nervensystem unterteilt sich in das autonome, vegetative und somatische Nervensystem. Über diese Nervensysteme kommunizieren die inneren Organe und verbinden den gesamten Körper miteinander. Das autonome Nervensystem besteht aus einem sympathischen und einem parasympathischen Anteil, die uns später noch mehr beschäftigen werden.

Man kann das Gehirn grob in drei Regionen einteilen. Den Hirnstamm, das limbische System und den zerebralen Cortex. Der Hirnstamm regelt Reflexe, Atmung, Herzschlag, Temperatur usw. Das limbische System wird uns sehr beschäftigen, es ist die emotionale Zentrale des Gehirns. Der zerebrale Cortex übernimmt die bewusste Erfahrung, er steuert die Motorik und er lässt uns spüren, sehen, hören und Entscheidungen treffen.

Für das Thema Beziehungen spielt der zerebrale Cortex wahrscheinlich eine große Rolle, weil das gesamte Stirnhirn die oberste Ebene des limbischen Systems darstellt und weil im Stirnhirn vermutlich unsere mögliche bewusste Bewusstheit sitzt, mit Phänomenen wie Reue, Schuld, Empathie, das vorausschauende Denken, die Hemmung von Impulsen jedweder Art, unser „Über-Ich“ und weitere Funktionen.

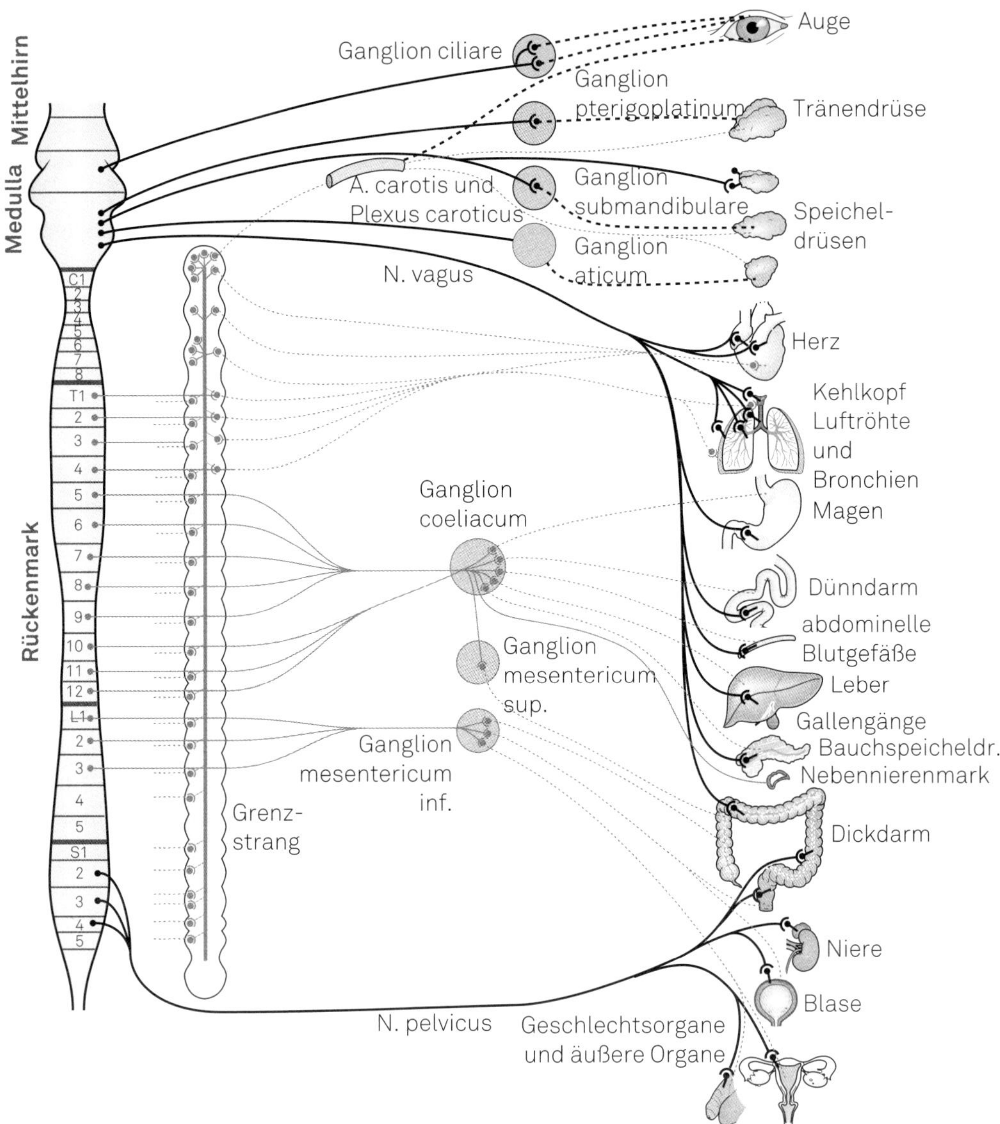

Abbildung 2-1: Das autonome/vegetative Nervensystem mit seinen Teilen Sympathicus (grau, punktiert) und Parasympathicus (schwarz) sowie seinen Verbindungen zu inneren Organen. Quelle: Kaufmann-Mall, K. Psychologie und Psychiatrie kompakt. Bern: Hogrefe, S. 36.

Der zerebrale Cortex hat eine linke und eine rechte Hemisphäre und kann in sechs Regionen unterteilt werden. Das Stirnhirn oder präfrontaler Cortex, die Insula oder insularer Cortex mit dem cingulären Cortex, die eine Rolle spielen bei Empathie, Angst und Ich-Empfinden und Überwachung der Umwelt, der parietale Cortex mit der Koordination von Bewegung und Körpererfahrung, der temporale Cortex mit Sprache und Gedächtnisfunktionen und der occipitale Cortex, der hintere Teil des Gehirns, den wir beim Sehen benutzen. (Cozolino, 2007)

Den beiden Hemisphären werden unterschiedliche Funktionen zugeschrieben und Spezialisierungen, z. B. der Sprache, die fast ausschließlich linksseitig sitzt. Verbunden sind beide Hemisphären durch ein Band mit durchschnittlich 250 Millionen Verbindungen, das Corpus callosum.

Wie bereits oben im ersten Kapitel beschrieben (Lernen, Erfahrung und Gedächtnis bilden) ist die Formung der neuronalen Netzwerke über epigenetische Programmierung die Ursache für unsere Individualität und die Funktionsfähigkeit des Gehirns.

Das Gehirn bildet sich in der Schwangerschaft schon früh aus dem sogenannten Neuralrohr. Der Aufbau des Gehirns ist zunächst durch genetische Programmierung gesteuert. Epigenetische Genschalter werden durch Reize von innen und außen in Gang gesetzt (Genexpression) und steuern so die individuelle Formung des Gehirns. Der Fötus im Mutterleib erlebt das, was die Mutter erlebt, er spürt Freude und Angst wie die Mutter selbst. Frühe Stresserfahrungen im Mutterleib können die Stressregulation des Kindes ein Leben lang beeinflussen.

In forensischen Kliniken beispielsweise befinden sich Menschen, die anamnestisch bekannt, schon im Mutterleib starkem Stress ausgesetzt waren. In einem Beispiel schlug der Vater, alkohol- und drogenabhängig, die älteren Geschwister und die Mutter mit großer Gewalttätigkeit. Die Mutter erlebte dabei mit Sicherheit großen Stress. Ein Großteil des Stresshormons Cortisol überwindet die Plazenta und gelangt zum Kind, das damit auch großen Stress erlebt. In der Folge wurde die Stressregulation des Kindes so geformt, dass er später als junger Mann in einem Jahr 15 Strafanzeigen wegen schwerer Körperverletzung erhielt. Sein Stresssystem reagierte sehr schnell auf kleinste Reize von Bedrohung und er konnte die aggressiven Impulse nicht mehr hemmen. Auch Spork weist auf die Bedeutung von intraunterinem Stress zur Entwicklung der späteren Stressregulation hin (Spork, 2017).

Der Fötus macht sich im Mutterleib immer wieder durch Bewegungen bemerkbar und regt damit die Mutter an, über ihn nachzudenken. Diese stimulierende Rückwirkung auf die Mutter und auf den Fötus ist Grundlage für eine zärtliche und liebevolle Kommunikation zwischen Kind und Mutter, welche die Hirnentwicklung positiv beeinflusst und später mit hoher Wahrscheinlichkeit zu einer guten Emotionsregulation beim Kind und Erwachsenen führt.

Die neuronalen Netzwerke, die sich zum einen über die genetische Programmierung, zum anderen über epigenetische Programmierung bilden, integrieren sich mit der Zeit, je nach Erleben besser oder schlechter. Die Integration richtet sich von oben, Zentren der Großhirnrinde, nach unten zu autonomen Zentren und Bereichen der mittleren Ebene des limbischen Systems. Gelingt die Integration, können Reflexe, Emotionen und Impulse gut verarbeitet und organisiert werden. Bei schlechter Integration werden später Schwierigkeiten in den Beziehungsaspekten Emotions- und Impulskontrolle zu erwarten sein. Die Integration der Zentren läuft aber nicht nur im beschriebenen Weg, sondern auch von der rechten zur linken Hemisphäre und umgekehrt. Dies lässt uns später Emotionen bewusst erleben, sie reflektieren und zur Sprache zu bringen.

Die frühe Zeit der Eltern-Kind-Beziehung nach der Geburt hat ebenfalls eine hohe Bedeutung für die weitere Integration der Netzwerke. Es ist eine Zeitspanne von sechs weiteren Jahren mit hoher neuronaler Plastizität. Das Lächeln der Mutter, ihre „Babysprache" mit dem Kind, die großen Augen und die Mimik erzeugen Stoffe (Noradrenalin, Endorphine, Dopamin, Serotonin und Oxytocin) im Gehirn des Kindes, die für Wohlgefühl und Geborgenheit, Vertrauen, Sicherheit und Bindung sorgen und die Bildung von Netzwerken fördern. „Der Effekt guter elterlicher Fürsorge ist, dass ein optimales metabolisches Umfeld für Wachstum durch biochemische Stimulation und die Förderung neuroplastischer Prozesse geschaffen wird. All dies hilft nicht nur dem Baby – das Gehirn Erwachsener wird in ähnlicher Weise beeinflusst." (Cozolino, 2007).

Ein Kind durchläuft im Heranwachsen wechselnde Entwicklungsschübe der rechten und linken Hemisphäre des Gehirns. Während der ersten 18 Monate entwickelt sich vor allem die rechte Hemisphäre. Es ist die Zeit der frühen Bindung, die unterschiedliche Bindungsstile bereitstellt, auf die ich im nächsten Kapitel eingehen werde. Die unterschiedlichen Bindungsstile können bereits im Alter von elf Monaten gemessen werden.

Über die rechte Hemisphäre werden vor allem Emotionen, Prosodie und Gesten vermittelt, das Lesen von Gesichtsausdrücken, Traurigkeit und Depression, somatische Regulierung, hohes Erregungsniveau, Selbstbewusstsein, negative Affekte, Lesen von Blickrichtungen und Gesichtserkennung (Cozolino, 2007). Alle emotionalen Erfahrungen der frühen Lebenszeit, in der sich die rechte Hemisphäre entwickelt, könnte man als unbewusst bezeichnen, weil das Zentrum für bewusste Erinnerungen, der Hippocampus, zu dieser Zeit noch nicht arbeitsfähig ist. Er ist bereits im Embryo angelegt, beginnt sich aber erst ab Ende des zweiten Lebensjahres zu entwickeln und benötigt in seiner Reifung bis zu 12 Jahre. Somit scheint es auch naheliegend, dass im späteren Leben die frühen emotionalen Erfahrungen und auch andere Fähigkeiten der rechten Hemisphäre Einfluss auf unser Verhalten in Beziehungen nehmen können, ohne dass uns dies selbst bewusst wird.

Eine junge Kollegin, die ich in einer Einrichtung traf, erzählte mir, sie würde gemobbt werden und das wäre ihr in den zwei vorhergehenden Einrichtungen auch passiert. Ich wollte wissen, woran sie dies erkennt. Sie schilderte eine Szene, in der sie am Pflegebüro vorbeiging, in dem zwei andere Kolleginnen miteinander sprachen. Eine davon sah sie vorbeigehen und sie blickte kurz zu ihr, um dann das Gespräch fortzusetzen. Dies genügte der jungen Kollegin, um sich gemobbt zu fühlen. Eine andere Szene war ein kurzes Gespräch zwischen ihr und einer anderen Kollegin, in der sie die Arbeit der Schichtbesetzung am Ende des Tages positiv bewertete und sie als Antwort bekam: „Das weiß ich noch nicht, ob ich morgen komme." Auch diese scheinbar doch vernünftigerweise verquere Kommunikation diente ihr dazu, sich gemobbt zu fühlen. Ich vertiefte das Gespräch vorsichtig und erfuhr einiges aus ihrer frühen Kindheit. Sie war ein uneheliches Kind einer Mutter mit wenig Einfühlung und mütterlichem Verhalten. Der Freund der Mutter, der damals arbeitslos war, passte auf sie auf. Sie musste immer auf der Hut vor ihm sein, weil er keine Kinder mochte, jede ihrer Äußerungen mit bösen Blicken kommentierte und sie dann auch laut maßregelte.

Die Tatsache, dass die Kollegin sich daran erinnern konnte, spricht eigentlich dafür, dass sie schon älter als drei Jahre alt war, als sie dies erlebte. Trotzdem könnte sie solche Erlebnisse mit dem Freund der Mutter und auch mit der Mutter selbst schon früher gehabt haben – eine Erklärung dafür, dass sie so wenig Selbstbewusstsein hatte und schon Blicke und seltsame Antworten auf Bemerkungen hin als Indiz für Mobbing an ihrer Person sah. Ich befürchte fast, dass sie in der nächsten Einrichtung wieder gemobbt wird, denn sie hatte kurz nach unserem Gespräch wegen des Mobbings die Einrichtung verlassen.

Die rechte Hemisphäre verknüpft sich durch beruhigende Sprache, durch Zärtlichkeit, durch freundliche Blicke, Streicheln und durch Blickkontakt. Aufmerksame und einfühlende Bezugspersonen stimmen ihr Verhalten dem Kind gegenüber daraufhin ab, welche Fähigkeiten es bereits entwickelt hat, z. B. Krabbeln oder Gehen oder die Koordination der Arme und Hände. Sie helfen und unterstützen oder lassen das Kind gewähren. So entwickelt sich ein Annähern oder Vermeiden, anders gesagt ein Binden und Lösen. Dadurch entstehen beim Kind die Gefühle, dass es selbst etwas kann und das Selbstbewusstsein steigt in dem Maß der Verknüpfungen, die durch das Verhalten der Bezugspersonen angeregt werden. Rechtshemisphärisch sitzt auch das, was wir als Erwachsene das „Bauchgefühl" nennen. Dies sind alle Erfahrungen, die zu organischen Strukturen wurden, die wir ein Leben lang gemacht haben. Bei Schädigungen der rechten Hemisphäre haben Menschen Probleme, bei Entscheidungen auf frühere Erfahrungen zurückzugreifen und sie haben Probleme bei der Erkennung von Mimik in Gesichtern. Mit einem jungen Mädchen, das in der Kindheit schwer vernachlässigt wurde und später noch das Schicksal erleiden musste, über Jahre missbraucht zu werden, hatte ich ein Erlebnis. Sie war zu diesem Zeitpunkt schwanger. Sie saß an einem Küchentisch und bohrte mit dem Speisemesser in der Tischplatte herum, was dem Lack nicht sehr zuträglich war. Ich sah sie an, sah auf das Messer, das im Lack bohrte und schüttelte mit missbilligendem Blick den Kopf. Sie hielt kurz inne, starrte mich längere Zeit an, um dann intensiv weiter den Lack zu zerkratzen.

Der orbitale und mediale präfrontale Cortex ist in der rechten Hemisphäre größer und er entwickelt sich eher als die linke Hälfte. Er ist mitverantwortlich für Lernen, Erinnerung und Emotion und er koordiniert über den vagalen Tonus (Stärke des Parasympathikus gegenüber dem Sympathikus) die Stressachse (siehe oberes Beispiel). Die Integration des orbitalen und medialen präfrontalen Cortex mit subcortikalen Strukturen wie z. B. der Stressachse und dem Bindungs- und Motivationssystem spielen eine große Rolle für die spätere gelingende Beziehungsgestaltung zu anderen Menschen. Gelingt diese Integration (Cozolino, 2007) nur unzureichend, weil die Bezugspersonen kaum Beziehung aufnehmen, das Kind vernachlässigen, ihm sogar Angst machen und damit Stress erzeugen, es nicht zärtlich behandeln und keine liebevollen Blicke tauschen, dann werden mit hoher Wahrscheinlichkeit Beziehungsstörungen in Form von dysfunktionaler Emotionsregulation bei Heranwachsenden und im Erwachsenenalter die Folge sein. Deshalb versuche ich immer, auch Daten und Ereignisse aus Schwangerschaft und der frühen Kindheit zu erfassen und in die bio-psycho-soziale Hypothese mit einzubeziehen.

Die rechte Hemisphäre wird also in den ersten 18 Monaten bevorzugt entwickelt. Nach einer zunehmenden Reifung des Corpus callosum beginnt sich die linke Hemisphäre stärker mit zu entwickeln. Dies bedeutet nicht, dass sie nicht auch schon vorher aktiv wäre und angeregt werden könnte. Insgesamt geht dieser Wechsel mit Entwicklungsschüben in Zeiträumen von ca. zwei Jahren bis zu etwa 12 Jahren weiter (Cozolino, 2007).

2.6 Das Teenager-Gehirn

Sie haben alle diese Zeit erlebt, als Ihre Eltern sich langsam schleichend verändert haben. Plötzlich hatten sie kein Verständnis für Sie und fanden Ihr Verhalten schlichtweg peinlich. Sie hatten ständig etwas an Ihnen auszusetzen und Diskussionen endeten oft in bösen Streitigkeiten. Ihre in etwa gleichaltrigen Freunde hatten in dieser Zeit mehr Verständnis für Sie als Ihre Eltern.

Ich war vierzehn Jahre alt, als ich mit meinen Freunden in den Straßen, in denen ich aufgewachsen bin, unterwegs war. Einer fragte mich, ob ich genügend Kraft hätte, einen Kanaldeckel aus der Verankerung zu heben. Natürlich hatte ich das und wollte es sofort beweisen. So hob ich auf einer Länge von ca. 200 Metern alle Kanaldeckel aus der Verankerung und stellte sie säuberlich neben dem klaffenden Loch ab. Warum? Ich war in meiner Entwicklung in der Pubertät angekommen und ich hatte Kraft entwickelt, um Taten zu vollbringen, deren Folgen ich noch nicht abschätzen konnte.

Das ist typisch für diese hochsensible Phase in der Gehirnentwicklung. Antizipatives Denken, also die Fähigkeit, die Folgen einer Handlung abschätzen zu können, sie mit moralischen Standards abzugleichen und sich selbst zu korrigieren, ist Funktion eines ausgereiften Stirnhirns. Das schafft mit 14 Jahren kein Mensch.

Die Folgen: Natürlich wurde ich von der Polizei entdeckt, weil die Gehirnentwicklung meiner gleichaltrigen Freunde eben auch noch nicht ausgereift war und sie panisch davonliefen, als eine Polizeistreife die besagte Straße entlangfuhr. Was machen Polizisten, wenn eine Gruppe Jugendlicher einfach davonläuft, wenn sie erscheinen? Richtig, sie haben uns verfolgt und gestellt. Ich musste vier Samstage in einer sozialen Einrichtung mithelfen und meine Eltern zahlten 80 Mark Strafe. Mein Gehirn, das sich bis zu dieser Phase normal entwickelt hatte, begann mit dem Reorganisationsprozess, der bei mir fast bis zum 21. Lebensjahr gehen sollte. Ich war schon immer ein Spätentwickler und so setzte die Pubertät erst spät ein und endete dann auch spät.

In dieser Zeit macht das Gehirn gewaltige Veränderungen durch. Die Reifung zu einem „erwachsenen" Gehirn geschieht dadurch, dass die Anzahl von Neuronen reduziert wird, aber „die Anzahl der Myelin-ummantelten Nervenfasern steigt." (Cozolino, 2007, S. 61). Die weiße Substanz wird mehr. Myelin-ummantelte Fasern zwischen Nervenzellen können schneller und besser miteinander kommunizieren, was dann am Ende des Reorganisationsprozesses zu mehr Umsicht, Vernunft und besserem Urteilsvermögen führt. Die Veränderungen beziehen sich auch auf verbesserte Integrationsprozesse zwischen kortikalen Strukturen und zwischen kortikalen und subkortikalen Strukturen. Damit können linke und rechte Hemisphäre effektiver aufeinander abgestimmt werden und die Kontrolle und Reflexion von Emotionen, die aus subkortikalen Regionen aufsteigen, werden weiterentwickelt. Die Erhöhung der weißen Substanz im zerebralen Cortex und dem Corpus callosum hat eine Verbesserung der kognitiven Verarbeitung zur Folge, die Speicherungen von Erinnerungen wird erleichtert, ebenso das tatsächliche Wiedererinnern, z. B. an die Folgen des Kanaldeckel-Abhebens. Die vorderen Hippocampuszentren machen ebenfalls einen Entwicklungsschritt, was zur verbesserten Planung, Antizipation und Selbstregulation führt. Die sprachlichen Fähigkeiten steigen, weil das Brocazentrum (Sprache sprechen) und das Wernicke-Zentrum (Sprache verstehen) auch an weißer Substanz zulegen.

Insgesamt ergibt sich durch normale Beziehungsentwicklung mit Eltern und anderen Bezugspersonen, wie Lehrer oder Sporttrainer, ein Reifungsprozess, der buchstäblich zur Vernunft führt, wenn zum Ende der Pubertät die oberste Ebene des limbischen Systems, das Frontalhirn ausreift. Wird diese Zeit aber durch Mangel an Führung, Vorbildern, moralisch-ethischer Reflexion und mangelnder behutsamer Strukturierung gekennzeichnet, scheint sich dieser Reifungsprozess anders zu entwickeln. Häufig kommen dazu noch Gewalt, Drogenmissbrauch, Alkoholmissbrauch, sexueller Missbrauch und in einigen Fällen noch delinquentes Verhalten. Wenn dann noch die erste Phase vor der Pubertät von Vernachlässigung mit allen, weiter oben beschriebenen Folgen verlaufen ist, kann mit hoher

Wahrscheinlichkeit mit einer schwierigen Beziehungsentwicklung gerechnet werden.

Ein junger Mann mit 28 Jahren hat mehrere Drogenentzüge hinter sich, die er allesamt abgebrochen hat. Einige Vorstrafen wegen Beschaffungskriminalität und auch Körperverletzung, er steht vor dem Scherbenhaufen seines Lebens.

Er ist das uneheliche Kind einer drogenabhängigen Mutter. Den Vater kannte er nie. Er wurde von der Mutter stark vernachlässigt, mit fünf Jahren kam er in ein Kinderheim. Dort erlebte er Gewalt von älteren Jugendlichen. Die Schulleistungen waren schlecht. Nachdem die Mutter eine Entzugstherapie gemacht hatte, kam er mit sieben Jahren wieder zur Mutter. Es bestand aber keine Beziehung untereinander. Er kann sich nicht erinnern, dass seine Mutter ihn in den Armen gehalten hat. Mit zwölf Jahren erster Kontakt zu Alkohol, mit 13 Jahren den ersten Joint. Um sich die Drogen zu kaufen, bestahl er die Mutter. Sie prügelte ihn grün und blau, als sie es bemerkte. Er riss von zuhause aus, wurde gefasst und wieder in ein Kinderheim gebracht. Dort konsumierte er weiter und experimentierte mit Speed und Kokain. Mit 15 Jahren erstmals Heroin. Er wurde entdeckt und kam in eine Spezialeinrichtung. Von dort flüchtete er mit 16 Jahren und schlug sich mit Drogen und Alkohol durchs Leben. Er beging Diebstähle, wurde mehrmals erwischt und verbüßte Jugendstrafen. Dazwischen Versuche, Fuß in einer Lehre als Maler zu fassen, aber er brach die Lehre ab.

Der junge Mann wirkt heute körperlich gezeichnet durch den Drogenkonsum. Er hat viele Ideen, was er machen möchte. Am liebsten wäre er selbstständig, als was, weiß er nicht so recht. Er blickt auf sein Leben zurück und meint, dass er es schlechter hätte haben können. Er lebt vom Arbeitslosengeld, ist derzeit clean, denkt, dass es auch so weiter gehen könne. Den Forderungen des Arbeitsamtes kommt er recht und schlecht nach. Er sagt, er könne die wohl noch eine Weile austricksen und hinhalten. Er kann sich auch die Gründung einer Familie vorstellen, aber er hat die richtige Frau noch nicht gefunden. Den Tag verbringt er mit lange ausschlafen, fernsehen, gelegentlich trinkt er.

Wirkt dieser Mann erwachsen?

2.7 Das Gehirn des Erwachsenen

„60 Jahre und kein bisschen weise“ singt Curd Jürgens in einem alten Schlager. Was ihm nach seiner eigenen Aussage nicht gelungen ist, könnte das Ziel der lebenslangen Plastizität die Weisheit bei älteren Menschen sein.

Weisheit ist ein großes Wort mit bestimmten Assoziationen von Verhalten, Vorbildfunktion und Kommunikation bei Menschen. Der Begriff wird nur spärlich gebraucht, weil er irgendwie aus der Mode gekommen zu sein scheint. Ich selbst kenne sowohl junge als auch alte Weise.

Die alten Weisen sind nicht immer die gut gebildeten, die belesen sind und sich in der Kunst und Kultur auskennen. Ich lebe in einer ländlichen Gegend, die durchaus noch bäuerlich geprägt ist. Dort treffe ich die sogenannten „einfachen“ Weisen, die aus ihrer reflektierten Lebenserfahrung schöpfen und so manche Einsichten zeigen, die man ihnen nicht auf den ersten Blick zugetraut hätte. Sie geben keine Ratschläge, sondern erzählen häufig Geschichten von dem, was ihnen widerfahren ist und was sie daraus gelernt hätten. Cozolino weist darauf hin, dass Sprache und vor allem geschriebene Sprache erst ein paar tausend Jahre alt ist. Die Art, wie die frühen Menschen ihre Erfahrungen an die nächsten Generationen weitergegeben haben, war das Geschichten-Erzählen.

Die dauerhafte lebenslange neuronale Plastizität ist der Grund dafür, dass sich auch das Gehirn des Erwachsenen weiter verändert. Die Abnahme der Neurone im Cortex und die Zunahme der weißen Substanz bis zur Mitte des Lebens sind deutlich. Nach der Lebensmitte nimmt auch die weiße Substanz ab. Dies muss aber nicht bedeuten, dass die kognitiven Fähigkeiten sowie die emotionale Steuerung und Anpassung abnehmen. Es ist eher so, dass dieser erneute Reorganisationsprozess zu noch mehr Effektivität und Fokussierung der Netzwerke führt. Während dieses Reorganisationsprozesses scheint sich die Zusammenarbeit zwischen der linken und rechten Hemisphäre nochmals zu verbessern, während im höheren Erwachsenenalter die kognitive Verarbeitung langsamer abläuft. Cozolino merkt an, dass dies nicht unbedingt ein Nachteil sein muss, weil die verbesserte Zusammenarbeit der linken und rechten Hemisphäre es möglich macht, während der längeren kognitiven Entscheidungsfindung emotionale und rationale Aspekte besser miteinander zu verbinden. So brauchen ältere Menschen zwar länger in ihren Entscheidungen, diese sind dann aber umso stimmiger mit sich selbst. (Cozolino, 2007).

Die Beziehungszentren

Liest man die einschlägige Literatur von Hirnforschern und Anwendern des Wissens über die Neurobiologie der Beziehung, wird sich der Eindruck einstellen, dass jeder Autor seine eigene Erzählweise hat und seine Schwerpunkte an anderer Stelle setzt. Auch die Benennung der für die Beziehung relevanten Zentren und ihrer Bedeutung ist individuell.

Seitdem die Kongruente Beziehungspflege ab dem Jahr 2006 auf die Neurowissenschaft zurückgegriffen hat, um ihre Wirkung zu begründen, entstand natürlich auch eine individuelle Sichtweise und Darstellung der relevanten Zentren, ihrer normalen Funktion und ihrer Störungen. Im Laufe der Zeit rückten zwei Systeme in den Fokus. Der Grund dafür waren die Schlüsse aus den Beobachtungen der Anwendung in der Praxis. Diese beiden Systeme sind das Bindungs- und Vertrauenssystem und die Systeme der Angst- und Stressreaktion und -bewältigung. In fast allen beobachteten und beschriebenen Fällen wurde deutlich, dass allein die Anregung dieser Zentren durch gezielte und geplante Beziehungsarbeit zu Verbesserungen der Symptomatik führten. Deshalb sollen diese Systeme für die praktische Durchführung der Kongruenten Beziehungspflege in der Beschreibung Vorrang vor allen anderen Systemen erhalten. Anderen Autoren können durchaus andere Systeme wichtiger erscheinen. Dies muss dem jeweiligen Hintergrund und dem Kontext, in dem diese Autoren arbeiten, überlassen bleiben. Für die Kongruente Beziehungspflege sind jedoch die beiden genannten Systeme entscheidend.

Der Vorstellung, die beim Lesen dieses Abschnitts entstehen könnte, dass alleine die Zentren, z.B. Bindungszentrum oder Antriebs- und Motivationszentrum über die Ausschüttung bestimmter biochemischer Stoffe Bindung, Antrieb und Motivation erzeugen, möchte ich von vornherein entgegentreten. Bei der Entstehung dieser Emotionen ist immer das ganze Gehirn beteiligt, sowohl kortikale als auch subkortikale Strukturen. Wenn Sie an Ihre Lieben zuhause denken, erzeugt dies tatsächlich Aktivität im Hypothalamus und es kommt zur Ausschüttung von Oxytocin. Aber es sind auch Gedächtnisse in ganz anderen Gehirnbereichen beteiligt, ebenso wie die autonomen Steuerungszentren, die Ihnen vielleicht einen wohligen Schauer über den Rücken rollen lassen (Roth & Strüber, 2014).

Im vorhergehenden Abschnitt wurden schon einige dieser Zentren angesprochen, die ich hier weiter ausführe. Um die starke Wirkung der Beziehung – einer zuwendenden Beziehung – deutlich zu machen, stelle ich das Bindungs- und Vertrauenssystem an den Anfang.

2.8 Das Bindungs- und Vertrauenssystem

Alle Säugetiere besitzen dieses System der Bindung an andere und des Vertrauens in andere. Aber es gibt auch Spinnen, z. B. die Taranteln, die ein Leben lang monogam zusammenleben, ebenso wie einige Vögel und andere Säugetiere.

Bindung wurde früher nur als psychologisches Phänomen betrachtet. Henry Dale entdeckte im Jahr 1906 Oxytocin in der Hypophyse. Heute bezeichnen wir diesen Stoff als das Bindungshormon. In einschlägiger populärer Literatur wird er auch als Kuschelhormon bezeichnet. 1927 bekam es seinen Namen nach dem griechischen Wort „okytokos", leicht gebährend. Erst 1953 konnte Vincent du Vigneaud Oxytocin isolieren und synthetisieren. Dafür bekam er zwei Jahre später den Nobelpreis. John Bowlby, ein britischer Kinderpsychiater und Psychoanalytiker, beschrieb 1958 erstmals in seinem Buch „The nature of the child's tie to his mother", dass es ein biologisches System der Bindung geben müsse. Er bekam damit heftigen Ärger mit der psychoanalytischen Gesellschaft. Heute gilt Bowlby als Begründer der Bindungstheorie, die er 1969 in einem Buch „Bindung - eine Analyse der Mutter-Kind-Beziehung" erstmals publiziert hat. Die Bindungstheorie wird heute allgemein anerkannt. Mit dieser Theorie werden wir uns im nächsten Kapitel ausführlich befassen.

Was wissen wir heute über Bindung zwischen Menschen und den Stoffen und Zentren des Gehirns, die diese Bindung hervorbringen? Was wissen wir über die Störungen der frühen Bindung und wie sie sich später im Jugendlichen und Erwachsenen auswirken kann?

Karl Heinz Brisch hat im Jahr 2011 die Beiträge einer Tagung zur „Bindung und frühe Störung der Entwicklung" in einen Band zusammengefasst und publiziert. In den Vorträgen wird sehr deutlich, dass die frühe Bindung von Menschen an Bezugspersonen einen erheblichen Einfluss darauf haben kann, welche Art von Beziehung sie in ihrem späteren Leben zu anderen Menschen haben werden und auch wie gesund sie sein werden (Brisch, 2011).

Definition

Ich definiere für die Kongruente Beziehungspflege psychische Erkrankung als eine relative Störung der Beziehungsfähigkeit des Menschen zu seiner Umwelt. Dementsprechend ist psychische Gesundheit als relative Störungsfreiheit der Beziehungsfähigkeit des Menschen zu seiner Umwelt zu definieren.

Besonders für nicht-ärztliche oder nicht psychologische Berufsgruppen bietet diese Definition einen großen Vorteil: An der relativen Beziehungsfähigkeit von Menschen kann man immer arbeiten. Die Kongruente Beziehungspflege stellt dafür das Wissen und Begründungen der Wirkung zur Verfügung.

Wir wissen heute, wie das Bindungs- und Vertrauenssystem funktioniert, mit welchen anderen Systemen es zusammenarbeitet und wir wissen einiges darüber, wie sich die Störung der frühen Bindung später auswirken kann.

Einleitend zitiere ich kurz Brisch aus seinem Vorwort: „Frühe Störungen der Entwicklung entstehen oftmals durch frühe traumatische Erfahrungen des Säuglings und Kleinkindes sowie durch verschiedenste Formen der frühkindlichen Vernachlässigung. Sie beginnen in der Schwangerschaft und im Säuglingsalter und stehen dann in einem Zusammenhang mit Schwierigkeiten in der Bindungsentwicklung zwischen Eltern und Kind." (Brisch, 2011, S. 9). Er berichtet weiter, dass zu diesen Störungen Autismus in all seinen

Formen, Bindungsstörungen, frühe Ängste, depressive Symptome und kognitive Entwicklungsstörungen gehören. Verminderte Stresstoleranz, eingeschränkte Fähigkeiten der Affektregulation, Störungen der Aufmerksamkeit und der Motorik werden ebenfalls wie Störungen der Immunregulation genannt.

All diese Probleme werden sich mittel- und langfristig auf die Beziehungsfähigkeit von Menschen auswirken und können zu schweren psychischen und psychosomatischen Erkrankungen führen. An dieser Stelle möchte ich an die vorherige Fallbeschreibung erinnern. Das Kind hatte schon im Mutterleib große Angst. Ich wiederhole mich, wenn ich an dieser Stelle nochmals auf die wichtige Bedeutung der Erhebung einer ausführlichen Biografie in der Anwendung der Kongruenten Beziehungspflege hinweise. Dazu gehören auch die Zeit vor der Schwangerschaft mit Angaben über die Mutter und den Vater, die Schwangerschaftszeit, die Geburt und die frühen Jahre als Säugling und als Kleinkind.

Joachim Bauer verbindet in seinem Buch „Prinzip Menschlichkeit – Warum wir von Natur aus kooperieren" das Bindungs- und Vertrauenssystem mit dem Stoff Oxytocin und das Antriebs- und Motivationssystem, auch Belohnungssystem genannt, mit den Stoffen Dopamin und endogenen Opioiden zu einem großen gemeinsamen Kooperationssystem zwischen Menschen. „Das natürliche Ziel dieses Systems sind soziale Gemeinschaft und gelingende Beziehungen mit anderen Individuen. ...... Für den Menschen bedeutet dies: Kern aller Motivation ist es, zwischenmenschliche Anerkennung, Wertschätzung, Zuwendung oder Zuneigung zu finden und zu geben." (Bauer J., 2006c, S. 30)

Dopamin wird in der Substantia nigra gebildet und wirksam im Nucleus accumbens, wo es belohnend wirkt. Das in der Substantia nigra gebildete Dopamin ist für die Motorik zuständig (Parkinson bei Mangel). Das im ventralen Tegmentum gebildete Dopamin projiziert über den Nucleus accumbens ins Frontalhirn. Alles was uns belohnt, wollen wir wieder erleben. Das stellt den Antrieb und die Motivation dar. Eine weitere Ebene der Belohnung und des Antriebs ist die ventrale tegmentale area, sie liegt in der Umgebung des Nucleus accumbens. Dort werden die endogenen Opioide, Enkephaline, Endorphine und Dynorphine wirksam, die extrem belohnen und zu großer Euphorie führen können. Die Belohnungssysteme sind an der Entstehung von Suchterkrankungen beteiligt.

Der Stoff der Bindung ist das Nanopeptid Oxytocin. Uvnäs-Moberg berichtet von zwei großen wiederstreitenden Reaktionsmustern im Säugetierkörper. Ein System, als „growth and realaxation response system" bezeichnet, dies ist ein Anti-Stress-Mechanismus, plus das „calm and connection system", welches ein System sozialer Fertigkeiten darstellt. Demgegenüber steht das Kampf-Flucht-System, als Stressreaktionssystem bezeichnet. (Uvnäs-Moberg, 2011, S. 13) Ich beschreibe beide Systeme – sehr vereinfacht – als ein positiv

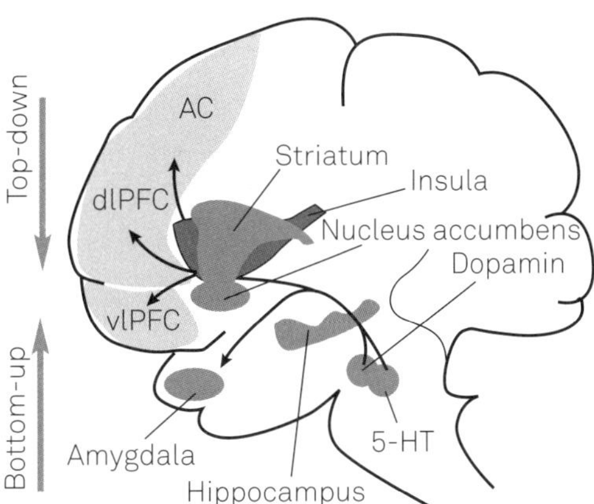

Abbildung 2-2: An Bindung, Belohnung und Impulskontrolle beteiligte Hirnstrukturen. Quelle: Jäncke, L. (2017). Lehrbuch Neurowissenschaften. Bern: Hogrefe, S. 627.

wirksames sowie ein negativ wirksames System für Körper und Geist.

Das erste System wird durch den Stoff der Bindung, das Oxytocin, in Gang gesetzt. Das zweite System wird durch den Stoff von Stress und Angst, das Cortisol, in Gang gesetzt. Dies ist wirklich eine sehr einfache Darstellung, weil wir auch wissen, dass Oxytocin noch andere Wirkungen hat. Es lässt nach innen, in eine Gruppe hinein, Bindung und Vertrauen entstehen, aber es wirkt nach außen, aus der Gruppe heraus auch Aggressions-fördernd gegenüber Fremden. Das Cortisol hingegen hat nicht nur eine schädliche Wirkung im Gehirn in Bezug auf den Hippocampus, es kann auch dabei helfen, z.B. leichter zu lernen. Diese vereinfachte Beschreibung – oder man könnte es auch Reduktion nennen – entspricht den beiden wichtigsten oben genannten Systemen der Kongruenten Beziehungspflege, dem Bindungs- und Vertrauenssystem und den Systemen der Angst- und Stressreaktion und -bewältigung.

Oxytocin wird im Hypothalamus gebildet und von zwei Systemen im Gehirn und Körper verteilt. Aus dem Hypophysenhinterlappen, einem Zwischenlager für Oxytocin, wird der Stoff in den Blutkreislauf abgegeben. Das zweite System: Ein Netz von Oxytocin-haltigen Neuronen, das wichtige Schaltzentralen des Gehirns direkt und punktgenau mit Oxytocin versorgt. Die meisten kennen den Stoff Oxytocin aus der Geburtshilfe. Das Oxytocin bringt die Uteruskontraktionen (Wehen) während der Geburt in Gang und sorgt für den Milcheinschuss in die Milchdrüsen der Mutter. Das Oxytocin der Mutter, das über die Nabelschnur zum Baby gelangt, vermindert auch den Geburtsstress des Kindes. Schon in der Schwangerschaft und während der Geburt entwickelt sich im günstigen Fall das Bindungssystem des Kindes, so dass es später auf bestimmte Reize hin Oxytocin produzieren und ausschütten kann. Die Bedeutung der frühen Kindheit für die Entwicklung des Bindungssystems wurde bereits dargestellt.

Einfach ausgedrückt, durch die Zuwendung, Wärme, Verfügbarkeit, Freude, Zärtlichkeit, Fürsorge, Berührungen, freundliche Mimik usw. der Eltern wird das Bindungssystem des Kindes immer wieder angeregt. „Use it or loose it" trifft auch hier zu. Was Eltern oder frühe Bezugspersonen trainieren, wird aufgebaut und kann später auch gut funktionieren. Wir lernen Bindung mit all ihren positiven Folgen für Körper und Geist. (**Tabelle 2-1**).

Geschieht dies nicht, illustriert die schon in vielen Büchern erzählte Geschichte von König Friedrich II. von Hohenstaufen. Er wollte die Ursprache entdecken und ging von der Hypothese aus, dass sie Hebräisch oder Aramäisch

Tabelle 2-1: Die Wirkungen von Oxytocin

Erzeugung von Bindung und Vertrauen
Steigerung des Wohlbefindens
Anhebung der Schmerzschwelle
Beruhigung und Entspannung
Verminderung der Angst
Absenkung des Cortisolspiegels
Senkung des Blutdrucks
Stärkung des Parasympathikus (Vagus)
Unterstützung des Magen-Darmtraktes (dadurch Erhöhung der Nährstoffaufnahme, Regeneration und Wachstum)
Unterstützung von Lernprozessen
Stärkung des Immunsystems
Anregung und Stärkung des Antriebs und Motivation (weil Oxytocin stark mit dem Motivationshormon Dopamin kooperiert. Wenn eine Oxytocinausschüttung im Körper erfolgt, wird auch Dopamin ausgeschüttet.)

sein müsste. Er holte sich Säuglinge, legte sie in ein Waisenhaus und verbot den Ammen, mit ihnen zu sprechen. Sie sollten nur Essen und Trinken bekommen und sauber gehalten werden. Das Experiment ging schief. Keiner lernte sprechen. Viele starben einfach, diejenigen die überlebten, hatten eine stark verzögerte Entwicklung. Viele litten an entzündlichen Erkrankungen, die meisten wurden nicht alt. Das Bindungssystem mit seinen positiven Wirkungen für Wachstum, Abwehrkraft, Beruhigung, Lernen, Antrieb und Gesundheit war nicht angeregt worden. Die elterliche Liebe und ihr Ausdruck im Verhalten wird zu positiv wirksamen biologischen Strukturen in Gehirn und Körper der Kinder. Nicht bei den Kindern von König Friedrich.

Nach dem Fall des „eisernen Vorhangs" am Ende der 1980er Jahre wurden auch die Skandale in rumänischen Waisenhäusern bekannt. Dort fand man Kinder jeglichen Alters, teils unterernährt, verwahrlost und vernachlässigt und an Betten oder Heizungen gefesselt. Forscher haben die Bindungsfähigkeit der Kinder mit Messungen von Oxytocin untersucht – sie konnten kaum Oxytocin produzieren. Jahre später untersuchte man die Kinder wieder, natürlich wurden sie in positive Pflegefamilien gegeben. Das Ergebnis war identisch mit der ersten Untersuchung: Viele Kinder konnten immer noch kein Oxytocin produzieren und damit Bindung und Vertrauen zu anderen Menschen aufbauen. Nur die Kleinkinder, die unter zwei Jahre alt waren, als sie in Pflegefamilien gebracht wurden, konnten dies einigermaßen nachholen (Spork, 2017).

Das Netz von Oxytocin-haltigen Neuronen versorgt punktgenau wichtige Schaltzentralen des Gehirns. Weil nach Auffassung der Kongruenten Beziehungspflege jede Störung der Beziehungsfähigkeit, auch gern psychische Erkrankung genannt, ihren Ursprung in der Angst hat, ist hier als erste Schaltzentrale die Amygdala zu nennen. Im Übrigen ist auch Hildegard Peplau der Ansicht, dass Angst das Hauptphänomen der psychiatrischen Pflege ist (Peplau, 1995). Man nennt die Amygdala auch Mandelkerne, denn davon besitzen wir zwei. Über die Mandelkerne werden Affekte vermittelt. Diese sind angeborene Emotionen: Furcht, Angst, Freude, Überraschung, Neugierde, Ekel, Hoffnung, Enttäuschung, Verachtung und Erwartung. Alle Menschen auf unserem Planeten haben diese Affekte, nur fürchtet sich jeder vor anderen Dingen und jeder ist auf etwas anderes neugierig oder von etwas anderem enttäuscht. Von den Mandelkernen, besonders vom zentralen Kern der rechten Amygdala, geht aber auch die Kampf-Flucht-Reaktion, die Stressreaktion aus.

Wenn Oxytocin über Oxytocin-haltige Neurone an den Mandelkernen ankommt, beruhigt es diese und die Stressreaktion fällt weniger schwer aus. Es wirkt über den Locus caeruleus, ein Bereich in der Formatio reticularis, der Aggression und der Erregung entgegen. Es blockiert crf im Hypothalamus (corticotropin releasing factor, dieser Stoff regt die Bildung der Vorstufe des Cortisols ACTH, das Adrenocorticotrope Hormon, Vorstufe des Cortisols) im Hypophysenvorderlappen an. „Oxytocin senkt sofort erheblich den Cortisolspiegel." (Roth & Strüber, 2014, S. 358).

Oxytocin-haltige Neuronen erreichen auch den Hippocampus, wo sie bei Ausschüttung die Funktion der Glucocorticoidrezeptoren (Cortisolrezeptoren) dahingehend regeln, dass weniger Cortisol ausgeschüttet wird (Unäs-Moberg, 2011). Dem Hippocampus kommt in der Stressantwort eine wichtige Rolle zu. Sobald Cortisol an den Rezeptoren des Hippocampus bindet, sorgt dieser dafür, dass die Aktivität der Mandelkerne abnimmt und damit die Stressreaktion vermindert wird. Eine weitere Folge von direkter Oxytocinwirkung am Hippocampus ist, dass dieser besser lernen kann und die Neubildung von Neuronen angeregt wird. (Roth & Strüber, 2014). Dies wird uns noch stark beschäftigen in Zusammenhang mit den Auswirkungen von Angst auf den Hippocampus und die Folgen. Nur so viel vorab: Alle traumatisierten Menschen haben einen kleinen Hippocampus.

Direkte „Oxytocinleitungen“ gehen auch zum zentralen Schmerzzentrum des Gehirns und zum Zentrum des Wohlbefindes. Vor kurzem wurde auch im Herzen ein eigenes Oxytocinsystem gefunden, das wahrscheinlich bei Anregung das Herz schützt (Esch, 2017).

Das Oxytocin wurde auch als Medikament bei psychischen Erkrankungen in Studien eingesetzt. Bei Psychosen verminderte es die sogenannte Minus-Symptomatik. Diese zeichnet sich unter anderem durch sozialen Rückzug und geringe Konzentrationsfähigkeit aus. Bei Autismus verabreicht verbesserten sich die sozialen Fähigkeiten. Bei Depressiven zeigten sich ebenfalls Wirkungen.

Uvnäs-Moberg zeigte, dass die Verabreichung von Oxytocin bei Tieren „viele Formen des sozial-interaktiven Verhaltens stimuliert, Angst reduziert, die Schmerzschwelle erhöht und insofern beruhigend und entspannend wirkt, als es den Cortisolspiegel und den Blutdruck senkt“ (Uvnäs-Moberg, 2011, S. 17). Uvnäs-Moberg bezeichnet Oxytocin als den „Stresskiller“ schlechthin (Uvnäs-Moberg, 2011).

Auch die Verabreichung von Oxytocin bei Menschen durch Nasenspray setzte all diese Reaktionen in Gang. Allerdings gibt es auch Nebenwirkungen bei der Gabe von Oxytocin und die Dosierung für die Wirksamkeit scheint individuell sehr unterschiedlich zu sein. Zu möglichen Nebenwirkungen gehören Herzrythmusstörungen, zu schneller oder zu langsamer Herzschlag, Schwindel, Übelkeit und auch allergische Reaktionen. Zudem bestehen Wechselwirkungen mit anderen Medikamenten, vor allem Antidepressiva, Asthmamedikamenten, Antibiotika und Antimykotika.

Relevanz des Bindungs- und Vertrauenssystems mit dem Stoff Oxytocin für die Praxis der Kongruenten Beziehungspflege

Der menschliche Geist hat einen Mechanismus, der für positive und negative Erlebensweisen sorgen kann. Er heißt Antizipation. Dies bedeutet, dass sich der Geist einen mentalen Zustand (Siegel, 2010) merkt und beim Auftreten von Reizen, die an den mentalen Zustand erinnern oder ihm gleich sind, diesen Zustand wiederherstellt. Siegel definiert einen mentalen Zustand über die Aktivierung neuronaler Erregungsmuster in einem bestimmten Zustand. Dazu kommen alle affektiven und physiologischen Folgen der Erregungsmuster in diesem bestimmten Zustand und erinnerbare Bilder aus dem Gedächtnis.

Entdeckt wurde die Antizipation bei einem Versuch mit Fallschirmspringerschülern. Wenn man Fallschirmspringen lernen will, wird man zunächst an den Bauch des Sprunglehrers geschnallt, der dann mit seiner „Ladung“ aus dem Flugzeug springt. Nach einigen Malen muss der Schüler seinen ersten Sprung alleine machen. Man hat erwartet, dass die Schüler großen Stress vor diesem ersten Sprung haben und unmittelbar vor der Luke des Flugzeugs beim ersten Sprung allein die Stresshormonspiegel gemessen. Sie waren wie erwartet sehr hoch. Beim zweiten Sprung alleine wurde den Schülern angekündigt: „In zehn Minuten sind Sie dran!“ Dann wurden wieder sofort die Stresshormonspiegel gemessen und sie waren ähnlich hoch wie beim ersten Sprung alleine.

Der Körper erinnert sich also an die Situation (mentaler Zustand) des ersten Allein-Sprungs und stellt die Stresshormonspiegel, affektiv und physiologisch, das Herzrasen, den Schweißausbruch, das Kniezittern, wieder her. Davon berichtet Joachim Bauer in seinem Buch „Das Gedächtnis des Körpers“ (Bauer, J. 2004, S. 27). Dieser Mechanismus sorgt aber eben auch für negative Situationen, wenn Reize aus einer traumatischen Situation einen Menschen in das alte Erleben und die Bilder zurückführen.

Heute wissen wir, dass Antizipation nicht nur in Stresssituationen funktioniert, sondern auch in Glückssituationen. Spielt man Menschen, die in einem Magnetresonanztomographen MRT liegen, Stimmen ihrer Angehörigen oder von Freunden vor, zeigt sich Aktivität im Hypothalamus mit der Ausschüttung von Oxytocin. Bei Bildern ist dieser Effekt noch stärker (Roth & Strüber, 2014).

Uvnäs-Moberg schrieb bereits 2003, dass Erinnerungen, Assoziationen und Gedanken Oxytocin freisetzen (Uvnäs-Moberg, 2003). Zum Oxytocin kommen dann noch andere Stoffe des „Glücks“ und der Belohnung, wie Dopamin, Serotonin und im günstigsten Falle auch noch endogene Opioide, sehr starke körpereigene Schmerzmittel, die starke Glücksgefühle erzeugen können. Den Marathonläufern unter den Lesern werden Endorphine bekannt sein, die ab einer bestimmten Schmerzschwelle ausgeschüttet werden und die dann ein Glücksgefühl erzeugen. Neben den Endorphinen gibt es aber noch Enkephaline und Dynorphine. Davon kann man abhängig werden.

Bei Erinnerungen an positive Lebensereignisse, Assoziationen dazu, z.B. der eigene grüne Garten an die Wanderungen in der Natur, oder allein der Gedanke an das bevorstehende Treffen mit alten guten Freunden, löst die Oxytocinausschüttung in der Gesamtheit mit allen Aktivierungen die mentalen Zustände bereits aus, wie an Freunde erinnern und erleben. Mit allen positiven Wirkungen, wie ich sie bereits beschrieben habe.

Diesen Mechanismus machen wir uns in der Kongruenten Beziehungspflege zunutze. Sie erinnern sich an das Vorwort? Dort habe ich von den „Orten der Harmonie von Körper, Geist und Seele“ gesprochen, ein Teil der Theorie von Jean Watson. Wir haben den Mechanismus der Antizipation bei der Formulierung der Beziehungspflegeplanung genutzt, ohne zu wissen, dass es ihn gibt. Die Kenntnisse darüber helfen uns heute dabei, die Wirkung der Maßnahmen der Beziehungspflegeplanung zu begründen und zu erklären. Wenn wir den Mechanismus bei Patienten oft anwenden, werden wir darüber positive Wirkung erzielen. Uvnäs-Moberg berichtet auch, dass nach wiederholter Gabe von Oxytocin dessen Wirkung sich immer mehr verlängert (Uvnäs-Moberg, 2011).

Eine Kollegin, die schon über 15 Jahre lang die Kongruente Beziehungspflege praktiziert, erzählte mir von ihrer aktuellen Beziehungsarbeit in einem Altenheim. Ein Bewohner, nah an die 80 Jahre alt, war dort durch sein Verhalten von allen Mitarbeitern gefürchtet: ständiges Nörgeln, nichts recht machen können und Beschimpfungen gegenüber Mitarbeitern. Er konnte nur schwer mobilisiert werden, was immer mit wüsten Bemerkungen über die Dummheit und Unfähigkeit der Mitarbeiterinnen einherging. Im ganzen Gesicht hatte er eitrige Pusteln, die auch der hinzugezogene Hautarzt nicht lindern konnte. Er bohrte sich diese Pusteln selbst mit einem spitzen Küchenmesser auf und drückte den Eiter heraus. Jeden Tag gab es Streit darüber, wer den Bewohner versorgen sollte. Meine Kollegin übernahm dann immer in ihrer Anwesenheit die Versorgung des Bewohners. Zu Beginn beschimpfte er sie natürlich auch und sie konnte ebenso nie etwas recht machen. Er widersetzte sich auch ihr gegenüber, wenn sie ihn mobilisieren wollte. Sie wusste, dass der Mann früher Schreinermeister im eigenen Betrieb war, ein guter Vater war und sehr stolz auf seine Kinder und seine Enkel ist. Die Bilder der Kinder und Enkel hängen alle an der Wand in seinem Zimmer.

Eines Tages brachte meine Kollegin einen alten zerlegten Holzhobel, den sie in ihrem Keller beim Aufräumen gefunden hatte, mit zu dem Bewohner. Sie gab ihm den Hobel mit der Bitte, ihr doch zu sagen, ob dieser noch zu reparieren wäre und ob man ihn dann noch benutzen könnte. Zunächst war der Bewohner mürrisch, aber dann sah er den Hobel doch an und zeigte meiner Kollegin, wie man ihn zusammensetzt. Daraus ergab sich ein Gespräch über seine Arbeit und wie sich diese im Laufe der Jahre unter dem Einsatz moderner Maschinen verändert hat.

Während des Gespräches versorgte sie ihn und er ließ sich problemlos mobilisieren. Die Bilder der Kinder und Enkel an der Wand im Zimmer des Bewohners benutzte meine Kollegin an anderen Tagen, um ihn durch Gespräche an „Orte der Harmonie von Körper, Geist und Seele" zu führen. Schon nach kurzer Zeit begrüßte er meine Kollegin, wenn sie morgens zu ihm kam, mit den Worten: „Ja, da kommt ja mein Engel!" Beschimpfungen blieben aus und er zeigte sich stets kooperativ. Nach ca. vier Wochen dieser Beziehungsarbeit begannen auch die eitrigen Pusteln in seinem Gesicht abzuheilen. Nach weiteren vier Wochen waren sie verschwunden. Meine Kollegin ist immer noch sein Engel. Langsam besserte sich auch das Verhalten des Bewohners den übrigen Mitarbeiterinnen gegenüber. Was war geschehen und wie könnte man es begründen?

Durch die Erinnerungen an seine Zeit als Schreinermeister, das Interesse an seiner Arbeit und seiner Person und durch die Gespräche über die Kinder und Enkel, wurden bei dem Bewohner die beiden positiven Systeme „growth and realaxation response system", das Stress herunterfährt und „calm and connection system", welches ein System sozialer Fertigkeiten darstellt, aktiviert. Der Stoff Oxytocin in Kooperation mit Dopamin wurde wiederholt ausgeschüttet und alle positiven Erinnerungen wurden wachgerufen. Oxytocin sorgt für Bindung und Vertrauen, Dopamin für Antrieb und Motivation meiner Kollegin gegenüber. Der Stress des Bewohners wurde zurückgedrängt, das Immunsystem wurde gestärkt, der vagale Tonus verbesserte sich und Wachstum und Regeneration wurden wieder möglich. Dies sind allesamt Oxytocinwirkungen, wie sie bereits beschrieben wurden. Er konnte nun auch meine Kollegin anders erkennen, weil andere mentale Zustände bei ihm vorherrschten. Sie erinnern sich an das erste Kapitel? Es geht um das Erkennen des Erkennens! Meine Kollegin hat sich verändert, indem sie anders und mit anderen Reizen auf ihn zugegangen ist.

> Wir dürfen nicht den anderen Menschen verändern wollen und ihn bedrängen, sondern wir müssen uns verändern, dann verändert sich der andere Mensch auch.

Schon bald nach den ersten gezielten Reizsetzungen Schreinerei, Kinder und Enkelkinder, konnte die Kollegin auch ohne diese Reize den Bewohner gut versorgen. Ich nenne dies den Grauganseffekt in der Kongruenten Beziehungspflege. Der Begriff Grauganseffekt kommt aus der netten Geschichte, die Konrad Lorenz zugeschrieben wird. Er hatte die Idee entwickelt, dass Graugänse das erste Lebewesen, das sie nach dem Schlüpfen sehen, als Muttertier anerkennen. Er setzte sich also vor das Nest mit den Eiern und wartete, bis alle Graugänslein geschlüpft waren. Tatsächlich erkannten diese Konrad Lorenz als ihr Muttertier an und sie watschelten alle schön in einer Reihe hinter ihm her.

In den meisten Fällen werden die Bewohner und Patienten durch die Reizsetzung in gewisser Weise auf die Person, die diese Reize setzt, konditioniert. Trifft der Bewohner oder Patient dann auf diese Person, setzen die Wirkungen automatisch ein, auch ohne Reizsetzung. Dies ist übrigens ein Alltagseffekt. Es sollte doch nicht so sein, dass Sie, wenn Sie nach Hause kommen, Ihre Frau oder Ihren Mann erst an die letzte schöne Urlaubsreise erinnern müssen, damit diese oder dieser sich über Sie freut.

In einer forensischen Klinik war ein Patient, der immer sehr schnell aggressiv wurde. Der wichtigste Mensch in seinem Leben war seine Großmutter. Sie war seine einzige positive Erinnerung. Ansonsten war sein Leben nur von Gewalt gekennzeichnet. Eine Kollegin nutzte diesen Reiz und sprach sehr oft mit ihm über seine Großmutter. Als es dann später wieder zu aggressiven Ausbrüchen kam, musste sie nur sagen: „Was würde jetzt die Großmutter sagen?" Wie wenn ein Schalter umgelegt würde, beruhigte sich der Patient sehr schnell.

2.8.1 Psychotherapeutische Wirkung aus Sicht der Neurobiologie

Dass Oxytocin auch in der psychotherapeutischen Situation einer Rolle spielt, beschreibt Roth über die neurobiologische Interpretation der therapeutischen Allianz in der Behandlung von Depressionen. Die Wirkung der therapeutischen Beziehung wurde früher nur als Placebo-Wirkung abgetan. „Allerdings konnte vor einigen Jahren gezeigt werden, dass die Verabreichung eines pharmakologisch unwirksamen Mittels (des Placebos) und die damit verbundene Minderung des Schmerzgefühls auf realen neurobiologischen Prozessen beruht." (Roth & Strüber, 2014, S. 355ff).

„Weiter bestehe kein Zweifel, dass freundliche und aufmunternde Worte, aber auch Gestik, Mimik und freundliche Berührung die Ausschüttung positiver Substanzen, wie endogene Opioide, Serotonin und Oxytocin, zur Folge haben". Er spricht von zahlreichen neurobiologischen Nachweisen für diese Behauptung. Er zitiert die Autoren (Crockford, C., T., Deschner, T.E., Ziegler, R.M. & Wittig, 2014), die nachweisen konnten, dass positive, vertrauensvolle Interaktion von Menschen, die sich in irgendeiner Weise verbunden fühlen, im Gehirn von einer Oxytocinausschüttung begleitet wird. (vgl. Roth, G., Strüber, N., 2014, S. 356) Roth meint, die Wirkung der therapeutischen Allianz komme von einer erhöhten Oxytocinkonzentration im Gehirn von Menschen mit Depressionen, wenn sie sich helfen lassen wollen und wenn sie glauben, dass der Therapeut ihnen helfen kann. Er nennt noch weitere Mechanismen, die durch erhöhte Oxytocinspiegel in Gang gesetzt werden könnten, bis hin zu epigenetischen Veränderungen, die positive Wirkung auf die Stressregulation haben. Weitere Wirkungen sind eine Beruhigung des inneren Bewertungssystems, weil Oxytocin in den Raphe-Kernen die Serotoninfreisetzung fördert und damit Angstsymptome mindert. Im Nucleus accumbens bewirkt Oxytocin die Freisetzung von endogenen Opioiden, was zur Linderung von körperlichem und seelischem Schmerz führt. Besonders wichtig ist die Wirkung des Oxytocins auf das Stresssystem, weil es die Freisetzung von Stresshormonen deutlich vermindert und dadurch das Belastungsgefühl und den Leidensdruck (Roth & Strüber, 2014).

Die verminderte Stresshormonfreisetzung hat dann noch weitere Folgen. So wird die Neurogenese, das Wachstum neuer Zellen im Hippocampus und den Basalganglien stimuliert. Dies kann zum Erlernen neuer Verhaltensmuster, einer Neubewertung alter Denkmuster und zu einer Neubewertung von Emotionen beitragen. Roth beschreibt dies für die therapeutische Allianz zwischen einem Therapeuten und einem Patienten am Beispiel der Depression.

Ich kann nicht erkennen, dass nicht-therapeutische Berufsgruppen, die ein Vertrauensverhältnis und Bindung zu einem Patienten herstellen können, nicht dieselben Wirkungen erzielen könnten. Vorausgesetzt, sie schaffen es, den Patienten davon zu überzeugen, dass sie ihm helfen können. Letztlich wäre es dann so, dass nicht therapeutische Berufsgruppen über die Aktivierung des Bindungs- und Vertrauenssystems doch therapeutisch wirksam sein müssten, wie ich dies schon in einem meiner frühen Aufsätze dargestellt habe.

2.9 Das Stressreaktionssystem und die Angst

Zuwendung, Interesse, Wärme, Geborgenheit, das Gefühl von Vertrauen und freundliche Gesten sind eine Möglichkeit, dem Stress und der Angst entgegenzuwirken. Um diese Reaktion zu verstehen, müssen wir uns mit der Angst und dem Stress und deren Funktionen und Bewältigung auseinandersetzen. In der Kongruenten Beziehungspflege gehen wir davon aus, dass es keine Stresssituation ohne Angst gibt. Angststörungen werden in der psychiatrischen Klassifikation im ICD 10 differenziert in Phobien und Angststörungen, die Panikstörung, die generalisierte Angststörung und Angst und Depression. Weiterhin geht die Kongruente Beziehungspflege davon aus, dass jede psychische Erkrankung ihre Ursache in der Angst hat, wie sie auch immer geartet sein mag. Deshalb muss in der Kongruenten Beziehungspflege Angst eine eigene Definition erhalten.

Definition von Angst in der Kongruenten Beziehungspflege

Die Angst bezieht sich auf alle annehmbaren Störungen der neurobiologischen Strukturen der Angst und des Stresses und der Angst- und Stressbewältigung eines Menschen in seinem bisherigen Lebenszyklus. Das Angst und Stress erzeugende Ereignis muss dabei nicht erinnerbar sein. Es kann hypothetisch angenommen sein. (Bauer, 2011)

Wir gehen wieder mehrere Schritte in der Entwicklung von Menschen zurück. Meine Behauptung lautet: „Das vorherrschende Gefühl aller Tiere und Säugetiere ist die Angst.“ Fast alle Tiere sind Beutetiere. Meist gab es irgendein Tier, das größer war als ein anderes, und wenn dieses große Tier noch Fleischfresser war, dann hatten die kleineren Tiere meistens Pech. Auch der Mensch war an seinem Beginn ein Beutetier. Wir hatten immer Angst, von irgendwelchen anderen Tieren gefressen zu werden. Erst in der Entwicklung der verschiedenen Menschenarten, die dann Werkzeuge und Waffen erfunden hatten, wandelten wir uns vom Beutetier zum gefährlichsten Raubtier der Welt. Trotzdem blieb die Angst. Die Mandelkerne, von denen die Angst ausgeht, funktionieren immer noch sehr gut und sie arbeiten nach dem Prinzip: „Use it, or loose it.“ Den Mandelkernen geht es sozusagen immer besser, wenn wir sie oft einschalten, sie reagieren dann immer schneller (Ledoux, 2012).

Andererseits brauchen wir auch die Angst, um Sicherheit im Leben zu gewinnen, um Bindung und Liebe erleben zu können. Fast jeder Mensch lebt neun Monate seines Lebens in einer wunderbaren Welt, in der die beiden Urerfahrungen Bindung (Nabelschnur) und Wachstum (wir werden immer größer) gemacht werden. Es ist immer um 37 Grad warm. Wir müssen nicht essen oder trinken, alles kommt über eine Verbindung mit meiner Mutter in meinen Körper. Wenn die Mama sich auf mich freut, kommen ihre Freude und zärtlichen Gefühle auch zu mir. Ich kenne die Musik schon, die meine Mama hört und das ist noch eine andere Stimme, deren Klang ich auch oft höre. Ich wachse beständig und kann immer besser meine Arme und Beine bewegen. Irgendwann merke ich, dass mehr von den schönen Gefühlen zu mir kommen, wenn ich meine Beine schnell und heftig bewege. Die Mama scheint das zu freuen.

Irgendwann wird es dann immer enger in meiner Welt und dann geht etwas Seltsames vor sich. Irgendeine Kraft dreht mich herum, ich stehe jetzt auf dem Kopf. Das beunruhigt mich ein wenig und kurzzeitig schalten sich auch meine Mandelkerne, die schon seit der zwölften Schwangerschaftswoche aktiv sind, ein. Nachdem sich die Lage aber wieder beruhigt, geht es auch mir wieder gut. Dann beginnt ein erstes Drama in meinem Leben. Die Welt um mich herum beginnt sich immer stärker zusammenzuziehen, sie übt einen extremen Druck auf mich aus und diese immer wiederkehrende Kraft drückt meinen Kopf in eine enge Röhre und es scheint, ich stecke fest. Nun beginnen meine Mandelkerne so richtig mit ihrer Arbeit und ich erlebe, vielleicht das erste Mal, Angst und Stress. Doch dann geschieht ein kleines Wunder. Meine Mama schafft es mir zu helfen. Sie schickt mir über die Nabelschnur einen Stoff, der meine Mandelkerne beruhigt. Der Stress wird weniger. (Das ist das Oxytocin der Mutter, das die Plazenta überwindet und das nicht nur mich beruhigt, sondern auch dafür sorgt, dass die Wehen weitergehen.) Als ich endlich den Übertritt in eine neue, ganz andere Welt geschafft habe, legt man mich mit meinem Bauch voran auf den Bauch der Mutter und diese Berührung erzeugt noch mehr von diesem Gefühl, dass dieses Wesen mir immer helfen wird, meine Angst zu besiegen. (Die Berührung nackter Bauch auf nacktem Bauch ist ein starker Oxytocinreiz bei Menschen und die Eigenproduktion des Oxytocins im Körper des Kindes beginnt.). Jetzt entsteht die Gewissheit oder das Urvertrauen, dass es immer Wesen geben wird, die mir helfen werden, Angst zu überwinden.

Das ist der Sinn der Angst bei Menschen. Die Angst verhilft uns dazu, Bindung und Vertrauen zu erleben.

Wann das Glück in der Evolution erfunden wurde und das Streben nach Glück, das es sogar bis in die amerikanische Verfassung geschafft hat, so wichtig wurde für Menschen, das weiß ich nicht. Es könnte etwas mit dem Bewusstsein von Menschen zu tun haben und seine Fähigkeit, nach Sinn zu suchen. Es könnte aber auch mit einem evolutionär immer größer werdenden Stirnhirn in Zusammenhang stehen, das ein großer Gegenspieler der Angst ist und uns immer sozialer gemacht hat.

Aber auch heute noch sind die meisten Menschen von Angst getrieben. Angst nicht attraktiv genug zu sein, nicht gebildet genug oder nicht ausreichend durchsetzungsfähig. Angst ist auch in vielen Fällen die Ursache, unbedingt Karriere machen zu wollen. Nur nennen wir sie dann Ehrgeiz. Die Angst versteckt sich hinter vielen Namen. Andrerseits ist Angst natürlich etwas Wichtiges, was uns schützt. Stellen sie sich ein Leben ohne Angst vor. Dann wird es sehr gefährlich. Wenn Sie keine Angst davor haben, aus dem vierten Stockwerk eines Hauses zu springen, brauchen Sie einen guten Notarzt oder Orthopäden. Ergibt es aber einen Sinn, jeden Kollegen oder jede Kollegin für einen Konkurrenten zu halten, den man überflügeln muss? Jeden „Neuen“ sofort daraufhin „abzuklopfen“, ob er mehr „drauf“ hat? Die Mandelkerne machen keinen Unterschied, ob da draußen wirklich ein Säbelzahntiger steht oder nur ein Kollege, der sich über etwas beschwert. Alle Mitmenschen können „potenzielle“ Säbelzahntiger sein.

Im ersten Kapitel habe ich bereits darauf hingewiesen, dass die technische und kulturelle Entwicklung durch den Homo sapiens zu schnell ging. In meinen Workshops treffe ich immer recht flapsig die Aussage: „Wir sind gestern Abend vom Baum heruntergesprungen!“ Unser Gehirn kommt nicht hinterher, sich von der evolutionären Angst im Alltagsleben zu lösen und einen anderen Antrieb für die Weiterentwicklung zu finden. Einige Menschen haben dies aber schon fast geschafft, sie kommen nur noch selten in Angstsituationen. Sie haben sich sozusagen im Griff und lassen sich in den meisten Fällen von einem anderen Gefühl leiten.

Der Hirnforscher Gerald Hüther beschreibt dies in einem seiner Bücher so: „Es ist das gleiche Gefühl, das einen Menschen dazu bringt, in einen reißenden Fluss zu springen, um ein Kind zu retten, in ein brennendes Haus zu laufen, um seine Frau herauszuholen, in den Krieg zu ziehen, um das Vaterland gegen einen vermeintlichen Feind zu schützen. Weshalb haben wir keinen passenden Namen für dieses starke Gefühl? Wir ahnen, wie dieses Gefühl heißen könnte, das die Angst besiegt: Es ist die Liebe. Wir wissen aber auch, dass es nur wenige Menschen auf dieser Erde gibt, deren Fähigkeit zu lieben ausreicht, um alles, was sie umgibt zu umfassen. Sie haben kaum noch Angst ... Aber immer dann, wenn ein Mensch etwas ganz Bestimmtes auf dieser Welt gefunden hat, das ihm hilft, seine Angst erträglicher zu machen, hat er sich bereits eine neue Angst eingehandelt. Es ist die Angst, dass er das, was er liebt, wieder verliert. Sobald er spürt, dass jemand kommt und ihm das wegzunehmen droht, was er so nötig braucht, um all die verschiedenen Bedrohungen in seinem Leben aushalten, kontrollieren zu können, bekommt diese Angst einen sehr präzisen Namen: Hass. Auf diese Weise erzeugt jede unvollständige Liebe immer wieder Hass, Wut, Aggression, Feindschaft, Krieg und neue Angst auf Seiten derer, gegen die sich der Hass richtet. ... Deshalb kann die Angst auf dieser Welt erst dann verschwinden, wenn irgendwann einmal alle Menschen so aufwachsen und leben, dass sie all das, was sie umgibt, erkennen, verstehen und deshalb vielleicht auch lieben können.“ (Hüther, 2009a, S. 54).

Ich stimme dem vollständig zu und bin der festen Überzeugung, dass Menschen wissen und verstehen müssen, wie Angst in ihren Köpfen und Körpern funktioniert, über welche biologischen Mechanismen sie verfügt und welche Auswirkungen sie auf Körper, Geist und Gesellschaft haben kann. Denn dann könnte es ihnen leichter fallen, die Angst als Antrieb zu minimieren, denn ganz verlieren sollten wir sie auch nicht. Angst und Stress sowie Mustererkennung (Kapitel 1) sind die größten Probleme von Menschen in Beziehungen.

2.9.1 Die Zentren der Angst

In unseren Gehirnen sitzen Angst und Stress erzeugende und bewältigende Strukturen. Ich beschreibe hier wieder die Strukturen, die in der Kongruenten Beziehungspflege hemmend oder fördernd über Beziehungsarbeit erreicht werden können. Bei Angst und Stress wird natürlich wieder das gesamte Gehirn in Mitlei-

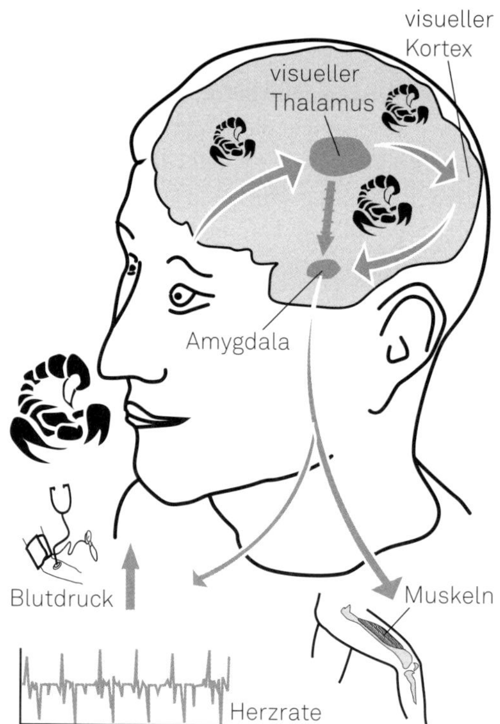

Abbildung 2-3: Angstreaktion: Hirnstrukturen und Abläufe. Quelle: Jäncke, L. (2017). Lehrbuch Neurowissenschaften. Bern: Hogrefe, S. 605.

denschaft gezogen. Die Veränderungen, die im Körper und Gehirn vor sich gehen, wenn wir in eine Stressreaktion geraten, sind natürlich auch vielfältiger und komplexer, als ich sie hier anführe.

Angst und Stress erzeugende Strukturen sind die Mandelkerne in Zusammenarbeit mit Hypothalamus, Hypophyse und den Nebennierenrinden (HPA-Achse). Der Hippocampus und der präfrontale Cortex (Stirnhirn) spielen ebenfalls eine Rolle, sowohl in der Entstehung der Angst, als auch in ihrer Bewältigung.

Die Amygdala

Über die Mandelkerne werden die angeborenen Emotionen, auch Affekte genannt, vermittelt. Furcht, Freude, Glück, Verachtung, Ekel, Neugierde, Hoffnung, Enttäuschung und Erwartung. Von den Mandelkernen geht die Kampf-Flucht-Reaktion, die Stressreaktion aus. Roth ist der Ansicht, dass alle psychischen Erkrankungen „Fehlverdratungen in der Amygdala" seien (Roth, 2008, S. 13).

Die Mandelkerne besitzen auch eigene Gesichtserkennungszellen, die auf wutverzerrte und bedrohliche Gesichter geeicht sind. Aufgabe der Mandelkerne ist es, Gefahr und Bedrohung in der Umwelt herauszufiltern und Gegenmaßnahmen einzuleiten.

Sie sind bereits in der zwölften Schwangerschaftswoche aktiv, der Fötus kann also schon Angst haben. Sie können sich sensibilisieren bis hypersensibel werden, wenn sie zu oft eingeschaltet werden. Dann reagieren sie immer schneller auf vermeintliche Bedrohung (Ledoux, 2012). Dies kann zu sehr plötzlichen und heftigen Wutausbrüchen führen, wie sie oft bei Psychopathen gesehen werden. Die Mandelkerne können auch verkleinert sein und trotzdem sehr heftig und schnell reagieren. Dies ist häufig bei der Borderline-Persönlichkeitsstörung der Fall (Cozolino, 2007).

In Zusammenarbeit mit dem Hypothalamus, der Hypophyse und den Nebennierenrinden entsteht die unkontrollierte Stressreaktion. Hüther unterscheidet in seinem Stressmodell nicht mehr zwischen Distress und Eustress, also zwischen schädigendem und wohltuendem Stress. Seiner Ansicht nach ist diese Sichtweise veraltet. (Hüther, 2009a, S. 118) Es scheint so zu sein, dass es die Bedeutung ist, die einem Menschen, einem Erlebnis oder einer Situation zugeschrieben wird, die darüber entscheidet, ob der Stress schädigt oder nicht. Ich selbst würde nie auf einer steilen Wand ohne Sicherung klettern, nicht mal mit Sicherung. Für viele andere aber stellt dies kein Problem dar und sie erleben dabei keinen schädigenden Stress (Willmann, 2016).

An dieser Stelle gehen wir auf die Stressreaktion oder Kampf-Flucht-Reaktion näher ein, weil der Weg, auf dem Stress entsteht, auch der Weg einer der möglichen Stressbewältigungsmechanismen ist, nur umgekehrt. Nach Hüther hat die Stressreaktion drei Ebenen: Kampf, Flucht, Erstarren (Todstellreflex). Vor allem das Erstarren wird uns später noch weiter beschäftigen.

Der Ausgangspunkt der Stressreaktion ist immer der Zentralkern der rechten Amygdala. Ortet die Amygdala eine Bedrohung (Stressor) in der Umwelt, dann wird sie aktiv und schüttet den Stoff Glutamat aus. Glutamat ist auch ein Geschmacksverstärker, der in vielen Würzmitteln und Fertiggerichten vorkommt. Aber keine Sorge, das Glutamat der Bedrohung wirkt anders. Ich habe mich bei einer Oecotrophologin erkundigt. Gleichzeitig wird bereits Adrenalin und Noradrenalin aus den Nebennieren in den Blutkreislauf gepumpt. Puls und Blutdruck steigen. Der Körper bereitet sich auf Kampf oder Flucht vor. Die Amygdala überprüft ständig die Gefahrenlage und ob der Stressor jetzt noch vorhanden ist. Wenn der Stressor verschwunden ist und keine Gefahr mehr droht, beendet sie die Glutamatproduktion und das System beruhigt sich. Dies ist eine kontrollierte Stressreaktion.

Ist der Stressor aber noch vorhanden, geht die Glutamatproduktion weiter. Das Glutamat regt nun im zweiten Schritt Zellen im Hypothalamus an, crf (corticotropin releasing factor) aus dem CRH-Gen zu bilden. Dieses crf gelangt zur Hypophyse und wird in ACTH (Adreno corticotropes Hormon), einer Vorstufe des Cortisols, umgewandelt. Von der Hypophyse wird das ACTH in den Blutkreislauf abgegeben. Es kreist dort und gelangt zur Nebennierenrinde, wo das ACTH in Cortisol umgewandelt wird und ebenfalls in den Blutkreislauf gelangt. Dann haben wir eine unkontrollierte Stressreaktion, der weitere Reaktionen im Körper und im Gehirn erfolgen.

Abfolge unkontrollierter Stressreaktion:
Stressor – Amygdala Aktivierung – Glutamat – crf aus CRH-Gen am Hypothalamus – ACTH aus Hypophyse – direkt in den Blutkreislauf – ACTH in Nebennierenrinde wird zu Cortisol.

Die Folgen im Körper sind unter anderem:

- Thyroxin aus der Schilddrüse erhöht die Körpertemperatur und steigert den Sauerstoffwechsel in der Muskulatur.
- Es entsteht starke Sympathikuserregung.
- Blutgefäße in der Muskulatur weiten sich, die Blutgefäße in den inneren Organen verengen sich, die Leber liefert Glucose, der Blutdurchfluss wird verlangsamt, die Herzfrequenz steigt, der Blutdruck steigt, die Bronchien liefern mehr Sauerstoff, die Pupillen sind geweitet.
- Der Parasympathikus wird heruntergefahren, Stuhl- und Urinabgang kann die Folge sein, endogene Opioide werden ausgeschüttet.

Diese Veränderungen sind ein fein ausgeklügeltes Schutzsystem. Wir brauchen in der unkontrollierten Stressreaktion natürlich mehr Kraft und dazu brauchen wir mehr Sauerstoff in der Muskulatur. Die Blutgefäße in den inneren Organen verengen sich. Wir sollen jetzt nicht verdauen oder Insulin produzieren. Die Glucose soll im Muskel bleiben, damit wir stark sind. Außerdem ist der Bauchraum die ungeschützteste Stelle am menschlichen Körper. Wenn der Säbelzahntiger hineinbeißt, fließt weniger Blut. Der Parasympathikus kann natürlich peinliche Situationen verursachen, wenn er herunterfährt und seine Spannung abnimmt. Dann machen wir uns vor Angst in die Hosen.

Ich habe einen Fall erlebt, als eine Bewohnerin in einem Altenheim vom plötzlichen Tod ihres Mannes erfahren hat und sie sofort Stuhl- und Urinabgang gehabt hat. Sie blieb dann für längere Zeit inkontinent. Die dramatische Geschichte dieser Frau werde ich später noch vollständig erzählen.

Im Gehirn gehen weitere Veränderungen vor. Deshalb muss ich an dieser Stelle kurz die Schilderung von Stress unterbrechen und erst auf die anderen beteiligten Hirnstrukturen eingehen.

Der Hippocampus und Stress und Angst

Hippocampus (lat.) heißt Seepferdchen und wird seit 1706 so benannt. Er ist den Umrissen eines Seepferdchens tatsächlich sehr ähnlich. Er ist eine besondere Struktur des limbischen Systems. Jede Hemisphäre hat seinen eigenen Hippocampus. Die Hemisphäre ist bei Geburt schon vorhanden, aber sie muss nach der Geburt weiterreifen. Sie ist erst am Ende des dritten Lebensjahres reif, um erste bewusste Erinnerungen zu bilden, vollständige Reife erlangt er erst um das zwölfte Jahr herum. Die meisten Menschen haben ihre ersten Erinnerungen in der Zeit des Kindergartens, dies dürfte zwischen drei und vier Jahren sein. Alles was vorher erlebt wird, wird unbewusst gespeichert und prägt unsere Charakterstruktur und unsere Persönlichkeit, ebenso wie unsere Erwartungen an andere Menschen und an die Welt. Wir wissen nichts aus dieser Zeit, aber sie ist extrem prägend. Wenn wir nun noch bedenken, dass die rechte „emotionale" Hirnhälfte vorwiegend in den ersten beiden Jahren entwickelt wird, dann wird auch klar, dass unbewusste Emotionen in unserer Persönlichkeit eine sehr große Rolle spielen. Wenn wir uns fragen, warum wir z. B. selbst immer so zögerlich und andere so viel entscheidungsfreudiger sind als wir, dann ist dies in dieser Zeit angelegt worden.

Menschen haben unterschiedlich große Hippocampi. Er arbeitet nach dem schon mehrfach erwähnten Prinzip „use it, or loose it". Wenn wir ihn anregen, z. B. durch interessiertes Lernen oder auch nur durch eine anregende Umgebung „wächst" er. Die Zellen verknüpfen sich miteinander. Im Hippocampus können auch neue Zellen, bis zu 10000 pro Tag, wachsen. Zumindest ist dies bei der Ratte nachgewiesen. Manfred Spitzer meint dazu, dass dies wohl auch beim Menschen der Fall sein dürfte. Bei Londoner Taxisfahrern wurde ein signifikanter Zuwachs an grauer Substanz im Hippocampus festgestellt, nachdem sie ihre Prüfung zum Taxisfahrer abgelegt hatten. (Spitzer, 2012)

Der Hippocampus ist für die Stressantwort wichtig. Am Hippocampus sitzen Cortisolrezeptoren. Wenn das Cortisol an diesen Rezeptoren bindet, dann fängt er an, gegen den Stress anzuarbeiten. Bildlich gesprochen beginnt er zur Amygdala zu rufen: „Kein Cortisol, kein Cortisol!" Die Amygdala ruft: „Cortisol, Cortisol!" So kooperieren Amygdala und Hippocampus normalerweise in der Stressreaktion. Ich stelle mir vor, dass ein großer Hippocampus lauter rufen kann und die Amygdala besser in Schach hält. Ein kleiner Hippocampus kann nur „flüstern" und damit die Amygdala nicht so gut hemmen.

Bei fast allen psychiatrischen Erkrankungen ist der Hippocampus beteiligt, meistens ist er kleiner und dies kann erklären, warum Veränderung hin zu gesundem, normalem Verhalten und Erleben der Welt für viele psychisch Kranke so schwer ist. Um Veränderung (Verbesserung der Symptome oder Genesung) zu erreichen, müssen wir dem Hippocampus helfen zu wachsen, neue Zellen zu bilden und diese zu vernetzen. Ich nenne dies „Hippocampusarbeit". Dies kann das Erlernen eines neuen Kartenspiels oder eines Tanzes sein, auch Mathematik oder das Erlernen von Fremdsprachen sowie einer neuen Basteltechnik. Wir können alles anwenden, wofür sich ein Patient interessiert und woran er Freude hat.

Besonders schwere Folgen für die psychische Gesundheit können entstehen, wenn ein traumatisches Ereignis vor der Ausreifung des Hippocampus stattfindet, weil dann keinerlei Schutz geboten wird und der Stress voll auf die Amygdala durchschlägt, sie sich stark sensibilisieren kann und noch weitere Folgen für die psychische Gesundheit entstehen können.

Bei anhaltendem Stress kann der Hippocampus flackern. Dies bedeutet, er bildet Erinnerung, dann wieder nicht, dann wieder, dann wieder nicht. Die Erinnerung, die dabei entsteht, ist natürlich zerrissen und es fehlen kürzere oder längere Sequenzen der Situation. Bei einigen traumatisierten Menschen, deren Hippocampus wahrscheinlich in der auslösenden Situation geflackert hat, habe ich beobachtet, dass sie die fehlenden Sequenzen ersetzt haben. Fast als würden sie konfabulieren.

Möglich ist auch das völlige Abschalten des Hippocampus, dann kann kein Gedächtnis mehr für die Situation gebildet werden. Die Speicherung von Teilen des Ereignisses wird dann, insbesondere unter Todesangst, physiologisch, affektiv, auditiv, olfaktorisch und teilweise optisch von der Amygdala auf eine besondere Art und Weise übernommen. (Huber, 2009, S. 46) Wir wissen dies aus der Traumaforschung, denn so lassen sich die Flashbacks von traumatisierten Menschen erklären. Dazu später mehr, wenn ich meine neue Hypothese über Trauma und die Entwicklung eines Verhaltens, das einer Psychose sehr ähnlich sein kann, beschreibe.

Stress und Hirnfunktion

Die linke Hemisphäre, mit der wir reflektieren und nach Lösungen suchen, wird im Stress ebenso gedämpft, die Sprachzentren in der linken Hemisphäre werden gedämpft oder ganz abgeschaltet. In besonders schweren Traumata kann es geschehen, dass das Sprachzentrum abschaltet und sich nie wieder einschaltet. Die Menschen bleiben dann stumm. Die verminderte Leistung betrifft auch das Stirnhirn, vor allem die Hemmung von Aggression. Die rechte Hemisphäre ist überaktiv, die linke Hemisphäre kann abgekoppelt sein.

Die meisten der Leser werden die Auswirkungen der Veränderungen im Gehirn schon einmal selbst gespürt haben. Stellen Sie sich vor, ein Vorgesetzter kommt zu Ihnen und erhebt Anschuldigungen gegen Sie, die aus Ihrer Sicht völlig haltlos sind. Sie können sich nicht wehren und werden immer gestresster. Dann wollen Sie zu einer Antwort ansetzen, aber es kommt nur ein Gestammel aus Ihrem Mund. Eine halbe Stunde ist vergangen, Sie haben sich wieder etwas beruhigt und plötzlich fällt Ihnen ein, was Sie dem Vorgesetzten entgegnen hätten sollen. Der Stress war für Sie so groß, dass die linke Hirnhälfte und das Sprachzentrum gedämpft wurden. Nach einer gewissen Zeit kehrte die volle Funktion wieder zurück und Sie konnten wieder logisch und vernünftig denken und fließend sprechen. Dies sind peinliche Situationen, aber so funktioniert eben unser Gehirn im Stress. Stress wurde in der Evolution ja nicht entwickelt, um mit einem Vorgesetzten einen Disput zu führen. Er wurde erfunden, um das Leben der Individuen zu schützen.

Ein Mensch geht in grauer Urzeit mit einem Speer bewaffnet über die Savanne. Auf einmal sieht er einen Säbelzahntiger hinter einem Felsen vorspringen. Der läuft mit gewaltigen Sätzen auf ihn zu. Unser Urzeitmensch bleibt relativ gelassen und kurz bevor der Tiger vor ihm ist, tritt er seinerseits auf ihn zu, hebt die Hand und ruft laut: „Stopp, lass uns drüber reden!" „Such dir eine Gazelle oder jemanden anderen, ich bin alt, dürr und extrem zäh, außerdem warten Frau und Kinder in der Höhle auf mich!" Dieses Verhalten wäre ja vernünftig, denn so würde er unter Umständen verschont bleiben. Blöd ist nur, dass der Tiger nicht sprechen kann, er Hunger hat und sich wahrscheinlich nicht um unsere gute Argumentation schert.

Unser Gehirn will in der unkontrollierten Stressreaktion nicht, dass wir diskutieren und nach vernünftigen Lösungen suchen. Es will, dass wir kämpfen oder fliehen. Darum werden Vernunft und Sprache gedämpft. So funktioniert nun mal dieses archaische System.

Die Geschichte von oben könnte auch noch anders erzählt werden. Unser Frühmensch geht wieder über die besagte Savanne. Wieder springt der Tiger auf ihn zu. Der Frühmensch überlegt sich, dass der Tiger doch eigentlich richtig blöd ist. „Er wird jetzt gleich zum Sprung ansetzen und ich muss doch nur meinen Speer in einem solchen Winkel halten, dass er sich selbst aufspießt und ich rolle mich schnell zur Seite." Damit steht der Entschluss fest. Der Tiger springt, unser Frühmensch erlebt dies wie in Zeitlupe (ein häufiges Erleben in einer Traumasituation) und wie er den Tiger so in der Luft betrachtet, wohl wissend, dass er gleich sterben wird, tauchen in unserem Frühmenschen Gedanken auf: „Was ist das eigentlich für ein schönes Tier, geradezu majestätisch, wie schön das Muskelspiel ist und was für ein schön glänzendes Fell, vielleicht ja der letzte seiner Art."

Wenn der Frühmensch dies wirklich denkt und fühlt, wird wohl er sterben und nicht der Tiger. Damit er dies nicht tut, wird in einer unkontrollierten Stressreaktion das Stirnhirn gedämpft und damit seine Funktion des Mitgefühls und der Hemmung von Aggression. Sie sollen in der akuten Stressreaktion nicht mitfühlend sein und Ihre Aggression nicht hemmen. Sie sollen dem Vieh den Schädel zermalmen und in seinem Blut waten, das sollen Sie. Ihr Gehirn stellt Ihnen alles zur Verfügung, was Sie dazu brauchen.

In Alltagssituationen kann dies zu schweren Störungen von Beziehungen führen! Man kann niemandem seelisch so weh tun, wie dem, den man am meisten liebt. Stellen Sie sich vor, Sie geraten mit Ihrer Partnerin oder Ihrem Partner in einen so heftigen Streit, dass Ihr Stirnhirn gedämpft wird. In Ihrem Stress sagen Sie dann etwas, was Sie eigentlich sofort wieder bereuen, aber es ist zu spät. Die Hemmung der Aggression war so stark gelockert, dass Sie voll durchschlagen konnte. Der andere reagiert darauf verständlicherweise schockiert. Vielleicht ist es Ihnen schon passiert? Wenn wir nun wüssten, dass dies eine normale Reaktion des Stressreaktionssystems ist, dann müssten wir über den anderen nicht so heftig schockiert sein und könnten den Streit weniger emotional austragen.

Nach meinen Ausführungen müssten Sie sich jetzt eigentlich fragen, wozu wir in unserer Welt dieses Stressreaktionssystem eigentlich noch brauchen? Wenn Sie in einem Kriegsgebiet leben oder immer noch im Dschungel oder in der Steppe von wilden Tieren bedroht sind, würde das System dem Überleben dienlich sein. Aber hier in Deutschland oder in weiten Teilen von Europa? Wozu brauchen wir das System hier? Wir bräuchten es wahrscheinlich nicht, aber es ist da und erzeugt große Schwierigkeiten in Beziehungen zwischen Menschen. Deshalb sollten wir das System beherrschen lernen. Ich wiederhole mich, wenn ich sage, dass die Mandelkerne nicht zwischen einem Säbelzahntiger und dem Kollegen unterscheiden, sie reagieren auf die Bedrohung. Auf uns werden keine Waffen gerichtet, wir werden nicht bombardiert und wir werden nicht in einen anderen Glauben unter Todesdrohung gezwungen. Es funktioniert bei uns weit subtiler. Die Nachricht, dass die Rente nicht mehr sicher sein wird, dass wir noch mehr Steuern zahlen sollen, dass Gammelfleisch die Regale füllt, dass unsere Eier verseucht sind, dass Fremde kommen, die uns eine andere Kultur aufzwingen wollen, das sind die Säbelzahntiger unserer Regionen.

Gehen Sie in einen Betrieb wie eine Altenhilfeeinrichtung oder jede andere Institution. Dort finden Sie vermeintliche Säbelzahntiger hinter jeder Ecke. Aus der Erfahrung der Einführung der Kongruenten Beziehungspflege in solchen Einrichtungen weiß ich, dass die größten Probleme nicht in der Beziehung zu den Bewohnern entstehen, sondern dadurch, dass die Mitarbeiter zu viel übereinander und zu wenig miteinander reden. Die dauernde Beobachtung, ob der andere genau so viel oder genau so schnell wie ich arbeitet, dies allein schon bringt den Stress hervor, der sich dann in Streit ausweitet, denn irgendwann erfahren Sie davon, was der andere über Sie gesagt hat.

Ich habe bereits erwähnt, dass ich der Meinung bin, die Menschen müssen wissen, wie ihre Angst in ihren Köpfen mit welchen Folgen entsteht, damit sie lernen können damit umzugehen. Wenn wir dies wissen, dann sind wir der Angst nicht mehr ausgeliefert, dann können wir lernen, sie zu stoppen und Organisationen und Beziehungen zwischen Menschen schaffen, in denen das Mitgefühl und die Bindung im Vordergrund stehen. Unser Bewusstsein braucht eine weitere evolutionäre Entwicklung, auf die wir nicht warten müssen. Wir könnten sie selbst einleiten, indem wir den Hauptabwehrmechanismus des Menschen überwinden: die Projektion. Dies würde voraussetzen, dass wir uns zuerst selbst erkennen müssen, unsere eigenen Schwächen und Vorurteile (Kapitel 1). Wir könnten aufhören damit, andere für unser Glück verantwortlich zu machen. „Wenn du nicht so wärst, wie du bist, dann wäre ich glücklicher!" Wir könnten beginnen, die Welt des anderen Menschen zu entdecken und ihm meine eigene Welt zeigen. Dann könnten wir den Weg des Prozesses hin zur Kongruenz gemeinsam im Mitgefühl gehen. Dazu braucht es Wissen über unsere geistige biologische Funktionsweise der Bindung und des Vertrauens, der Angst und des Stresses und den Wunsch, Beziehungen zu anderen Menschen anders leben zu wollen. Das Wollen ist das Entscheidende. Ohne Wollen geht es nicht. Die Frage, ob wir sollen, steht außer Frage angesichts des teilweise verheerenden Zustands der Beziehungen vieler Menschen in unserer Gesellschaft. Das Können müssen wir lernen.

Ich möchte hierzu Cozolino zitieren und damit zur nächsten wichtigen Hirnstruktur, die eine große Bedeutung im Zusammenhang von Angst und Stress und der Bewältigung von Angst und Stress hat, überleiten. Er fragt sich am Ende seines Buches, was wohl in der Entwicklung des Bewusstseins noch kommen sollte. Über Millionen von Jahren hinweg haben wir unsere biologischen Systeme verfeinert, um die Absichten und Gefühle anderer zu erkennen. Mit ihnen könnten wir die Zukunft gestalten. Wir haben aber noch nicht unsere Projektionen in Angriff genommen, die reflexartig und oft unbewusst sind. Das würde Anstrengung bedeuten, wobei sich unser Gehirn auch noch gegen Veränderung wehrt. „Eine zweite evolutionäre Grenze hängst ebenso mit der Angst zusammen- wie wir sie erleben und verstehen. Die Evolution hat die Angstreaktion entwickelt, um Tieren zu helfen, am Leben zu bleiben. Dies ist eine gute Sache, außer wenn ein ständig sich erweiternder Cortex dazukommt!" (Cozolino, 2007, S. 428).

Dies war in der Entwicklung von Homo sapiens der Fall. Wir haben diesen riesigen Cortex und allem voran einen, im Vergleich zur Körpergröße mit anderen Säugetieren, diesen riesigen präfrontalen und orbitalen Cortex, in dem unser Soziales und damit unsere Menschlichkeit sitzen.

Präfrontaler Cortex

Der präfrontale Cortex oder das Stirnhirn ist Sitz der Vernunft, der Antizipation, der Reue, der Scham, des Gewissens, der Empathie, des Über-Ich, es kann alle Impulse, die aus der Tiefe des limbischen Systems einschießen, bei guter Entwicklung hemmen, z. B. Aggression, Angst oder auch Lust auf noch mehr Bier oder Wein oder auch auf Sex.

Diese Hirnregion stellt eigentlich die oberste Ebene des limbischen Systems dar und beim Menschen braucht sie am längsten Zeit zur Reifung. Einige Menschen schaffen es schon mit 18 Jahren, einige brauchen länger, bis zu 22 und 23 Jahren, manche schaffen es nie. Die Region muss mit Hilfe von Bezugspersonen zur Reife gebracht werden. Haben diese Bezugspersonen jedoch selbst keine gute Ausreifung, werden die Nachkommen Schwierigkeiten haben.

Eine besondere Rolle spielt der mittlere Teil des Stirnhirns, der mediale Präfrontalcortex. Er vermittelt neun wichtige Funktionen, die im Zusammenleben von Menschen eine große Rolle spielen: Er leistet eine übergeordnete Regulation des vegetativen Nervensystems, vermittelt emotionale Balance, er ist beteiligt an Empathie, Intuition und der Modulation von Angst sowie an moralischen Empfindungen.

Bei Erwachsenen kann dieses Areal u. a. durch Achtsamkeitsübungen und Meditation angeregt werden, aber auch die feinfühlige Reflexion von Emotionen und echtes Interesse an einer Person dürften die Areale aktivieren. Bei Kindern gelingt dies durch eine sichere Eltern-Kind-Beziehung mit all seinen Verhaltensweisen von Seiten der Eltern.

Unvernünftiges, gewissenloses, schamloses und nicht empathisches Verhalten im Erwachsenenalter deutet immer auf mangelnde Ausreifung hin, ebenso wie impulshaftes Verhalten und nicht aus Fehlern lernen können. Wenn das Stirnhirn durch Verletzungen geschädigt wird, hat dies immer eine Veränderung der Persönlichkeit zur Folge. Erstmalig beschrieben an dem Fall des Phineas Cage, dem bei einer Explosion eine Eisenstange durchs linke Stirnhirn geschossen wurde. Er überlebte und der Fall war eine Sensation, über die alle Zeitungen berichteten. Nach seinem Unfall veränderte er sich aber sehr stark in seiner Persönlichkeit. Er wurde auch bald wieder vergessen und er starb in bitterer Armut.

Es war der 13. September 1848, als der Unfall geschah. Cage war der tüchtigste Mann der Rutland & Burlington Railroad Company. Er war Sprengmeister. Er machte die Sprengungen sehr exakt und war bekannt für seine Zuverlässigkeit. Die Vorbereitungen verliefen nach einem bewährten Programm. Er legte die Sprengladungen aus, deckte die Ladungen mit Sand ab, welcher anschließend mit großen Eisenstangen festgestampft wurde. Als er gerade eine Stelle feststampfte, wurde er von hinten angesprochen. Er stampfte aber weiter, ohne bemerkt zu haben, dass seine Helfer die Stelle noch nicht vollständig abgedeckt hatten. Er traf einen Stein, ein Funke wurde geschlagen und die Sprengladung explodiert. Die Detonation trieb die Stange durch seine linke Wange, durch das Gehirn auf der linken Seite, durchschlug den Schädel und landete dreißig Meter entfernt. Er überlebte dies. Er erklärte seinen Kollegen den Unfallhergang, setzte sich dann auf seinen Pferdewagen und fuhr zu dem Gasthaus, in dem er während der Arbeiten wohnte, ließ nach einem Arzt schicken und begrüßte ihn nach seinem Eintreffen: „Herr Doktor, sie haben viel zu tun!"

Der Schädel wird heute im Museum der Harvard Universität aufbewahrt. Nach dem Unfall war Cage ein anderer Mensch. Zeitzeugen berichteten, er wäre unfähig gewesen, mit anderen Menschen auszukommen, er log und betrog, hatte unkontrollierte Wutausbrüche, hatte ständig Schlägereien und kein Verantwortungsgefühl mehr. Allesamt Funktionen des Stirnhirns.

Wenn die Pubertät zu Ende geht und wir vernünftig geworden sind, hat sich das Stirnhirn ausreichend vernetzt und kann uns all die menschlichen Verhaltensweisen zur Verfügung stellen, die wir brauchen, um ein gutes menschliches Miteinander zu leben. Dafür sind unsere Umwelt und auch wir selbst verantwortlich.

Das Stirnhirn ist nicht nur der Sitz des „Menschlichen" schlechthin. Es weist noch eine weitere Besonderheit im Gegensatz zum restlichen zerebralen Cortex auf. Nach Gazzaniga hat ein menschliches Gehirn durchschnittlich 86 Milliarden neuronaler Zellen und in etwa ebenso viele nicht neuronale Zellen. 69 Milliarden davon sitzen aber schon im Kleinhirn. Die gesamte Hirnrinde, die menschliches Denken und unsere Kultur erschaffen, hat also nur 17 Milliarden Neurone und der komplette Rest des Gehirns weniger als eine Milliarde. Das Stirnhirn verfügt über weniger Neurone als das Sehzentrum, aber die Verzweigungsrate der Neurone des Stirnhirns ist wesentlich höher als im ganzen Rest (Gazzaniga, 2012).

In der Pubertät finden eine verstärkte Myelinisierung und eine verstärkte Verzweigung der Neurone untereinander statt. Das pubertäre Verhalten, risikofreudiger und kritischer zu sein, lässt uns vermehrt in die Diskussion mit Erwachsenen geraten. Um die daraus resultierenden Probleme mit den Erwachsenen zu lösen, müssen wir oft unser Stirnhirn aktivieren und damit ergibt sich mit der Zeit mehr Myelinisierung und Verzweigung der Neurone des Stirnhirns untereinander, was dann zu erwachsenem Verhalten und Denken führt.

Dies bedeutet aber auch, dass die Verzweigungen benutzt werden müssen, damit sie wachsen und erhalten bleiben. Erwachsene gehen in die Diskussion mit Jugendlichen, sie korrigieren, strukturieren und reflektieren mit ihnen. Dies führt zu den Veränderungen im Stirnhirn. Selbst erwachsen geworden, übernehmen wir dann dieses Verhalten. Wir reflektieren uns selbst, überlegen, welche Folgen unser Handeln haben wird und wir korrigieren das Verhalten. Wir schauen, welche Emotionen ein Geschehnis in uns auslösen und reagieren angemessen. Außer wir sind im Stress oder wir hatten keine reifen verfügbaren Erwachsenen. Dies ist wieder wichtig für die Erklärung einer Entwicklung von psychischen Erkrankungen. Gab es in der Biografie verfügbare reife Erwachsene oder waren sie vernachlässigend, gewalttätig, drogenabhängig oder selbst psychisch krank?

Interessanterweise berichtet Cozolino (2007) von Studien (zitiert nach Allman et al., Hakern, Erwin et al., 2001 ; Craig, 2004; Gundel, Lopez-Sala, Ceballos-Baumann et al., 2004), die als Ergebnis hervorgebracht haben, dass oben beschriebenes Verhalten zu einer deutlichen Erweiterung des präfrontalen Cortex, der Insula und des cingulären Cortex geführt haben. „Personen, die ermutigt werden, nach innen zu schauen und zu artikulieren, was sie finden, zeigen Erweiterungen ihrer Insula, ihres cingulären Cortex und ihres frontalen Cortex."

Insula

Sie ist als Verbindung zwischen dem Cortex und dem limbischen System lokalisiert und ist in der Draufsicht auf den Cortex nicht sichtbar. Sie spielt eine große Rolle bei der Erfahrung des Selbst und der Fähigkeit, zwischen sich und anderen zu unterscheiden. Sie ist beteiligt bei Empathie und Selbstkontrolle sowie bei der Erkennung der Blickrichtung von ängstlichen und bedrohlichen Gesichtern. Bei der Verarbeitung von eigenem und fremden Schmerz, vor allem von geliebten Menschen, kommt der Insula eine besondere Bedeutung zu. Sie ist auch beteiligt bei Geruch, Brechreiz und unangenehmem Geschmack (Cozolino, 2007). Bei Menschen mit antisozialen Verhaltensweisen ist die Insula sehr viel schlechter aktivierbar, wenn sie sehen, wie ein anderer Mensch Schmerzen erleidet (Birbaumer, 2014).

Cingulärer Cortex

Er liegt hinter und unter dem sichtbaren Cortex. Er ist eine Art Überwachungssystem über das, was in der Umwelt eine Rolle spielt: Laute, Bewegungen, Entdeckung von Fehlern, Täuschungen und dem Erkennen widersprüchlicher Informationen. Er aktiviert Ressourcen des Gehirns, die bei der Lösung von Problemen erforderlich sind (Roth, 2003).

James Papez beschrieb seine Funktion schon 1937 als, „den Sitz dynamischer Wachsamkeit, durch den Umwelterfahrungen mit einem emotionalen Bewusstsein ausgestattet werden" (Cozolino, 2007, S. 136). Ist der cinguläre Cortex nicht gut ausgebildet oder zeigt er Schäden, kann Mutismus (Stummheit, oft bei depressiven Menschen) entstehen. Andere Folgen sind nach Cozolino (Cozolino, 2007):

- Gemindertes mütterliches Verhalten
- Geminderte Empathie

- Emotionale Instabilität
- Erhöhte Reaktion auf Stress
- Unangemessenes soziales Verhalten
- Geminderte Ausdrucksfähigkeit
- Impulsivität und erhöhte motorische Aktivität

Erweiterungen im Sinne von mehr Verzweigungen müssten eigentlich zu einer verbesserten Funktion der Insula, des cingulären Cortex und des Stirnhirns führen. Wir sind also wieder bei dem Prinzip „use it, or loose it".

Es gibt tatsächlich psychische Erkrankungen, bei denen eine „Entnetzung" des Stirnhirns stattfindet. Die Depression kann, vor allem wenn sie in Familien gehäuft vorkommt, bis zu 49 % Substanzverlust im Stirnhirn erzeugen – wohl in der Folge von Nicht-Benutzen. Durch Benutzung kann dies aber wieder ausgeglichen werden (Grawe, 2004). Dazu in einem späteren Kapitel noch mehr. Bei Psychosen finden sich ebenfalls Substanzverluste im Stirnhirn, was möglicherweise zu der bereits erwähnten Minus-Symptomatik und der mangelnden Hemmung von Angst führen kann (Neustart im Kopf, 2011; Roth, 2003). Auch dazu später mehr.

Grawe weist darauf hin, dass der Substanzverlust des Stirnhirns durch Wieder-Benutzen wieder ausgeglichen werden kann. Der Film „Neustart im Kopf" beschreibt eine Verbesserung der Konzentration bei chronischen Psychotikern durch die Anwendung eines Computerspiels, in mehreren, aufsteigenden Konzentrationslevels. Konzentration findet im Stirnhirn statt.

Eine neuseeländische Studie über die Neurophysiologie der therapeutischen Allianz, berichtet von dauerhafter Aktivierung des Stirnhirns über eine gesamte Therapiestunde hinweg, wenn ein Therapeut sich für einen Patienten interessiert (Stratford, Lai & Mears, 2009). Wenn wir wieder „use it, or loose it" zugrunde legen, dann müssten sich über diese Aktivierung auch neue Verzweigungen im Stirnhirn ergeben und damit die Funktionen des Stirnhirns gestärkt werden.

Das heißt, wir können über Beziehungsarbeit das Stirnhirn und seine Funktionen verstärken. Ich nenne es Stirnhirnarbeit.

Stirnhirnarbeit

Echtes Interesse am Patienten zeigen, positive Emotionen erzeugen und dem Patienten helfen sich selbst zu reflektieren, zu korrigieren, zu strukturieren und sich zu konzentrieren, aktiviert das Stirnhirn und kann seine Funktionen verbessern.

Die Kongruente Beziehungspflege sieht den Ursprung psychiatrischer Erkrankungen vor allem in der Angst. Das Stirnhirn kann die Angst hemmen oder sogar besiegen, wenn es gut vernetzt ist. Deshalb steht bei allen psychiatrischen Erkrankungen die Stirnhirnarbeit ganz oben auf der Liste der Beziehungsarbeit, ebenso wie die bereits dargestellte Hippocampusarbeit. Beide Interventionen sind Voraussetzung für Veränderung!

Die Angst hemmende Funktion des Stirnhirns wurde u.a. von Ledoux beschrieben (Ledoux, 2012). Er berichtet von hemmenden Nervenfasern, die vom Stirnhirn zur Amygdala ziehen. Diese Fasern können die Amygdala beruhigen, so dass eine Stressreaktion schwächer ausfällt. Aber es gibt auch hemmende Fasern, die von der Amygdala zum Stirnhirn ziehen und dessen Funktionen hemmen können. Dies ist in der Stressreaktion der Fall, damit Aggressionen zu unserem eigenen Schutz voll durchschlagen können. Ledouy hat diese Fasern einfach gezählt und kommt zu dem Ergebnis, dass es mehr hemmende Fasern von der Amygdala zum Stirnhirn gibt, als hemmende Fasern vom Stirnhirn zur Amygdala. Dies ist wohl wieder ein evolutionärer Schutz. Die Konsequenz für die Beziehungsarbeit ist damit aber auch klar. Wir müssen uns darauf konzentrieren, über Stirnhirnarbeit die Vernetzung des Stirnhirns zu fördern, über Hippocampusarbeit die erste Stressantwort zu verbessern und über Oxytocinarbeit den Cortisolspiegel zu senken.

Ledoux hat weitere Erkenntnisse über die Bedeutung eines starken Stirnhirns in der Angstbewältigung gewonnen. Er setzte Angst konditionierten Ratten Schäden im Stirnhirn und sah, dass diese Ratten nicht mehr entkonditioniert werden konnten (Ledoux. 2012).

Wenn nun die Angst der Ausgangspunkt psychiatrischer Symptome ist und das Stirnhirn nicht gut vernetzt ist, lässt sich erklären, warum die Symptomatik in vielen Fällen so schwer beeinflussbar ist und damit haben wir wieder gute Argumente für Stirnhirnarbeit in der Kongruenten Beziehungspflege.

Wenn eine psychiatrische Erkrankung mit leichter Furcht und unerklärbarer Unruhe beginnt und die Umwelt darauf heftig reagiert, kann dies zu Stress für den Betroffenen führen. Ledoux verweist darauf, dass Stress Furcht verstärkt und zu unerträglicher Angst führen kann. Wörtlich: „Leichte Höhenangst wird unter Stress zu unerträglicher Höhenangst." (Ledoux, 2012, S. 266) Welche Rolle dabei die Diagnose einer Psychose für das Stresserleben eines Patienten spielt, lässt sich nur mutmaßen. Ebenso sagt Ledoux, dass neuer Stress alten Stress wieder aufwecken kann. In einem Versuch mit einer Ratte konditionierte er diese klassisch darüber, dass er sie in einen Käfig mit Metallboden setzte, durch den Strom fließen konnte. Immer wenn der Strom kam, versuchte die Ratte vom Boden weg in die Luft zu springen. Dann koppelte er den Strom mit einer Glocke. Später läutete nur noch die Glocke und die Ratte sprang in die Luft, bis sie bemerkte, dass gar kein Strom mehr floss. Sie hatte sich also selbst entkonditioniert. Ein halbes Jahr später nahm er dieselbe Ratte, die ein halbes Jahr ein sorgloses Laborrattenleben genießen durfte und steckte sie in einen Käfig, den man aufheizen konnte. Als die Hitze unerträglich wurde, begann die Ratte zu springen.

In einem Altenheim gibt es eine Bewohnerin, die in dem festen Wahn lebte, dass man sie entführen und zu Tode foltern würde. Sie wusste auch, auf welche Art sie dies erleiden müsste, aber das verrate ich noch nicht, weil ich den Fall später nochmal aufgreifen werde. Die Ideen traten immer mit starker Panik auf. Zu ihrem Schutz verbarrikadierte sie sich häufig in ihrem Zimmer, meistens nachts. Sie wachte ganze Nächte an ihrem Fenster durch, damit sie sehen konnte, wenn die Entführer kamen. Sie bekam hoch dosiert Neuroleptika. Wir führten mit ihr unsere Beziehungsinterventionen durch und nach einem halben Jahr wurde die Symptomatik besser. Ein weiteres halbes Jahr später waren die Neuroleptika abgesetzt und von der Symptomatik nichts mehr zu sehen. Sie lebte sehr glücklich in diesem Haus, bis eine neue Altenpflegerin eingestellt wurde, die sich nicht an die Beziehungsinterventionen hielt. Sie erzeugte bei den Bewohnerinnen Stress, indem sie immer von der „Endstation" Altenheim erzählte und sich darüber ausließ, dass das Leben mit all seinen Mühen und Leiden dann in einem solchen Haus enden müsse.

Plötzlich begann bei unserer Bewohnerin wieder leichte Unruhe und sie musste sogar einmal ihre Bedarfsmedikation, die zur Sicherheit angesetzt war, einnehmen. Die neue Altenpflegerin musste noch in der Probezeit das Haus verlassen. Die geplanten Beziehungsinterventionen konnten nun wieder ungestört fortgesetzt werden und die Unruhe der Bewohnerin ging zurück. Seitdem kam sie auch nicht mehr wieder. Sie lebt immer noch glücklich und zufrieden, völlig frei von Symptomen in diesem Haus.

Angst vollständig zu löschen ist nach Ledoux unmöglich. Es würde evolutionär gedacht auch keinen Sinn ergeben, wenn wir die Angst vor dem Säbelzahntiger vergessen würden. Ledoux sagt, dass nur die Folgen der Angst abgemildert werden können. Dabei spielt mit Sicherheit das Stirnhirn in Verbindung mit kortikalen und subkortikalen Zentren eine große Rolle. Es lernt die Angst abzuschwächen, wahrscheinlich über stärkere Vernetzung und verstärkte Einflussnahme auf subkortikale Strukturen.

In der Angst setzt unser Gehirn alles daran uns zu schützen und greift dabei tief in seine Trickkiste. Ein besonderer Trick ist das Anlegen von impliziten Gedächtnissen, die an etwas aus der Zeit vor dem Angst-erzeugenden Ereignis unbewusst erinnern. Auch dazu erzählt Ledoux eine Geschichte.

Ein Kaninchen hat Durst und beschließt zum Wasserloch zu hoppeln und dort zu saufen. Während es durch den Wald hoppelt, pfeifen Vögel, der Wind rauscht in den Blättern, Äste knacken, der Motor einer Kettensäge röhrt. Am Wasserloch angekommen, freut sich das Kaninchen schon auf das kühle Nass, es beugt sich über die Wasserfläche und erschrickt zu Tode. Im Wasser spiegelt sich der Fuchs, der sich unbemerkt angeschlichen hat und direkt neben dem Kaninchen steht. Die Stressreaktion setzt sofort ein. Wir erinnern, dass die Stressreaktion drei Ebenen hat. Kampf, Flucht oder Erstarren (Todstellreflex). Unser Kaninchen entscheidet sich für letztere Variante und fällt starr zu Boden. Der Fuchs ist erstaunt und zögert einen Moment. Diese kurze Zeit nutzt das Kaninchen, um die Flucht zu ergreifen. Wenn ein Kaninchen in vollem Tempo ist, kommt kein Fuchs mehr hinterher. Unser Kaninchen überlebt. Drei Tage später sitzt es seelenruhig und gemütlich auf einer sonnigen Lichtung. Da pfeift ein Vogel und das Kaninchen bekommt sofort heftige Todesangst, weiß aber nicht warum!

Ledoux nennt diesen Vorgang implizite (unbewusste) Gedächtnisbildung zum Schutz vor dem Gefressenwerden. Solche impliziten Gedächtnisse werden auch in Situationen eines Traumas angelegt. Wenn dann aus einem Trauma ein Phänomen wird, das man auch Psychose nennt, könnte dies erklären, warum aus heiterem Himmel psychotische Symptomatik entsteht. Auch bei Angst und Panikstörungen könnte dies erklären, warum die Panik und die Angst plötzlich aus scheinbar heiterem Himmel entstehen. Implizit bedeutet aber unbewusst und das ist das Problem. Patienten selbst können nichts über den Auslöser wissen und wir als Mitarbeiter müssen schon viel Glück haben, wenn wir ihn zufällig entdecken können.

Die größte Angst, oft Todesangst mit den heftigsten möglichen Folgen für das Leben und psychische Gesundheit, erleben Menschen während eines Traumas. Deshalb müsste ich dies an dieser Stelle bereits beschreiben. Weil das Wissen um Traumatisierung mit all ihren Folgen für Geist, Gedächtnis und andere Gehirnfunktionen aber in meiner neuen Hypothese zur Entstehung von Psychosen eine große Rolle spielt, müssen Sie sich noch etwas gedulden.

Dass Stress vor allem im frühen Kindesalter enorme Auswirkungen hat, zeigen zahlreiche Studien, die Cozolino anführt. Es ergeben sich eine abnorme Entwicklung des Cortex, eine geringere Größe des Corpus callosum, geminderte Entwicklung der linken Gehirnhälfte, geringere Entwicklung des linken Hippocampus und eine reduzierte Integration zwischen linker und rechter Hirnhälfte (Cozolino, 2007). Dies hat schwere Folgen für die emotionale Regulierung, der Fähigkeit zur Selbstreflexion und dem Erlernen neuer Verhaltensweisen im Erwachsenenalter. Kinder, die in ihrer frühen Zeit und als Kleinkind oft Stress erleben, haben oft fehlende Erinnerungen an die jeweilige Zeit. Bei manchen Menschen beginnt die früheste Erinnerung oft erst mit zehn oder zwölf Jahren. Bei einer Patientin, die als Kind sehr häufig von ihrem Großvater und anderen Männern systematisch missbraucht wurde, begann die bewusste Erinnerung an das eigene Leben erst mit siebzehn Jahren.

Im letzten Abschnitt habe ich einige Informationen rund um die Angst und den Stress gegeben, vor allem welche Strukturen des Gehirns Anteil bei ihrer Entstehung haben. Aber ich habe auch schon über die Systeme der Angst und Stressbewältigung gesprochen: Hier die Funktion des Stirnhirns und die Stressantwort des Hippocampus, im voranstehenden Text auch schon über die Rolle des Oxytocins als „Stresskiler". Es gibt aber noch weitere Angst und Stress bewältigende Strukturen, auf die wir über Beziehung einwirken und sie stärken können.

2.9.2 Angst bewältigende Strukturen

Angst bewältigende Strukturen sind das Stirnhirn und der Hippocampus, ebenso wie das Oxytocin. Darüber hinaus gibt es die vagale Bremse, die Cortisolrezeptoren und die Cortisolbremse. Diese habe ich schon im Zusammenhang mit der Stressreaktion erwähnt. So war die Abfolge bei der unkontrollierten Stressreaktion, die ich hier nochmal wiederhole.

Abfolge unkontrollierter Stressreaktion
Stressor – Amygdala Aktivierung – Glutamat – crf aus CRH-Gen an Hypothalamus – ACTH aus Hypophyse – direkt in den Blutkreislauf – ACTH in Nebennierenrinde wird zu Cortisol. Cortisol im Blutkreislauf

Die Cortisol- oder Stressbremse, genauer gesagt ein Negativ-Feedback des Cortisols auf seine eigene Produktion, funktioniert genau auf dem gleichen Weg, nur rückwärts. Wenn die Stressreaktion in vollem Gange ist, kreist Cortisol im Blut, überwindet die Blut-Hirn-Schranke und dockt irgendwann an der Hypophyse an, wo es die Bildung von ACTH (Adreno corticotropes Hormon) hemmt. Einfach gesagt hemmt das Cortisol die Bildung der eigenen Vorstufe. Dadurch gelangt weniger ACTH in den Blutkreislauf und damit sinkt die Produktion von Cortisol in der Nebennierenrinde. Wenn die Bedrohung außerhalb aber weiter vorhanden ist und die Amygdala auch weiterhin die Produktion von crf (corticotropin releasing factor) forciert, gelangt dies weiterhin zur Hypophyse, wo wieder mehr ACTH produziert wird. Deshalb dockt das Cortisol am CRH-Gen an und schaltet es aus. Dann geht die Stressreaktion herunter.

Mit dieser „Stressbremse" regelt der Körper auch die normalen Tagesschwankungen von Cortisol im Blut. Die normale Tagesschwankung von Cortisol im Blut hat über 24 Stunden ca. fünf Spitzen, die wieder zurückgeführt werden müssen und am Ende des Tages sollte der Spiegel niedrig sein, damit wir uns für den nächsten Tag erholen können.

Diese Stressbremse kann sich verbrauchen, wenn sie zu oft eingeschaltet wird. Dann können daraus hohe Ruhecortisolspiegel entstehen, die bei neu auftretendem Stress zu noch mehr Stresshormonen im Blut führen, was den Organismus schädigen kann, etwa in einem Abfall des Immunsystems. Ebenso könnten die hohen Spiegel zu Entnetzung in Hirnregionen führen, etwa dem Präfrontalcortex, mit all seinen Folgen.

Rainer Böhm berichtet von Studien an Kleinkindern bis zu zwei Jahren, die in Kitas betreut wurden. Dort entwickelte sich der Tagesverlauf durch den Stress der Trennung von den Bezugspersonen anders. Das normale morgendliche Hoch an Stresshormonen blieb aus und die Reaktion fiel eher niedrig aus. Am Abend, wenn die Spiegel eigentlich sinken sollten, entwickelten sich dann wieder höhere Werte. Dies korreliert häufig mit aggressivem und unsozialem Verhalten im späteren Leben. Solche Verläufe wurden auch bei misshandelten, missbrauchten und schwer vernachlässigten Kindern gefunden. (Böhm, 2013). In der Denkweise der Kongruenten Beziehungspflege könnte den abnormen Verläufen der Tagesschwankungen nur mit der Wirkung von Oxytocin entgegengetreten werden, wie schon mehrfach beschrieben.

„Berührungen führen zur Stimulation des Wachstuns von Gluccocorticoid-Rezeptoren." (Cozolino, 2007, S. 108). So beschreibt Cozolino das kleine Wunder, das uns helfen kann, mit Stress besser fertig zu werden, Stress-resistenter zu werden. Er meint damit die Stimulation des Wachstums von Gluccocorticoid-Rezeptoren. Diese entstehen in der Kindheit durch die Berührungen der Bezugspersonen und später in Partnerschaften beim Austausch von Zärtlichkeiten. Gluccocorticoid-Rezeptoren sind Rezeptoren für Stresshormone, Oberflächenstrukturen an Zellmembranen, die Stresshormone binden. Sie reduzieren damit die Wirkung von Stress im Körper als auch die negative Wahrnehmung von Stress.

Michael Meaney's Versuche mit Ratten haben dazu geführt, zu verstehen, wie zärtliche Berührung zwischen Kindern und Bezugspersonen das Wachstum dieser „Cortisolrezeptoren" hervorbringt. Ich erzähle diese Versuche mit ganz einfachen Worten. Kurz nach der Geburt trennt man Rattenjunge von ihren Müttern. Einen Teil der Ratten setzt man in Käfig A, einen anderen Teil in Käfig B. Die kleinen Ratten in Käfig A werden mit Nahrung und Flüssigkeit versorgt, sonst nichts. Die Tiere in Käfig B bekamen auch Nahrung und Flüssigkeit, aber sie wurden mehrmals täglich von den Laboranten aus dem Käfig genommen und gestreichelt. Dies entspricht in etwa dem Lecken der Rattenmutter. Nach sechs Wochen wurde die Dichte der „Cortisolrezeptoren" am Hippocampus der Ratten gemessen. Siehe da! Die gestreichelten Ratten hatten mehr Rezeptoren als ihre vernachlässigten Artgenossen.

Ich sage jetzt nicht, dass Sie Ihre Patienten streicheln sollen, aber wir sollten es zulassen, dass sie sich gegenseitig streicheln dürfen, wenn Sie verstehen was ich meine. Freundschaftliche Berührungen, Verständnis für die Sorgen und Nöte, Mitgefühl in schwierigen Situationen, das Gefühl der Geborgenheit oder auch einfach ein gemeinsames Erleben von schönen Situationen könnte eine ähnliche Wirkung haben. Auch das „In-den-Arm-Nehmen" könnte eine sinnvolle Intervention sein, wenn alle Parameter, die dagegensprechen, wohl bedacht sind. Dies ist vor allem in der psychiatrischen Behandlung zu bedenken. In der Altenhilfe hingegen oder in der Gerontopsychiatrie sehe ich täglich herzliche und tröstliche Umarmungen.

Meaney hat in Tests versucht, die Problematik der Rezeptoren wieder umzukehren und es ist ihm teilweise auch gelungen. Er gab die Ratten zu anderen Müttern, die sehr liebevoll waren und dort gab es auch sehr viel Spielzeug für junge Ratten, eine anregende Umgebung zum Klettern und Röhren, durch die die jungen Raten kriechen konnten und es gab eine Menge Spielkameraden. Dadurch konnte die Prägung teilweise neu überschrieben werden. Auch Karl-Heinz Brisch berichtet, „dass sich sichtbare Veränderungen im Gehirn von Kindern, die früh vernachlässigt worden waren, mit einer – intensiven Therapie von mehreren Stunden in der Woche – zumindest teilweise rückgängig machen lassen." (Spork, 2017, S. 234). Er hat dies an der Größe des Hippocampus gemessen.

Die vagale Bremse

Diese Bremse ist Teil des Zusammenspiels von zwei großen Nervengeflechten im Körper. Sie entwickelten sich evolutionär mit der immer größer werdenden sozialen Fähigkeit von Säugetieren. „Die zahllosen Subtilitäten sozialer

Interaktionen erfordern ein System körperlicher und emotionaler Regulierung, das für so eine komplexe Aufgabe genau eingestellt ist." (Cozolino, 2007, S. 113) Für Menschen ist dies besonders wichtig, weil sie ja in einer sehr komplexen Welt verschiedener Beziehungen leben. Wir müssen mit einem uns unsympathischen Vorgesetzten eben auch auskommen. Oder mit dem sportlich genialen Mitspieler in einer Fußballmannschaft, der aber ein arroganter Kerl ist. In solchen Situationen kommen wir mit unserer einfachen Kampf-Flucht-Reaktion nicht weiter.

Die beiden großen Nervengeflechte sind das Sympathikussystem und das Parasympathikussystem. Nach Stephen Porges, der die polyvagale Theorie des sozialen Engagements aufstellte, um die Evolution der Affektregulierung bei Menschen zu erklären, gibt es drei separate autonome Subsysteme, die bei allen Säugetieren vorkommen. Der vegetative Vagusnerv (Parasympathikus, nicht mit Myelin ummantelt) beruhigt organische Zentren des Körpers. Das zweite Subsystem ist die Kampf-Flucht-Reaktion, die vom Sympathikus unterstütz wird. Das dritte Subsystem ist der intelligente Vagusnerv, das System des sozialen Engagements. Dieses myelinummantelte Vagussystem kann die sympathische Erregung dämpfen und so dafür sorgen, dass wir in schwierigen Beziehungssituationen nicht ständig „aus der Haut fahren". (Cozolino, 2007, S. 113). Er kann, bei sogenannt gutem Tonus, sehr rasch eine bewusste Kontrolle des Herzschlags erwirken und wenn wir genug Erfahrungen über Sicherheit in Beziehungen gemacht haben, in Verbindung mit Oxytocin die Kampf-Flucht-Reaktion modulieren.

Die Entwicklung des intelligenten Vagussystems beginnt in der Kindheit und ist abhängig von der Qualität der Beziehung zwischen Bezugspersonen und dem Kind. Ist die Beziehungsqualität, wie schon in den Kapiteln angesprochen, positiv, so entsteht ein guter Tonus (Spannkraft) des Vagusnervs, der dann zur guten Emotionsregulierung und Selbstregulierung beiträgt. Ist der Tonus, der übrigens im EKG gemessen werden kann, aber schwach, hat dies Einfluss auf die psychosoziale und kognitive Entwicklung. Menschen mit mangelhaftem vagalen Tonus haben Schwierigkeiten, Emotionen und eben auch Aggression zu unterdrücken, sich zu konzentrieren, sich auf andere einzulassen oder einem Spiel oder Unterrichtsstoff zu folgen. Sie sind leicht, bisweilen extrem schnell reizbar, besonders dann, wenn noch andere, in diesem Kapitel angeführte Problematiken in der Stressregulation vorliegen. Sie zeigen Verhaltensprobleme ab dem Alter von drei Jahren, sie sind emotional fehlreguliert, zerstreut, impulsiv und hyperaktiv.

Ein junger Mann kam in einem Workshop auf mich zu, bevor dieser überhaupt begonnen hat. Er sagte mir, dass es sein könne, dass er zwischendurch einfach den Raum verlässt und ich solle mir dazu keine Gedanken oder Sorgen machen. Auf meine Nachfrage, warum er dies eventuell tun werde, erzählte er mir sehr zögerlich von sich selbst. Er hätte eine schlimme Kindheit gehabt, mit einem Vater, der ständig aggressiv herumgebrüllt habe und der ihn heftig geschlagen hat. Er selbst sei deshalb sehr leicht erregbar und dies spüre er, wenn sein Herz heftig zu schlagen beginnt. Das kann schon geschehen, wenn zu viel Unruhe in einem Raum ist. In Workshops habe er das schon erlebt. Er habe aber gelernt, sich dann wieder zu entspannen. Er müsse in dieser Situation für ein paar Minuten an die frische Luft gehen und sich dort mit entsprechende Übungen beruhigen und entspannen. Ich fragte ihn, ob er schon einmal etwas vom vagalen Tonus gehört habe. Er bestätigte mir, dass bei ihm ein sehr schwacher vagaler Tonus als Ursache diagnostiziert wurde. Er verließ den Raum innerhalb des dreitägigen Workshops nur zweimal. Wir haben sehr viel über Oxytocin geredet.

2.10
Wie alles zusammenspielt

Für die Kongruente Beziehungspflege ist der wichtigste Inhalt dieses Kapitels die Darstellung der positiven Wirkung der Beziehung in „normalen" Beziehungen, schon während der Schwangerschaft, der frühen Zeit von Menschen und dem weiteren Leben als Erwachsene. Das „Normale" hat über die Mechanismen der Epigenetik und damit der neuronalen Plastizität einen so großen Einfluss auf die psychosoziale und körperliche Gesundheit von Menschen. Diesem Umstand wird, wohl wegen seiner scheinbaren Banalität, kaum Bedeutung beigemessen. Wenn man es pointiert formulieren will, könnte man die Kraft einer gelingenden Beziehung als das stärkste Mittel einer erfolgreichen „Menschwerdungstherapie" bezeichnen – wobei niemand in diesem Zusammenhang den Begriff Therapie verwenden würde. Von einer Therapie spricht man ja nur im Zusammenhang mit kranken Menschen. Wachsen Kinder bei Wölfen auf, wie in dem Beispiel aus Bengalen, sind diese Kinder dann menschlich krank oder „gesunde Mangelwölfe"?

Gute Eltern oder Bezugspersonen machen ein Art „Beziehungstherapie" mit ihren Kindern, meistens ohne darüber nachzudenken oder es zu wissen. Die Auswirkungen dieser Therapie sind milliardenfach zu sehen und sie ist auch in Studien zu bestimmten Aspekten gut belegt. Aber die Wirkung der Beziehung von nicht therapeutischen Berufsgruppen mit Patienten im klinischen Setting wird noch nicht erkannt bzw. nicht gemessen.

Eltern und Bezugspersonen, die selbst fehlreguliert sind – sei es durch Stress, Krankheit oder auch einer eigenen "schlechten" Kindheit – geben die Beziehungsprobleme an andere Menschen weiter. Dabei trifft sie keine eigene Schuld, außer sie verhalten sich mit Vorsatz. Einige von ihnen entwickeln dann therapiebedürftige psychische oder körperliche Erkrankungen. Therapien kosten Geld. Andere entwickeln sich zu Straftätern und zu „schuldfähigen" Straftätern. Dies beschäftigt Polizei, Gerichte, Strafvollzugsanstalten und forensische Kliniken. Das kostet Geld.

Wann werden wir verstehen, die Beziehungen zwischen Menschen so zu gestalten, um diese Folgen zu minimieren? Wie viel Geld könnte im Gesundheitswesen und bei den Strafverfolgungsbehörden gespart werden, wenn Menschen mehr über die Wechselwirkungen und körperlichen und psychischen Folgen von negativ wirksamen menschlichen Beziehungen wüssten?

Mit der ausführlichen Darstellung der beiden großen, psychischen widerstreitenden Systeme Bindung und Stress möchte ich Folgendes deutlich hervorheben: Der derzeit beste Kandidat für gelingende Beziehungen könnte die Bindung sein, denn in positiven und fürsorglichen Bindungsbeziehungen werden wohl weitgehend positiv wirksame Emotionen erzeugt und keine Angst. Sollte in positiven Bindungsbeziehungen Angstgefühle doch einmal aufkommen, besteht eine gute Chance, dass die Bindung die Angst wieder zu überwinden hilft.

Ich zitiere nochmals Uvnäs-Moberg, die dem Oxytocin in der Bindung eine hohe Bedeutung beimisst. Sie beschreibt die positiven Wirkungen von Nähe und Vertrautheit sowie die Oxytocin-Ausschüttungen im weiteren Verlauf des Lebens so, dass es „alles in allem zu einer erhöhten Aktivierung des growth and relaxation- bzw. des calm and connection-Systems (kommt). In Reaktion auf wiederholte Erfahrungen des engen Kontaktes „schleifen sich" die oben erwähnten Wirkungen „ein" und können als gesundheitsfördernde Wirkungen in lange anhaltenden Beziehungen beobachtet werden." Sie beschreibt die elementaren Reaktionsmuster der Kampf-Flucht-Reaktion und der gegenteiligen Reaktionen, die auf ein gelassenes Miteinander zielen. „Auch auf der Ebene der Gesellschaft sollte sich der Gedanke durchsetzen, dass wir das growth and relaxation- bzw. das calm and connection-System stärken müssen. Wenn das nicht geschieht, dann könnten Abwehr- und Stressreaktion in der Gesellschaft die Oberhand gewinnen.“ (Uvnäs-Moberg, 2011, S. 27f).

3 Die verschiedenen Bindungstypen

3.1 Zu Beginn eine Geschichte

Mit einem lauten Krach fiel die Tür ins Schloss. Es war der klassische Abgang für diese Frau. Wir waren seit gut fünf Tagen in Spanien am Meer zu einem 14-tägigen Strand- und Badeurlaub. Wir, das sind meine Familie, meine Frau, unsere vier Kinder und ich, und eine andere Familie, auch mit vier Kindern. Die Frau war geschieden und erzog ihre Kinder allein. Wir hatten ein Ferienhaus unweit des Strandes gebucht. Jede Familie hatte eine eigene Wohnung mit eigenem Eingang. Mir war das wichtig. Aber es gab eine verschlossene Verbindungstür zwischen den Wohnungen, die mir etwas Sorgen bereitete. Wir hörten die andere Familie sehr deutlich, wenn sie wieder einmal lautstark stritten, was nicht selten vorkam.

Schon am zweiten Tag des Urlaubs war es dann so weit. Meine Sorge war berechtigt. Die Verbindungstür zwischen den Wohnungen öffnete sich. Einer der kleinen Schlaumeier der anderen Familie hatte den Schlüssel gefunden. Die Kinder waren sehr erfreut darüber, meine Freude hielt sich in Grenzen. Ich sah eigentlich nur Nachteile, wie offenen Verkehr zwischen den Wohnungen, gefährdete Intimsphäre, ständiges Geschwätz usw. Einen kleinen Vorteil hatte es allerdings auch, den ich zu schätzen wusste. Die Terrasse für unsere Wohnung lag einen Stock tiefer im Garten. Wir mussten also immer Geschirr und Essen für jede Mahlzeit die Treppe nach unten tragen. Die Terrasse der anderen Familie war eine Dachterrasse. Dies gab dann den Ausschlag für meine Zustimmung, dass die Tür geöffnet blieb.

Am Montag öffnete sich die Verbindungstür. Der Weg zur Dachterrasse der anderen Familie führte an den beiden Kinderzimmern vorbei, dessen Türen immer offenstanden. Ab dem Dienstag wunderte ich mich über die Unordnung in den beiden Zimmern. Wäschestücke lagen verstreut auf dem Boden, leere Flaschen füllten die Nachtschränkchen, Chipstüten und zusammengeknüllte Zettel lagen herum, die Betten waren natürlich ungemacht. Dieses Chaos steigerte sich von Tag zu Tag. Ich dachte mir, dass ich so etwas unterbinden würde, aber es waren ja nicht meine Kinder. Die Mutter der Kinder schien dies nicht zu bemerken, aber ich wartete auf eine Reaktion. Von der ich mir sicher war, dass sie kommen würde.

Wir frühstückten jeden Tag auf der Dachterrasse und saßen auch abends oft bei einem Glas Wein dort. Ich kannte die Frau und ihre Eigenheiten schon lange. Ich war eigentlich nicht verwundert darüber, als am Freitag der ersten Woche, so gegen 21.00 Uhr die erste Reaktion der Frau auf die Unordnung in den

Kinderzimmern begann. Zuerst war sie noch freundlich zu den Kindern und bat diese, die Unordnung sofort zu beheben. Aber die Kinder zeigten keine Reaktion. Einer der Söhne lag auf seinen zerwühlten Laken, die Bettdecke auf dem Boden und las in einem Buch. Auf dem anderen Bett lag der andere Sohn auf dem Bauch und stierte die Wand an. Die beiden Mädchen sortierten ihre am Strand gesammelten Muscheln. Nachdem kein Kind eine Reaktion auf die Mutter zeigte, wurde diese immer lauter und vorwurfsvoller. Ich hörte etwas darüber, dass sie immer hinter den Kindern herräumen müsse, sie doch nicht die Putzfrau wäre, sie mehr Dankbarkeit erwarten würde und sie sich dies nicht mehr länger gefallen lassen würde. Keine Reaktion der Kinder.

Jetzt steigerte sich die Frau in ihrer Lautstärke noch weiter. Ihre Stimme überschlug sich fast, als sie mit dem Fuß stampfte und schrie: „Ich habe jetzt genug von euch und eurer Undankbarkeit, ich habe so etwas nicht verdient und werde jetzt die Konsequenzen ziehen. Ihr werdet schon sehen, was ihr davon habt! Ich opfere mich auf für euch und ihr, was macht ihr?“ Der älteste Sohn zeigte jetzt eine Reaktion. Er blickte von seinem Buch auf, sah seine Mutter kurz an, nur um dann wieder weiterzulesen.

Die Frau stampfte nochmals mit dem Fuß auf, gab einen schrillen, quietschenden Ton von sich und rauschte davon. Sie schmiss die Türe zu und weg war sie. Ich beobachtete diese Szenerie von der Dachterrasse aus. Der von mir erwartete Ausbruch war nun da, denn wie gesagt, ich kannte die Frau ja schon länger. Ich war zunächst auch belustigt, denn die Szene hatte etwas Komisches an sich. Dass die Kinder aber gar keine Reaktion zeigten, ärgerte mich als Vater auch. Ich stand von meinem Platz auf, blickte über die Brüstung der Dachterrasse in den Garten hinunter und sah die Frau gerade noch mit ihrem Fahrrad das Grundstück verlassen. Es war schon ziemlich dunkel. Dann wandte ich mich ab und ging zu dem ältesten Sohn ins Zimmer. Ich wollte von ihm wissen, was wir jetzt tun sollten. Er hob kurz den Kopf, sah mich an und sagte: „Die kommt schon wieder.“ Das war der ganze Kommentar.

Ich setzte mich wieder auf die Dachterrasse und diskutierte die Situation mit meiner Frau. Eine halbe Stunde später kam die Geflohene zurück. Ich war erleichtert, dass ihr in ihrer Rage nichts zugestoßen ist und erwartete eine besonnenere Aktion von ihr. Aber sie machte dort weiter, wo sie aufgehört hatte. Sie tobte, sie schrie, sie weinte und sie machte ihren Kindern Vorwürfe, dass diese daran schuld seien, dass sie „dort draußen in der Dunkelheit solche Angst gehabt hätte.“

Angaben zu Person, Ort und begleitenden Lebensumständen sind in meiner Geschichte anonymisiert und verändert. Ich habe auch versucht, mit der Frau über ihr Verhalten zu reden und sie zeigte sich interessiert an meinen Interpretationen zu ihrem Verhalten und den Wechselwirkungen mit ihren Kindern, die sie damit auslöste.

> Verschlossener für neue Sozialkontakte mit Erwachsenen und Gleichaltrigen, aggressives Drohverhalten und hilflose Verhaltensstrategien, übersteigerter Gefühlsausdruck, wenig kompromissbereit, emotionale Abhängigkeit, weniger selbstverantwortlich bei Belastung.

Diese Angaben sind in einer Tabelle in Anlehnung an Ainsworth und Main (Lieschke, 2012) zu lesen, die die möglichen Auswirkungen auf das spätere Erleben und Verhalten eines früh unsicher-ambivalent gebundenen Kindes im späteren Leben und im Erwachsenenalter beschreibt. Diese Frau könnte so eine frühe Bindung erlebt haben. Früh unsicher-ambivalent gebundene Menschen sind im Erstkontakt mit

Menschen oft eher lauernd, drohend und verschlossen und wollen dem anderen signalisieren, dass er gut aufpassen soll, was er tut und sagt. Sie können soziale oder emotionale Probleme in einer Beziehung nicht gut lösen und benutzen zur Problemlösung oft inadäquate Verhaltensstrategien. Um ein emotionales Problem mit einem anderen Menschen zu lösen, nützt es nichts, Geschirr zu zerschlagen oder den Fernseher aus dem Fenster zu werfen. Trotzdem sind sie emotional sehr abhängig von anderen Menschen. Ihr emotionaler Ausdruck hinsichtlich Freude oder Trauer ist fast immer übersteigert und sie können darin schnell wechseln. Gerade bei dieser Frau aus dem Beispiel habe ich erlebt, wie sie bei einem Fest körperlich zu Boden sank und verzweifelt schrie und jammerte, als sie einen Anruf erhielt. Es war die Todesnachricht einer Bekannten. Alle kümmerten sich natürlich um sie und wollten sie trösten. Sie nahm dies auch an. Zehn Minuten später aber erzählte sie einen Witz und war bester Laune.

Früh unsicher-ambivalent gebundene Menschen sind auch oft ziemlich laut. Sie können keinen Raum betreten, ohne dass sie bemerkt werden. Sie haben ihren Auftritt. Sie können nicht lächeln, sondern prusten immer vor Lachen, sie können sich nicht ein wenig ärgern, sie müssen sich furchtbar laut aufregen. Das ganze Verhalten wirkt etwas kapriziös und übertrieben. Menschen, die sich so zeigen, sind nicht psychisch krank, sie sind so geworden, weil die frühe Kindheit für sie problematischer war als für andere Menschen.

Im Gegensatz dazu lautet die Beschreibung bei früher sicherer Bindung folgendermaßen:

> „Adäquateres Sozialverhalten im Kindergarten und der Schule, mehr Phantasie, größere und längere Aufmerksamkeit, höheres Selbstwertgefühl und weniger depressive Symptome, offener Austausch über Gefühle, Kompromissbereit bei Konflikten, selbstverantwortlich bei Belastung". (Lieschke, 2012, S. 2)

Könnte es sein, dass die frühe Bindung zu ihren Bezugspersonen diese erwachsene Frau in ihrem Verhalten immer noch bestimmt? Dazu kann die Bindungsforschung einiges sagen.

3.2 Die Entwicklung der Bindungstheorie

Bindung, Bindungsentwicklung, Bindungsstile und-typen und Bindungsforschung sind ein riesiges, fast unüberschaubares Gebiet, wenn man sich nicht intensiv und sehr lange damit auseinandersetzt. Ich habe mich ganz gut damit beschäftigt und komme zu dem Schluss, dass die Aussagen recht uneinheitlich sind, z. B. wie die beschriebenen Bindungstypen genannt werden, welche Verteilung der Bindungstypen sich in der Gesamtbevölkerung findet, wie die Beschreibungen des Verhaltens eines Kindes in Testsituationen zur Bestimmung des Bindungstyps lauten und welche Bedeutungen die frühe Bindung bei der Entwicklung psychischer Erkrankungen im späteren Lebensalter hat.

Die 1913 geborene und 1999 verstorbene Bindungsforscherin Mary Ainsworth war eine der ersten Beschreiberinnen einer Bindungstheorie. Ich wähle deshalb die Bezeichnungen der Bindungstypen, die Mary Ainsworth benutzt hat. Ebenso verwende ich die Beschreibungen der Testsituation des Fremde-Situation-Tests, wie er von Mary Ainsworth entwickelt wurde.

In diesem Kapitel erfahren Sie aus Sicht der Kongruenten Beziehungspflege auf einfache Art, welche Typen von Bindung es gibt, wie sie entstehen und welche Bedeutung die frühe Bindung eines Menschen für die Beziehungsgestaltung mit anderen Menschen im späteren Leben und im Erwachsenenalter und leider auch als eine Voraussetzung für psychopathologische Entwicklung haben kann. Im vorhergehenden Kapitel habe ich das biologische Bindungssystem mit dem Stoff Oxytocin und seine Wirkung, auch gegen die Angst am Beispiel der Schwangerschaft und der Geburt, ausführlich beschrieben. Ebenso habe ich auf die Bedeutung der Angst und des Stresses mit dem Stresshormon Cortisol für die Entwicklung einer psychischen Erkrankung hingewiesen. Die Sichtweise, nach der psychische Erkrankungen, im Sinne der Kongruenten Beziehungspflege, relative Störungen der Beziehungsfähigkeit von Menschen durch Fehlfunktionen im Zusammenspiel des Bindungssystems und des Stresssystems sind und daraufhin weitere funktionale neurobiologische Veränderungen zustande kommen, wird auch in diesem Kapitel deutlich.

Ein Leben ohne Angst ist im Grunde nicht möglich. Wir benötigen sie, um die Erfahrung der Bindung zu machen, wie bereits schon dargestellt wurde. Sie werden von vier Bindungstypen lesen, die grob in einen sicheren Bindungstypus und drei unsichere Bindungstypen eingeteilt werden können. Auch der günstige Bindungstypus, die frühe sichere Bindung, geht mit Angst des Kindes einher, wenn eine Trennung zwischen Kind und Bezugsperson erfolgt. Die Angst des Kindes vergeht aber sehr rasch, wenn die Bezugsperson zurückkehrt. Aber bei den drei unsicheren Bindungstypen verhält es sich unterschiedlich mit der Angst. Beginnen wir mit einem kleinen Überblick.

Sigmund Freuds Triebtheorie erklärte die Entstehung von Bindung zwischen Mutter und Kind durch das Saugen des Kindes, wenn die Mutter das Kind stillt. Das Kind binde sich durch die orale Triebbefriedigung an die Mutter. John Bowlby nahm hingegen an, dass es ein biologisches, evolutionär entwickeltes Bindungssystem geben müsse. Wie bereits erwähnt, brachte ihm diese Annahme Ärger mit seinen psychoanalytischen Kollegen ein. Er veröffentlichte einen Großteil seines theoretischen Konzeptes zur Bindung in drei Werken, „Bindung“ (1975), „Trennung“ (1976) und „Verlust, Trauer und Depression“ (1978). „Bowlby beobachtete Primaten in der Wildnis, Kinder in Waisenhäusern und Mutter-Kind-Interaktionen in seiner klinischen Praxis. Er erkannte, dass Kinder im Umfeld von konsistenten und fürsorglichen Erwachsenen gedeihen – sowohl bei Primaten als auch bei Menschen“. (Cozolino, 2007, S. 177).

Kinder wollen immer die Welt erkunden und lernen, je nach den körperlichen Möglichkeiten, die sie altersentsprechend haben. Bowlby fiel auf, dass in günstigen Fällen das Erkunden des Kindes mit der Reaktion der Bezugsperson im Einklang stand. Er entwickelte die Konzepte des Bindungsmusters, Nähe-Suchens und der sicheren Basis. Cozolino beschreibt dies so: „Bindungsmuster werden unter Stress aufgrund ihrer zentralen Rolle bei der Affektregulierung besonders offensichtlich. Diese impliziten Erinnerungsmuster sind zwingend; das heißt, sie werden automatisch aktiviert, bevor wir uns der Personen überhaupt bewusst sind, mit denen wir im Begriff stehen zu interagieren. Muster prägen unsere bewusste Erfahrung mit anderen, indem schnelle und automatische Bewertungen *Hunderte von Millisenkunden,* bevor unsere Wahrnehmung von anderen unser Bewusstsein erreicht, aktiviert werden“. (Cozolino, 2007, S. 177). Aus Sicht der Kongruenten Beziehungspflege könnte dies bedeuten, dass eine kleine Rüge eines Vorgesetzten in einem Mitarbeiter sofort das Gefühl von Ablehnung und Scheitern hervorruft, weil in seiner frühen Kindheit der Vater immer mit großem Zorn regiert hat, wenn das kleine Kind in seinen Augen etwas falsch gemacht hat.

Daniel Siegel geht auch von Mustern oder wie er es nennt, Bindungsschemata aus. „Auf der mentalen Ebene entsteht durch die Bindung eine interpersonale Beziehung, die dem noch unreifen Geist ermöglicht, die reifen mentalen Funktionen des Elternteils zu nutzen, um die eigenen Prozesse zu organisieren. Die emotionalen Transaktionen, die im Fall einer sicheren Bindung stattfinden, beinhalten, dass ein Elternteil auf Signale des Kindes emotional sensibel reagiert und dadurch positive emotionale Zustände des Kindes verstärkt und negative moduliert. Insbesondere ermöglicht die Hilfe der Eltern bei der Reduzierung unangenehmer Emotionen wie Furcht, Angst oder Traurigkeit den Kindern, sich zu beruhigen, und dient ihnen als sicherer Hafen, wenn sie in Unruhe sind. Mehrmalige Erlebnisse werden im impliziten Gedächtnis als Erwartungen und später als mentale Modelle oder Bindungsschemata enkodiert, die dem Kind helfen, jenes innere Empfinden zu entwickeln, das John Bowlby sichere Basis genannt hat". (Siegel, 2010, S. 83).

Um beim vorhergehenden Beispiel zu bleiben, würde der Mitarbeiter, der als Kind erlebt hat, mit Hilfe seiner Eltern negative Gefühle zu modulieren, auf die kleine Rüge des Vorgesetzten mit größerer Sicherheit reagieren, seine kleine Verfehlung eingestehen und Besserung geloben. Es würde ihn nicht so stark belasten.

Mary Main, 1943 geboren und ebenfalls Bindungsforscherin, hat 1995 fünf Prinzipien über Bindung aufgestellt:

- Die frühesten Bindungen entstehen gewöhnlich im Alter von sieben Monaten.
- Fast alle Säuglinge entwickeln eine Bindung.
- Bindungen werden nur zu wenigen Personen aufgebaut.
- Diese selektiven Bindungen gehen offenbar aus sozialen Interaktionen mit den Bindungspersonen hervor.
- Sie bewirken bestimmte organisatorische Veränderungen des Verhaltens und der Gehirnfunktion eines Kindes.

Mary Ainsworth, die mit Bowlby zusammenarbeitete, wollte Beobachtungsstrategien entwickeln, die zuverlässig Bindungsverhalten

Tabelle 3-1: Kategorien von Mutter-Kind-Bindungsmustern (Quelle: Cozolino, 2007, S. 178)

Kategorie 1: frei/autonom	Die freien/autonomen Mütter waren verfügbar und einfühlsam und nahmen die Gefühle und Bedürfnisse ihrer Kinder wahr. Diese Mütter wurden als effektiv bei ihren Interaktionen mit ihren Kindern angesehen.
Kategorie 2: ablehnend	Ablehnende Mütter wurden als nicht verfügbar, zurückweisend und distanziert eingestuft.
Kategorie 3: verstrickt/ambivalent	Ambivalente Mütter zeigten eine inkonsistente Verfügbarkeit, die sich mit einer Überinvolvierung bei ihren Kindern abwechselte.
Kategorie 4: desorganisiert	Mütter aus der desorganisierten Kategorie schienen konfliktreiche Situationen für ihre Kinder zu schaffen. Sie schienen sowohl oft erschreckt durch ihre Kinder als auch erschreckend für ihre Kinder zu sein. Bei vielen dieser Mütter wurde anschließend nachgewiesen, dass sie unter einem Trauma und/oder unbewältigter Trauer litten.

messen sollten. Deshalb begann sie ihre Untersuchungen zunächst im häuslichen Umfeld von jungen Familien. Sie wollte dabei das Wechselspiel zwischen dem Verhalten der Mütter oder anderer Bezugspersonen und den Kindern beobachten und kategorisieren. Dies führte zu vier Kategorien von Mutter-Kind-Bindungsmustern.

Bei ihren Beobachtungen und Kategorisierungen stellte sie fest, dass die Kinder unterschiedlicher Mütter sich natürlich auch unterschiedlich verhielten. Sie zeigten unterschiedliches Bindungsverhalten zu den Bezugspersonen. Deshalb wurde ein Test entwickelt, um die Bindung des Kindes an die Bezugsperson zu messen. Ainsworth entwickelte aus ihren Beobachtungen heraus den „Fremde-Situation"-Test.

3.3 Der Fremde-Situation-Test

Ausgehend von dem Konzept der sicheren Basis, wonach eine feinfühlige Bezugsperson für das Kind eine sichere Ausgangsbasis darstellt, von der aus es seine Umwelt erkunden und bei Angst oder Unwohlsein zu ihr zurückkehren kann, entwickelten Ainsworth und Wittig (1969) den sog. „Fremde Situation-Test", eine standardisierte Laborsituation. In acht Episoden zu je drei Minuten wurde das Bindungsverhalten des 12 bis 18 Monate alten Kindes durch eine zweimalige kurze Trennung von der Mutter in fremder Umgebung aktiviert und nach der Wiedervereinigung mit der Mutter untersucht:

- „Mutter und Kind betreten das Spielzimmer.
- Sie akklimatisieren sich, und das Kind kann den ungewohnten Raum erkunden.
- Eine fremde Person tritt ein und nimmt mit der Mutter und dem Kind Kontakt auf.
- Die Mutter geht, und die Fremde bleibt mit dem Kind zurück.
- Die Mutter kehrt zurück, und die Fremde geht.
- Die Mutter verlässt wieder den Raum, aber das Kind bleibt allein zurück.
- Die fremde Person kommt hinzu.
- Die Mutter erscheint, und die Fremde geht." (K Ainsworth, M./Wittig, B., 1969)

Dabei wurde die Balance zwischen Bindungs- und Explorationsverhalten des Kleinkindes beobachtet. Das Explorationsverhalten ist das Erkundungsverhalten des Kindes im Raum und mit dem Spielzeug. Die Kinder explorierten in Anwesenheit der Mutter deutlich mehr. Ainsworth faszinierte die unterschiedlichen Verhaltensweisen der Kinder unter zunehmendem Trennungsstress sowie bei der Begrüßung der rückkehrenden Mutter, wobei sie zwischen den drei Bindungsverhaltensstrategien „sicher" (B), „unsicher-vermeidend" (A) und „unsicher-ambivalent" (C) differenzierte.

Erst 1986 fügten Main und Salomon noch eine vierte Kategorie hinzu, die als „desorganisiertes und desorientiertes Muster" bezeichnet wurde. Diese Kinder zeigen sehr auffällige, in sich widersprüchliche Verhaltensweisen, die zuvor als nicht klassifizierbar galten.

Der Test kann bereits mit elf bis achtzehn Monaten alten Kindern durchgeführt werden. Dabei werden die Mutter oder eine Hauptbezugsperson mit dem Kind in einen Raum gebracht. Im Raum befindet sich auch altersangemessenes Spielzeug für die Kinder. Mutter und Kind gewöhnen sich zunächst an den Raum. Dann kommt eine fremde Person hinzu: die Forscherin oder der Forscher. Die meisten Kinder entdecken nach einer Eingewöhnungsphase im Schoß der Mutter das Spielzeug und wollen damit spielen. Die Kinder krabbeln oder gehen dann zum Spielzeug und erkunden es. Die Mutter steht wortlos auf und verlässt den Raum. Das Kind ist nun allein mit einem fremden Menschen. Die meisten Kinder sind zunächst verunsichert und viele beginnen zu weinen. Dann versucht der Forscher oder die Forscherin das Kind zu trösten. Wie das Kind auf die Tröstungsversuche reagiert, lässt dies Rückschlüsse auf den Bindungstypus zu. Die Mutter kehrt dann wieder zurück. Wie das Kind dann auf ihre Rückkehr reagiert, lässt auch wieder Rückschlüsse auf den Bindungstypus zu. Im Test sollte beobachtet werden, ob das Kind nach der Rückkehr der Mutter Trost bei ihr sucht oder ob sie diese ignoriert. Geht das Kind zur Mutter oder bleibt es an seinem Platz mit dem Spielzeug? Lässt sich das Kind von der Mutter trösten oder ist es selbst für die Mutter schwierig, Trost zu spenden? Geht das Kind wieder zum Spiel über, wenn die Mutter zurückgekehrt ist oder klammert es sich an? Welche anderen Verhaltensweisen zeigt das Kind in der Trennungssituation oder bei der Rückkehr der Mutter?

Bei den Tests wurden zunächst drei Verhaltenskategorien (später Bindungstypen) festgestellt, die den Kategorien der Mutter-Kind-Bindungsmuster, die Ainsworth vorher im häuslichen Umfeld beschrieben hatte, sehr ähnlich waren.

- sicher
- vermeidend
- ambivalent

Die Testreihen ergaben dann die Beschreibung von drei Bindungstypen bei Kindern:

- sichere Bindung
- unsicher-vermeidende Bindung
- unsicher-ambivalente Bindung

Diese drei Bindungstypen haben heute noch Gültigkeit. Mary Main ergänzte die drei Bindungstypen von Ainsworth später um den Bindungstypus desorganisiert/desorientiert (unsicher) gebunden. Diese vier Bindungstypen werden noch heute allgemein anerkannt und werden in vielen wissenschaftlichen Studien verwendet.

Diese Bindungstypen sind also:

- sichere Bindung
- unsicher-vermeidende Bindung
- unsicher-ambivalente Bindung
- desorganisiert/desorientierte Bindung

Main entwickelte später auch noch ein Instrument, mit dem bei Erwachsenen der frühe Bindungstypus ermittelt werden kann. Das Addult attachment interview, Erwachsenen Bindungs-Interview. Dazu später mehr.

Ich möchte an dieser Stelle erst das Verhalten der Kinder mit den verschiedenen Bindungstypen und die möglichen Auswirkungen der frühen Bindung im späteren Leben und ins Erwachsenenalter hinein beschreiben.

In den Tests wurde auch festgestellt, dass Kinder zu den Bezugspersonen, meist Vater oder Mutter, unterschiedlich gebunden sein können. Zur Mutter sicher und zum Vater unsicher-vermeidend. Der frühe Bindungsstil lässt sich auch verändern, wenn man sich verliebt, wenn eine gute Schüler-Lehrer-Beziehung aufgebaut wird oder es ist einfach ein sehr guter Freund, den man kennenlernt und der einem hilft, sein Verhalten zu verändern. Es gibt auch zahlreiche Mischtypen von Bindungsstilen, z.B. sicher gebunden sein und vermeidende Anteile haben oder andere Mischformen. Natürlich gibt es auch Zahlenangaben über den prozentualen Anteil von Bindungsstilen in der Gesamtbevölkerung. Diese Daten werden aber oft in Differenzbeschreibungen angegeben, z.B. für den unsicher-ambivalenten Bindungstyp 5–15%. In der Addition der Angaben ergibt sich dann eine Zahl über 100%.

Bei Wikipedia findet man Zahlenangaben zur prozentualen Verteilung der Bindungstypen mit 60–70% sicher gebunden, 10–15%

unsicher vermeidend, 10–15 % unsicher ambivalent und 5–10 % desorientiert gebunden. Da die kindliche Bindung an die Eltern mittlerweile in zahlreichen Studien mit der Methode der Fremden Situation untersucht wurde, konnten van Ijzendoorn und Kroonenberg 1988 eine Metaanalyse zur Verteilung der Bindungsstile vorlegen. In ihre Auswertung, die auf dem ursprünglichen Drei-Kategorien-Modell von Bindung beruht (sicher, ängstlich-ambivalent und vermeidend), gingen insgesamt 2000 Klassifikationen aus Untersuchungen aus acht Ländern ein; berücksichtigt wurden nur Mutter-Kind-Bindungen. Van Ijzendoorn und Kroonenberg stellten fest, dass die Verteilung der Bindungsstile in den acht Ländern ähnlich ist. Alle Untersuchungen zusammengefasst ergaben sich folgende prozentualen Häufigkeiten der drei Stile: Im Durchschnitt wurden 70 % der Kinder als sicher, 10 % als ängstlich-ambivalent und 20 % als vermeidend klassifiziert. Dieses Muster bezeichneten sie als „Standardverteilung der Bindungsstile“. Interessanterweise hatte bereits Ainsworth in ihrer Pionieruntersuchung von 1978 fast die gleiche Verteilung vorgefunden, was wohl als das Glück des Tüchtigen bezeichnet werden kann. Ein interkultureller Vergleich ergab, dass in den USA meist Häufigkeiten ermittelt werden, die der Standardverteilung der Bindungsstile nah kommen, wohingegen in westeuropäischen Ländern mehr Kinder als vermeidend klassifiziert werden. In Japan und Israel findet sich meist ein höherer Anteil ängstlich-ambivalenter Kinder. Bei einer differenzierteren Auswertung stellte sich heraus, dass innerhalb eines Landes häufig größere Unterschiede festzustellen waren als zwischen den Ländern.

In Deutschland beispielsweise wurden die Kinder im Norden am häufigsten als vermeidend klassifiziert, im Süden überwogen dagegen die sicheren Bindungen. Regionale Unterschiede scheinen sich also stärker auf die Qualität der Bindung auszuwirken als nationale (Neumann, 2002). „In diversen Studien wurde weltweit untersucht, wie häufig die einzelnen Bindungsgruppen bei Kleinkindern vorkommen. In Deutschland wurden dabei circa 45 % der Kinder als „sicher“, 28 % der Kinder als „vermeidend“, 7 % der Kinder als „ambivalent“ und 20 % der Kinder als „desorganisiert“ eingestuft“ (Gloger-Tippelt, Vetter & Rauh, 2000, S. 87). Cozolino benennt die sicher gebundenen Kinder mit 70 % (Cozolino, 2007, S. 179), Spork verweist auf ganz andere Zahlen. „Eine aktuelle Metaanalyse, die sehr viele vergleichbare Studien aus aller Welt auswertete, kam zuletzt nur noch auf knapp 50 % sicher gebundene. (Spork, 2017, S. 232).

Im Grunde ist die Verteilung der Bindungstypen für die Kongruente Beziehungspflege nicht wichtig. Von Bedeutung wird sein, dass die unsicheren Bindungsstile wieder mit Angst in Zusammenhang stehen. Einen unsicheren Bindungsstil zu haben ist keine Erkrankung und auch keine Bindungsstörung. Es ergeben sich aber aus dem unterschiedlichen Verhalten, das die unsicheren Bindungsstile kennzeichnet, Störungen in der Beziehungsfähigkeit von Menschen. Das ist das Thema dieses Buches.

3.3.1 Sichere Bindung – „sich gefühlt fühlen“

Früh sicher gebundene Menschen haben meist Bezugspersonen, die selbst früh sicher gebunden waren. Es gibt aber auch Ausnahmen! Diese Eltern reagieren sehr feinfühlig auf ihre Kinder, sie sind fähig, ein emotionales „Im-Einklang-Sein“ mit dem Kind herzustellen, es zu beruhigen und zu trösten, es glücklich zu machen, so dass sich die Kinder *gefühlt fühlen* können. Dieses *Gefühltfühlen* regt die entsprechenden Zentren des Gehirns an und sie beginnen sich entsprechend zu entwickeln. Den emotionalen Einklang mit dem Kind stellen

Eltern in der frühen Zeit über Gesichtsausdruck, Stimmcharakter, körperliche Gesten, Augenkontakt und Sprache her.

Sie erinnern sich: In den ersten 18 Monaten wird hauptsächlich die rechte Hirnhälfte entwickelt. Die rechte Hälfte ist zuständig für nonverbale Kommunikation, Erkennen von Gesichtern, Deuten von Mimik und sie hilft uns Beziehung zu anderen Menschen herzustellen. Sie ist die emotionale Hälfte. Die linke Hälfte ist die sprachbegabte, vernünftige und reflektierende. Mit ihr analysieren wir bewusst auftretende Probleme. Vor dem Ende des zweiten Lebensjahres ist die rechte Hirnhälfte größer als die linke, doch diese beginnt zu dieser Zeit gerade ihren Wachstumsschub. Eine kritische Phase in der Entwicklung von wichtigen Beziehungszentren dauert vom etwa zehnten bis achtzehnten Monat. In dieser Zeit entwickelt sich das orbitofrontale System der rechten Hirnhälfte. Das ist die Region hinter unserem rechten Auge. Sie ist zuständig für das Herstellen zwischenmenschlicher Beziehungen und die Regulation von Emotionen. Das orbitofrontale System ist Teil des orbitofrontalen Cortex, der Verbindungen zum limbischen System hat.

Bezugspersonen, die einem Kind helfen, eine sichere Bindung aufzubauen, können dem Kind in dieser Zeit vermitteln, *sich gefühlt zu fühlen*. Was das ist und wie es geht, beschreibt Norman Doidge auf so wunderbare Weise, dass ich sie zitieren möchte: „In der kritischen Phase der emotionalen Entwicklung und Bindung zeigt eine Mutter ihrem Kind durch ihren singenden Tonfall und mittels nonverbaler Gesten, was Emotionen sind. Wenn ihr Kind mit der Milch Luft geschluckt hat, sagt sie beispielsweise: „Ist ja gut meine Süße, du siehst ganz erschrocken aus. Hab keine Angst. Dein Bäuchlein tut weh, weil du so schnell getrunken hast. Komm ich nehm dich in den Arm, wir machen Bäuerchen und dann ist alles wieder gut.“ Sie nennt dem Kind den Namen der Emotion (Angst), erklärt ihm, dass es einen Auslöser dafür gibt (es hat zu schnell getrunken), dass die Emotion durch einen Gesichtsausdruck kommuniziert wird (Du siehst ganz erschrocken aus), das mit einem Körpergefühl einhergeht (Dein Bäuchlein tut weh) und vermittelt ihm, dass es manchmal nützlich ist, bei anderen Hilfe zu suchen (Ich nehm dich in den Arm, wir machen Bäuerchen). Die Mutter gibt dem Kind einen Schnellkurs in Sachen Emotionen, und zwar nicht nur mit Worten, sondern mit ihrer zärtlichen Sprechmelodie und den tröstenden Gesten und Berührungen. Um ihre Emotionen verstehen und regulieren und um zwischenmenschliche Beziehungen eingehen zu können, müssen Kinder in der kritischen Phase Hunderte solcher Interaktionen erleben und später verstärken“. (Doidge, 2017, S. 227).

Ich kann mich noch gut an eine für dieses Thema passende Situation erinnern. Ich war so etwa dreizehn. Meine Cousinen und Cousins sind alle älter als ich und hatten schon kleine Kinder. Sie brachten ihre Babies natürlich auch zu ihrer Tante mit, meiner Mutter, um sie vorzuzeigen. Immer wenn sie also kamen, dachte ich mir, dass die Erwachsenen irgendwie verrückt werden, wenn sie kleine Kinder sehen. Die haben plötzlich ganz komisch gesprochen und ein seltsames mimisches Verhalten an den Tag gelegt. Sie haben sich genauso verhalten und gesprochen wie in dem obigen Beispiel. Ich habe mir damals fest vorgenommen, niemals so zu sein, sollte ich mal Kinder haben. Wie Sie sich denken können, kam es aber anders. Ich habe das genauso gemacht, ohne darüber nachzudenken.

So werden Bindungsbeziehungen zwischen Mutter und Kind über die Neuroplasizität zu neuronalen Strukturen, indem die Welt erst emotional, über die rechte Hirnhälfte, und die Fähigkeit zur Regulation von Emotionen im orbitofrontalen System „gelehrt“ wird. Das Kind lernt, dass ein Gefühl, Luft drückt im

Bauch, Schmerz und Angst erzeugt, einen Namen hat, der später in der linken Hirnhälfte ausgesprochen werden kann und dass dieser Schmerz mit Hilfe anderer besiegt werden kann. Es müssten durch solche Interaktionen mit dem Kind also nicht nur die rechte Hirnhälfte angesprochen werden, sondern auch Bahnungen über das Corpus callosum in die linke Hälfte angelegt werden. Mit der Ausreifung des Sprachzentrums in der linken Seite kann das Kind sie später benutzen, um die Emotionen aus der rechten Hirnhälfte über die linke Hälfte auszusprechen. Das Kind lernt dabei, den orbitofrontalen Cortex, der auch in der linken Hirnhälfte sitzt, anzusprechen, um später die gefühlten und ausgesprochenen Emotionen zu regulieren und zu kontrollieren. Am Ende dieses Prozesses, der sich über viele Jahre hinweg zieht, steht dann ein beziehungsfähiger Mensch, der Emotionen hat, diese aussprechen und kontrollieren kann.

Genau diese Fähigkeit zeichnet früh sicher gebundene Menschen aus. Sie haben in ihrer Entwicklung und als Erwachsene ein adäquateres Sozialverhalten im Kindergarten und der Schule, mehr Phantasie, größere und längere Aufmerksamkeit, ein höheres Selbstwertgefühl und weniger depressive Symptome. Kaum ein Mensch kommt ohne depressive Phasen oder Momente durchs Leben. Sicher gebundene Personen haben aber weniger davon. Sie betreiben einen offenen Austausch über Gefühle, sie sind kompromissbereit bei Konflikten und selbstverantwortlich bei Belastung. Meistens sind diese Menschen auch sehr resilient, weil sich mit einer sicheren guten Bindung nicht nur die Fähigkeit entwickelt, Emotionen zu benennen, sie zur reflektieren und zu kontrollieren, es wird auch das Immunsystem sehr gut aufgebaut. Sie sind also in den meisten Fällen psychisch und physisch stabil. Sie bekommen kaum psychische Erkrankungen und wenn, dann bekommen sie diese auch schnell wieder in den Griff.

Testsituation bei früh sicher-gebundenen Kindern

Die sicher gebundenen Kinder untersuchen in der Anwesenheit der Mutter intensiv das Spielzeug, dies nennt man explorierendes Verhalten. Das Kind hat großes Vertrauen in die Bezugsperson. Wenn die Mutter den Raum verlässt sind diese Kinder irritiert, weinen und rufen auch hin und wieder nach der Mutter. Sie lassen sich von der Testerin auch nicht trösten und sie wirken sehr gestresst. Bei der Rückkehr der Mutter laufen die Kinder dieser entgegen und begrüßen diese freudig. Sie kehren aber nach kurzer Zeit zum Spiel zurück. Ihr inneres Modell einer beschützenden und liebevollen Mutter hilft ihnen dabei. Die Kinder leiden unter Stress bei der Trennung von der Mutter und es wird auch Cortisol ausgeschüttet. Der Cortisolspiegel beginnt aber sofort bei der Rückkehr der Mutter wieder zu fallen. Das Bindungssystem springt an und erzeugt Oxytocin, das den Cortisolspiegel sofort erheblich senkt.

3.3.2 Unsicher vermeidende Bindung

Die Eltern dieser Kinder sind oft emotional distanziert und zeigen vernachlässigendes und zurückweisendes Verhalten. Sie sind durchaus der Auffassung, dass man ein Kind nicht unbedingt verwöhnen muss und sofort auf jedes Weinen reagieren muss. Der Hausarzt meiner Mutter hatte ihr geraten, dass sie mich auch mal ruhig ein bisschen schreien lassen könne, er meinte, ich würde davon eine kräftige Stimme bekommen. Gott sei Dank hat sich meine Mutter in diesem Fall nicht an den ärztlichen Rat gehalten.

Kinder, die so in den ersten achtzehn Monaten und darüber hinaus erzogen werden, erleben nicht das *Gefühltfühlen* und den Einklang zwischen Bezugsperson und sich selbst wie bei einer sicheren Bindung. Ihnen hilft niemand mit Mimik, Gesichtsausdruck, Stimmcharakter, körperlichen Gesten, Augenkontakt und Sprache, die Aktivierungen der rechten Hirnhälfte über Bahnungen in die linke Hälfte und nach vorne in das orbitofrontale System zu bringen, damit zwischenmenschliche Beziehungen angenommen sowie Emotionen benannt, reflektiert und reguliert werden können. Sie machen nicht die Erfahrung, dass man sich Hilfe suchend an andere wenden kann. Die Funktionen in ihrem Gehirn werden anders als bei sicher gebundenen aktiviert. Dies zeigt sich auch in ihrem Verhalten. Diese Kinder zeigen eine Pseudounabhängigkeit von der Bezugsperson. Sie zeigen auffälliges Kontakt-Vermeidungsverhalten und beschäftigen sich primär mit Spielzeug im Sinne einer Stress-Kompensationsstrategie. Dies bedeutet, dass sie allein für sich, lange Zeit mit einem Spiel beschäftigt sind, mit dem sie ihre innere emotionale Spannung und Angst kompensieren können. Spangler und Grossman (zitiert nach Siegel 2010) stellen 1993 fest: „Das innere Arbeitsmodell der Bindung eines solchen Kindes beinhaltet, dass der Elternteil ihm nie geholfen hat, seine emotionalen Bedürfnisse zu erfüllen und dass er nicht auf den mentalen Zustand des Kindes eingestimmt ist." (Siegel, 2010, S. 112)

Auch sicher gebundene Kinder erleben Angst – sie müssen sie geradezu erleben, weil wir nur so, mit Hilfe unserer liebevollen Bezugspersonen lernen können, die Angst zu besiegen. Unsicher Vermeidende bleiben mit ihrer Angst und ihren Gefühlen allein.

Testsituation bei unsicher vermeidenden Kindern

Diese Kinder wirken bei der Trennung von der Bezugsperson unbeeindruckt; sie spielen, auffallend oft für sich allein; bei der Wiederkehr der Bezugsperson bemerken sie diese kaum oder lehnen sie mittels ignoranten Verhaltens ab.

„Die Kinder tun so, als hätte der Elternteil sie niemals verlassen, und sie geben durch keinerlei äußeres Anzeichen zu erkennen, dass sie den Elternteil brauchen. Andererseits zeigen physiologische Untersuchungen über vermeidend gebundene Kinder und ihre abweisend-distanzierten Eltern deutlich, dass der innere Wert, den die Betreffenden der Bindung beimessen, intakt geblieben und sehr stark ist." (Siegel, 2010, S. 111).

Bei der Trennung von der Bezugsperson reagieren auch diese Kinder mit einer erhöhten Ausschüttung von Cortisol. Bei Rückkehr kehrt der Cortisolspiegel aber nicht aufs normale Maß zurück und bleibt über Stunden erhöht. Das Bindungssystem springt nicht an. Wahrscheinlich wird der Spiegel dann über die Cortisolbremse herunter geregelt (Kapitel 2).

Mögliche Auswirkungen auf die weitere Entwicklung des Kindes und ins Erwachsenenalter hinein: Sie sind verschlossener für neue Sozialkontakte mit Erwachsenen und Gleichaltrigen, sie neigen zur Ausbildung von zwanghaftem Verhalten sowie Überangepasstheit in Interaktion mit der eigenen Umwelt. Veränderungen in der Umwelt sind für sie schwierig, am liebsten scheint es ihnen, wenn die Dinge um sie herum immer gleich ablaufen. Sie sprechen nicht gern über Gefühle, weil sie gelernt haben, dass der Ausdruck von Angst oder Bekümmertheit die frühen Bezugspersonen nicht erreichen konnte. Sie wirken manchmal eigensinnig, stur, gefühllos und egoistisch, obwohl sie es eigentlich unbewusst nicht sind. Sie zeigen eine emotionale (Pseudo-) Unabhängigkeit. Ihr selbstbezogener Umgang bei Belastung zeigt sich darin, dass sie alles mit sich selbst ausmachen wollen. Eine Möglichkeit nicht zurückgewiesen zu werden, was sie als Kind sehr oft erlebt haben, ist die Bindungsvermeidung und das sich emotional Nicht-Einlassen auf andere Menschen.

3.3.3 Unsicher ambivalente Bindung

Dieser Bindungsstil und die Entwicklung ins Erwachsenenalter hinein wurde im voranstehenden Text bereits beschrieben. Die Eltern der Kinder haben oft selbst verstrickte Verbindungen zur eigenen Kindheit. Häufig spielt unverarbeitete Trauer oder ein tatsächliches Trauma eine Rolle. Ein häufiges Problem für die Kinder ist, dass diese Eltern oder ein Elternteil nur wechselnd verfügbar sind. Einmal erleben die Kinder viel Zuwendung und Zärtlichkeit, ein anderes Mal zeigen sich die Eltern nach Auslösen des Bindungsverhaltens, durch z. B. Weinen, überhaupt nicht oder die Bezugsperson reagiert mit Wut oder bösen Blicken. Dieses Verhalten verstärkt die Angst der Kinder noch. Kinder reagieren auf dieses Wechselbad der Gefühle mit der Strategie des Anklammerns. Man könnte sie auch „Rockzipfelkinder" nennen. Um Zuwendung und Wärme zu bekommen und nicht mehr erschreckt oder abgelehnt zu werden, halten sie sich an der Bezugsperson fest. Durch die widersprüchlichen Botschaften der Bezugspersonen kann sich keine Sicherheit für das Kind entwickeln. Es muss immer abschätzen, welches Verhalten zur Zuwendung führen könnte. Dies schränkt es in seinem Spielverhalten und der Exploration der Umgebung ein.

Die Testsituation mit unsicher-ambivalent gebundenen Kindern

Sie wirken bei der Trennung massiv verunsichert, weinen, laufen zur Tür, schlagen gegen diese und sind durch die Testerin kaum zu beruhigen. Bei Wiederkehr der Bezugsperson zeigen sie wechselnd anklammerndes, aggressiv-abweisendes Verhalten und sind auch durch die Bezugsperson nur schwer zu beruhigen.

Die Trennung von der Bezugsperson sorgt für eine hohe Ausschüttung von Cortisol. Bei Rückkehr bleibt der Cortisolspiegel aber auch länger hoch, weil das Bindungssystem den Spiegel nicht regulieren kann. Dieser Bindungstypus ist sehr häufig bei der Borderline-Persönlichkeitsstörung zu finden (Ringel, 2008).

3.3.4 Desorientierte/desorganisierte Bindung

Die Eltern machen diesen Kindern häufig Angst oder geben paradoxe Aufforderungen, z. B. „komm her – geh weg". Die Bezugspersonen sind oft gewalttätig oder misshandeln die Kinder.

Er wurde als achtes von neun Kindern geboren und wuchs in einem Problemviertel auf. Er hatte vier Halbgeschwister. Herr X. ist der Sohn des zweiten Mannes. Der Vater war Alkoholiker und drogenabhängig. Er hat nahezu täglich die Kinder und die Mutter geprügelt. Er konnte sich an seine Eltern nur als Streitende und Schreiende erinnern. Ihn und seinen Bruder nahm der Vater zu Hahnenkämpfen mit. Dort musste er gegen seinen älteren Bruder kämpfen. Der Bruder seines Vaters erzählte ihm, dass er schon im Säuglingsalter vom Vater geschlagen wurde. Als die beiden Brüder etwas älter waren, wollten sie den Vater vergiften. Die Mutter verriet sie und sie bekamen wieder Schläge. Das Ergebnis: Verurteilung wegen schwerer Körperverletzung, Alkohol- und Drogenabhängigkeit, dissoziale Persönlichkeit.

Für solche Kinder gibt es nur Angst und Stress. Sie sind in einer „loose-loose-Situation" gefangen. Die Bezugspersonen, die eigentlich als sicherer Hafen fungieren sollten, erzeugen nur Angst. Wenden sie sich in ihrer Angst den Bezugspersonen zu, erhalten sie als Antwort Angst.

Testsituation bei desorientierter/desorganisierter Bindung

Bei der Trennung zeigen die Kinder bizarre Verhaltensweisen wie Erstarren, das wie Eingefroren wirkt, sich-im-Kreis-Drehen, Schaukeln und andere stereotype Bewegungen. Sie wirken völlig emotionslos. Bei Rückkehr der Bezugsperson bleiben sie in diesen Zuständen oder sie scheinen gleichzeitig intensiv nach Nähe zu suchen, lehnen dann aber den Kontakt ab. Der Cortisolspiegel ist bei diesen Kindern dauerhaft erhöht, mit allen möglichen Folgen (Kapitel 4).

Mögliche Auswirkungen auf die weitere Entwicklung des Kindes und ins Erwachsenenalter hinein: Andauernde Furcht vor der Bezugsperson aus Angst vor weiterer Vernachlässigung und Misshandlung. Die Kinder werden meist schon im Kindergarten auffällig durch aggressives Verhalten anderen gegenüber. Sie zeigen sich auffällig feindselig. Es gibt Verzögerung in der kognitiven Entwicklung, vermutlich durch die dauerhaft erhöhten Cortisolspiegel, die eine regelrechte Entwicklung der kognitiven Zentren erschweren oder gar verhindern. Ein Schulabschluss ist oft nicht möglich, auch keine Berufsausbildung. Als Erwachsene haben sie meist keine gute oder gar keine Erinnerung an die frühe Kindheit. Sie neigen zu dissoziativen Störungen, delinquentem Verhalten, Entwicklung von Alkohol- und Drogenabhängigkeit.

Wenn ich in den Workshops zur Kongruenten Beziehungspflege diese Bindungstypen vorstelle und auch die entsprechend erschütternden Geschichten dazu erzähle, kommt häufig Menschen auf mich zu, die den Zusammenhang zwischen einer schwierigen Kindheit und späterem Verhalten anzweifeln. Sie erzählen mir von Kindheiten mit Gewalt, Vernachlässigung, Armut und Drogen- und Alkoholproblemen der Eltern. Gleichzeitig versichern sie mir, dass sie ganz normale Menschen mit glücklichen Beziehungen geworden seien. Meine Antwort darauf lautet dann immer: „Glück gehabt, dann sind Sie wohl eine „Pusteblume".

Es gibt Hinweise darauf, wie die Stressregulierung Einfluss auf den Zusammenhang von früher Erfahrung und pubertärer Reifung nimmt. Shirtcliff und Ruttle sprechen in diesem Zusammenhang von einer Kontextsensibilität von Menschen, was heißen soll, dass unterschiedliche Menschen auf ähnliche Erlebnisse unterschiedlich reagieren. Diese Kontextsensibilität kann bei Menschen geringe oder hoch sein. Die Menschen mit geringer Kontextsensibilität, werden als „Pusteblumen-Kinder" bezeichnet – sie wachsen und gedeihen dort, wo man sie hinpflanzt. Menschen mit hoher Kontextsensibilität reagieren viel stärker auf den Kontext der Umgebung, in der sie aufwachsen. Diese Kinder nennen Elizabeth Shirtcliff und Paula Ruttle „Orchideen-Kinder". Bei ihnen ist die Gefahr größer, in stressreichen Umgebungen Schäden psychischer und physischer Art davonzutragen (Shirtcliffe & Ruttle, 2011).

3.4 Die Bindung bei Erwachsenen

Als Mary Main mit Mary Ainsworth zusammenarbeitete und sie viele Test in der fremden Situation durchführten, sprachen sie auch häufig mit den Eltern der Kinder über ihre eigenen Kindheitserfahrungen. Dabei entdeckte sie, dass zwischen den eigenen Kindheitserfahrungen der Eltern und den gemessenen Bindungstypen der Kinder ein Zusammenhang bestehen könnte. So begann sie, mit ihren Studentinnen zusammen, die Gespräche strukturierter zu führen. Aus den Ergebnissen wurde ein Untersuchungsinstrument mit dem Namen Addult Attachment Interview, AAI (Erwachsenen-Bindungs-Interview) entwickelt, das heute weltweit angewendet wird.

„Oberflächlich betrachtet, handelt es sich beim AAI um einen offenen, unbegrenzten Fragenkatalog zu Kindheitserfahrungen und -beziehungen. Das eigentliche Ziel ist es jedoch, eine Erzählung zu erhalten, die einer Kohärenzanalyse unterzogen werden kann." (Cozolino, 2007, S. 182) Die Kohärenzanalyse konzentriert sich nicht auf den Inhalt dessen, was erzählt wird. Sie beobachtet die Logik, Struktur, die Linearität, also die Abfolge der Inhalte des Erzählten und die Verständlichkeit. Geachtet wird auf emotionale und erfahrungsbedingte Inhalte, Lücken in den Informationen und Erinnerungen und die Gesamtqualität des Erzählten. Damit kann man Rückschlüsse auf das Erleben der eigenen frühen Beziehungen und frühen Bindungen ziehen.

Es wurden bei Erwachsenen vier Kategorien gefunden, die mit dem frühen Bindungstypus vergleichbar sind.

- Frei-autonom beim Erwachsenen und sicher gebunden bei den Kindern.
- Ablehnend bei Erwachsenen und unsicher-vermeidend gebunden bei den Kindern.
- Verstrickt-ambivalent bei den Erwachsenen und ängstlich-(unsicher)-ambivalent gebunden bei den Kindern.
- Desorganisiert bei den Erwachsenen und desorganisiert/desorientiert gebunden bei den Kindern.

Die Erzählungen über die eigene Kindheit der Erwachsenen unterscheiden sich in Qualität, Struktur, Logik und Verständlichkeit je nach gemessener Kategorie voneinander.

Die als frei-autonom eingestuften Erwachsenen konnten Ereignisse aus ihrer Kindheit recht detailreich schildern, sie idealisierten keinen Elternteil, sondern konnten die guten und die weniger guten Seiten an den Eltern ausgewogen beschreiben. Sie hatten keine großen Erinnerungslücken und sie erzählten zusammenhängend, verständlich und nachvollziehbar.

Die als ablehnend eingestuften Erwachsenen hatten größere Erinnerungslücken. In der Erzählung wurde wenig über einzelne Erlebnisse berichtet. Es wurde deutlich, dass sie ihren frühen Beziehungen wenig Bedeutung für ihr eigenes Leben beimaßen. Sie neigten auch zu mehr oder weniger starken Idealisierungen, z. B. „Mein Vater war der beste Vater, den sie sich vorstellen können, er war streng und gerecht, ich habe viel von ihm gelernt."

Die als verstrickt-ambivalent eingestuften Erwachsenen waren in ihren Erzählungen sehr ausufernd, sie erzählten sehr viele Ereignisse, aber extrem unzusammenhängend. Sie blieben nicht nur in der Vergangenheit, sondern vermischten ihre Erzählungen auch mit gegenwärtigen Ereignissen.

Die als desorganisiert eingestuften Erwachsenen erzählten nicht nur unzusammenhängend, sie wurden auch immer wieder durch Emotionen überwältigt oder stoppten plötzlich in der Erzählung und schwiegen. Sie berichteten auch von Traumata oder Gewalt, die ihnen angetan wurde. Diese Schilderungen waren dann unvollständig und von häufigen Unterbrechungen geprägt.

3.5 Die Bedeutung der frühen Bindung für die Kongruente Beziehungspflege

Viele Studien zur Frage, inwieweit die frühe Bindung von Menschen Einfluss auf die weitere Entwicklung hinsichtlich der relativen Störungen der Beziehungsfähigkeit (psychische Erkrankungen) hat, stützen einen Zusammenhang (Murray, 2011). Brisch (2011) berichtet, dass diese Studien (zitiert nach Waters, Merrick, Treboux et al., 2000, S. 684; Hamilton, 2000; Main et al., 2005; Sroufe, Egeland, Carlson et al., 2005) sich aber zumeist auf den Zeitraum bis zur Adoleszenz oder ins frühe Erwachsenenalter hinein beziehen. Nur wenige Studien befassen sich mit einem langfristigen Ergebnis. Doch weil ihre Bedeutung trotzdem für die Kongruente Beziehungspflege wichtig ist, wird hier davon berichtet.

Diese Studien zeigen „im Allgemeinen eine Kontinuität der Bindung von der frühesten Lebenszeit bis ins Erwachsenenalter."

Es gibt zwar von Brisch (2011) auch Hinweise aus Studien, die dies nicht so bedeutsam sehen, aber der Zusammenhang zwischen frühem Bindungstypus und der Entwicklung von Störungen der Beziehungsfähigkeit (psychische Erkrankung) wurde in der Minnesota Längsschnittstudie herausgearbeitet. Dort wurden Hochrisiko-Kinder über einen Zeitraum von 20 Jahren beobachtet. Der vermeidende und der desorganisierte Bindungstypus gingen einher mit eher allgemein pathologischen Zuständen, die sich an der Zahl und dem Schweregrad der Diagnosen zeigten. Die ängstlich ambivalenten Typen entwickelten auf ganz bestimmte Weise Angststörungen (zitiert nach Warren, Huston, Egeland et al., 1997). Menschen mit vermeidenden Typus zeigten früh einsetzend und anhaltend antisoziales Verhalten (zitiert nach Aguilar, Sroufe, Egeland et al., 2000; Sroufe et al., 2005). Desorganisierte hatten ein erhöhtes Risiko für Dissoziationssymptome (zitiert nach Carlson, 1998).

Eher ängstliche Menschen mit ambivalenter oder vermeidender Bindung hatten ein erhöhtes Depressionsrisiko (Murray, 2011). Das größte Risiko stellt natürlich ein frühes Trauma dar (Kapitel 2). Dies werde ich in den folgenden Kapiteln vertieft mit theoretischen Erklärungen und Falldarstellungen erläutern.

Eine frühe sichere Bindung stellt nach der Studienlage und aus meiner Erfahrung den besten Schutz gegen Störungen der Beziehungsfähigkeit dar. Wir können aber davon ausgehen, dass wir, vor allem in psychiatrischen Bereichen, nur selten auf früh sicher gebundene Menschen treffen. Obwohl sich dort bei den Behandlern auch nahezu die Normalverteilung zeigen dürfte. Bei Patienten scheint dies aber anders zu sein. Siegel (2010) berichtet, nach van Ijzendoorns Meta-Analyse zu schließen, ist in psychiatrischen Populationen bei der Durchführung des AAI ein unsicherer Bindungsstatus weitaus häufiger und sichere Bindungen wesentlich seltener zu finden als beim Bevölkerungsdurchschnitt (zitiert nach van Ijzendoorn & Bakermanns-Kranenburg, 1996). In Altenhilfeeinrichtungen dürfte sich aber wieder der Bevölkerungsdurchschnitt zeigen.

Wir können in der Kongruenten Beziehungspflege den AAI eigentlich nicht durchführen, weil dazu die Zeit fehlt und wahrscheinlich auch die Kompetenz sowie die Möglichkeiten. In psychiatrischen Bereichen können wir davon ausgehen, dass die meisten der Patienten irgendeine unsichere frühe Bindung aufweisen. Deshalb wird es wichtig sein, einen Grundgedanken der Kongruenten Beziehungspflege zu beherzigen. Beziehungspflege will kongruente Beziehung schaffen über Erkennen des Erkennens. Dazu zählt auch ein Erkennen der frühen Bindung des Patienten, weil wir dadurch wieder erkennen können, wie der Patient aufgrund seiner frühen Bindung wahrscheinlich „seine" Welt erkennt (Kapitel 1). Ein unsicher vermeidend gebundener Patient wird wahrscheinlich weniger über Gefühle sprechen wollen wie ein sicher gebundener. Wenn er unsere Bemühungen ablehnt, mit uns über sein emotionales Erleben zu sprechen, sollten wir dies nicht als Zurückweisung auffassen oder als unmotiviert für eine Bezugspflege. Wir sollten es einfach erkennen und beschreiben: „Aha, hier haben wir möglicherweise einen unsicher vermeidend gebundenen Menschen!" Auch wenn er seine Pseudo-Unabhängigkeit demonstriert oder nicht empathisches Verhalten zeigt, sollte dies unter dem Gesichtspunkt der frühen Bindung gesehen werden. Einen unsicher ambivalent gebundenen Menschen, dessen Emotionsausdruck ständig übersteigert ist, der von einer Stimmung in die andere fällt und mit dem Beziehungsprobleme nur sehr schwer lösbar sind, könnten wir ebenso mit dem Wissen über die frühe Bindung erkennen. Dies gilt auch für den Desorganisierten.

Wichtig ist aber, immer in die Richtung einer sicheren Bindung mit den Patienten zu arbeiten. Ich werde im weiteren Verlauf dieses Buches noch mehr Aspekte darstellen, die den Beitrag der Kongruenten Beziehungspflege am Gesamtbehandlungserfolg eines Teams darstellen könnten. Diese Aspekte basieren auf der neurobiologischen Forschung zur Wirksamkeit von Psychotherapie. Aus der Bindungsforschung kommt in diesem Zusammenhang folgende Botschaft. „Ein wichtiges Thema der Bindungsforschung und von Untersuchungen über die Wirksamkeit von Behandlungsverfahren ist, dass eine Intervention, bei der die Bindungsbeziehung als Medium fungiert, die vielversprechendste Möglichkeit ist, wenn man dauerhafte und bedeutungsvolle Resultate erzielen will. Die Bindungsforschung weist uns auf eine Möglichkeit hin, mit Hilfe von Beziehungen die gesunde Entwicklung und gesundes Hirnwachstum zu fördern: durch kontingente kollaborative Kommunikation, die Sensibilität für Signale, Reflexion über die Bedeutung mentaler Zustände (Kapitel 5) und das nonverbale Aufeinander-Abstimmen von mentalen Zuständen." (Siegel, 2010, S. 103).

Wie schon bemerkt, haben wir es in der Beziehungsarbeit mit der Kongruenten Beziehungspflege in der Altenhilfe mit dem normalen Bevölkerungsschnitt an Bindungstypen zu tun. Ich glaube die frühen Bindungstypen und deren Entsprechung im späten Erwachsenenalter an typischen Verhaltensweisen zu erkennen. Es gibt die Bewohnerinnen, die feste Rituale bei der Grundpflege entwickelt haben. Sie haben verschiedene Töpfchen mit unterschiedlichen Salben oder Cremes, die in einer bestimmten Reihenfolge aufgetragen werden müssen. Macht eine Pflegekraft dies falsch, werden die Bewohnerinnen ungnädig oder sie beschweren sich bei der Leitung. Ebenso muss man bei diesen Bewohnerinnen den Zeitplan unbedingt einhalten. Wenn 07.45 Uhr zur Grundpflege vereinbart wurde, muss dies auch eingehalten werden. Wenn nicht, droht wieder Beschwerde und Verärgerung. Diese Bewohner reagieren auch öfter unsympathisch, wenn der Zeitpunkt der Grundpflege aufgrund eines Notfalls etwas verschoben wird. Sie beharren – trotz der Not eines Mitbewohners – sofort auf ihren Bedürfnissen. Die Biografiearbeit lässt sich zum Teil nur schwer durchführen, weil die Erinnerungen fehlen oder sie sehr lückenhaft sind. Sie wirken streng und zeigen wenig Mitgefühl mit anderen Menschen oder der Pflegekraft selbst. Sie werden oft als die „Schwierigen" bezeichnet. Dies erinnert mich alles sehr an die Erzählungen von Menschen mit einer ablehnenden Kategorie im AAI, welche meist mit einer frühen unsicher vermeidenden Bindung einhergeht. Die Beziehungsgestaltung zu den „Schwierigen" ändert sich dann in die Richtung der Vemeidung von Begegnung. Die Pflegenden streiten oft, wer „heute Morgen dran ist", die Bewohnerin zu versorgen. Dieses Vermeidungsverhalten der Pflegenden verstärkt dann noch das Gefühl der Ablehnung bei den Bewohnern, die Forderungen werden immer vehementer, was die Vermeidung nochmals verstärkt. Ein Teufelskreis entsteht. In diesen Situationen helfen die Erklärungen aus der Bindungsforschung, damit die Mitarbeiter die schwierigen Bewohner anders erkennen können. Die Mitarbeiter sehen ein, dass sich ein früh angelegtes und jahrelanges verfestigtes Verhalten wahrscheinlich nicht mehr verändern lässt und sie passen sich an. Mit der Anwendung der Kongruenten Beziehungspflege in der Altenpflege „verschwinden" dann auch in den meisten Fällen die „Schwierigen". Mehr dazu in Kapitel 6.

Auch die früh unsicher ambivalent Gebundenen glaube ich zu erkennen. Sie geben sich genauso theatralisch und mit völlig übersteigertem Emotionsausdruck wie in dem Fallbeispiel am Anfang des Kapitels. Sie neigen auch dazu, sich bei einer Pflegekraft über eine andere Pflegekraft zu beschweren. Und dies dann auch genau anders herum. Die Folge ist auch Unmut bei den Mitarbeitern, weil sie erstens ihre Arbeit nicht gewürdigt sehen und sie zweitens diese Bewohner für hinterhältig halten. Daraus resultieren natürlich wieder Beziehungsstörungen, die sich in der Art des beschriebenen Teufelskreises weiter verstärken. Biografearbeit ist auch hier schwierig, weil man nicht sicher ist, ob die Bewohner die Wahrheit erzählen. Auch hier helfen die Erklärungen aus der Bindungsforschung.

Früh desorganisierte Bewohner sind in normalen Altenhilfeeinrichtungen häufig als die „Säufer" in irgendeinem Zimmer, wo sie Verwahrlosungstendenzen zeigen. In psychiatrischen Heimen finden sie sich sehr häufig, mit noch ganz anderen Krankheitsbildern.

Die früh sicher gebundenen alten Menschen zeigen sich völlig anders. Sie sind meist sehr dankbar für alles, was für sie getan wird. Sie sagen häufig zu den Mitarbeitern, dass sie schon „zurecht" kämen und die Pflegekraft sich um die Menschen kümmern sollte, die dringender Hilfe brauchen. Biografiearbeit mit diesen Bewohnern macht richtig Spaß. Ich bin immer ganz hin und her gerissen von den schönen Schilderungen der frühen Begegnungen und Erlebnissen dieser Menschen, vor allem den Müttern. Für mich wurden diese Erzählungen von schönen liebevollen Ereignissen aus der frühen Zeit der Menschen zu einem untrüglichen Zeichen für eine frühe sichere Bindung.

3.6 Wie alles zusammenspielt

Wie bereits im vorhergehenden Kapitel angesprochen, wollte ich im Kapitel 3 die Bedeutung der Bindung für die psychische und physische Gesundheit von Menschen hervorheben. Eine besondere Rolle spielt dabei die frühe Bindung von Menschen zu ihren Bezugspersonen. Vor allem die Zeit zwischen zehn und achtzehn Monaten, in der sich verstärkt die rechte Hirnhemisphäre entwickelt, ist in diesem Kapitel in den Vordergrund gerückt. Es ist die entscheidende Zeit für die Entwicklung von späterer Beziehungsfähigkeit, Regulation von Emotionen, Emotionsausdruck und Emotionskontrolle im späteren Lebensalter. Störungen der zwischenmenschlichen Beziehungen in dieser Zeitspanne haben in vielen Fällen Folgen für die psychische Gesundheit. Eine frühe sichere Bindung ist in den meisten Fällen ein Garant für ein gesundes, erfülltes Leben in der Beziehung zu vielen Menschen.

Unsichere Bindungen sind keine psychischen Erkrankungen, aber sie können das Risiko dafür deutlich erhöhen. Die Untersuchungen zeigen, dass die meisten Patientinnen und Patienten in psychiatrischer Behandlung einen unsicheren Bindungsstatus haben.

Es scheint möglich zu sein, den Bindungsstil im Laufe des Lebens zu verändern. Untersuchungen zeigen aber, dass der Bindungsstatus über die Jahre hinweg recht stabil ist. Trotzdem sollten wir die Beziehungsarbeit im Rahmen der Kongruenten Beziehungspflege immer in die Richtung einer sicheren Bindung lenken, denn diese Fokussierung scheint laut Siegel die vielversprechendste Methode zu sein, um gute Ergebnisse zu erzielen. Die weiteren Kapitel dieses Buches dienen einer Beweisführung, dass frühe Bindung und Störungen der frühen Bindung, gepaart mit Erlebnissen von großer Angst und starken Stresssituationen der Schlüssel zum Verständnis psychischer Erkrankungen, also der Störungen der Beziehungsfähigkeit zur Welt sein könnten.

4 Störungen des Gehirns und Beziehungsstörungen

Die Entwicklung von Gehirnen war ein Millionen Jahre währender Prozess der Evolution, die sich immer an den Erfordernissen der Umwelt orientierte (Kapitel 1). Menschliche Gehirne haben sich mit der Entwicklung des Cortex und der Besonderheit des Stirnhirns geformt, mit seinen immensen Verknüpfungsmöglichkeiten, in deren mittleren vorderen Teil unsere positive soziale Menschlichkeit sitzt – also das, was nur Menschen auszeichnet. Die Antriebskraft der Evolution war wohl das Überleben der Art und die Weitergabe von Genen an die nächste Generation. Unser immer stärker werdendes soziales Verhalten, Absprachefähigkeit, Erkennen der Absichten der Mitmenschen, Kooperationsfähigkeit, Empathie, Aushandeln und Befolgen von Regeln sowie dauerhafte Bindung haben scheinbar das Überleben in der Gruppe besser gesichert als die bloße Kampf-Flucht-Reaktion. Könnte es sein, dass wir evolutionär gesehen dazu verdammt sind, immer bessere soziale Beziehungen miteinander aufzubauen? Andererseits hat auch das genaue und kluge Kalkül eines Verbrechens seinen Sitz im Stirnhirn. Wir werden uns wohl entscheiden müssen, was wir wollen.

Menschen leben heute in komplexen Systemen mit vielfältigen Beziehungen zusammen. Dazu benutzen wir ein extrem komplexes Gehirn mit extrem vielen Rechenoperationen pro Sekunde. Bei Wikipedia liest man von 10 hoch 13 Operationen pro Sekunde, in einem Artikel der Zeitung „Die Welt“ von zehn Milliarden Operationen pro Sekunde. Ich will das gar nicht hochrechnen, wie viele Operationen das in vierundzwanzig Stunden wären. Ist unser Gehirn immer noch der stärkste Rechner des Universums? Computer bringen ähnliche Leistungen, aber mit einem vielfach höheren Energieverbrauch. Allerdings dürfte bei so vielen Operationen des menschlichen Gehirns die Möglichkeit von Fehlleistungen relativ hoch sein.

Können wir die Ursache psychischer Erkrankungen auf Fehlleistungen in Rechenoperationen zurückführen oder auf die Fehlleistung bestimmter Gehirnzentren mit ihren Rechenoperationen im komplexen Zusammenspiel untereinander? Roth und Strüber (2014) beklagen sich in einem Buch darüber, dass es Vertreter der psychotherapeutischen Zunft gibt, in dem beschriebenen Fall ein Psychoanalytiker, die es rundheraus ablehnen, auch nur ein Wort mit ihm zu sprechen. Andererseits gibt es Psychoanalytiker wie Norman Doidge, die sich sehr stark auf die Neuroplastizität konzentrieren und die Wirkung ihrer Therapie darüber erklären (Doidge, 2017).

Es gab schon viele Erklärungsversuche zum Thema psychische und physische Krankheiten. Denken wir an die Säftelehre von Galen, die fast das ganze Mittelalter beherrschte und als vorrangige Behandlungsmethode das Schröpfen und den Aderlass hervorbrachte. Im theoretischen Denken ist dies stringent. Wenn das Ungleichgewicht der Säfte die Ursache für die Erkrankungen ist, muss es ausgeglichen werden. Da man an die schwarze und gelbe Galle nicht herankam, hat man eben den einfachsten Zugangsweg gewählt. Das Blut. Sehen wir uns die Ideen von Medizinern an, die doch glatt behauptet haben, dass Krankheiten sich durch winzige Tiere übertragen oder dass man sich die Hände waschen soll, bevor man einen Menschen operiert. Sie galten als Spinner!

Ich selbst habe noch vor 40 Jahren gelernt, dass es Neurosen und Psychosen gibt, endogene Psychosen und exogene Psychosen. Was ist heute damit? Die Auflistung und Unterteilung psychischer Erkrankungen im DSM V wird immer länger und difizieler als noch vor vierzig Jahren. Gott sei Dank gibt es den Zweifel und dieser Zweifel treibt unser Wissen voran. Was vor vierzig Jahren richtig war, muss heute nicht mehr zweifelsfrei richtig sein.

In den letzten Jahrzehnten hat die Neurowissenschaft viele neue Erkenntnisse hervorgebracht, die ein anderes Bild auf die Entstehung von psychischen Erkrankungen werfen und andere Diagnosemethoden und Behandlungsformen hervorbringen können. So wie wir Psyche heute als Funktion von Nervenzellen in bestimmten Gehirnzentren verstehen können, können wir auch die Störungen dieser Zentren als mögliche Ursache der Erkrankungen untersuchen. Darüber gibt es mehr und mehr Befunde. Natürlich sind die Zusammenhänge und die tiefer liegenden Aspekte der Physiologie noch nicht bis ins kleinste Detail erforscht, so dass sie noch nicht als wissenschaftlich gesichertes Wissen gelten können. Trotzdem können wir die Ergebnisse in die praktische Arbeit mit der Kongruenten Beziehungspflege einbeziehen. Die meisten Anwender der Kongruenten Beziehungspflege arbeiten auf dieser Basis und erzielen in der Beziehungsarbeit gute Ergebnisse.

Dieses Kapitel heißt „Störungen des Gehirns und Beziehungsstörungen“. Ich habe es so genannt, weil ich für die Kongruente Beziehungspflege psychische Erkrankung als eine relative Störung der Beziehungsfähigkeit des Menschen zu seiner Umwelt und dementsprechend psychische Gesundheit als relative Störungsfreiheit der Beziehungsfähigkeit des Menschen zu seiner Umwelt definiert habe. Diese Definition gibt auch nicht-therapeutischen Berufsgruppen die Möglichkeit, über Beziehungsarbeit an der Beziehungsfähigkeit von Menschen zu arbeiten. Die Depression, wie jede andere psychische Erkrankung, kann als eine Störung der Beziehungsfähigkeit von Menschen aufgefasst werden. Doch woran sollen wir arbeiten? An einer Verbesserung der Symptomatik natürlich! Schlaflosigkeit, morgendliches Stimmungstief, Gedanken an Tod oder Schuld, keinen mehr in der Welt spüren können, zu nichts führende ständige Grübeleien, Rückzug und Suizidgedanken.

Wie machen wir das?

Die Erkenntnisse der neurobiologischen Forschung und das Wissen über neuronale Plastizität helfen uns weiter. Beziehungen nehmen direkt Einfluss auf strukturelle Veränderungen in den bestimmten Zentren des Gehirns. Dies wurde in den vorhergehenden Kapiteln ausreichend dargestellt. Jetzt möchte ich darlegen, was die neurobiologische Forschung über die Veränderungen des Gehirns bei bestimmten psychischen Erkrankungen herausgefunden hat. Beginnen wir mit der Depression.

4.1 Die Depression

Die neurowissenschaftlichen Erkenntnisse über Veränderungen eines Gehirns in der Depression sind für die Anwendung durch die

Kongruente Beziehungspflege aus Sicht des Autors völlig ausreichend. Natürlich ist bei einer psychischen Störung immer das gesamte Gehirn betroffen, weil alle Zentren miteinander vernetzt sind. Trotzdem zeigen für die verschiedenen Krankheitsbilder bestimmte Gehirnbereiche Besonderheiten.

Die neuronalen Störungen bei Depressionen konzentrieren sich auf folgende Gehirnbereiche (Grawe, 2004):

- der präfrontale Cortex
- der anteriore cinguläre Cortex
- der Hippocampus
- die Amygdala.

Damit die Störungen in den jeweiligen Gebieten verständlich werden, beschreibe ich zunächst die normalen Funktionen. Wiederholungen zu anderen Kapiteln lassen sich dabei nicht vermeiden.

Der präfrontale Cortex ist der entwicklungsgeschichtlich jüngste Teil des menschlichen Gehirns und zugleich der Bereich, der uns zu Menschen macht und für einen großen Teil unserer Persönlichkeit verantwortlich ist. In ihm liegen unsere Werte und Ziele, an denen wir unser Verhalten ausrichten, also unsere Ethik und unsere Moral. Dort sitzen unsere Empathie, Emotionsregulation und Emotionskontrolle sowie unsere vernünftigen Entscheidungen. Es wird nicht verwundern, dass diese Gehirnregion am längsten Zeit benötigt, um auszureifen. Dies dauert bis zu 18–22 Jahre. Erwachsene Vernunft benötigt so eine lange Zeit. Desweiteren sitzt dort die Fähigkeit, die Konsequenzen von Handlungen abzusehen. Eine Verletzung oder Störung im präfrontalen Cortex zieht immer Veränderungen in der Persönlichkeit nach sich.

Der präfrontale Cortex ist zweigeteilt. In der linken vorderen Seite sitzen positive Ziele und er wird aktiviert bei positiven Ereignissen. In der rechten vorderen Seite sitzen negative Ziele, entsprechend wird diese Region bei negativen Ereignissen aktiviert. Je nach den erlebten Lebensereignissen eines Menschen ist dann entweder die linke oder rechte Seite „stärker". Dies kann dann zum Persönlichkeitsmerkmal werden.

Bei depressiven Menschen ist die rechte vordere Seite gegenüber der linken Seite dominant, denn die linke vordere Seite ist unteraktiviert. Daraus resultiert eine gewisse Unfähigkeit, die negativen Gedankenketten depressiver Menschen gezielt durch positive Gedanken zu ersetzen. Der orbitale (über den Augenhöhlen liegende) und der ventrale (im hinteren Teil über den Augenhöhlen liegende) Präfrontalcortex sind auch an Belohnung und Bestrafung beteiligt. Die linke Seite reagiert auf Belohnung, die rechte auf Bestrafung. Bei Depressiven reagiert die rechte Seite auf Bestrafung sehr heftig, die linke Seite auf Belohnung gar nicht. Insgesamt ist der präfrontale Cortex bei Depressiven hypoaktiviert, was die normalen Funktionen erschwert.

Die präfrontale Hypoaktivierung geht mit Volumenverringerung der grauen Masse einher. In Untersuchungen zeigte sich eine Volumenminderung bis zu 30 %. Andere Untersuchungen weisen einen Verlust bis zu 49 % auf. Vor allem dann, wenn in der Familie Depressionen gehäuft vorkamen. Dieser Verlust kommt durch „Nichtbenutzung" – use it or loose it – zustande und es scheint, dass die Minderung bei „Wieder-Benutzen" reversibel ist (Grawe, 2004).

Betrachtet man solche Substanzminderungen, erscheint es nicht mehr schwer, die Unfähigkeit zu klarem Denken, zu aktivem Problemlösen und zu vernünftigem Handeln zu verstehen. Es gibt aber Möglichkeiten, den präfrontalen Cortex durch pflegerische Interventionen zu aktivieren, worauf ich noch eingehen werde.

Der anteriore cinguläre Cortex (ACC)

Der ACC liegt anatomisch betrachtet hinter dem präfrontalen Cortex. Der ACC ist immer aktiviert, wenn wir mit uneindeutigen Situationen konfrontiert werden oder wenn die eigene Emotion eine Handlung erforderlich macht, die aber negative Konsequenzen haben könnte. Er ist eine Art Überwachungssystem, das dann aktiviert wird, wenn es „brenzlig oder knifflig" wird. Der ACC stellt dann im Normalfall die Verbindung zu Hirnarealen her, die benötigt werden, um Problemlösungen herbeizuführen. Er ist immer aktiv, wenn es um Aufmerksamkeit geht (Cozzolino, 2007; Grawe, 2004; Roth, 2003).

Bei Depressiven ist der ACC chronisch unteraktiviert. Dies verhindert die Bereitstellung von Ressourcen zur Problemlösung. Bei einem unteraktiviertem ACC hat der Mensch „resigniert". Es kommt zu keiner Willensanstrengung mehr, um sich selbst aus dem „Sumpf" zu ziehen. Bei abklingender Depression nimmt die Aktivität des ACC dann wieder zu.

Der Hippocampus

Der Hippocampus ist eine sehr wichtige Struktur unseres Gehirns. Wir benötigen ihn, um zu lernen, Gedächtnis zu bilden, Erfahrungen zu speichern und mit angemessenen Emotionen auf Umweltreize zu reagieren. Das Volumen des Hippocampus von Depressiven schrumpft um bis zu 19 %. Ein großer Hippocampus bedeutet, leicht zu lernen sowie neue Erfahrungen zu machen und zu speichern. Ein kleiner Hippocampus bedeutet das Gegenteil. Der Hippocampus ist aber nicht nur bei Depressiven, sondern auch bei bipolaren Störungen, PTSD und Borderline-Persönlichkeitsstörung geschrumpft.

Der Hippocampus ist leider sehr stressanfällig, weil in seinen Zellen viele Gluccocorticoidrezeptoren (Cortisolrezeptoren) sitzen. Diese Rezeptoren sind eigentlich ein Teil des Regelkreises, der den Stresspegel senkt. Doch dieser Mechanismus funktioniert bei Depressiven nicht, so dass es zu einem dauerhaft erhöhten Cortisolspiegel kommen kann. Es spricht bei Depressionen sehr viel dafür, dass es zu den erhöhten Cortisolspiegeln durch psychosozialen Stress kommt, der dann den Hippocampus noch stärker schädigen kann (Grawe, 2004). Bei Schädigung des Hippocampus, der die erste Stressantwort gibt, haben dann die Angst- und Furchtzentren (z. B. Amygdala) freie Bahn mit der Folge, leichter in Angst und Furcht zu geraten (vgl. Kapitel 2).

Hippocampuszellen können aber wieder nachwachsen. Bei Experimenten mit Ratten konnte gezeigt werden, dass 5000 bis 10000 Zellen pro Tag neu entstehen können (Spitzer, 2012). Spitzer ist der Ansicht, dass dies beim Menschen in ähnlicher Art und Weise geschehen könne. Die Methode der Wahl dazu ist Lernen. Diese Erkenntnis hat eine wichtige Konsequenz für die Beziehungsarbeit.

Stress, vor allem früher Stress, ist eine Lebenserfahrung, die zur Depression führen kann (Grawe, 2004). Aus Sicht der Kongruenten Beziehungspflege erzeugen Lebenserfahrungen die genetischen Faktoren, die sowohl zu einer Depression führen und auch nicht zu einer Depression führen. Neue, vor allem die normalen Lebenserfahrungen können die genetischen Faktoren erzeugen, die helfen können, die Depression wieder zurückzuführen.

Die Amygdala

Die Amygdala (Mandelkerne), ein sehr alter Bereich des Gehirns, ist Teil unseres „Reptiliengehirns". In den Mandelkernen sitzen die menschlichen angeborenen Affekte, wie Wut, Angst, Freude, Neugier, Ekel und Überraschung. In den meisten Fällen werden sie jedoch mit Angst und Schrecken in Verbindung gebracht. Sie sind auch der Ausgangspunkt einer unkontrollierten Stressreaktion.

Depressive haben meist durch Folge von Überaktivierung vergrößerte Mandelkerne. Sie werden dadurch immer sensibler, reagieren immer schneller auf vermeintliche Bedrohung und lösen dann Stress aus. Auch die Reaktion auf angstbesetzte Gesichter oder traurige Gesichter ist stärker (Grawe, 2004). Pflegende sollten also auf ihre Mimik im Kontakt mit Depressiven achten. Denn immer, wenn die Mandelkerne aktiviert werden, besteht das Risiko zu weiterer Aktivierung mit Stressauslösung. Der einzige Hirnanteil, der „Macht" über die Amygdala hat, ist der präfrontale Cortex (Ledoux, 2012). Er könnte die Amygdala in ihrer Aktivität herunterfahren. Leider hat der präfrontale Cortex bei Depressiven aber eine Unteraktivierung und einen Substanzverlust. Dies hat wiederum Konsequenzen für die Beziehungsarbeit.

Schlussfolgerungen für die Beziehungsarbeit

Aus Sicht des Autors ergeben sich aus den Störungen der verschiedenen Hirnareale bei depressiven Menschen Erkenntnisse, die für die Beziehungsarbeit wichtig sein könnten. Es besteht aufgrund der gestörten Funktionen ein Teufelskreis, der aus Sicht der Beziehungsarbeit an einer oder mehreren Stellen durchbrochen werden muss. Die zentrale Steuerung von Emotionen, Antrieb, Willen zur Veränderung, Reduzierung von Angst und die Hinwendung zur positiven sinnvollen Lebensentwicklung liegt im präfrontalen Cortex. Dieser ist auf seiner linken vorderen Seite, in der Menschen Positives erleben, unteraktiviert und auf der rechten Seite, in der Menschen Negatives erleben, überaktiviert. Die rechtsseitige Überaktivierung sorgt möglicherweise für eine Unteraktivierung des ACC, der nun keine Ressourcen mehr aktivieren kann. Insgesamt sind eine Substanzminderung im gesamten präfrontalen Cortex und eine Unteraktivierung vorhanden. Der präfrontale Cortex ist aber der einzige Gehirnbereich, der die Amygdala dazu zwingen kann, ihre Überaktivität herunterzufahren, damit der verkleinerte Hippocampus, der keine gute Stressantwort geben kann, sich erholt und wieder neue Zellen bildet, um wieder mit situationsangemessenen Emotionen zu reagieren.

Nach dieser Überlegung müsste die erste Strategie die Aktivierung des präfrontalen Cortex sein. Sie erinnern sich: Use it or loose it – alles, was aktiviert wird, erhöht die Wahrscheinlichkeit, wieder aktiviert zu werden (Hebbsch'ses Gesetz). Dies bezieht sich vor allem auf die linke Seite des präfrontalen Cortex, um die Unteraktivierung zu verbessern und um der rechten Seite wieder Übergewicht über die rechte überaktivierte Seite zu geben. Damit kann sich auch die Unteraktivierung des ACC verbessern. Durch diese Aktivierungsstrategie ergibt sich dann möglicherweise eine verbesserte Fähigkeit, wieder „Macht" über die Amygdala zu gewinnen und den Cortisolausstoß zu verringern, der wiederum zu einer verminderten Stressantwort durch den Hippocampus führt und ihn gleichzeitig schädigt.

Doch wie gelingt es, den präfrontalen Cortex – vor allem seine linke Seite – zu aktivieren? Aus einer australischen Studie (Stratford et al., 2009), die 2009 publiziert wurde, wird ersichtlich, dass der vordere Teil des Gehirns während einer Therapiesitzung sehr aktiv ist. Therapiesitzungen zeichnen sich dadurch aus, dass der Patient die ungeteilte Aufmerksamkeit und das große Interesse des Therapeuten hat. Er fühlt sich verstanden und ernst genommen. Cozolino weist auf Studien hin, die Erweiterungen des präfrontalen Cortex, der Insula und des ACC belegen, wenn Patienten ihre eigenen Emotionen reflektieren und mit anderen darüber sprechen können (zitiert nach Allman, Haken, Erwin,Nimchinsky & Hof, 2001 ; Craig, 2004; Gundel et al., 2004). Wir wissen auch, dass vor allem die linke vordere Seite des Gehirns bei positiven Ereignissen und Erlebnissen aktiviert wird.

Stirnhirnarbeit

Ich nenne die Beziehungsarbeit, die sich aus diesem Wissen ergibt, Stirnhirnarbeit. Wir sollen demnach einem depressiven Patienten mit freundlichem Gesicht begegnen, um nicht sofort die bereits überaktivierte rechte vordere Stirnseite zu aktivieren, sondern uns eher auf die linke Seite fokussieren. Dazu könnten auch positive Erinnerungen des Patienten genutzt werden. Zeigen Sie dem Patienten Ihr echtes Interesse und ungeteilte Aufmerksamkeit, weil dadurch die vordere Seite des Gehirns aktiviert wird. Sprechen Sie mit ihm sehr empathisch, vor allem über positive Emotionen wie Freude, Bindung, Stolz, andere für ihn wichtige Menschen und reflektieren Sie dies immer wieder. Nach den Fakten sollten sich damit der präfrontale Cortex und der ACC insgesamt aktivieren lassen, um die bereits ausführlich dargestellten funktionalen Ungleichgewichte in der Zusammenarbeit der Gehirnstrukturen so gut wie möglich auszugleichen (Hemmung der Amygdala, verringerte Stressreaktion). So kann Beziehungsarbeit begründet sein und aufzeigen, wie sie wirkt.

Hippocampusarbeit

Wie lässt sich der Hippocampus anregen, damit er eine Stressantwort geben kann, die situationsangepasst die Emotionen steuert? Ganz banal ausgedrückt: durch Lernen. Diese Beziehungsintervention nenne ich Hippocampusarbeit.

Wir sollten dabei sehr kreativ sein. Lernen beginnt mit einer reizvollen, anregenden Umgebung. Spitzer berichtet, dass bei Ratten die Gestaltung einer solchen Umgebung bereits zu Nervenzellenneuwachstum im Hippocampus führte. Öde Flure und Zimmer in den psychiatrischen Kliniken sind nicht geeignet, diesen Prozess auszulösen.

Wir sollten den Patienten dazu motovieren, neue Dinge zu lernen, mit denen er sich vorher nicht beschäftigt hat. Beipsiele wären ein neues Kartenspiel, das Erlernen einer handwerklichen Technik, das Lernen von fremden Sprachen oder die Auseinandersetzung mit etwas anspruchsvollerer Mathematik. Neu gebildete Zellen im Hippocampus müssen „beschäftigt" werden, in der Sprache der Neuronen: mit anderen Neuronen vernetzt werden. Der Kreativität sind hier keine Grenzen gesetzt. Nach und nach können sich neue Neuronen im Hippocampus bilden und miteinander vernetzen.

Beide Gehirnareale – das Stirnhirn und der Hippocampus – können Stress reduzieren, wenn ihre Neuronen gut vernetzt sind. Deshalb fasse ich sowohl die Stirnhirnarbeit als auch die Hippocampusarbeit unter der Überschrift „*Entstressen*" zusammen.

Es gibt aber noch eine weitere Möglichkeit dem Stress entgegenzuwirken, den der größte Teil der depressiven Menschen erlebt. Gemeint ist das Neuropeptid Oxytocin. Wenden wir uns nun einer Beziehungsintervention zu, die ich Oxytocinarbeit nenne.

Oxytocinarbeit

Uvnäs-Moberg beschreibt Oxytocin als „Stresskiller" schlechthin (Uvnäs-Moberg, 2011). Bei Erinnerung an positive Lebensereignisse werden nicht nur das Oxytocinsystem im Hypothalamus angeregt und die linke vordere Stirnhirnhälfte aktiviert, sondern auch Oxytocin produzierender Neurone in Gang gesetzt. Dieses System hat zu wichtigen Schaltzentralen Verbindung. Vor allem sind hier der Hippocampus und die Amygdala zu nennen. Am Hippocampus regt das Oxytocin die Bildung neuer Zellen an. Die Amygdala wird durch das Oxytocin beruhigt. Durch Oxytocinarbeit wird also ebenfalls „entstresst". Ein weiterer positiver Effekt: Oxytocin kooperiert sehr stark mit Dopamin, dem Antriebs- und Motivationshormon. Die mögliche Folge: Der Patient ist motivierter, sich mit Neuem zu beschäftigen, um der Depression zu entkommen. Neues Lernen hilft wieder dem Hippocampus. In den Bereichen, in denen die Beziehungspflege bisher Anwendung findet, versuchen wir in Gesprächen, so viele positive Lebensereignisse des Patienten herauszufinden wie möglich, um in den weiteren Gesprächen immer wieder darauf Bezug zu nehmen.

Einige Forscher sehen in der Depression im Grunde eine Angststörung, andere Forscher haben andere Sichtweisen zur Entwicklung einer Depression. Die Kongruente Beziehungspflege sieht die Angst an jeder psychischen Erkrankung beteiligt und schließt sich der Aussage an, dass die Depression zu den Angsterkrankungen gehört.

Hippocampusarbeit, Stirnhirnarbeit und Oxytocinarbeit sind Interventionen, die das Stress- und Angstbewältigungssystem bei neurobiologischen Veränderungen stärken und zeigen deshalb in vielen Fällen Wirkungen (vgl. Tabelle 4-1).

Tabelle 4-1: Neurobiologische Veränderungen bei Depression und Interventionen (Quelle: eigene Darstellung)

Das Stirnhirn ist unteraktiviert.	Folge: fehlender Antrieb und fehlende Motivation
Das Stirnhirn hat eine Volumenminderung.	Folge: verlangsamte Denk- und Entscheidungsprozesse
Die linke vordere Stirnhirnseite ist unteraktiviert.	Folge: kein oder nur erschwertes Erekennen von Positivem
Die rechte vordere Stirnhirnseite ist überaktiviert.	Folge: nur noch Negatives erkennen möglich
Der ACC ist unteraktiviert.	Folge: fehlende oder erschwerte Problemlösungsfähigkeit
Der Hippocampus ist verkleinert.	Folge: verminderte Lernfähigkeit, erschwerte Verhaltensänderung
Die Amygdala ist überaktiviert.	Folge: verstärktes Stresserleben, verminderte Neurogenese im Hippocampus, erschwertes Lernen
Interventionen	Stirnhirnarbeit Oxytocinarbeit Hippocampusarbeit

4.2 Die Posttraumatische Belastungsstörung

Die Posttraumatische Belastungsstörung (PTBS), auch PTSD (post traumatic stress disorder) genannt, gilt als schwer beeinflussbar und verlangt scheinbar Spezialwissen über die Vorgehensweisen. Hoch spezialisierte Traumatherapeuten versuchen Symptome, z. B. immer wieder Erleben des Traumas in Bildern, Gerüche, Geräusche und Panik, plötzliches Erstarren, völliges Verstummen, Schweißausbrüche, Herzrasen, depressive Phasen, Dissoziationen oder Derealisierungen in den Griff zu bekommen. Aber auch die nicht-therapeutischen Berufsgruppen sind mit Menschen und deren Traumafolgen konfrontiert und müssen Interventionen bereitstellen, die sie außerhalb der Therapie im normalen Tagesablauf anwenden können.

Das neurobiologische Korrelat der PTSD ist ein verkleinerter Hippocampus. Mitunter wurde auch eine Fehlfunktion des Stirnhirns in bestimmten Momenten gemessen. Klaus Grawe zitiert James Douglas Bremner. Er fand bei Vietnamkriegsveteranen mit einer PTSD einen um 8 % verkleinerten rechten Hippocampus gegenüber einer Kontrollgruppe. In anderen Gebieten des Gehirns wurden keine Veränderungen gefunden. Sie fanden in einer anderen Studie mit Psychiatriepatienten, von denen man wusste, dass sie als Kinder physisch oder sexuell missbraucht wurden, eine Minderung des linken Hippocampus um zwölf Prozent. Alle Patienten erfüllten die Kriterien für eine PTSD“ (Grawe, 2004, S. 158). Grawe stellte fest, dass sowohl die Vietnamkriegsveteranen als auch die Psychiatriepatienten eine massive Komorbidität (abgrenzbare Begleiterkrankung zu einer diagnostizierten Erkrankung) mit anderen psychischen Störungen hatten (Grawe, 2004). Dieser Umstand wird uns später noch beschäftigen.

Warum einmal der rechte und einmal der linke Hippocampus betroffen war, ist unklar. Wobei man sich vorstellen könnte, dass dies etwas mit der Entwicklung der Gehirnhälften in der Kindheit zu tun haben könnte. In den ersten beiden Lebensjahren entwickelt sich vor allem die rechte Hälfte. In den beiden folgenden Jahren die linke Hälfte. Wenn also das Trauma in die Zeit von zwei bis vier Jahren fällt, könnte dies ein Ansatz zur Erklärung sein. Weitere Zahlen sprechen von noch höherer Schädigung des Hippocampus. Bei Menschen mit chronischer PTSD, die im Kindesalter traumatisiert wurden, lag die Angabe über Schädigungen bei 20–25 % (Grawe, 2004). Wie auch bei der Depression spricht vieles dafür, dass die Schäden am Hippocampus durch dauerhaft zu hohe Cortisospiegel zustande kommen. (Grawe, 2004). Aus anderen Studien von Bremner und Heim wissen wir, dass Menschen leichter eine PTSD entwickeln, wenn sie in der Kindheit schon Traumaerfahrungen gemacht haben (Grawe, 2004). Dies könnte die Aussage von Ledoux stützen, dass neuer Stress alten Stress wieder hervorbringt (Ledoux, 2012). Da kommt auch die Amygdala ins Spiel, die sich in der Folge von früheren Traumatisierungen sensibilisiert haben könnte und dadurch leichter feuert.

Der in vielen Fällen verkleinerte Hippocampus muss aber nicht unbedingt die Folge eines Traumas sein. Menschen haben anlagemäßig unterschiedlich große Hippocampi. Ob diese aber nur anlagemäßig kleiner sind oder durch ein frühes Trauma geschädigt wurden, das lässt sich nur aus der Geschichte eines Menschen herauslesen. Es ist also noch recht unklar, ob ein verkleinerter Hippocampus durch ein Trauma entsteht oder ob ein verkleinerter Hippocampus zu einer PTSD prädestiniert. Aus Sicht der Kongruenten Beziehungspflege dürfte wohl beides zutreffen und kann nur durch die Biografie des jeweiligen Menschen aufgeklärt werden, wenn er sich an das traumatische Ereignis erinnern kann. Es gibt aber auch Traumatisierungen, von denen die Menschen nichts wissen können, weil sie in der Zeit vor Ausreifung des Hippocampus liegen (Geburt bis drei Jahre). Dazu später eine sehr bewegende Geschichte. In jedem Fall muss in der Beziehungspflege Hippocampusarbeit durchgeführt werden.

Grawe berichtet von Studien, in denen auch Dysfunktionen im Stirnhirn von traumatisierten Menschen gefunden wurden (im medialen und präfrontalen Cortex), wenn man die Betroffenen mit Erinnerungen an das Trauma konfrontierte (Grawe, 2004). Der präfrontale Cortex könnte die Angst hemmen und die Stressreaktion herunterregulieren, aber nicht in Dysfunktion. Dies erinnert auch an die Ergebnisse von Ledoux, der berichtete, dass angstkonditionierte Ratten nicht entkonditioniert werden konnten, wenn ihnen Läsionen (Dysfunktion) am Stirnhirn gesetzt wurden. Vielleicht erklärt die Dysfunktion des Stirnhirns, warum die Behandlung von traumatisierten Menschen so schwierig ist. Deshalb sollte auch hier verstärkt Stirnhirnarbeit mit den Betroffenen gemacht werden.

Das größte Problem dürfte bei der PTSD die explizite (bewusste) und implizite (unbewusste) Gedächtnisbildung in traumatisierenden Situationen sein. Unbewusste Gedächtnisse bilden sich vor allem emotional in den ersten Lebensjahren, weil zu der Zeit hauptsächlich die rechte Hirnhälfte entwickelt wird und weil der Hippocampus noch kein bewusstes Gedächtnis bilden kann. Erfolgen die Traumatisierungen in dieser Zeit, ist mit besonders schweren Folgen zu rechnen.

Die Bildung von explizitem Gedächtnis habe ich im ersten Kapitel beschrieben. Dieses Gedächtnis arbeitet biografisch, es betrifft das eigene Leben, episodisch, einzelne Erlebnisse aus dem Leben, narrativ (narrare lat. erzählen), ich kann darüber Geschichten von „dort und damals“ erzählen.

Die Gedächtnisbildung unter traumatischen Stress bringt ganz andere Gedächtnisse hervor. Sie erinnern sich: Der Hippocampus kann „flackern“. Dann werden Erinnerungen an das Ereignis zurückbleiben, die zerrissen sind, es fehlen immer wieder Teile. In den Momenten, in denen der Hippocampus abgeschaltet ist, übernimmt die Amygdala die Speicherung der Szene. Sie tut dies, indem sie die Ereignisse aus der normalen Verarbeitung (über den Hippocampus) herausgreift und sie in Hirnarealen blockiert, in denen frisch hereinkommende Informationen verarbeitet werden (Huber, 2009). Bitte merken Sie sich über diese Hirnareale das, was Sie gerade lesen.

Man könnte das, was gespeichert wird, „Hier-und-Jetzt-Gedächtnisse“ nennen. Wenn diese Gedächtnisse sich wieder öffnen, hat der Betroffene das Gefühl, er erlebt das, was gespeichert ist, hier und jetzt. So lassen sich Flashbacks erklären, unter denen die Betroffenen sehr leiden. Die Szenen, die erlebt werden, können auch Geräusche, Gerüche und körperliche Empfindungen wie Herzrasen, Schweißausbruch, Zittern sowie Emotionen wie Panik oder Ekel enthalten.

Eine Patientin erzählt, dass sie plötzlich von Todesangst überfallen wird (implizit), sie sieht vor ihrem inneren Auge, wie sich eine Tür öffnet und der Mann mit dem Messer hereintritt (explizit). Dann hat sie das Gefühl, dass etwas fremd oder falsch ist und sie hört einen Schrei des Entsetzens, der aber nicht von ihr kommt (implizit). Auf einmal sieht sie wieder den Mann, der auf sie zuläuft, in der erhobenen Hand das Messer (explizit). Sie spürt ihr Herz rasen, Schweiß auf der Stirn und ihre Knie werden so weich, dass sie zu Boden sinkt und dann ist Leere (implizit).

Das ist das Zusammenspiel von Amygdala und Hippocampus unter traumatischen Stress. Die Phänomene in der Schilderung werden als Entfremdung und peritraumatische Dissoziation oder Fragmentierung bezeichnet.

Der Hippocampus kann aber auch komplett abschalten. Dann werden alle Erlebnisse des Moments über die Amygdala auf die geschilderte Art und Weise gespeichert. In diesen Momenten des großen Stresses (Kapitel 2) besteht im Gehirn auch eine Blockade zum Thalamus (Tor zum Bewusstsein), zur linken Hirnhälfte (rationales Denken, Problemlösung, Reflexion), zum Frontalhirn (Hemmung von Angst und Stress) und zu den Sprachzentren. Die Gedächtnisse, die entstehen, sind triggerbar, vielleicht auch durch die im letzten Kapitel beschriebenen impliziten Gedächtnisse (Kaninchen und Fuchs) und unbewusst. Die subjektive Erlebnisqualität für den Betroffenen, wenn diese impliziten Gedächtnisse sich öffnen, muss aus diesen Gründen „Hier und Jetzt"-Erleben, affektiv-physiologisch, mit Angst oder Todesangst verbunden, körperlich und emotional sein, ohne Integration ins Selbst, weil der Hippocampus abgeschaltet ist und kein explizites Gedächtnis gebildet werden kann (Grawe, 2004; Huber, 2009).

Die Schilderungen solcher Ereignisse oder die Folgen für das Verhalten von Betroffenen in ihrem Handeln, wenn die Gedächtnisse aufbrechen, müssen zwangsläufig bizarr und seltsam anmuten, weil kein erinnerbares und begründendes Ereignis damit verbunden ist. Stellen Sie sich vor, Sie leben wie gewohnt und normal vor sich hin. Von einer Sekunde auf die andere haben Sie plötzlich das Gefühl, dass sich die Umgebung verändert und für Sie fremd wird. Sie erleben Herzrasen und Todesangst und fühlen sich wie in einem Alptraum, weil Sie das Gefühl haben, beobachtet und verfolgt zu werden. Wie würden Sie dies erzählen, wenn Sie nicht wissen können, woher diese Phänomene stammen?

Eine Frau im mittleren Alter in einer psychiatrischen Klinik, erfolgreich im Beruf, fühlt sich plötzlich verfolgt, wirkt immer verängstigter und verwirrter, versteckt sich in Hotels und wird schließlich in die Klinik gebracht. Dort zeigt sie weiter das geschilderte Verhalten und in einem ihrer Unruhe- und Verwirrungszustände reißt sie Feuerlöscher aus der Halterung und löscht. Vorher hat sie die Abflüsse aller auffindbaren Waschbecken verstopft und das Wasser voll aufgedreht. In ihrer Biografie erfahren wir, dass ihr älterer Bruder sie und ihren jüngeren Bruder in ihr Wohnhaus eingesperrt und dann Feuer gelegt hatte. Wir werden später hypothetisch erklärend auf solche Phänomene eingehen.

Ich weise hier nochmals darauf hin, dass intrauterin und in den ersten drei Lebensjahren das Hippocampussystem als Stressantwortsystem noch nicht zur Verfügung steht und traumatische Erlebnisse in dieser Zeit extreme Folgen haben können. Erlebt das Kleinkind häufig Stress, kann sich das so genannte „Kindling-Pänomen" einstellen, das eine hohe Empfindlichkeit der Stressverarbeitungssysteme darstellt (Huber, 2009). Kleinste Reize können die Reaktionen dann bereits in Gang setzen und die Reifung des Hippocampus weiter erschweren. Sie erinnern sich, dass der Hippocampus sehr stressanfällig ist? Man könnte sagen, das System chronifiziert sich (Huber, 2009).

Zurück zur Gedächtnisbildung bei Menschen mit PTSD. Grawe (2004) weist darauf hin, dass eine Abnahme der Symptomatik dann eintreten dürfte, wenn es gelingt „die Dissoziation von explizitem und implizitem Traumagedächtnis zu beseitigen. Dies kann gelingen, wenn für das Trauma explizite Gedächtnisse vorhanden sind. Wenn aber nur implizite Gedächtnisse angelegt wurden, kann das implizite und explizite Gedächtnis nicht zusammengebracht werden".

Um einen Überblick über andere Methoden der Traumabehandlung zu erhalten, empfehle ich den interessierten Lesern und Leserinnen das Buch von Michaela Huber „Wege der Traumabehandlung".

Die Kongruente Beziehungspflege geht im Falle einer PTSD natürlich wieder von der

Tabelle 4-2: Neurobiologische Veränderungen bei PTSD und Interventionen (Quelle: eigene Darstellung)

Der Hippocampus ist verkleinert.	Folge: erhöhter, u.U. chronisch erhöhter Stresshormonspiegel, geringe Stressantwort, erschwertes Einüben neuer Verhaltensweisen, verminderte Neurogenese im Hippocampus und den Basalganglien
Dysfunktionen im medialen und präfrontalen Cortex.	Folge: erschwerte Angstunterdrückung, emotionale Dysregulation
Die Amygdala ist u.U. sensibilisiert.	Folge: erhöhte Reizbarkeit, erhöhte Ruhecortisolspiegel
Interventionen	Oxytocinarbeit, Stirnhirnarbeit, Hippocampusarbeit

Angst als Ursache aus, was in dem beschriebenen Fall sicher unstrittig ist. Wir müssen wieder die Angst bewältigenden Systeme stärken. Oxytocinarbeit, die erheblich den Cortisolspiegel senkt, Stirnhirnarbeit, die auf die Dysfunktion des Stirnhirns bei der PTSD zielt und Hippocampusarbeit, damit der Hippocampus wieder wächst.

Zum Ende des Abschnitts zitiere ich noch einmal Grawe. Er weist darauf hin, dass „die neurowissenschaftlichen Untersuchungen zur PTSD über ihren Beitrag zum spezifischen Verständnis dieser Störung auch aufschlussreich für die Pathogenese psychischer Störungen ganz allgemein ist. Bei den untersuchten PTSD-Stichproben wurde jeweils eine massive Komorbidität festgestellt. Fast alle untersuchten Patienten hatten eine oder sehr oft sogar mehrere andere klinische Störungen. Diese Komorbidität spricht eine klare Sprache: Traumatisierende, d.h. unkontrollierbaren Stress verursachende Lebenserfahrungen spielen für die Entwicklung psychischer Störungen, und zwar auch anderer Störungen als der PTSD selbst, eine ganz zentrale Rolle". (Grawe, 2004, S. 164). Dieses Zitat bietet einen hervorragenden Übergang zum nächsten Thema.

4.3 Erweiterte Hypothese zur Entstehung psychotischen Erlebens

Um die nachfolgenden Erklärungen zu illustrieren, beginne ich mit einer Geschichte. Eine Frau wurde in ein Pflegeheim gebracht, das auch eine Abteilung für psychisch kranke Menschen hatte. Sie war Ende vierzig, aber vorgealtert. Sie legte keinen Wert auf Kleidung und Aussehen, sie trug Jogginghose und Pullover, andere Kleidung hatte sie nicht. Sie legte auch keinen großen Wert auf Hygiene oder Begegnung mit anderen Bewohnern. Sie rauchte unglaublich viel und trank sehr viel schwarzen Kaffee. Dafür verbrauchte sie ihr ganzes Geld. Sie war hoch dosiert mit Neuroleptika eingestellt. Ihre Symptome waren Angst und Panikattacken: Sie sah große schwarze Spinnen, die sie bedrohten, vor denen sie riesige Angst hatte und sie empfand einen wahnsinnigen Ekel. Wenn ihre Angstanfälle besonders schwer waren, bekam sie zusätzlich Beruhigungsmittel. Wenn die Anfälle nachts kamen, randalierte sie in ihrem Zimmer. Sie zerschlug mehrmals Stühle, die immer wieder neu angeschafft werden mussten. Sie verließ das Haus nie, sie konnte nur bis zur Schwelle der Ausgangstür gehen. Ihre Diagnose war paranoid halluzinatorische Schizophrenie. Auf Ansprachen reagiert sie sehr einsilbig und ganz kurz. Kurzum, sie zeigte das klassische Bild einer chronifizierten Psychose.

Eine der Mitarbeiterinnen des Hauses hatte aber irgendwie einen Narren an dieser Bewohnerin gefressen. Sie kümmerte sich liebevoll um sie, brachte von zuhause andere Kleidung für sie mit. Sie trank oft Kaffee mit ihr und nach ca. einem halben Jahr hatte sie es geschafft, dass die Bewohnerin sich regelmäßig duschte, sie sogar Teile der mitgebrachten Kleidung anzog, sich leicht schminkte und offener im Umgang mit den Mitarbeitern und Mitbewohnern wurde. Von diesem Zeitpunkt an konnten sich dann auch andere Mitarbeiter mit ihr unterhalten und die Beziehung mit ihr offener und freundlicher gestalten. Ihre spezielle Mitarbeiterin hat es in einem weiteren halben Jahr geschafft, dass die Bewohnerin mit ihr in den Garten ging und sie liebte es, mit ihr in der Sonne zu sitzen, besonders wenn der Frühling kam und im Sommer. Bei gleichbleibender Medikation gingen die Angstanfälle stetig zurück und die Lebensqualität der Bewohnerin verbesserte sich stetig. Irgendwann ist es ihrer Bezugsschwester dann sogar gelungen, dass die Bewohnerin mit ihr auch das Haus verließ, sie unternahmen gemeinsam „Shopping" Touren. Nur eins tat sie nie. Sie verweigerte jede Unterhaltung über ihr Leben. Bei den halbjährigen Überprüfungen durch einen Psychiater war dieser erfreut über den Zustand der Bewohnerin und er erklärte dies mit der hervorragenden medikamentösen Einstellung.

Die Bewohnerin lernte dann einen anderen Bewohner im Haus kennen und die beiden verliebten sich ineinander. Sie bezogen ein gemeinsames Zimmer und lebten ein schönes Leben mit gemeinsamen Spaziergängen und Ausflügen in die Stadt. Die Symptomatik war bis auf kleine Reste fast verschwunden.

Die Mitarbeiter und Mitbewohner wurden dann mit der Ankündigung überrascht, dass das Paar heiraten wollte. Alle waren froh über die unerwartete drastische Verbesserung des psychischen Zustands der Bewohnerin. Natürlich war auch die Freude groß, eine Hochzeit im Wohnbereich feiern zu können. Das Datum rückte näher, die Tischkarten waren schon geschrieben, die Musik ausgewählt, ein schönes Kleid war gekauft, das Menu war ausgewählt und alle freuten sich auf den kurz bevorstehenden Tag.

Dann geschah etwas Schreckliches. Der Mann starb plötzlich an einem akuten Herzinfarkt. Als man ihr die Botschaft vom Tod des geliebten Mannes brachte, verfiel sie sofort in einen Zustand, der so beschrieben wurde: Sie hatte sofort Stuhl-und Urinabgang, sie konnte nicht mehr sprechen, nur noch lallen, sie war nicht mehr über Kommunikation erreichbar und schien wie weggetreten. Man sah einen „stuporösen" Zustand, der auf die Grunderkrankung und den Tod des Mannes zurückgeführt wurde. Sie wurde medikamentös eingestellt. Sie blieb über einen längeren Zeitraum in diesem Zustand und blieb auch völlig inkontinent. Ihre Bezugsschwester kümmerte sich weiter rührend um sie und versuchte alles, um ihrer Bewohnerin zu helfen. Irgendwann klarte die Bewohnerin dann langsam auf, sie konnte langsam wieder sprechen und auch wieder Stuhl und Urin kontrollieren. Sie wurde auch fast wieder die „alte", nur ein wenig zurückgezogener als vorher. Mit ihrer Bezugsschwester war sie weiterhin sehr gerne zusammen.

Diese Geschichte erzählte mir ein Kollege, der in dem besagten Haus arbeitete und der bei mir eine Ausbilderausbildung in Kongruenter Beziehungspflege machte. Ich wollte sofort mehr von der Biografie der Bewohnerin wissen. Aber leider war die Antwort, dass sie nichts von ihrem Leben erzählte. Ich regte an, dass ihre Bezugsschwester doch öfter versuchen sollte, mehr über ihr Leben zu erfahren. Nach einigen Versuchen gelang dies auch. Die Bewohnerin erzählte ihrer Bezugsschwester, was wirklich in ihrem Leben geschehen ist. Sie begann die Geschichte damit zu erklären, warum sie nie mit irgendjemand über ihr Leben gesprochen hat. Sie musste es ihren Eltern versprechen!

Sie wuchs als Einzelkind auf. Ihre Eltern waren bei ihrer Geburt schon älter und den Vater kannte sie eigentlich nur als kränkelnd. Trotzdem beschreibt sie ihre Kindheit als schön und behütet. Sie war siebzehn, als sie die Schule verließ und in einer Firma den Beruf der Bürokauffrau lernte. Sie traf dort ihre erste große Liebe. Vorher hatte sie noch keinen Freund und darum keine Erfahrung in Beziehungen zu Männern. Sie verliebte sich abgöttisch in diesen Mann und wollte ihn bereits nach einem halben Jahr heiraten. Als sie dies den Eltern mitteilte, waren diese nicht einverstanden. Sie sei doch noch so jung und hätte noch keinerlei Erfahrungen mit Männern gemacht. Sie heiratete den Mann trotzdem gegen den Wunsch der Eltern und sie zogen zusammen in eine Wohnung. Bald nach der Hochzeit veränderte sich der Mann. Er trank und nahm wohl auch Drogen. Immer öfter kam er abends betrunken nach Hause und war sehr aggressiv ihr gegenüber. Zunächst nur verbal mit Demütigungen und Beschimpfungen. Er beschimpfte sie wegen ihrer Unfähigkeit zu spüren, was er von ihr bräuchte. Sie fühlte sich schuldig und war verzweifelt. Ihren Eltern wollte sie dies nicht erzählen und so blieb sie mit ihrer Sorge allein. Später begann der Mann dann sie zu schlagen und zu vergewaltigen, wann immer er wollte. Für sie waren diese Momente von größter Angst geprägt. Er stank immer öfter heftig aus dem Mund nach Alkohol. Wenn er so aggressiv war, bat sie ihn immer, dass er sich doch beruhigen solle, aber das machte ihn noch aggressiver. Er sagte immer zu ihr, dass sie selbst schuld sei und sie ihn dazu bringe, so zu sein. Sie ertrug dies alles, weil sie glaubte, wenn sie sich nur genug anstrengen würde, könnte er sich wieder verändern. Schließlich wurde sie schwanger, erzählte ihm dies aber aus Angst nicht.

Irgendwann bemerkte er die Schwangerschaft und dies brachte die größte Aggression bei ihm hervor. Er schlug sie extrem, brach ihr mit Fußtritten einige Rippen und trat auch immer wieder in ihren Bauch. Danach verschwand er und kehrte nie zurück. Sie blieb mit gebrochenen Rippen und inneren Verletzungen zurück. Sie rief ihre Eltern um Hilfe. Diese kamen und waren so entsetzt über die „Schande", dass sie ihr das Versprechen abnahmen, nie über diese Vorfälle zu sprechen, bevor sie die Tochter in das Krankenhaus brachten. Das Kind war tot. Sie überlebte und nachdem sie genesen war, zog sie wieder zu den Eltern und sie musste so tun, als wäre nie etwas gewesen. Sie ging auch wieder zur Arbeit, wo sie schon bald auffällig wurde. Sie war immer zerstreuter und verwirrter, machte viele Fehler und erledigte Aufgaben nicht mehr. Wenn man sie darauf ansprach, wurde sie leicht aggressiv und es kam immer öfter vor, dass sie Kollegen und auch Kunden anschrie. Bei einem ermahnenden Gespräch mit ihrem Vorgesetzten wurde sie so aggressiv, dass sie versuchte ihn zu schlagen. Dies hatte eine fristlose Kündigung zur Folge.

Sie war damit arbeitslos und wollte auch nicht mehr arbeiten. Sie zog sich stark zurück, lebte bei der Mutter in der Wohnung, der Vater war in der Zwischenzeit gestorben. Zuhause war sie entweder allein in ihrem Zimmer oder sie hatte heftige Streitereien mit ihrer Mutter, die ihr ständig Vorwürfe machte. Die Mutter, mittlerweile alt und von vielen Krankheiten geplagt, überlegte, ob sie in ein Pflegeheim gehen sollte; sie konnte die Tochter, die zu verwahrlosen begann, nicht mehr versorgen. Die Mutter überredete ihre beiden unverheirateten Schwestern, die zusammen in einem Haus wohnten, die Tochter aufzunehmen. Sie bezahlte auch den Neuausbau des Dachbodens im Haus der Tanten. Die Tochter zog zu den Tanten, die Mutter zog in ein Pflegeheim. Sie beschrieb ihr Leben dort sehr eindrucksvoll. Sie verbrachte jeden Tag damit, morgens aufzustehen und in das nahe gelegene Bahnhofscafe zu gehen. Dort verbrachte sie den ganzen Tag, sie trank Kaffee und rauchte Unmengen an Zigaretten. Manchmal bot sie sich durchreisenden Männern an, um etwas Geld zu verdienen. Von der Mutter bekam sie nur ein schmales Taschengeld. Nach Schließung des Lokals ging sie nach Hause in ihre Dachwohnung. Dort wurde sie meistens sehr schnell von Angst und Panikanfällen ergriffen, in denen sie manchmal ganz steif wurde. Sie begann damit, riesige schwarze Spinnen zu sehen, die auf sie zukrochen und sie bedrohten. Sie ekelte sich wahnsinnig vor ihnen. Sie erschlug die Spinnen, indem sie Teller und Vasen an die Wand warf und mit Stühlen auf sie schlug. Vom Lärm angelockt kamen dann die Tanten und diese beschimpfte sie mit dem Worten: „Was habt ihr mir hier für ein Dreckloch gegeben, überall riesige Spinnen!" Die Tanten sahen natürlich keine Spinnen und nachdem unsere Bewohnerin einige Male Mobiliar und Geschirr zertrümmert hatte, brachten sie die Nichte zu einer Psychiaterin. Dort erzählte sie von den Ängsten, der Panik, dem Ekel und den Spinnen. Sie bekam daraufhin die erwartete Diagnose und wurde mit Neuroleptika behandelt. Dies blieb ohne Wirkung. Enttäuscht über die Tatsache, dass ihr Hilfe versprochen wurde, diese aber nicht bekam, griff sie ihre Ärztin tätlich an, schlug auf sie ein und brüllte sie an: „Du Drecksau kannst mir auch nicht helfen, dir brunz i no nach ins Grab!" (Ich uriniere dir in dein Grab nach. Anm. Autor) Unsere Bewohnerin war damit fremdgefährlich und wurde stationär geschlossen untergebracht. Die Behandlung zog sich dann hin. Sie wurde immer wieder entlassen und wieder aufgenommen, bis sie als austherapiert galt. Dann kam sie ins Pflegeheim.

Anhand dieses Beispiels stelle ich eine erweiterte Hypothese zum Erleben psychotischer Symptome dar, wie sie in der paranoiden Schizophrenie vorkommen. Weitere Fallgeschichten folgen noch. Wissenschaftlich überprüft ist die erweitere Hypothese natürlich noch nicht, weil ich sie hier erstmalig anführe. Ob dies jemals geschehen wird und wie der wissenschaftliche Beleg erbracht werden könnte, weiß ich nicht. Es gibt ja einige Hypothesen zur Entstehung von Psychosen, von denen keine bisher einen vollständigen wissenschaftlichen Nachweis hat. Trotzdem finden sie Anwendung in der pharmakologischen und therapeutischen Behandlung.

Die erweiterte Hypothese ist inhaltlich und praktisch für die Kongruente Beziehungspflege relevant, weil sie den Ursprung psychotischen Erlebens auf Angst und die Folgen von Angst im Gehirn von Menschen zurückführt. Damit haben nicht-therapeutische Berufsgruppen wieder die Möglichkeit, begründet Interventionen durchzuführen, welche die Angst bewältigenden Systeme des Gehirns stärken können und die Lebensqualität von erkrankten Menschen verbessern können. Ich habe die Hypothese schon in verschiedenen Settings dargestellt, so auch in einer psychiatrischen Klinik in einem Workshop zur Frage von Stressentstehung und Stressbewältigung. Dort nahmen neben Pflegenden auch Psychiater und Psychotherapeuten teil. Von ihnen kam kein Einwand oder Widerspruch. Die Pflegedirektorin bemerkte jedoch, dass sie mit dieser Hypothese endlich eine mögliche Erklärung hat, von der sie glaubt, dass pflegerisches Handeln dadurch begründet geleitet werden kann.

Es gibt einige Hypothesen zur Entstehung einer Schizophrenie. Die Älteste ist die Dopamin-Hypothese. Sie ist über 50 Jahre alt und wurde im Laufe der Jahre mehrfach verändert. Aderholt zietiert Fusar-Poli et al. „So besagt der heutige Forschungsstand, dass auf neurobiologischer Ebene psychotisches Erleben im Rahmen akuter Psychosen (sogenannter schizophrener und schizoaffektiver Störungen) und z. T. auch bei psychosenahen Zuständen mit einer erhöhten präsynaptischen Dopamin-Produktion und Ausschüttung im ventralen Streifenkern (Corpus striatum), einer Hirnregion unterhalb des Großhirns einhergeht" (Fusar-Poli, P. et al. 2013a S. 42 und 2013 b., S. 120).

„Für psychotische Manien und psychotische Depressionen wurde dieser Nachweis bisher nicht erbracht. Diese Veränderung wird als körperliche Grundlage für die veränderten Umweltwahrnehmungen, die Reizüberflutung der Sinnesorgane, die Suche nach Bedeutungen für das Ungewohnte mit nachfolgendem Wahnerleben und Halluzinationen auf dem Hintergrund früherer Lebenserfahrung und Überzeugungen aufgefasst, bei untypischen Formen der Schizophrenie ohne psychotische Phänomene findet sich keine Überaktivität in diesen Regionen." (Aderhold, 2014, S. 2).

„Bei Psychosen findet diese dopaminerge Hyperaktivität in einem Teil der sog. Basalganglien statt (ventrales Corpus striatum), die grundsätzlich für komplexe Integrationsprozesse wie Neugierde, Bedeutung von Neuem, Motivation, Aufmerksamkeit, Aktivierung von Handlungen, Belohnung, Reaktion auf aversive Reize, Emotionen und Bedeutungsfindung bzw. abweichende Bedeutungszuschreibung (aberrant salience) zuständig sind." (Aderhold 2014, S. 2).

Alle Hirnregionen sind aber über viele Bahnen und Neurotransmitter in hemmender oder erregender Weise verbunden. „Insbesondere dem präfrontalen Cortex mit einer dopaminergen Unteraktivität bei Psychosen und komplexen veränderten Regulationsprozessen des Glutamatsystems (Laruelle, 2014) wird hierbei eine herausragende Bedeutung zuerkannt." (Aderhold, 2014, S. 2).

Daher wird die erhöhte subcorticale striatale dopaminerge Aktivität auch nicht als Ursache von Psychosen, sondern als ihr Korrelat und als gemeinsame pathophysiologische Endstrecke aufgefasst (Howes & Kapur, 2009), nachdem zuvor vielfältige genetische, biologische und soziale (d.h. zumeist emotionale) Faktoren kumulativ und interaktiv (z. B. durch epigenetisch bedingte Genexpression) auf den Betroffenen, seine Psyche, seinen Körper (z. B. über die Hypophysen-Hpothalamus-Achse) und sein Gehirn als „soziales Organ" (z. B. auf den präfrontalen Cortex, superiorer temporaler Cortex, anteriorer cingulärer Cortex, Insula, das mesolimbische Dopaminsystem, die Amygdala, und den Hippocampus) eingewirkt haben (Meyer-Lindenberg & Tost, 2012) und kompensatorische schützende Erfahrungen (Bindungserfahrungen, klassische soziale Netzwerke u. a.) nicht ausreichend zur Verfügung standen. Bisher erforschte Risikofaktoren sind z. B. biologische und psychische Schwangerschaftskomplikationen, Geburtskomplikationen, frühe Verlusterfahrungen, frühe instabile Umwelten, elterliche Konflikte, sexuelle und emotionale Traumatisierungen, Vernachlässigung, Aufwachsen in Städten, soziale Fragmentierung, soziale Notlagen, soziale Ablehnung und Niederlagen, Bullying, Diskriminierung, Migration, Cannabis (Aderhold & Borst, 2009)." (Aderhold 2014, S. 3).

Besteht eine erhöhte präsynaptische Dopamin-Ausschüttung, so sind psychotische Symptome vorhanden. Nimmt die Dopamin-Ausschüttung ab, kommt es zur Rückbildung von Symptomen. Der dahinter liegende Mechanismus, wie die Dopamin-Ausschüttung erhöht wird und wie sie wieder absinkt, ist nicht bekannt. „Es gibt vermutlich auch Menschen mit psychotischem Erleben, die keine oder kaum Veränderungen des Dopaminsystems aufweisen." (Aderhold, 2014, S. 3).

Es gibt noch andere Hypothesen zur Erklärung von Psychosen, z. B. eine Serotonin-Hypothese und andere, auf die ich aber hier nicht eingehen will.

Die Dopamin-Hypothese ist aber Bestandteil meiner erweiterten Hypothese, zu der auch die Vulnerabilitäts-Stress-Hypothese gehört. Wie Aderhold dargestellt hat, sind soziale und hier vor allem emotionale Ereignisse im Zusammenhang der Entstehung einer Psychose zu beachten. Die Vulnerabilitäts-Stress-Hypothese von Zubin und Spring aus dem Jahr 1977 zur Entstehung von Psychosen geht ebenfalls von einer multifaktoriellen Ursache aus, die körperliche (Vererbung, Verletzungen), psychosoziale Ereignisse (Gewalt, Vernachlässigung, Missbrauch usw.) mit einer Disposition zur Verletzlichkeit (Vulnerabilität) des Betroffenen einbezieht. Die Vulnerabilität kann dabei angeboren oder erworben sein, z.B. durch Vernachlässigung in der frühen Kindheit (Sauter, Abderhalden, Needham & Wolff, 2006).

Diese Hypothese wurde durch Luc Ciompi später erweitert in einem psycho-sozio-biologischem-integrativem Schizophrenie-Verständnis. Sauter spricht von einem Drei-Phasen-Modell (Sauter et al., 2006). Auch diese beiden Ansätze sind Teil meiner erweiterten Hypothese. Alle Hypothesen lassen es zu, sich eine gute Vorstellung von der Entstehung von Psychosen zu machen. In den bisherigen Fallbeschreibungen in diesem Buch habe ich versucht, alle multifaktoriellen Aspekte zu beleuchten. Eines bleibt aber offen. Keine der Hypothesen kann die Frage hypothetisch beantworten, wie psychotische Symptome, z.B. Stimmen hören, optische Halluzinationen, sich bedroht, beobachtet oder verfolgt fühlen, entstehen könnten. Dass die Symptome entstehen, ist offensichtlich, wie sie aufgrund welcher Mechanismen entstehen könnten, ist ungeklärt. Zur möglichen Klärung dieser Prozesse möchte ich einen Beitrag leisten. Ich erweitere die bestehenden Hypothesen um die „Split-Brain"-Hypothese.

Bevor ich auf die Split-Brain-Hypothese eingehe, kommen wir noch mal auf das Thema Trauma zurück. „Aderhold macht Aussagen darüber, dass nach einem methodenkritischen Review (Morgan et al. 2007) 50 % der als schizophren diagnostizierten Patientinnen und Patienten in ihrer Kindheit und/oder Jugend sexuell und/oder physisch missbraucht wurden." (Aderhold, 2014, S. 46). Dümpelmann sagt aus, dass „bei psychotischen, auch bei schizophrenen und schizoaffektiven Störungen vielfach hohe Koinzidenzen (Zusammentreffen zweier Ereignisse) mit Traumata in der Vorgeschichte gefunden (wurden), insbesondere mit schweren und früh durch andere Menschen erlittenen Traumatisierungen. Neurobiologische wie auch psychologische Untersuchungsbefunde sprechen dafür, dass die Entwicklung psychischer Funktionen, die für Psychosen relevant sind, durch Traumatisierungen gravierend gestört werden" (Dümpelmann, 2003, S. 14). Grawe kommt zu dem Schluss, dass „"Traumatisierende, d.h. unkontrollierbaren Stress verursachende Lebenserfahrungen für die Entwicklung psychischer Störungen, und zwar auch anderer Störungen als der PTSD selbst, eine ganz zentrale Rolle spielen" (Grawe, 2004, S. 164).

Ich könnte hier noch viel mehr Autoren zitieren, die die Traumatisierung in die Nähe der Entwicklung von psychotischem Erleben rücken, belasse es aber bei diesen Ausführungen. Ich möchte – wie auch viele andere Autoren – auf die Ähnlichkeit der Symptome einer PTSD mit psychotischen Symptomen hinweisen, z.B. immer wieder den Kanonendonner hören, blitzlichtartig in der traumatisierenden Szene sein und Einzelheiten sehen, den eigenen Körper fremdartig erleben. Menschen, die dies erleben, wissen, dass sie in einem Kampfeinsatz waren. Ich habe schon die Frage gestellt, wie Menschen diese Symptome schildern würden, wenn sie nicht wüssten, dass sie in einem Kampfeinsatz waren oder dass ihnen etwas Gravierendes zugestoßen ist. Wie würden sich die Menschen die Gefühle von Entfremdung oder plötzlichem Schweißausbruch, das Gefühl der tödlichen Bedrohung oder der bedrohlichen Beobachtung durch einen Anderen erklären? Die Beschreibungen müssen bizarr sein, wenn das Trauma vor der Ausreifung des Hippocampus geschehen ist oder wenn der Hippocampus in der traumatisierenden Situation völlig abschaltet und kein explizites (bewusstes) Gedächtnis gebildet werden kann.

Um uns einer Erklärung zu nähern, brauchen wir zunächst Wissen über drei Sachverhalte:

- Funktionen des Gehirns in unkontrollierbarem Stress (Traumasituation)
- Mentale Zustände
- Split-Brain Phänomene

Funktionen des Gehirns in unkontrollierbarem Stress (Traumasituation)

- In Traumasituationen kann der Hippocampus vollständig abschalten.
- Die rechte Hirnhälfte ist überaktiv und es kann eine Blockade zur linken Hirnhälfte und zum Stirnhirn und zum Thalamus bestehen.
- Sprachzentren können gedämpft oder abgeschaltet werden.
- Die Amygdala kann „Hier-und-Jetzt-Gedächtnisse" über „vorwiegend affektiv-physiologische Erlebnisqualitäten (besonders mit Angst verbundene, körperliche und gefühlsmäßige) bilden, ohne Integration ins Selbst.

Mentale Zustände

„Ein mentaler Zustand kann als ein Muster der Aktivierung innerhalb des Gehirns genutzter Systeme verstanden werden, die für die Muster (1) der Wahrnehmungstendenz, (2) der Tönung und Regulierung von Emotionen, (3) der Gedächtnisprozesse, (4) der mentalen Modelle und (5) der Verhaltensreaktion verantwortlich sind." (Siegel, 2010, S. 233).

In meinen Worten: Ich verstehe einen mentalen Zustand als Aktivierung von verschiedenen Systemen des Gehirns zu einem Zeitpunkt X. Somit kann auch eine Erinnerung ein mentaler Zustand sein, etwa wenn ich an meinen Besuch des Eiffelturms in Paris denke. Ich weiß, dass es zwar erst April war, aber die Sonne schien strahlend schön an einem wunderbaren Frühlingstag, meine damalige Freundin, heute meine Frau, war dabei und ich war unsterblich verliebt. Sie fuhr zwar mit mir im Aufzug auf den Turm hinauf, aber oben angekommen mussten wir sofort wegen ihrer Höhenangst wieder umkehren. Ich konnte trotzdem einen kurzen Rundblick über die wunderbare Silhouette von Paris ergattern. Verbunden mit dem Besuch des Eiffelturms ist auch das Gefühl eines aufgerissenen Gaumens in meinem Mund, weil ich knuspriges Baguette so lieben gelernt habe, dass ich es trotzdem weiter aß, obwohl es schmerzte. Ich hatte immer ein Baguette bei mir und aß es einfach oft zwischendurch. Die Tasche meines Sakkos war gefüllt mit Brösel des Brotes. Die Einzelheiten dieses mentalen Zustandes oder der Erinnerung sind in verschiedenen Regionen und Systemen meines Gehirns kortikal und subkortikal abgespeichert, aber das Gehirn hat die Fähigkeit, die verschiedenen Speicherungen zu einem kohäsiven mentalen Zustand zusammenzusetzen. Der geschilderte Zustand war sehr angenehm, bis auf die Höhenangst meiner Freundin.

Im Gegensatz dazu gibt es aber auch Zustände, die unter großem Stress, mit Angst und Panik oder mit Vernachlässigung und Missbrauch erlebt werden. Werden diese Zustände immer wieder eingeschaltet, können sie sich verfestigen und – wie Siegel sagt – auch alle anderen möglichen mentalen Zustände „dominieren“ (Siegel, 2010, S. 237). Er nennt das Beispiel eines Menschen, der als Kind wiederholt vernachlässigt worden ist. Die mentalen Zustände von Verzweiflung, Angst, sich nicht wert fühlen, andere Menschen als nicht erreichbar erfahren, können sich dann immer weiter verfestigen und verstärken sich selbst mit jedem neuen Einschalten des Zustandes auf bestimmte Reize hin. Diese Menschen können u.U. völlig normal leben, aber wenn der Reiz erfolgt, der, wie wir von Ledoux wissen, auch unbewusst sein kann, dann werden die Gefühle von Verzweiflung und Angst immer wieder ausgelöst. Dies wird die Lebensqualität und die Beziehungsfähigkeit des Menschen erheblich beeinträchtigen.

Split-Brain Phänomene

Den nachfolgenden Text haben Sie schon im zweiten Kapitel gelesen, aber ich möchte ihn hier wiederholen und ergänzen, um die erweitere Hypothese zur Entstehung von psychotischem Erleben zu begründen.

Michael Gazzaniga forschte mit „Split-Brain“-Patienten. Wenn Menschen häufig an epileptischen Anfällen leiden, so besteht eine Behandlungsmethode darin, diesen Menschen die Verbindung (Corpus callosum) zwischen den beiden Hirnhälften zu durchtrennen. Dies verringert die epileptischen Anfälle um 70–80% und führt damit natürlich zu mehr Lebensqualität. Diese Methode wurde schon in den 1940er Jahren erprobt und eingesetzt. Wenn man diese Patienten nach der Operation fragt, wie sie sich fühlten, antworteten die meisten: „Es geht mir gut und ich fühle mich auch so.“ Ein seltsamer Umstand, wenn man bedenkt, dass mit der Operation die beiden Hirnhälften voneinander abgekoppelt wurden. Eigentlich müsste man doch Veränderungen bemerken.

Gazzaniga machte mit diesen Patienten Versuche, in denen er eine Besonderheit des Sehens berücksichtigte. Was dem linken Sehfeld angeboten wird, kommt in der rechten Hirnhälfte an. Was dem rechten Sehfeld angeboten wird, kommt in der linken Hirnhälfte an. Die linke Hirnhälfte ist die vernünftige und sprachbegabte, die Zentren zum Sprechen (Brocca Areal) und Verstehen (Wernicke Areal) von Sprache, liegen bei den meisten Menschen in der linken Hirnhälfte. Die rechte Hirnhälfte verarbeitet emotionale Signale, sie ist die gefühlsbetonte, nicht sprachbegabte. Gazzaniga führte viele Versuche durch, einige davon möchte ich nachfolgend schildern.

„Wir zeigten einem Split-Brain-Patienten zwei Bilder: Sein rechtes Sehfeld sah einen Hühnerfuß, den also seine linke Hemisphäre wahrnahm, und sein linkes Sehfeld sah eine Schneelandschaft, die also seine rechte Hemisphäre wahrnahm. Dann sollte er ein Bild aus einer Bilderreihe auswählen, die offen vor ihm lag und von beiden Hirnhälften wahrgenommen werden konnte. Die linke Hand zeigte auf eine Schaufel (die beste Assoziation für eine Schneelandschaft) und die rechte auf ein Huhn (die beste Assoziation für den Hühnerfuß). Dann fragten wir ihn, warum er diese beiden Bilder ausgewählt habe. Sein Sprachzentrum in der linken Hemisphäre antwortete: „Oh, ganz einfach. Der Hühnerfuß passt zum Huhn“, und erklärte damit problemlos, was diese Hemisphäre wusste. Die linke Hirnhälfte hatte den Hühnerfuß gesehen. Dann merkte er, dass seine linke Hand auf die Schaufel zeigte und sprach ohne Zögern weiter: „Und natürlich braucht man eine Schaufel, um den Hühnerstall auszumisten.“ Das linke Gehirn konstruierte also sofort einen passenden Zusammenhang für das Bild, das die linke Hand ohne sein Wissen ausgewählt hatte. Es interpretierte die Reaktion im Rahmen seines Wissens, und das beschränkte sich auf den Hühnerfuß, da es die Schneelandschaft nicht

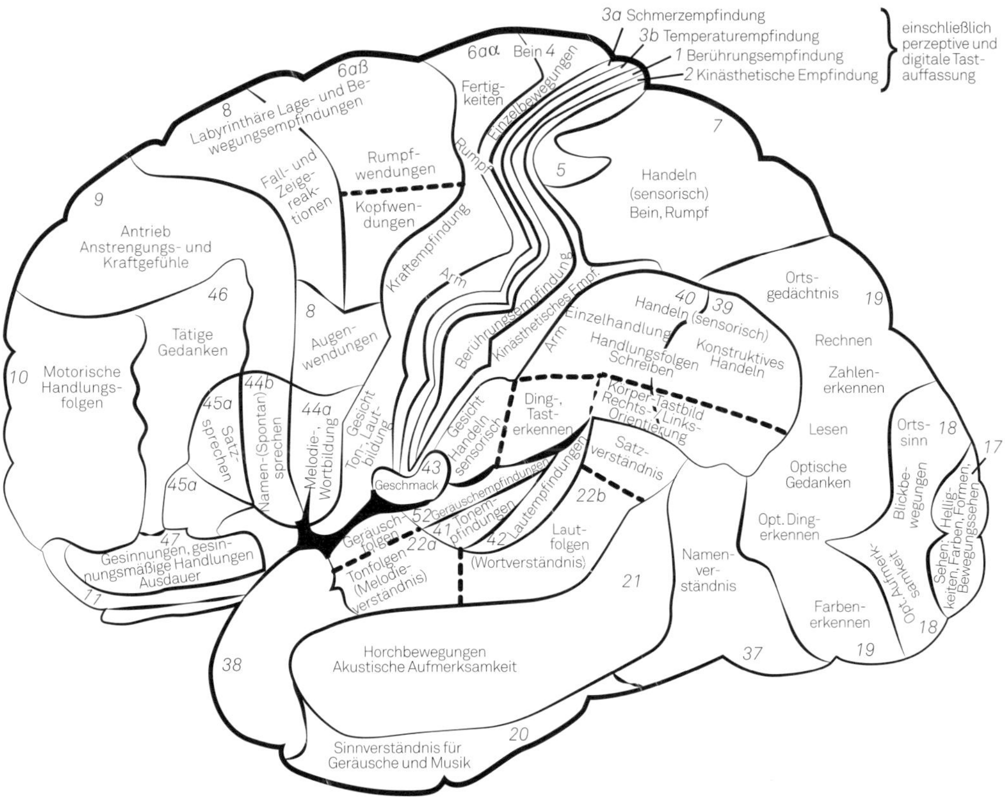

Abbildung 4-1: Verortung von Hirnfunktionen der Hirnrinde (Kortex) u.a. mit Zentren für Sprechen (Broca-Areal) und Verstehen (Wernicke-Areal). Quelle: Kaufmann-Mall, K. Psychologie und Psychiatrie kompakt. Bern: Hogrefe, S. 36.

gesehen hatte. Nun, Hühner machen ziemlich viel Mist und Hühnerställe müssen oft gesäubert werden – das muss es sein! Passt ja zusammen. Das Interessante daran war, dass die linke Hirnhälfte nicht etwa sagte: „Ich weiß es nicht", was die richtige Antwort gewesen wäre, sondern nachträglich etwas konstruierte, das die Situation erklärte. Es konfabulierte, indem es die ihm zugänglichen Hinweise in eine Antwort übersetzte, die einen Sinn ergab. Wir nennen diesen Prozess in der linken Hirnhälfte den Interpreten (interpreter)" (Gazzaniga, 2012, S. 97).

„Bei einem weiteren Versuch zeigten wir der linken Hemisphäre das Wort rot und der rechten Hemisphäre das Wort Banane. Dann

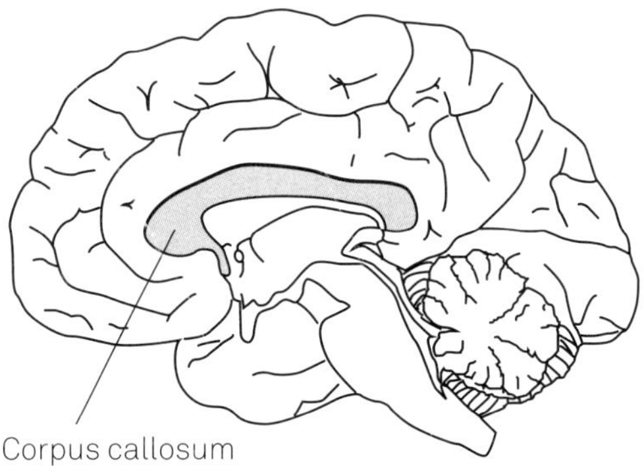

Abbildung 4-2: Lage des Corpus Callosum. Quelle: Jäncke, L. (2017). Lehrbuch Neurowissenschaften. Bern: Hogrefe, S. 167.

legten wir verschiedenfarbige Stifte auf den Tisch und baten den Patienten, mit seiner linken Hand ein Bild zu zeichnen. Er wählte den roten Stift (die linke Hirnhälfte traf eine einfache Entscheidung) und zeichnete mit der linken Hand eine Banane (hier agierte die rechte Hirnhälfte). Als ich ihn fragte, warum er eine Banane gezeichnet habe, erwiderte seine linke Hirnhälfte, die keine Ahnung hatte, warum seine linke Hand das getan hatte: „Sie ist mit dieser Hand am einfachsten zu zeichnen, weil sie den Strich leichter von oben nach unten zieht." Wieder sagte er nicht: „ich weiß es nicht", wie es zutreffend gewesen wäre."Nach Gazzaniga hat dieses Interpretiersystem viel zu tun. Es ist sogar im emotionalen Bereich aktiv und versucht, Stimmungslagen zu erklären.

„Bei unserer Patientin lösten wir in der rechten Hemisphäre eine negative Stimmung aus, indem wir ihr ein beängstigendes Sicherheitsvideo über Brandrisiken zeigten, in dem ein Mensch in ein Feuer gestoßen wurde. Als sie gefragt wurde was sie gesehen habe, antwortete die Patientin: „Ich weiß es eigentlich nicht genau, es könnte ein weißer Blitz gewesen sein." Aber als sie gefragt wurde, ob es bei ihr Emotionen auslöse, erwiderte sie: „Ich weiß eigentlich nicht warum, aber ich bin ein bisschen ängstlich. Etwas macht mich nervös – vielleicht ist es das Zimmer oder Sie sind es. Sie machen mich nervös." Sie wandte sich an einen der Assistenten: „Ich weiß, dass ich Dr. Gazzaniga eigentlich gern mag, aber im Moment habe ich aus irgendeinem Grund Angst vor ihm." Sie fühlte die emotionale Reaktion auf das Video – alle autonomen Ergebnisse der rechten Hirnhälfte -, wusste aber nicht, warum sie sich so fühlte. Der Interpret in der linken Hirnhälfte musste nun eine Erklärung für ihre Ängstlichkeit finden. Die Informationen, die er aus der Umwelt erhielt, waren, dass ich mich im Raum aufhielt und ihr Fragen stellte und ansonsten alles in Ordnung war. Die erste sinnvolle Erklärung, die ihr einfiel, war, dass ich sie ängstige. Faszinierend dabei ist, dass Tatsachen zwar schön und gut, aber nicht unbedingt notwendig sind. Die linke Hirnhälfte nimmt, was sie kriegen kann, und improvisiert den Rest" (Gazzaniga, 2012, S. 103). Die linke Hirnhälfte empfängt bei Split-Brain Patienten auch Signale aus dem Körper und interpretiert diese. Normalerweise empfängt die linke Hirnhälfte emotionale Signale von der rechten Hirnhälfte und aus subkortikalen Zentren. Im Falle der Split-Brain Patienten ist dies nicht so.

Zusammenschluss der Hypothesen

Wir versuchen nun, die Vulnerabilitäts-Stress-Hypothese, das psycho-sozio-biologische integrative Verständnis zur Entstehung von psychotischem Erleben, das Wissen der neurobiologischen Traumaforschung, das Konzept der mentalen Zustände, der Split-Brain Testergebnisse und die Dopamin-Hypothese zu einer möglichen Argumentationslinie zu bringen. Dazu benutze ich die letzte Fallbeschreibung. Im weiteren Verlauf werde ich noch viele solcher Fälle anekdotisch schildern und immer wieder auf die erweiterte Hypothese verweisen.

Sie erinnern sich: Die junge unerfahrene Frau heiratete sehr früh gegen den Wunsch ihrer Eltern. Kurz nach der Hochzeit hat sich ihr Mann verändert. Er prügelte und vergewaltigte sie immer wieder, stank dabei nach Alkohol. Er schaffte es mit seiner Überzeugung, ihr Schuldgefühle für sein Verhalten zu machen. In den Gewaltakten und Missbräuchen hatte die junge Frau Stress, Angst bis Todesangst. Sie ekelte sich stark. Sie erlebte wahrscheinlich peritraumatische (während des Traumas) Dissoziationen, Entfremdungserleben und starke affektiv-physiologische körperliche Gefühlswahrnehmungen (Herzrasen, Schweißausbrüche, weiche Knie usw.). Dass sich dabei hypersensible Mandelkerne ausbilden können und die Frau später extrem schnell aggressiv machen können, habe ich schon mehrfach erklärt.

In einigen dieser Gewalterfahrungen war der unkontrollierbare Stress so hoch, dass der Hippocampus abgeschaltet hat und über die Amygdala „Hier-und-Jetzt-Gedächtnisse" von Todesangst, extremer Bedrohung, Ohnmacht und Ekel gebildet wurden. Unter Umständen haben sich dazu unbewusste Gedächtnisse gebildet, von denen die Geschichte mit dem Kaninchen erzählt hat. Die Gewaltakte, ihre emotionale Färbung und affektiv-physiologische Gefühlswahrnehmungen haben sich zu mentalen Zuständen gebildet, in denen die gleichen Zustände wie in der traumatisierenden Situation herrschten. Das Stirnhirn, die linke Hirnhälfte und der Thalamus wurden blockiert und es erfolgte keine Integration ins Selbst.

Auf einen Reiz von außen, einem unbewussten Gedächtnis, schaltet sich dieser mentale Zustand aus heiterem Himmel wieder ein und die Frau erlebt die Affekte und die physiologischen Symptome der Gewaltsituation erneut. Nun schaltet sich der Interpreter ein und muss dies erklären, weil in diesen Zuständen – genau wie bei Split-Brain Patienten – die linke von der rechten Hemisphäre abgekoppelt ist. Im diesem Fall könnte er große schwarze Spinnen erfinden, die die Bedrohung und den Ekel erklären können. In ihrem Wahnerleben ist Todesangst vorhanden und sie fühlt sich von den Spinnen angegriffen. Sie schlägt sie tot, was ein Beobachter als Möbel und Geschirr zerschlagen in aggressiver Raserei wahrnehmen muss. Der mentale Zustand wird über viele Jahre oft eingeschaltet und verstärkt sich dabei immer mehr. Es entsteht eine immer höhere Vulnerabilität. Die mentalen Zustände werden immer als Stresszustände erlebt und damit verändert sich der Hirnstoffwechsel (Fujiwara & Markowitsch, 2003). Dies führt dann u.U. zur erhöhten präsynaptischen Dopamin-Ausschüttung und anderen physiologischen Veränderungen im Gehirn.

Aus der Traumabehandlung wissen wir, dass Menschen, die nach dem Trauma keine soziale Unterstützung in Form von Gesprächen erhalten und in unsicheren Verhältnissen leben, mit besonders schweren Traumafolgen zu rechnen haben. Dies war hier ebenso der Fall. Auch der stuporöse Zustand könnte sich als Folge eines Traumas erklären lassen, da Menschen in unkontrollierbaren Stresssituation häufig steif werden (freeze in der Traumaforschung) und sich vor Angst in die Hosen machen. Dies entspricht einem Zusammenbruch des Tonus des Parasympathikus. Auch dies war der Fall.

Der Hippocampus und das Stirnhirn dürften hypothetisch auch Schäden genommen haben, weil die Stressbelastung immer wieder in der auftretenden Symptomatik sehr hoch war. Bei einer Untersuchung mit chronisch psychotischen Menschen wurde festgestellt, dass ein wichtiger Faktor, der die Vernetzung des Stirnhirns fördert, im Blut erniedrigt ist. Es ist das BDNF (brain derived neurotropic factor). Dieser Faktor stieg wieder an, wenn die Probanden lernten, sich wieder besser zu konzentrieren. Sie taten dies in der Studie über ein Computerspiel. Je mehr das BDNF anstieg, umso weniger wurde die Minussymptomatik (Neustart im Kopf, youtube). Andere Studien sprechen von Volumenabnahmen im präfrontalen Cortex, die jedoch bei verschiedenen Patienten unterschiedlich ausfielen (Nickl-Jokschat, 2010). Ledoux sagt aus, dass das Stirnhirn von Stress verändert werden kann und damit die Gegenmaßnahmen des Stirnhirns bei Stress verhindert werden (Ledoux, 2012).

Interventionen der Kongruenten Beziehungspflege

Über die erweiterte Hypothese kommen wir zu dem Schluss, dass die Angst erzeugenden Strukturen über mentale Zustände immer wieder den alten Stress auslösen und über den Interpreter ein Teil der psychotischen Symptomatik zustande kommen könnte. Deshalb müssen wir wieder an den Angst-bewältigenden Strukturen arbeiten und das bedeutet Oxytocinarbeit, Stirnhirnarbeit und Hippocampusarbeit.

Dies wurde mit der Frau aus unserem letzten Beispiel gemeinsam durchgeführt. Die Symptome verbesserten sich stetig. Die Medikamente konnten reduziert werden. Als ich das letzte Mal, vor ca. drei Jahren von ihr gehört hatte, ging es ihr gut. Sie lebte nach wie vor in dem Heim und genießt es immer noch, in der Sonne zu sitzen, im Frühling der Natur beim Erwachen zuzusehen und die Blumen anzuschauen.

Dieser erweiterten Hypothese könnte man nun entgegenhalten, dass die Frau sich ja an die Gewaltakte, die sie erlebt ha, erinnern kann und deshalb der Hippocampus funktionstüchtig gewesen wäre. Auch wenn dieses Argument Berücksichtigung findet, kann es doch sein, dass es Situationen mit abgeschaltetem Hippcampus gegeben haben könnte. Zumal es noch andere mnestische (Erinnerung bildende) Blockadesysteme gibt, die tatsächlich Erlebtes oder Erlerntes immer im Zusammenhang mit Stress so blockieren, dass es für eine gewisse Zeit nicht mehr abgerufen werden kann (Fujiwara & Markowitsch, 2003). Dieses Phänomen beobachten wir auch in der Praxis.

Eine Frau hat immer Stimmen im Kopf, die ihr sagen, sie solle ihre Kinder umbringen. Sie ist darüber sehr verzweifelt und leidet unter starken Ängsten. In Erfahrungen beobachten wir häufig, dass Stimmen im Kopf, die dazu auffordern, einen Menschen oder sich selbst zu töten, oft im Zusammenhang mit eigener Todesangst standen. Die Frau wurde schon mehr als fünfzehn Jahre behandelt und hat nie über eine Gewalterfahrung gesprochen. Immer wenn man sich im Gespräch der Kindheit angenähert hat, wurden Ängste in ihr wach und sie brach das Gespräch letztendlich ab. Nachdem eine Mitarbeiterin sehr viel Oxytocinarbeit über einen längeren Zeitraum mit ihr durchgeführt hatte, öffnete sich die Blockade langsam. Sie erzählte von sich aus, dass ein Freund ihres Vaters sie als Kind mehrfach missbraucht hätte und ihr gedroht hat, sie umzubringen, wenn sie etwas erzählt. Die Stimme im Kopf wurde hypothetisch wieder vom Interpreter erschaffen, wenn kindliche Todesangst als mentaler Zustand in ihr aufstieg.

Ein anderer Mann, der nie in der Psychiatrie war, hatte plötzlich aus heiterem Himmel das Bild eines Dämons vor sich, der ihn angriff. Vor allem nachts war dies der Fall. Der Mann war Maurer und körperlich sehr angeschlagen, so dass er in Frührente gehen musste. Er durfte nicht mehr arbeiten und musste nach dem Willen seiner Frau den ganzen Tag im Sessel sitzen und sich schonen. Ein halbes Jahr nach der Berentung begann die Symptomatik und sowohl der Mann, als auch die Familie waren verzweifelt. Die Tochter erzählte von ihrem Vater, dass er ein sehr guter, freundlicher und liebevoller Mann gewesen sei. Er erzählte ihr aber einmal, dass in ihm öfter ein Bild auftaucht, in dem er sich selbst als ca. Vierjähriger auf dem Boden in einem Zimmer sitzen sieht. Um ihn herum sei Gebrüll und Weinen und ein riesiger Mann kommt mit Wut verzerrtem Gesicht auf ihn zu, packt ihn bei den Haaren und schleudert in daran durch die Luft. Er sieht sich selbst an die Wand klatschen und dann zu Boden fallen. Nach Recherchen der Tochter war der Vater ihres Vaters tatsächlich alkoholabhängig und sehr gewalttätig innerhalb der Familie. Nach Aussagen von Ledoux, dass neuer Stress alten Stress wieder auslösen könne, kann es hypothetisch sein, dass die durch die vorzeitige Berentung erzwungene Ruhezeit Stress erzeugend war und die alte kindliche Panik wieder aufstieg. Der Interpreter erschuf dann einen Dämon, der den Mann bedrohte. Nachdem der Mann dann wieder eine leichte Tätigkeit als ehrenamtlicher Hausmeister in einem Kindergarten angenommen hatte, verschwand der Dämon und ist bis heute nicht mehr aufgetaucht.

Eine Frau kam in eine psychiatrische Klinik, weil sie sich verfolgt fühlte und sie die Ampeln in den Straßen bedrohten. Sie flüchtete in verschiedene Hotels, lief ohne Schuhe herum und hatte ihren Laptop verloren. Der Interpreter könnte die Verfolgungsgefühle und die Bedrohung aus der Kindheit umgedeutet haben, denn sie wurde durch ihren Bruder zuhause massiv missbraucht und er lauerte ihr überall auf. Während der Missbräuche könnte sie heftige Verwirrtheitszustände mit Entfremdungsgefühlen gehabt haben. Alle affektiven-physiologischen Gefühlswahrnehmungen wurden als mentale Zustände gespeichert und traten entweder durch neue Stressbelastungen oder durch unbewusste Gedächtnisse wieder auf.

Ein Mann in einem psychiatrischen Pflegeheim sah sich selbst im Spiegel als Dämon und er hatte das Gefühl, von diesem Dämon gewaltsam missbraucht zu werden. Gleichzeitig hörte er Stimmen, die um Hilfe riefen. Er erzählte, er hätte eine ganz normale Kindheit und Jugend verbracht. Nach einer gewissen Zeit der Oxytocinarbeit berichtete er dann von seinem Vater, der jeden Tag die Familie tyrannisierte und ihn, seine Geschwister und seine Mutter schlug. Als er zwölf Jahre alt war, stellte er sich gegen seinen Vater, der ihn nach seinen Worten, halb tot schlug. Danach versteckte er sich jeden Abend in einem Versteck, wo ihn der Vater nicht finden konnte. Er hörte das Weinen und Schreien seiner Mutter und seiner Geschwister, die um Hilfe riefen. Er konnte diese Ereignisse aus seiner Geschichte zunächst nur schwer in Zusammenhang mit seiner Erkrankung bringen. Als er es später dann doch besser konnte und er viel mit seiner Bezugsperson darüber sprach, verschwand der Dämon langsam, ebenso wie die Stimmen. Die Bezugsperson forderte ihn immer wieder auf, den Dämon und die Stimmen fort zu schicken.

Dass das Stimmenhören verschwinden kann, wissen wir nicht nur aus der Praxis, es gibt dazu ganz neue Ergebnisse einer Pilot Studie des Kings'College mit Patienten, die nicht auf Medikamente ansprachen. Julian Leff entwickelte ein Computerprogramm, mit dem die Patienten der Stimme im Kopf ein Gesicht geben konnten. Sie erschufen sich also einen Avatar der Stimme. Der Therapeut spricht dann mit der Stimme und dem Gesicht des Avatars und mit seiner eigenen Stimme mit dem Patienten. Der Patient soll dann im Verlauf immer öfter dem Avatar sagen, dass er still sein und verschwinden soll. Der Therapeut passt sich mit der Stimme des Avatars dann immer mehr dem gewünschten Verhalten an. Am Ende entschuldigt sich der Avatar und kündigt an, dass er verschwinden wird. 16 Probanden nahmen an der Studie teil. Nach sieben Sitzungen über 30 Minuten wurden bei allen die Stimmen schon schwächer. Am Ende der Studie hatten drei Probanden die Stimmen vollständig verloren. Die anderen zeigten deutliche Besserungen (Leff, et al. 2013, 2014).

Mir ist klar, dass ich hier nur Anekdoten erzählen kann. Von diesen Geschichten gibt es viele und sie sind wahr. Leider gibt es keine wissenschaftlichen Studien, welche die Geschichten der Menschen möglichst ausführlich von der Schwangerschaft der Mutter bis zum Krankheitsausbruch beschreiben. Es müsste auch der Krankheitsverlauf mit allen Aufenthalten in den diversen psychiatrischen Einrichtungen beschrieben und analysiert werden. Trotzdem liegen Studienergebnisse vor, die bei traumatisierten Menschen eine hohe Komorbidität mit anderen psychischen Erkrankungen aufzeigen. Die Ergebnisse zeigen, dass 50 % der Patienten mit psychotischem Erleben Traumaerlebnisse hatten (Aderhold, 2014, S. 2).

Das gemeinsame Eintauchen in die Geschichte von Patienten mit einer vertrauten Bezugsperson müsste auch über einen längeren Zeitraum gehen, weil mnestische Blockaden sich nur langsam öffnen. Wichtig ist auch, sehr behutsam und in enger Absprache mit dem gesamten therapeutischen Team vorzugehen, um der natürlich bestehenden Gefahr einer Retraumatisierung vorzubeugen. Die Stichprobe sollte ausreichend groß sein und die Bezugspersonen eine intensive Schulung absolvieren. In psychiatrischen Akutkrankenhäusern wäre dies unmöglich, weil die Institutionen nicht für so lange Aufenthalte geeignet sind. In Frage kommen sozialpsychiatrische Einrichtungen, in denen die Patienten über einen langen Zeitraum geschützt leben können. Das anzustrebende Ziel einer solchen langwierigen und zeitaufwändigen Untersuchung: neue Behandlungs- und Pflegemethoden zu finden, die eine Symptomverbesserung bei psychotischem Erleben erreichen, die nur schwer durch Medikamente beeinflussbar sind. Die Tabelle 4-3 gibt eine Zusammenfassung der erweiterten Hypothese.

Auf diesem Weg könnte auch die Entstehung einer Psychose im Zusammenhang mit Drogeneinnahme erklärt werden. Entscheidend ist dabei die Angst beziehungsweise, was unser Gehirn für Angst hält. LeDoux verweist auf das häufige Phänomen der Hyperventilation bei einer Drogeneinnahme und bringt dies in Zusammenhang mit der umfassendsten Konditionierungstheorie der Panik von Wolpe. „Ihm zufolge resultiert die erste Panikattacke aus dem Erlebnis der Folgen der Hyperventilation, die den Kohlendioxidanteil in den Lungen und im Blut erhöht und verschiedene unangenehme körperliche Empfindungen nach sich zieht (Benommenheit, rasendes Herzklopfen, Erstickungsgefühl). Die Hyperventilation kann verschiedene Ursachen haben, zum Beispiel Drogen wie Kokain, Amphetamin oder LSD oder giftige Substanzen am Arbeitsplatz. Meistens kommt Panik nach Wolpes Ansicht jedoch bei Personen vor, die besonders ängstlich und besorgt sind und starkem Stress ausgesetzt waren (LeDoux, 2012).

Tabelle 4-3: Eine erweiterte Hypothese zur Entstehung psychotischer Symptomatik (Quelle: eigene Darstellung)

Ausgangslage ist das Erlebnis eines Ereignisses mit großer Angst mit vollständiger oder teilweiser Abschaltung des Hippocampus.
Dieses Erlebnis wird als mentaler Zustand gespeichert, in welchem die linke Hirnhälfte blockiert ist.
Während des Ereignisses greift die Amygdala, physiologische, affektive, optische oder akustische Aspekte, insbesondere unter Todesangst, heraus und blockiert diese in Bereiche des Gehirns, die frisch hereinkommendes Material speichern, als „Hier und Jetzt" ab.
Diese mentalen Zustände sind triggerbar.
Wird das Erlebnis von Reizen von außen getriggert, baut sich der mentale Zustand wieder auf, in dem die linke Hirnhälfte blockiert ist. Diese erfährt aber aus dem Körper die Signale der Angst, Entfremdung, Panik, Ekel, Todesbedrohung usw.
Der Interpreter in der linken Hirnhälfte versucht dann eine Erklärung für das Erleben und erschafft damit möglicherweise die psychotische Symptomatik.

Adam Ziemann von der Universität von Iowa berichtet darüber, dass Panikreaktionen auf einem Mechanismus beruhen, der ursprünglich entstand, um vor einem drohenden Erstickungstod zu warnen. Sie setzten Mäuse einer erhöhten Kohlendioxidkonzentration aus. Spezielle Sensoren in der Amygdala registrierten das durch das Kohlendioxid verursachte Absinken des pH-Werts im Blut, worauf die die Amygdala Alarm schlug. Die Forscher fanden schon in vorherigen Studien heraus, dass ein Protein namens ASIC1a an der Entstehung von Angst beteiligt ist. Dieses Protein reagiert auf Veränderungen der pH-Wertes. Denn dieser sinkt, wenn der CO2-Gehalt im Blut steigt. ASIC1a kommt in der Amygdala sehr häufig vor. Bei einer Erhöhung der Konzentration von Kohlendioxid um 10 % in Mäusen, erstarrten diese in mehreren Versuchen. Ist das Freezing oder Stupor oder Todstellreflex? Wenn die Forscher ASIC1a abschalteten, zeigten die Tiere keine Angst mehr (Ziemann, A., E., Allen, J., E., Dahdaleh, N., S., Wemmie, J., A., 2009, S. 1012). Es scheint dabei hauptsächlich um das Absinken des pH-Wertes zu gehen, der eine Folge von Hyperventilation durch Angst oder durch Drogeneinnahme sein kann. Immer wenn der pH-Wert des Blutes absinkt, entsteht für das Gehirn Angst. Wenn wieder die Angst im Spiel ist, kann auch wieder die erweiterte Hypothese zur Entstehung psychotischer Symptomatik herangezogen werden.

4.4 Die Borderline-Persönlichkeitsstörung

Ich war mal über einige Jahre selbst Verleger. Ich wollte damals einen Verlag für Pflegende aufbauen, der Theorie und Praxis für die psychiatrische Pflege voranbringt. Natürlich wollte ich auch ein Buch über die Borderline-Persönlichkeitsstörung verfassen. Ich bat eine Kollegin, deren Kompetenz ich in dieser Frage schätzte, ihre Erfahrungen in diesem Buch aufzuschreiben. Das Buch heißt „Borderline – was tun“ und wurde von Gudrun Schopf geschrieben. Es verkaufte sich ganz gut, weil es damals das einzige Buch war, dass von einer Pflegenden für Pflegende geschrieben war. Jürgen Hauer, auch ein Weggefährte, der mich eine Zeit lang begleitet hat, schrieb das Geleitwort für das Buch, es gefiel mir schon damals. Als ich das Buch noch mal in die Hand nahm, um mich für dieses Kapitel wieder einzulesen, rührte es mich sehr an, weil es besser als jede Aufzählung von Symptomen beschreibt, wie ein Mensch mit einer Borderline-Persönlichkeitsstörung die Welt erleben muss. Es beschreibt auch das Phänomen, dass die eigene Sichtveränderung auf einen anderen Menschen die Beziehung zu ihm verändern kann. Genau das will die Kongruente Beziehungspflege ja, wenn sie sagt: „Wir müssen den Anderen anders erkennen!“ Jürgen Hauer spricht von einem Schlüsselerlebnis, in dem er erkennt, wie er die „Borderliner“ erkennt und dies verschafft ihm wiederum die Freiheit, sie anders zu erkennen. Ich möchte deshalb statt einer Beschreibung des Krankheitsbildes dieses Geleitwort von Jürgen Hauer zitieren.

„Bloß ein paar Gedanken“:

Wenn ich mir eine Blumenwiese vorstelle, dann denke ich persönlich an eine herrliche Landschaft, an verschiedenste Farben und Düfte, an Freunde mit denen ich in der Wiese sitze und mich unterhalte. Ich bemerke, dass mir warm wird und ein Gefühlszustand der Zufriedenheit entsteht, der mich trotz meines hektischen Alltages ruhig werden lässt.

Ich lehne mich in meinem Lehnsessel zurück, lege dabei die Beine hoch und genieße diesen Augenblick meiner Gedanken.

Wenn jedoch „bloß dieser Gedanke“ an eine Blumenwiese in mir einen Zustand auslösen würde, der meine innere Bedürfniswelt so stark anspricht und ich gleichzeitig für mich weiß, dass ich nie mit meinen Freunden dieses Erlebnis teilen werde, die Farben nicht sehen kann, die Düfte nicht rieche, ich vor Verzweiflung hin und her gerissen bin, im Augenblick dieses Gedankens kein Gefühl, also keine Freude, keine Trauer, keine Wut oder keine Angst verspüren kann, keine Perspektiven für mich sehe, sich meine Gedanken nur mehr auf Ja oder Nein beschränken.

Gut wäre es, wenn dieser Gedanke aufhören könnte, aber er hört nicht auf, er geht weiter. Ich suche mir verschiedenste Menschen und deren

Nähe. Wenn ich dann nah gekommen bin, bin ich zu nah, sodass ich sofort wieder weg muss, weil ich diese Nähe gar nicht aushalte. Ich suche in meinem Gegenüber genau den Punkt, bei dem ich seine Unsicherheit bemerke. Diesen Punkt zeige ich ihm auch auf, zum Leidwesen von mir, weil ich sofort Ablehnung erfahre. Und meine Bedürfnisse, die keine Stillung erfahren, steigen weiter und weiter.

Da sitz ich nun, mit der Glasscherbe in der Hand, das Blut tropft zu Boden, meine Unterarme sind zerschnitten, plötzlich verspüre ich Angst. Endlich spüre ich mich wieder, bis sich dieser Gedanke wiederholt.

Ein wirklich grausames Bild, jedoch auch eine Realität. Wenn wir es mit Menschen zu tun haben, deren Innenleben sich so oder so ähnlich gestaltet, wirkt das und belastet uns. Bis wir an jene Grenzen in uns stoßen, die es uns schwer machen, dieses Verhalten jener Menschen persönlich verstehen und aushalten zu können. Es ist unter anderem unsere innere Grenze, unsere Stabilität, unsere Fähigkeit orientiert zu sein, bzw. unsere innere Begrenzbarkeit begreifen zu können, die es uns ermöglicht, sich jenen Menschen zuwenden und ein Verständnis für ihre Situation entwickeln zu können.

Wenn wir diesen Schlüssel zu uns selbst finden, nicht ohne Grund sprechen wir von Schlüsselerlebnissen, kann so manches geschehen. Wie folgendes Zitat von Gudrun, mein kleines Schlüsselerlebnis war.

„Sie möchten gerne anders sein, können es aber im Augenblick wirklich nicht."

Als ich diesen Satz von Gudrun hörte, geschah etwas Merkwürdiges in mir. Erstens stellte sich beim nächsten Patientenkontakt meine innere Grenze automatisch her, weil ich in diesem Augenblick an Gudruns Zitat denken musste. Und zweitens wirkten diese von mir vorher beschrieben Symptome dieser Menschen nicht mehr so belastend auf mich.

Seltsam. Ich konnte darauf mehrere kurze Gesprächskontakte pro Tag anbieten, ohne am Abend den Zustand „Durchgeschleudert in einer Wäschetrommel" erleiden zu müssen. Ich hatte noch mehr Sicherheit zu meiner Nähe und Distanzklarheit. Ich konnte in Ruhe die Patienten verbinden, nachdem sie sich geschnitten hatten, ohne den Gedanken „Nicht schon wieder" verfolgen zu müssen. Mein Blickwinkel veränderte sich, und ich sah die kleinen Erfolge der Patienten und Patienten. Was so ein wenig Verständnis ausmachen kann.

Wenn wir nicht dem Irrtum verfallen, dass wir die Möglichkeit haben Menschen verändern zu können und ihnen gleichzeitig aber Veränderung zutrauen, wird Veränderung geschehen. Und zwar von selbst, mit dem angenehmen Nebeneffekt, dass wir nicht unserer eigenen Ohnmacht und Hilflosigkeit erliegen müssen.

Wenn wir nicht in unseren alten Geleisen fahren, sondern neue Wege suchen, werden wir auch neue Erfahrungen machen. Eine könnte sein, die Kraft jener Menschen zu entdecken, die wir oft als „Die Borderliner" bezeichnen. (Hauer, 2004, S. 1)

Mitte der 1980er Jahre, während meine Fachweiterbildung für Psychiatrie, hörte ich das erste Mal von der Borderline-Persönlichkeitsstörung. Mein erster Gedanke war: Aha, da ist etwas, was man in die bisherigen Klassifikationen nicht einordnen kann. Wir lebten noch in der Welt der endogenen und exogenen Psychosen und der Neurosen. Soweit ich mich erinnern kann, wurde die Diagnose Schizophrenie am häufigsten gestellt, zumindest in meinem Krankenhaus. Heute, mehr als dreißig Jahre später, ist es immer noch nicht klar, was die Borderline-Persönlichkeitsstörung eigentlich ist. Mir scheint die Stellung der Diagnose ziemlich abhängig von der diagnostizierenden Person zu sein.

In der Kongruenten Beziehungspflege, die nicht an Diagnosen orientiert arbeitet, sondern ursachenorientiert, ist die Schwierigkeit der Diagnosestellung nicht so wichtig – so ist es jedenfalls auf Wikipedia zu lesen. Die Komorbidität mit anderen psychischen Erkrankungen ist sehr hoch und bei der Diagnosestellung wird ausdrücklich auf die höchste Wichtigkeit der Differentialdiagnostik hingewiesen.

Die Borderline-Persönlichkeitsstörung ist für die Kongruente Beziehungspflege die Störung der Beziehungsfähigkeit zur Welt schlechthin. Wir gehen in der Beziehungsarbeit natürlich wieder von der Angst als Ursache aus, vor allem deshalb, weil es Studien gibt, die körperliche Misshandlung und/oder sexuellen Missbrauch bei 82 % der stationär behandelten Patientinnen feststellen konnten (Dulz & Jensen, 2000). Wurde die schwere Vernachlässigung mit einbezogen, stieg der Anteil auf 100 %. Eine andere Studie stellte fest, dass es einen Zusammenhang zwischen der Schwere der frühkindlichen Traumatisierung und der Schwere der Borderline-Persönlichkeitsstörung gibt (Herman et al. 1989, zit. nach Pfeifer & Bräumer, 2002).

Andererseits gibt es einen Fall, den ich persönlich kenne, der hier eine Ausnahme bildet. In der Familie gab es keine Traumtisierungen, die Eltern sind „normal" und die sozialen Verhältnisse gut. In der Schwangerschaft und der Geburt gab es keine Komplikationen. Es dürfte eigentlich keinen Grund geben für die Borderline-Persönlichkeitsstörung der Tochter. Aber diese zeigt eindeutig das Bild der Störung. Aus der Forschung wissen wir, dass es einen genetischen Einfluss geben kann, zwar meist in Zusammenhang mit Störungen aus der Umwelt. Dieser Fall zeigt wahrscheinlich etwas anderes. Spork weist auf epigenetische Studien hin, die einen deutlichen Hinweis darauf geben, dass prägende Veränderungen in den Zellen des Gehirns an der Entstehung psychischer Erkrankungen beteiligt sind. Die Zellen des Gehirns wandeln die Epigenome in den ersten beiden Lebensjahren am stärksten (Spork, 2017). Auch generationsübergreifend gibt es Hinweise, dass epigenetische Vererbung von frühkindlicher Traumatisierung möglich ist (Spork, 2017). Dies könnte erklären, warum häufig von schwierigen Müttern oder auch Vätern im Zusammenhang mit der Entwicklung einer Boderline-Persönlichkeitsstörung gesprochen wird. Eine Familienstudie zeigte auf, dass 20–40 % der Borderline-Patienten keine Missbrauchserfahrungen hatten (Ruiz-Sancho & Gunderson, 2000). Damit wären nach dieser Studie aber 60–80 % traumatisiert. Andere Studien zeigen, dass 64 % missbrauchter Frauen den Übergriff erst 20 Jahre später bekannt gaben (Widom & Moriss, 1997). Nur 16 % der Männer mit Borderline-Persönlichkeitsstörung gaben dies in dieser Studie zu.

Auch die frühe Bindung (Kapitel 3) wird in einen Zusammenhang mit der Entstehung der Borderline-Persönlichkeitsstörung gebracht. Einige Studien sprechen von einem ängstlich-verstrickten frühen Bindungsstil, der im AAI (adult attachment interview) festgestellt wurde. Dieser Bindungsstil entspricht dem unsicher-ambivalenten Bindungsstil aus dem Fremde-Situations-Test. Das AAI ergab nach einer anderen Studie an Borderline-Patientinnen ebenfalls den ängstlich-verstrickten Bindungsstil als den häufigsten. Die Ursachen der Störung können, wie dargestellt, vielfältig sein. Ich werde dies hier nicht mehr weiter ausführen, da ich davon ausgehe, dass alle Leserinnen und Leser vielfache Erfahrungen mit dieser Patientengruppe haben.

Die Geschichte der Borderline-Persönlichkeitsstörung begann schon recht früh. Charles H. Hughes hat bereits 1884 diagnostische Grenzfälle beschrieben (Borderline = Grenzland), die er nicht einordnen konnte. Adolph Stern, ein amerikanischer Psychoanalytiker, benannte diese Grenzfälle 1938 erstmals als „border line group". Noch bis in die 1960er Jahre hinein gab es Publikationen, die die Borderline-Persönlichkeitsstörung dem schizophrenen Formenkreis zuschrieben. 1967 formulierte Otto Friedmar Kernberg seine Definition in seiner Arbeit „Borderline

Personality Organization". 1980 wurde erstmals eine Definition der Borderline-Störung im DSM III aufgenommen. Das DSM IV stellte dann 9 Kriterien auf, von denen fünf erfüllt sein müssen, damit eine Borderline-Persönlichkeitsstörung diagnostiziert werden kann. Diese erspare ich Ihnen aber.

Das Gehirn des „Borderliners"

Folgt man Cozolino, sind die Gehirne von „Borderlinern" häufig untersucht worden. Er verweist auf viele Untersuchungen. Es sind natürlich auch wieder unsere „üblichen Verdächtigen" dabei. Der präfrontale Cortex, die Amygdala und der Hippocampus. „Bei Borderline-Patienten sind der Hippocampus, die Amygdala, der linke orbitale mediale Cortex und der rechte vordere cinguläre Cortex (das ist der ACC aus der Beschreibung der Depression, Anm. des Autors) jeweils kleiner" (Cozolino, 2007, S. 327). Andere Untersuchungen verweisen auf einen verringerten Stoffwechsel im präfrontalen Cortex und vorderen cingulären Cortex im Ruhezustand.

Obwohl präfrontaler Cortex und Amygdala kleiner sind, entwickelt sich eine überstarke Aktivierung, wenn man Patienten Aufnahmen von emotionalen Situationen zeigt (Cozolino, 2007). Bei Cozolino findet sich eine gute Auflistung von möglichen Fehlfunktionen bei Borderline-Patienten, die ich hier übernehme, weil sie mir nahezu vollständig erscheint.

A: Ungenügende Entwicklung und Integration hierarchischer Systeme des sozialen Gehirns, die Bindungsmuster und Affektregulierung organisieren (orbitaler und medialer präfrontaler Cortex, vorderer cingulärer Cortex, Insula, Amygdala).

B: Ungenügende Entwicklung des Systems des sozialen Engagements (vagale Bremse), was zu starken Reaktionen des sympathischen Nervensystems in sozialen Situationen führt.

C: Fehlregulierung von Systemen, die Serotonin, Noradrenalin, Dopamin und endogene Opioide liefern und modulieren, Neurotransmitter, die Erregung, Stimmung, Wohlbefinden und Belohnung, regulieren.

D: Ungenügende Entwicklung der Spindelzellen (von Economic Zellen, Anm. des Autors) im vorderen cingulären Cortex, was zu einer mangelnden Integration zwischen inneren und äußeren Erfahrung, einer mangelnden Abgrenzung und einer mangelnden Identitätsbildung führt.

E: Erhöhter und länger anhaltender Stress erzeugt eine Fehlregulierung der Cortisolausschüttung und der Rezeptorenentwicklung, was zu einem Zellverlust und einem reduzierten Funktionieren des Systems führt.

F: Eine Beeinträchtigung des Hippocampus führt zu einer reduzierten Realitätsüberprüfung, einem eingeschränkten Erinnerungsvermögen und einer geminderten Affektregulierung; eine Beeinträchtigung des Immunsystems trägt zu körperlichen Problemen und fortwährenden körperlichen Beschwerden und medizinischen Traumata bei.

G: Eine Beeinträchtigung des vorderen cingulären Cortex, der Insula und des Hippocampus beeinflusst die Entwicklung und Organisation der Scheitellappen, die wiederum Einfluss auf das somatische Selbstgefühl und die Entwicklungen von Abgrenzungen nehmen. (Cozolino, 2007, S. 330).

H: Die Gedächtnissysteme der Amygdala sind darauf ausgerichtet, eine ständig zunehmende Anzahl von Hinweisen des Im-Stich-gelassen-Werdens in Form von Worten, Gesichtsausdrücken, Augenbewegungen und allen anderen sozialen Verhaltensweisen zu scannen und darauf zu reagieren (Cozolino, 2007, S. 330).

I: Eine Fehlkontrolle der Amygdala erhöht den Einfluss früher Erinnerung auf das Funktionieren im Erwachsenenleben, reduziert die Realitätsüberprüfungen und erhöht den Einfluss früher Bindungsversäumnisse bei aktuellen Beziehungen.

J: Konditionierte Ausschüttung von endogenen Endorphinen durch Selbstverletzung wird verstärkt, als Weg, überwältigende Angstzustände zu dämpfen (Cozolino, 2007).

Frau M., 23 Jahre alt, seit zwei Jahren in einer Einrichtung. Frau M. hat sechs Geschwister, sie wurde als drittes Kind geboren. Sie sagt, die Mutter hat sie ständig seelisch und körperlich misshandelt. Als sie 10 Jahre alt war, hat die Mutter sie gewürgt, bis sie schon blau angelaufen war. Wenn sie davon erzählt, sind ihr der Schrecken und die Panik von damals ins Gesicht geschrieben. Ihr älterer Bruder war sexuell übergriffig, aber als sie es der Mutter erzählte, meinte sie nur, sie solle keine solchen blöden Geschichten erfinden. Der Vater war nie für die Familie da, er verdiente nur das Geld und kümmerte sich sonst um nichts. Sie hatte nie Freude und wurde nach ihren Worten nie geliebt.

Unzählige Suizidversuche und Selbstverletzungen führten zu sehr vielen Aufenthalten in der Psychiatrie. Sie sagt, dass sie das Leben nicht ertragen könne. Sie lässt sich manchmal auf ihren Wunsch hin fixieren, wenn sie wieder extreme Todessehnsucht hat. Sie spüre nichts, ihre Mimik ist starr, sie ist immer müde und schläft ca. 14–15 Stunden pro Tag. Sie erhält hochdosiert Medikamente und hat sehr stark zugenommen. Während der Aufenthalte in der Psychiatrie und auch in der neuen Einrichtung fügte sie sich immer sehr grausame Selbstverletzungen zu. Die Auslöser dazu waren oft Kleinigkeiten, manchmal der Kontakt mit der Ursprungsfamilie, manchmal kamen sie aus heiterem Himmel.

Was bleibt der Kongruenten Beziehungspflege bei dieser Patientin zu tun? Sie ahnen es schon: Oxytocinarbeit, Stirnhirnarbeit und Hippocampusarbeit, Unterstützung des vagalen Tonus und eine sichere Bindung aufbauen.

Die Veränderungen der sozialen Beziehungszentren des Gehirns bei der Borderline-Persönlichkeitsstörung sind wie beschrieben sehr umfassend, ebenso die Veränderungen in der Physiologie der Transmitter und Hormone.

Fehlregulationen und Interventionen

Nachfolgend bringe ich die Auflistung der Fehlregulation von Cozolino mit der Fallgeschichte und den Interventionen der Kongruenten Beziehungspflege zusammen.

Zu A: Ungenügende Entwicklung und Integration hierarchischer Systeme des sozialen Gehirns, die Bindungsmuster und Affektregulierung organisieren (orbitaler und medialer präfrontaler Cortex, vorderer cingulärer Cortex, Insula, Amygdala).

Interventionen: Stirnhirnarbeit und Oxytocinarbeit, sichere Bindung bieten, vagalen Tonus stärken.

Die Patientin möchte sich sportlich betätigen, sie interessiert sich für Tänze. Man könnte mit ihr zum Stepp-Aerobic gehen, weil dort immer neue Übungen gelernt werden und sie sich auf die Bewegungsmuster konzentrieren muss. Konzentration ist wichtig für das Stirnhirn – das ist Stirnhirnarbeit. Das Training mit ihr zusammen zu machen signalisiert ihr das Interesse an ihrer Person, dadurch wird auch das Stirnhirn aktiviert. Sie kann sich auspowern, das lässt die Cortisolpegel sinken.

Man kann mit ihr an den nächsten Tagen dann über die Trainingseinheit sprechen und sich an positive Stimmung und das gute Gefühl miteinander erinnern. Das ist Oxytocinarbeit: Erinnern an positive Lebensereignisse. Über die gemeinsamen Besuche des Trainings kann Bindung neu gelernt werden.

Oxytocin wurde in einer Studie mit 40 Frauen mit der Diagnose Borderline-Persönlichkeitsstörung angewendet. Es sollte überprüft werden, ob das typische Symptom beim Gegenüber einen vermeintlich bedrohlichen Gesichtsausdruck wahrzunehmen, durch Oxytocin beeinflussbar war. Natürlich gab es auch eine Kontrollgruppe mit 43 gesunden Frauen. Das Oxytocin wurde in dem Versuch über die Nase verabreicht. Das Ergebnis: Oxytocin war wirksam, die Patientinnen zeigten normale Verhaltensmuster und auch die Amygdala reagierte normal (Bertsch et al., 2013).

Das Oxytocin wurde hier über die Nase verabreicht. Über den Mechanismus der Antizipation können wir aber auch Oxytozinausschüttungen im Gehirn erzeugen (Kapitel 2.8).

Zu B: Ungenügende Entwicklung des Systems des sozialen Engagements (vagale Bremse), was zu starken Reaktionen des sympathischen Nervensystems in sozialen Situationen führt.

Interventionen: Das Vagussystem wird durch Oxytocin gestärkt, ebenso wird das System durch Waldspaziergänge gestärkt – Oxytocinarbeit.

Sie liebt Tiere. Man könnte auf einen Reiterhof gehen und fragen, ob sie dort mithelfen darf. Oder sie darf in der Einrichtung ein Tier halten (Katze, Hund, Hase usw). Sich um etwas kümmern oder wenn sich ein Mensch um einen anderen kümmert, erzielt die gleiche Oxytocinwirkung.

Zu C: Fehlregulierung von Systemen, die Serotonin, Noradrenalin, Dopamin und endogene Opioide liefern und modulieren, Neurotransmitter, die Erregung, Stimmung, Wohlbefinden und Belohnung regulieren.

Interventionen: Die Fehlregulierungen dürften sich aus erhöhten Cortisolspiegeln, Angst und unsicherer Bindung entwickelt haben. Also müssen wir eine sichere Bindungsbeziehung anbieten und nicht gleich sauer sein, wenn wir wieder zurückgewiesen werden. Das ist ein Symptom! Machen wir den Menschen einen Vorwurf daraus, dass sie zur Blinddarmentzündung auch noch Fieber bekommen?

Zu D: Ungenügende Entwicklung der Spindelzellen (von Economic Zellen, Anm. des Autors) im vorderen cingulären Cortex, was zu einer mangelnden Integration zwischen innerer und äußerer Erfahrung, einer mangelnden Abgrenzung und einer mangelnden Identitätsbildung führt.

Interventionen: Nach Cozolino entwickeln sich die Spindelzellen erst nach der Geburt durch elterliche Fürsorge, Wärme und Geborgenheit. Also ist wieder Oxytocinarbeit und sicheres Bindungsangebot angesagt.

Zu E: Erhöhter und länger anhaltender Stress erzeugt eine Fehlregulierung der Cortisolausschüttung und der Rezeptorenentwicklung, was zu einem Zellverlust und einem reduzierten Funktionieren des Systems führt.

Interventionen: Wir müssen verstehen, dass es zu noch höherem Stress führt, wenn die Ruhe-Cortisolspiegel schon erhöht sind und erneuter Stress auftaucht. Auch das ist ein Symptom. Wichtig ist, dass wir im Vorfeld für ausreichend Oxytocin-Momente sorgen, weil Oxytocin sofort erheblich den Cortisolspiegel senkt, weil es beruhigend auf die Amygdala und das CRH-Gen wirkt (Cortisol releasing hormon-Gen).

Zu F: Eine Beeinträchtigung des Hippocampus führt zu einer reduzierten Realitätsüberprüfung, einem eingeschränkten Erinnerungsvermögen und einer geminderten Affektregulierung; eine Beeinträchtigung des Immunsystems trägt zu körperlichen Problemen und fortwährenden körperlichen Beschwerden und medizinischen Traumata bei.

Interventionen: Es entstehen neue Zellen im Hippocampus, wenn man sich in einer anregenden und zur Kreativität einladenden Umgebung befindet. Neurogenese findet auch statt, wenn wir lernen. Das kann z. B. auch das Erlernen eines Tanzes, Jonglieren, eines neuen Spiels oder eines Kartenspiels sein. Auch Oxytocin hilft bei der Zellneubildung, weil bei Ausschüttung punktgenau Oxytocin im Hippocampus abgeliefert wird. Wichtig bei der Hippocampusarbeit ist die Kontinuität. Spitzer verweist darauf, dass neue Zellen miteinander verknüpft werden müssen, damit das Gesamtsystem seine Leistung verbessert. Deshalb ist die Lern-Kontinuität neuer Fertigkeit mit viel Freude und Spaß wichtig.

Zu G: Eine Beeinträchtigung des vorderen cingulären Cortex, der Insula und des Hippocampus beeinflusst die Entwicklung und Organisation der Scheitellappen, die wiederum Einfluss auf das somatische Selbstgefühl und die Entwicklungen von Abgrenzungen nehmen (Swinton, 2003).

Interventionen: Oxytocinarbeit, Hippocampusarbeit und Stirnhirnarbeit.

Zu H: Die Gedächtnissysteme der Amygdala sind darauf ausgerichtet, eine ständig zunehmende Anzahl von Hinweisen des Im-Stich-gelassen-Werdens in Form von Worten, Gesichtsausdrücken, Augenbewegungen und allen anderen sozialen Verhaltensweisen zu scannen und darauf zu reagieren (Schmahl et al., 2003a; Schmahl et al., 2003b).

Interventionen: Oxytocinarbeit mit Verweis auf die oben zitierte Studie.

Zu I: Eine Fehlkontrolle der Amygdala erhöht den Einfluss früher Erinnerung auf das Funktionieren im Erwachsenenleben, reduziert die Realitätsüberprüfungen und erhöht den Einfluss früher Bindungsversäumnisse bei aktuellen Beziehungen.

Interventionen: Oxytocinarbeit, weil Oxytocin die Amygdala direkt erreicht und sofort beruhigt. Zu beachten ist: Diese Intervention sollte gemacht werden, bevor die Patientin „austickt". Es ist die „Grundarbeit der Beziehungspflege!" Oxytocin fördert auch die Zentren des Wohlbefindens. Viele Oxytocin-Momente.

Zu J: Konditionierte Ausschüttung von endogenen Endorphinen durch Selbstverletzung wird verstärkt, als Weg, überwältigende Angstzustände zu dämpfen.

Interventionen: Stirnhirnarbeit, weil dadurch eine bessere Impulskontrolle über Selbstverletzungsgedanken und eine verbesserte Kontrolle des Stirnhirns über die Amygdala erreicht werden kann. Oxytocinarbeit, weil es die Ausschüttung von Dopamin und endogener Opioide über Oxytocin-Momente fördert. Das sympathische Nervensystem hat in solchen Momenten die Oberhand. Deshalb Verstärkung des vagalen Tonus durch Oxytocinarbeit.

Ich habe dargestellt, wie die Kongruente Beziehungspflege aus den neurobiologischen Störungen bei der Borderline-Persönlichkeitsstörung ihre Interventionen begründet. Dies mag einigen Leserinnen und Lesern, die über lange Erfahrung in der praktischen Arbeit mit Patientinnen und Patienten verfügen, sehr vereinfacht vorkommen. Mir ist völlig klar, dass diese Arbeit extrem viel Geduld, Zuversicht, Selbstkontrolle, Mut und Fingerspitzengefühl verlangt. Wenn man aber die Geschichten der Menschen kennt und weiß, was sie zum großen Teil erlitten haben, dann ist das bizarre Verhalten leichter zu verstehen. Das Wissen darüber, wie stark fehlreguliert die Gehirne dieser Menschen sind, bringt uns zu der Erkennntis, dass die Betroffenen nur in wenigen Fällen mit Absicht und Vorsatz handeln. Sie können einfach nicht anders! Die Gehirne sind so reguliert, wie die Umwelt das hervorgebracht hat und dememtsprechend fällt das Verhalten aus.

Wo immer ich kann, versuche ich den Menschen in einfachen Worten zu erklären, wie ihr Gehirn wahrscheinlich funktioniert und was wir gemeinsam unternehmen müssen, um die Fehlregulierungen neu zu justieren. Ich stelle dabei den Unterschied zwischen einer normalen Reaktion der Gehirnstrukturen und fehlgeleiteten Gehirnaktivitäten heraus. Dann verstehen Menschen, dass ich sie verstehe oder anders ausgedrückt: wie ich ihr *Erkennen erkenne*. Sie wissen dann mehr über die wunderbare Kraft des Gehirns, die Neuroplastizität. Daraus kann so etwas wie ein gemeinsames „Geheimnis" oder ein „Pakt" entstehen – nichts fördert die Oxytocinausschüttung besser!

4.5 Das psychopathische Gehirn

Ich war noch Schüler in der Krankenpflegeschule, als ich auf einer forensischen Station eingesetzt wurde. Dort traf ich, so glaubte ich, das erste Mal auf Psychopathen. Heute weiß ich, dass man dazu nicht in eine forensische Klinik gehen muss. Glaubt man Robert Hare auf seiner Webseite, verstecken sich die Psychopathen in allen möglichen Berufen. Häufig findet man sie nach seiner Ansicht in verantwortungsvollen Posten in großen Unternehmen. Er geht davon aus, dass unter Managern, Maklern, Börsenhändlern und anderen 4 von 100 Menschen extrem psychopathische Züge aufweisen (Birbaumer, 2014).

Als Jugendlicher wohnte ich auf einer Insel in der Donau, dem Unteren Wöhrd, einem Stadtteil von Regensburg. Auf der anderen Seite der Insel lag der Stadtteil Stadtamhof, damals ein sozialer Brennpunkt. Dort lebten neben „normalen" Familien auch Familien in den unteren Einkommensbereichen, in denen Gewalt vorherrschte und mit Alkohol sehr locker umgegangen wurde. Die Kinder aus diesen Brennpunkten erlebten die entsprechende Erziehung und sie bildeten eine gefürchtete Bande. Diese Bande kam regelmäßig auf den Unteren Wöhrd, um hier Ärger zu machen. Die Bande suchte uns immer an unserem Treffpunkt an der Donau auf. Sie provozierte uns, damit wir anfingen, uns körperlich gegen sie zur Wehr zu setzen. Wenn wir nicht wie gewünscht reagierten, schlugen sie trotzdem auf uns ein, bis wir uns wehrten. Ein Junge fiel mir dabei besonders auf. Er war zunächst immer freundlich, tat so, als wollte er nur plaudern. Doch irgendwann gefiel ihm eine Antwort im Gespräch nicht und er drehte einem dann das Wort im Mund um. Wenn es dann zur Schlägerei kam, war er der perfideste, aggressivste und brutalste seiner Bande. Er war natürlich der Chef. Manchmal kam er nur mit einem seiner Kumpel zu unserem Treffpunkt, der mir der Intelligenteste von allen schien. Dann hatte ich manchmal das Gefühl, man könne ja doch mit ihm vernünftig reden, er wäre eigentlich ganz nett. Doch bei anderen Besuchen mit seiner Bande war er wieder der Alte – ein Mensch mit zwei Gesichtern. Später konnte ich seine Karriere noch ein wenig über einen Bekannten verfolgen. Er landete natürlich wegen Körperverletzung und anderen Delikten mehrfach im Knast. Was er heute macht, weiß ich nicht. Er könnte ein Psychopath gewesen sein.

Psychopathen sind antisoziale Persönlichkeiten, die sich nicht an soziale Regeln und Normen halten, sie sind falsch und hinterlistig, haben keine Empathie, zeigen keine Reue und kein Gewissen, sind aggressiv, brutal, furchtlos, überschätzen sich selbst, sind extrem sensationssüchtig und zeigen extreme Risikobereitschaft.

Psychopathen haben oft eine schreckliche Kindheit und kommen aus schwierigen Familien mit psychischen Erkrankungen, Gewalt, Alkoholismus, Vernachlässigung, seelische und körperliche Misshandlung und Missbrauch. Sie werden früh sehr vernachlässigt und meist geschlagen. Oft sind die Eltern oder ein Elternteil selbst Psychoathen und dann „fällt der Apfel eben nicht weit vom Stamm." Im Falle unseres „Chefs der Bande" war dies der Fall. Alle Autoren weisen daraufhin, dass die meisten Psychopathen kriminell werden, aber lange nicht alle. Sie leben dann „normal" unter uns, werden sogar oft erfolgreich, sind dann eben untreu, lügen, nutzen Menschen aus und manipulieren, was das Zeug hält. Das gilt für Frauen wie für Männer. Frauen setzen aber nicht so sehr auf körperliche Gewalt, sondern auf seelische.

Birbaumer berichtet, dass kanadische Rechtspsychologen 2009 untersuchten, welche Gefangenen es schafften, vorzeitig aus der Haft entlassen zu werden. Die Fähigkeit zur Nachahmung gewünschten Verhaltens und der Manipulation ist bei den Psychopathen so groß, dass sie es dreimal häufiger als die Nicht-Psychopathen schafften, entlassen zu werden (Birbaumer, 2014). Bei den Fällen, die normal in der Kindheit aufwachsen, müssen genetische Ursachen verantwortlich sein.

Das antisoziale Gehirn

Gehirne von Psychopathen wurden eingehend untersucht und man kommt in der Literatur zu einheitlichen Ergebnissen. Birbaumer beschreibt dies so: „Denn das psychopatische Verhalten entspringt nicht einer abstrakt-amoralischen Geisteshaltung oder einem Charakterzug, sondern ist einer Unterfunktion von bestimmten Hirnarealen geschuldet, die in einem Netzwerk miteinander verflochten sind. Die Hauptrollen darin spielen vor allem die vier folgenden Bereiche." (Birbaumer, 2014)

Was glauben Sie, sind wieder unsere Hauptverdächtigen dabei? Ja, aber zunächst nur zwei davon! Die Amygdala ist bei Psychopathen kleiner und schlechter durchblutet. Durch die Amygdala wird nicht nur die Stressreaktion ausgelöst, weil sie immer nach Bedrohung oder Gefahr sucht, sie ist auch der Sitz der Affekte und die Station, in der Informationen emotional bewertet werden.

Der Gyrus cinguli beeinflusst u.a. die Schmerzverarbeitung, Affektregulierung und Aufmerksamkeit sowie das Interesse an anderen. Außerdem speichert er negative Gedächtnisinhalte ein. Psychopathen haben eine Unterfunktion in diesem Bereich und deshalb interessieren sie sich nicht für andere Menschen und sie lernen aus negativen Erlebnissen viel schlechter. Deshalb machen Psychopathen immer wieder die gleichen Dinge, auch wenn sie einen schlechten Ausgang gefunden haben.

Die Insula sagt uns etwas über unsere Gefühlslage und der vordere Teil ist an Empathie beteiligt. Er ist verstärkt aktiv, wenn wir sehen, wie ein andere Mensch Schmerzen hat. Bei Psychopathen fehlt die Aktivität, sie beobachten ungerührt den Schmerz des anderen.

Der präfrontale Cortex sagt uns, was gut und schlecht für uns ist, er produziert Reue, Schuld, schlechtes Gewissen und Empathie. Der präfrontale Cortex (Stirnhirn) funktioniert bei Psychopathen einseitig: „Sie wissen, was gut für sie persönlich ist, ignorieren jedoch, was schlecht für andere, aber auch für sie selbst ist. Deswegen handeln Psychopathen oft impulsiv und ohne Reue." (Birbaumer, 2014, S. 164f). Roth berichtet von Studien mit Menschen mit antisozialen Persönlichkeitsstörungen. Bildgebende Verfahren konnten darstellen, dass der präfrontale Cortex eine Reduktion der grauen Substanz um bis zu 11 % auswies (Roth, 2003).

Alle vier genannten Areale sind an der Angst beteiligt. Da ist sie wieder, die in diesem Buch vielzitierte Angst. Zwar war die Angst an allen anderen Krankheitsbildern auch beteiligt, aber anders. Sie entstanden aus der Angst, so meine Hypothese. Bei den Psychopathen, die in schrecklichen Familiengeschichten aufwuchsen, entwickelte sich aber wahrscheinlich aus der Angst, dass sie kaum mehr Angst haben. Bei normal Aufgewachsenen scheinen die Unterfunktionen ererbt zu sein. Psychopathen wissen, dass der Mensch, den sie gerade drei Meter tief unter der Erde in einer Kiste vergraben haben, qualvoll erstickt oder der Mensch, den sie gerade foltern, schreckliche Schmerzen hat – aber es ist ihnen egal. Es löst kein Gefühl von Schuld oder Reue aus. Man müsste ihnen die Angst wieder oder neu beibringen.

Birbaumer hat dies getan. Er hat sich dabei die Biofeedback-Methode zu Nutze gemacht. Personen können über elektronische Hilfsmittel lernen, wie sich beispielsweise Angstpotentiale im Gehirn entwickeln, indem sie von einem elektronischen Gerät Informationen erhalten. Birbaumer ging noch einen Schritt weiter. Er setzte das Neurofeedback ein. Die Patienten sollten direkt aus dem Gehirn Signale erhalten. „Der Patient liegt dabei in einem Magnetresonanztomographen, der die Aktivitäten seines Gehirns in Echtzeit auswertet, wobei die bereits genannten Angstbereiche, wie etwa die Insula, erfasst werden. Die neuronalen Aktivitäten in den Furchtarealen werden auf einem Computermonitor bildlich dargestellt, beispielsweise in Gestalt eines Fieberthermometers. Zeigt es einen Temperaturanstieg, sind die Zielareale des Gehirns gerade besonders aktiv, doch dies spürt der Patient nicht. Er soll nun versuchen, die „Fieberkurve" nach oben zu lenken. Wobei es ihm allein überlassen ist, wie er das macht: durch emotionale Vorstellungen und Erinnerungen, mit abstrakten Gedanken oder einfach, indem er an gar nichts denkt. Da auch bei Psychopathen die Angstareale eine Mindestdurchblutung aufweisen, kann man auf diesen minimalen Änderungen den Lernprozess aufbauen, so dass der Betroffene allmählich lernt, das Thermometer zu beeinflussen und seine „Temperatur" zu erhöhen. An einer bestimmten Stärke der Durchblutung des ausgewählten Gehirnteils empfindet die Versuchsperson auch erstmals ängstliche Erwartungsgefühle. Diese gilt es dann zu verstärken, was in der Regel, trotz der eigentlichen negativen Angstemotionen, gelingt, weil das Gehirn dadurch eine unmittelbare Rückmeldung über den erreichten Aktivitätsanstieg erhält. Oder anders ausgedrückt: „Es spürt nun direkt einen Effekt, und das wirkt in hohem Maße motivierend" (Birbaumer, 2014, S. 171).

„Gesunde Menschen können die „Temperatur" schon nach zwei bis drei Sitzungen regulieren, Psychopathen brauchen wesentlich länger: 12 bis 16 Sitzungen. Sie machen das auch anders als gesunde Menschen. Gesunde denken z. B. an Autounfälle oder Massenvernichtungslager. Psychopathen denken an den Tod der Oma oder die letzte Verurteilung. Birbaumer konnte auch nachweisen, dass die Gefühle von Angst anhaltend waren. An Messungen des Hautwiderstandes vor und nach den Sitzungen über das Zeigen von schrecklichen Bildern, wurden die Psychopathen nach den Sitzungen deutlich sensibler. Birbaumer berichtet auch von einem extrem psychopathischen Patienten, der nach erfolgreichen Sitzungen nun schon drei Jahre in Freiheit lebt und einem bürgerlichen Beruf nachgeht. Er wurde bisher nicht rückfällig" (Birbaumer, 2014, S. 173).

Nach der Darstellung der Unterfunktion bestimmter Bereiche des Gehirns von Birbaumer wurden nur zwei unserer üblichen Verdächtigen aufgeführt. Cozolino (2007) nennt noch weitere Untersuchungsergebnisse. „Bei Untersuchungen von antisozialen Erwachsenen wurden weniger neuronale Zellkörper in den Vorderlappen und im Hippocampus festgestellt, was entweder ein Zeichen von ungenügendem Wachstum oder einem zu hohen Zellverlust während der Entwicklung ist" (zitiert nach Laakso et al., 2001, Raine et al., 2004).

Da haben wir ihn, unseren dritten üblichen Verdächtigen: den Hippocampus. Jetzt stellt sich die Frage, ob die Psychopathen, die nicht in eine Klinik oder ins Gefängnis kommen, auch diese Veränderungen haben. Wurden sie untersucht, mit welchen Ergebnissen und warum werden sie nicht straffällig oder gemeingefährlich?

In einem Interview mit James Fallon im Internet findet man dazu einen interessanten Hinweis (https://www.vice.com/de/article/.../dr-james-fallon-ist-ein-psychopath-interview-827). James Fallon, Neurowissenschaftler an der University of California in Irvine, ist sich sicher, dass er ein „Psychopathenhirn" erkennen kann. In den letzten 20 Jahren hat er die Hirn-Scans von etwa 70 Mördern für psychiatrische Kliniken und Verteidiger ausgewertet. Immer wieder geben ihm Kollegen Stapel von PET- und fMRT-Scans, aus denen er die Psychopathen herausfiltern soll. Dabei wurden sowohl strukturelle Veränderungen des Gehirns als auch veränderte Aktivierungen bei bestimmten Aufgaben dokumentiert. Vor fünf Jahren jedoch erlebte er dabei eine unangenehme Überraschung: Insbesondere ein funktionaler PET-Scan sah für ihn sehr nach Psychopathie aus, erzählt er. Der untere Teil des Frontallappens – der orbitofrontale Cortex genau hinter den Augen – sowie Teile des Schläfenlappens, insbesondere der Amygdala, waren gar nicht oder kaum aktiv. Diese Gehirnareale sind zentral an der Verarbeitung und Generierung von Impulskontrolle und moralischem Verhalten, Angst und anderen Emotionen beteiligt. Als er schließlich nachschaute, welcher Name sich hinter dem Code verbarg, war er bestürzt. Es handelte sich um seinen eigenen.

Auch Fallon und seine Familie hatten sich in den Positronen-Emissions-Tomographen gelegt und ihre Hirnaktivitäten aufzeichnen lassen. Es war einer von vielen Mosaiksteinen, die sich seitdem für Fallon zu einem Bild fügen. Die Familie seines Vaters, die Cornells, hatte nicht nur die bekannte Universität gegründet. Seit 1673 gab es auch eine ganze Serie von Mordfällen in der Familie – begangen immer von nahen Verwandten. Selbst die in den USA berühmt-berüchtigte Lizzie Borden, die heute als Gruselfigur in Kinderreimen vorkommt und 1892 angeblich mit einer Axt Stiefmutter und Vater erschlug, war Teil dieser Ahnenreihe.

Fallon nahm sich die Scans seiner acht Familienmitglieder noch einmal vor. Jedes einzelne Bild studierte er im Detail. Fast alle waren unauffällig. Bis auf ihn selbst. Er schickte Blutproben ins Labor und ließ sie auf etwa 20 Genvarianten überprüfen, die unter anderem im Zusammenhang mit Aggression, verminderter Impulskontrolle und fehlender Empathie diskutiert werden. Er hatte sie alle. Kein anderer Verwandter hatte ein ähnliches Profil. Schließlich fragte Fallon Freunde und Familie, ob sie ihn tatsächlich für einen potenziellen Psychopathen hielten. „Sie sagten sofort: Ja, klar", erinnert er sich, „du verletzt zwar niemanden körperlich, aber du manipulierst zum Beispiel andere gern".

Roth (2009) berichtet von der Dunedin Studie in Neuseeland, in der über 1000 Kinder in einer Langzeituntersuchung begleitet wurden. Bei einigen wurden Genpolymorphismen gefunden, die mit der Entwicklung von schwierigen Charakterzügen in Zusammenhang gebracht werden. Es zeigte sich, dass Kinder mit diesem Genpolymorphismus, die in Familien aufwuchsen, in der Gewalt herrschte, später oft straffällig wurden und ebenfalls zu Gewalt neigten. Bei Kindern, die in liebevollen Familien aufwuchsen, war dies weniger der Fall.

Das Beispiel Fallon könnte ein Hinweis auf die erbliche Variante der Psychopathie sein, aber warum wurde Fallon nicht kriminell oder aggressiv? Er hatte Familie und Freunde, musste also Bindungen eingehen können und friedfertig, liebevoll, einfühlsam sein. Wieso konnte er das? Weil er von liebevollen Eltern aufgezogen wurde und weil er Bindung erlernt hat? Könnte es sein, dass die „normale" Umwelt eine solch starke epigenetische Wirkung hat, dass die genetische und neurobiologische Anlage Psychopathie nicht oder in einer verträglicheren Variante hervorbringt? Damit wären wir beim Oxytocin.

Psychopathen und Oxytocin

Es gibt zwar immer mehr Forschung an der Wirkung von Oxytocin, das über Nasenspray verabreicht wird, aber ich kenne keine Forschung zu der Erzeugung von körpereigenem Oxytocin über Antizipation in Beziehungen. Auch kenne ich keine Forschungen zur Oxytocin-Wirkung an Psychopathen. Ich habe eine Studie zitiert, die dem Oxytocin, wieder über die Nase verabreicht, eine Wirkung bei einem Symptom der Borderline-Persönlichkeitsstörung zuschreibt (Kapitel 4.4).

Ich kenne Aussagen von Roth (Roth & Strüber, 2014), in denen er dem Oxytocin eine wichtige Wirkung in der Therapeutischen Allianz zuweist. Er macht das Oxytocin, das durch die vertrauensvolle Beziehung zwischen Therapeut und Patient entsteht, für den ersten Schritt in einer erfolgreichen therapeutischen Behandlung, über weitere Wirkeffekte, wie die Senkung des Cortisolspiegels, dem Entstehen neuer Nervenzellen im Hippocampus und den Basalganglien und anderen Wirkungen, verantwortlich. Er tut dies am Beispiel der Depression. Mir leuchtet es nicht ein, warum es bei anderen Erkrankungen nicht die gleiche positive Wirkung entfalten sollte. Ebenso scheint es mir nicht entscheidend zu sein, welche Berufsgruppe über eine vertrauensvolle Beziehung erste positive Wirkungen bei einer psychischen Erkrankung hervorbringt. Gut gemachte Bezugspflege kann dies sehr wohl!

Zurück zu den Psychopathen. Im zweiten Kapitel haben wir das neurobiologische Bindungs- und Vertrauenssystem beleuchtet. Wir haben gesehen, dass die Fähigkeit, später im Leben in Bindungsbeziehungen vertrauensvoll zu leben, sehr viel mit der Entwicklung dieses Systems zu tun hat. Wir haben erfahren, dass es vermutlich eine Grenze zur Entwicklung des Systems gibt, die in etwa bei zwei Jahren liegt (rumänische Waisenkinder) (Spork, 2017). Der Aufbau dieses Systems nach dieser Grenze scheint schwierig bis nahezu unmöglich. Es gibt jedoch Filmberichte über die Entwicklung der rumänischen Waisen, die in höherem Alter zu Pflegeeltern kamen. Ein wirkliches Gefühl von Bindung stellte sich demnach nicht ein, aber es ist etwas Vertrautes zwischen den Pflegeeltern und den Kindern entstanden.

Ich habe schon viele Kolleginnen und Kollegen aus der forensischen Pflege in Kongruenter Beziehungspflege ausgebildet. Wenn wir die grausigen Geschichten aus der Kindheit der Patienten hörten, hatten wir oft die Diskussion, ob diese überhaupt Bindung über Oxytocin erfahren haben und dies auch zu anderen Menschen verspüren? Mein Vorschlag war immer, es doch einfach zu testen. Auf Erinnerungen an schöne Lebensereignisse mit z. B. einer Großmutter oder Freunden müsste eine Erhöhung der Oxytocinspiegel erfolgen. Dieser ist im Speichel und im Blut messbar. Es wurde natürlich nie gemacht.

Welche Interventionen eignen sich in der Kongruente Beziehungspflege mit Psychopathen? Nachdem die üblichen Verdächtigen auch hier mit beteiligt sind, ist es wieder Oxytocinarbeit, Stirnhirnarbeit und Hippocampusarbeit (Tabelle 4-4).

Lasko und Raine berichteten: „Bei Untersuchungen von antisozialen Erwachsenen wurden weniger neuronale Zellkörper in den Vorderlappen und im Hippocampus festgestellt, was entweder ein Zeichen von ungenügendem Wachstum oder einem zu hohen Zell-

Tabelle 4-4: Neurobiologische Veränderungen bei Psychopathie und Interventionen (Quelle: eigene Darstellung)

Die Amygdala ist bei Psychopathen kleiner und schlechter durchblutet.	Folge: Störungen in den Affekten
Unterfunktion im Gyrus cinguli beeinflusst u.a. die Schmerzverarbeitung, Affektregulierung und Aufmerksamkeit sowie das Interesse an anderen.	Folge: kein Interesse an anderen Menschen, nicht aus negativen Erfahrungen lernen können
Fehlende Aktivität der Insula. Bei intakter Funktion zeigt uns die Insula unsere Gefühlslage und ist an Empathie beteiligt.	Folge: ungerührtes Beobachten eines Schmerzes von anderen Menschen
Einseitiges Funktionieren des präfrontalen Cortex, der bei normaler Funktion Reue, Schuld, schlechtes Gewissen und Empathie produziert.	Folgen: oft impulsives Handeln ohne Reue, ignorieren, was für andere Menschen schlecht ist
Interventionen	Stirnhirnarbeit, Oxytocinarbeit, Hippocampusarbeit

verlust während der Entwicklung ist." (Laakso et al., 2001, S. 187; Raine et al., 2004). Roth berichtet von Studien mit Menschen mit antisozialen Persönlichkeitsstörungen. In bildgebenden Verfahren konnte gezeigt werden, dass der präfrontale Cortex eine Reduktion der grauen Substanz um bis zu 11% zeigte (Roth, 2003).

4.6 Wie alles zusammenspielt

In diesem Kapitel haben Sie die Sicht der Kongruenten Beziehungspflege auf die psychiatrischen Krankheitsbilder der Depression, der Posttraumatischen Belastungsstörung, der Borderline-Persönlichkeitsstörung, des psychotischen Erlebens und der Psychopathie gelesen. Ich habe versucht, wie schon in anderen Kapiteln, meine These „Angst als Ursache für psychische Erkrankungen" zu begründen. Dass Angst die Ursache für Angststörungen wie der generalisierten Angststörung und der Panikstörung ist, scheint klar zu sein. Zumal auch hier einige der üblichen Verdächtigen beteiligt sind.

Die Kongruente Beziehungspflege hat eine eigene Sicht auf die Rolle der Angst im Leben von Menschen und in der Entwicklung von psychischen Erkrankungen. Dies ist zugegebenermaßen ein Unterschied zur klassischen psychiatrischen Auffassung, ich halte sie aber für immer noch anschlussfähig.

Bei allen dargestellten Krankheitsbildern haben wir die Beteiligung der Angst und Stress erzeugenden Systeme gesehen. Warum bei dem einen Menschen daraus eine Depression, eine Posttraumatische Belastungsstörung, eine Borderline-Persönlichkeitsstörung oder die Psychopathie wird, liegt wohl am Ausmaß der Angst oder am Funktionszustand der Angst und Stress bewältigenden Systeme, an Vorerfahrungen oder anderen Umständen in den Gehirnen der Menschen verborgen. Jedes Gehirn verhält sich eben anders, wie wir an der unterschiedlichen Wirkung von Neuroleptika und Antidepressiva leicht sehen können.

Im Grunde stellt die Rückführung der Ursachen der psychiatrischen Erkrankungen auf die Angst eine klassische Reduktion dar, die erlaubt sein muss, wenn sich daraus begründete und in der Praxis erfolgreiche Interventionen ergeben. Und das tun sie. Sobald wir in den Einrichtungen mit den beschriebenen Interventionen beginnen, zeigen sich positive Effekte bis hin zum Verschwinden der Symptomatik. In psychiatrischen Kliniken kommt dies zum Ausdruck, wenn Anwender über die Verbesserung der Absprachefähigkeit, des Rückgangs von Aggressionen und der Reduzierung von Symptomatik sprechen, wobei man das auch auf Medikamentenwirkung zurückführen könnte. Welche Intervention – Medikamente oder Beziehungsintervention – dort gewirkt hat, lässt sich nur schwer sagen. Im Bereich der Altenhilfe haben wir auch positive Ergebnisse mit Beziehungsinterventionen erzielt, wenn in Kooperation mit dem behandelnden Psychiater die Medikamete reduziert wurden. Das trifft auch auf psychiatrische Langzeiteinrichtungen zu. Darum scheint die Wahrscheinlichkeit hoch zu sein, dass Beziehungsinterventionen effektiv sind.

Meine erweiterte Hypothese zur Entstehung von psychotischem Erleben habe ich zwar schon in vielen Workshops vorgestellt, aber bisher nicht publiziert. Interessant ist die Praxiserfahrung, dass, wenn man Patienten eine Erklärung für die Entstehung ihres psychotischen Erlebens anbietet, eine Entstigmatisierung vor sich geht. Aber nicht bei allen. Einige Patienten wollen es nicht wahrhaben, andere reagieren skeptisch, wieder andere sind verwundert und fragen, ob sie denn nun doch nicht psychotisch sind. Ich antworte dann meistens: „Ich kann Ihnen aus Sicht der Kongruenten Beziehungspflege nicht sagen, ob Sie psychotisch sind. Ich will und darf keine Diagnosen stellen, das habe ich nicht gelernt. Ich kann Ihnen nur sagen, dass Sie die Hoffnung nicht aufgeben dürfen und wir einen gemeinsamen Plan für unsere gemeinsame Beziehung machen können. Im Plan müssen Sie dann aber kooperativ mitarbeiten, weil nur Sie sich selbst heilen können. Ich kann dabei unterstützen. Die Verantwortung für Ihr Gehirn liegt bei Ihnen!“

Teil II:

Anwendung der Kongruenten Beziehungspflege

5
Beziehungspflegeplanung und die bio-psycho-soziale Hypothese

5.1
Die Geschichte der Beziehungspflegeplanung

Die Geschichte der Beziehungspflegeplanung geht bis ins Jahr 2003 zurück. Publiziert wurde sie erstmals 2004 in einem meiner Bücher „Erzähl mir deine Geschichte". Ich habe ja schon im Vorwort von der Entstehungsgeschichte der Beziehungspflegeplanung erzählt. Seit dem Jahr 2003 wird die Beziehungspflegeplanung in vielen Altenhilfeeinrichtungen und psychiatrischen Kliniken durchgeführt und sie verändert nicht nur Bewohnerinnen und Bewohner oder Patientinnen und Patienten. Sie verändert auch die Pflegenden selbst und im Altenhilfebereich die gesamte Organisation. Doch dazu später mehr im Kapitel 6.

Die letzten Kapitel haben sich intensiv mit den Beziehungszentren des Gehirns, deren Funktionen und Dysfunktionen beschäftigt. Sie als Leserin oder Leser sind also auf „Neurobiologisches" geeicht. Deshalb stelle ich zuerst die implizite Beziehungspflegeplanung vor, weil sie auch auf neurobiologischen Kenntnissen aufbaut.

Die bio-psycho-soziale Hypothese ist die implizite Beziehungspflegeplanung.

Es gibt natürlich auch eine explizite Beziehungspflegeplanung. Das ist die Beziehungspflegeplanung vor der neurobiologischen Zeit der Kongruenten Beziehungspflege. Aber auch deren Wirkung wird heute neurobiologisch erklärt. Die Begriffe implizit und explizit beziehen sich auf die beiden unterschiedlichen Gedächtnisarten. Implizit bedeutet unbewusstes Gedächtnis. Explizit bedeutet bewusstes Gedächtnis.

Der Begriff „bio-psycho-sozial" erklärte lange Zeit das Konzept der Ganzheitlichkeit, z. B. der Pflege. Und zwar nach meinem Verständnis in der Art, dass der Mensch in seiner Gesamtheit als biologisches und soziales Wesen, das eine Psyche besitzt, betrachtet werden soll.

Dieses Verständnis ist in der neuen Kongruenten Beziehungspflege in der Hinsicht verändert, dass die Bereiche der Psyche, der Biologie und des Sozialen beim Menschen komplementär zueinander sind. Sie sind nicht unabhängig voneinander, ohne Gehirn könnten wir keine Psyche haben und das Soziale nimmt auf die Steuerung der Gene in den Nervenzellen des Gehirns einen starken Einfluss. Davon wird in diesem Kapitel zu sprechen sein.

5.2 Die bio-psycho-soziale Hypothese

Der folgende Abschnitt handelt eigentlich davon, wie wir uns dem Erkennen eines anderen Menschen annähern können. Es ist im Grunde die Weiterführung des ersten Kapitels mit der Darstellung eines Instrumentes für die praktische Arbeit. Die Kapitel zwei, drei und vier dienten der Darstellung des Wissens, das Voraussetzung für die Erstellung einer bio-psycho-sozialen Hypothese ist. Die Hypothesenbildung ist die schwerste Übung der Kongruenten Beziehungspflege. Sie wird gelehrt in den Ausbilderausbildungen, die in einigen psychiatrischen Kliniken und bei mir im Institut regelmäßig stattfinden.

Ich benutze sehr vorsichtig den Begriff Annäherung, weil das Erkennen des Erkennens des anderen Menschen nie vollständig sein wird. Dazu sind wir Menschen zu komplex. Wir können uns nur annähern und eine Entsprechung finden, wie es die Kongruente Beziehungspflege auch definiert: congruere – lat. sich entsprechen.

Nachdem Sie viel über Bindungsstile, unser Gehirn als Beziehungsorgan und den Störungen der Beziehungsfähigkeit zur Welt (psychische Erkrankungen) gelesen haben, kommen wir nun zur Praxis der Anwendung der Kongruenten Beziehungspflege. Um Ihnen den Einstieg zu erleichtern, beginne ich mit dem Anfang des ersten Kapitels. Sie erinnern sich? Es geht um das *Erkennen des Erkennens* über *bewusste Bewusstheit* und wie wir uns dem Thema annähern könnten. Die Überschrift dazu könnte folgendem Zitat entsprechen:

> Das Auge sieht nur, was der Geist bereit ist, zu begreifen.
> (Henri-Louis Bergson)

Erkennen bei Humberto Maturana ist: „Die Ultrakurzfassung davon lautet, dass das Gehirn aus den Signalen, die es normalerweise von den Sinnesorganen erhält, ein Bild der Welt generiert. Das Gehirn arbeitet dabei als strukturdeterminierte Einheit. Das heißt, es ist in sich eine vollständig arbeitende Einheit, die gemäß ihrer Beschaffenheit mit den aufgenommenen Signalen umgeht. Es wird nicht durch die Signale selbst determiniert, sondern durch seine eigene spezifische Struktur. Es kann somit auf identische Signale anders reagieren, als ein anderes Gehirn“ (Shuizid, 2011).

Die gleiche Information kann bei zwei unterschiedlichen Gehirnen eine vollständig andere Antwort hervorrufen. Dazu ein Beispiel: Einer sagt zum anderen: „Hunger“. Der andere antwortet: „Nein danke, habe schon gegessen“. Einer sagt zum anderen: „Hunger.“ Der andere antwortet: „Dann geh doch, ist ja schon zwölf Uhr.“ Gehört haben beide Gehirne das Wort „Hunger“. Die Gehirne haben aber jeweils etwas anderes erkannt. Das Erkennen wurde also durch den aktuellen Zustand des Gehirns in Bezug auf Hunger (Struktur-) determiniert (syn. bestimmt).

Auf dieses Determiniertsein bezieht sich die Kongruente Beziehungspflege, wenn sie von *Erkennen* spricht. Das Erkennen ist dabei nicht eine Repräsentation der Umwelt, wie es die Definition von Wahrnehmung im Lexikon aussagt, sondern sie ist eine Konstruktion aufgrund des Determiniertseins des Gehirns zu einem bestimmten Zeitpunkt. Hunger – Hunger!

Einzeller erkannten ihre Welt durch elektro-chemische Muster (vgl. Kapitel 1). Mehrzeller und Wirbeltiere erkannten ihre Welt genauso in Mustern wie wir Menschen heute auch. Wir bilden elektro-chemische Nervenzellmuster in unseren Gehirnen, implizite und explizite Gedächtnisse. Die Mustererkennung zwischen Menschen entscheidet über eine gute oder schlechte Beziehung zu Mitmenschen. Deshalb sollten wir uns darum bemühen, unsere eigenen Muster des Erkennens zu erkennen und möglichst auch die Muster des Erkennens bei einem anderen Menschen zu erkennen.

Jeder Mensch kann sagen, ich bin so, wie ich bin. Er könnte aber auch fragen, warum bin ich so, wie ich bin. Wenn ich mir diese Frage nicht stelle, verpflichtet mich das nicht zu einer moralischen Bewertung meines Handelns in Beziehungen. Wenn ich erkenne, *wie* ich erkenne – mich also frage, warum bin ich so, wie ich bin – entsteht moralische Verantwortung in Beziehungen. Maturana sagt dazu wörtlich: „Deshalb sage ich, dass nicht das Erkennen an sich verpflichtet, sondern das Erkennen des Erkennens." (Ludewig & Maturana, 2006, S. 52).

Wenn ich mir diese Frage stelle, dann begreife ich mich als das Ergebnis eines historischen Prozesses, eventuell auch mit der Möglichkeit, in diese Kausalkette einzugreifen. Ich stelle erst einmal fest, dass ich so geworden bin und Beziehungen auf eine bestimmte Weise gestalte. Das kann ich moralisch bewerten, muss es aber nicht. Dies muss jedem selbst überlassen sein. Wie so oft in diesem Buch sage ich: „Wir werden uns wohl entscheiden müssen, das ist Freiheit!"

Die Erstellung einer Hypothese kann, wenn überhaupt, nur mit Hilfsmitteln und mit Bewusstheit geschehen. Wir haben die Fähigkeit, die normale Bewusstheit in eine bewusste Bewusstheit zu verwandeln (Cozolino, 2007). Ich meine damit das Phänomen aus Kapitel 1: Sie haben Wörter aus einem Buchstabensalat gelesen und in einem zweiten Schritt erkannt, dass das, was Sie gelesen haben, da gar nicht steht! Sie haben also erkannt, *wie* Sie erkannt haben und das kann als Bewusstheit der Bewusstheit verstanden werden. Ich hoffe, dies bis hier hin verständlich erklärt zu haben.

Die bio-psycho-soziale Hypothese ist eine Methode, Menschen in ihrem Verhalten zu erkennen, indem man in der Biografie der beteiligten Personen die Muster des Erkennens und des Verhaltens findet, die in den Interaktionen in der Beziehung gereizt werden. Dies funktioniert nicht nur bei Personen mit psychischen Erkrankungen. Man kann damit auch Alltagsbeziehungen, ihr Gelingen oder ihr Misslingen hypothetisch erklären.

Die folgende Geschichte stammt aus meinem Umfeld und die beteiligten Personen sind mir gut bekannt, Namen, Orte, Rollen, Geschlechter wurden anonymisiert. Ich möchte die Geschichte in einer ungewöhnlichen Form darstellen. Ich bin dabei ein Seminarleiter und ein Teilnehmer erzählt mir diese Geschichte, die in Österreich spielt. Der Seminarteilnehmer, nennen wir ihn Franz, erzählte mir von seinem Freund, der sehr erbost über einen Beziehungsabbruch war. Er war lange Zeit mit einem Paar befreundet. Besonders mit dem Mann, nennen wir ihn Hans, konnte er richtige Männergespräche führen. Franz mochte auch die Frau, nennen wir sie Elisabeth, aber er hatte manchmal mit ihrer Sturheit Probleme. Er hatte den Eindruck, dass immer alles nach ihrem Kopf gehen musste. Geschah dies nicht, schaltete sie komplett auf stur. Weiter glaubte er, für sie müsse immer das Beste gut genug sein und sie wollte immer Recht haben. Sie war stets sehr korrekt gekleidet und wie aus dem Ei gepellt. Elisabeth war es auch, die die Beziehung abgebrochen hat. Hans stimmte zu. Franz gab sich eine Mitschuld am Scheitern der Beziehung, weil er in den Männergesprächen oft über Elisabeth geschimpft und sich auch über ihre Art lustig gemacht hatte. Ich forderte Franz auf, mir mehr aus der Geschichte der beiden und aus seiner Geschichte zu erzählen.

Er begann mit der Geschichte von Elisabeth, er wusste ziemlich viel über ihr Leben. Sie wurde in eine Familie in einer Kleinstadt geboren. Sie hatte eine zwei Jahre ältere Schwester. Die Eltern waren zu diesem Zeitpunkt noch nicht verheiratet, was eigentlich eine Schande war. Die ältere Schwester wurde auch unehelich geboren, als die Mutter noch in einem sehr katholischen Dorf bei ihren Eltern lebte. Sie war wohl ein Fehltritt und dies war in dem Dorf ebenfalls eine große Schande. Sie erzählte ihren Eltern nichts von der Schwangerschaft, aber irgendwann hatte die Mutter der Mutter dies bemerkt. Als ihre Mutter ihrem Liebhaber von der Schwangerschaft und von der Entrüstung und Aufgeregtheit der Eltern erzählte, nahm der Liebhaber sie auf. Sie zog zu ihm, um mit ihm unverheiratet zusammenzuleben. Er wollte sie nicht heiraten. Dies war Mitte der 1950-er Jahre.

In einem der Männergespräche erzählte ihm Hans von den Schwierigkeiten, die Elisabeth mit ihrer Schwester hatte. Sie war sich sicher, dass immer die Schwester bevorzugt wurde und die Mutter sich stets über ihre ältere Schwester mehr sorgte als um sie. Sie litt schon immer unter diesem Gefühl und kompensierte dies mit Ehrgeiz in der Schule und im Leben. Sie absolvierte die Matura (Abitur in Österreich), zog ein Studium durch. Die Schwester hat dies nicht geschafft. Elisabeth musste sich auch immer die Sorgen ihrer Mutter anhören, die sie sich über die Schwester machte. Ihre eigenen Sorgen fanden oft kein Gehör bei der Mutter oder nur kurz. Immer ging es um ihre Schwester. Selbst ihr Erfolg fand keine Anerkennung bei der Mutter. Bei der Schwester wurde später im Erwachsenenalter eine Depression diagnostiziert.

Ich dachte bei dieser Erzählung, dass man das Verhalten und Erkennen der Welt von Elisabeth doch verstehen könne und wollte nun die Geschichte von Franz hören. Ich ahnte, dass in seinem Erlebten auch das eine oder andere geschehen sein könnte.

Franz erzählte sehr offen über sich. Er war der jüngste von drei Brüdern. Seine Eltern hatten eine Firma für Schreibwaren und waren gut situiert. Seine Kindheit sei schön gewesen, die Mutter sehr liebevoll, der Vater sehr viel in der Arbeit. Erst als er ins Gymnasium kam, trat der Vater stärker in der Erziehung in den Vordergrund. Er war nicht zufrieden mit den Schulleistungen. Er maßregelte ihn bei jeder schlechteren Note und zeigte sich unbeeindruckt von den Erklärungen von Franz. Er lernte seinen Vater nun richtig kennen. Er war rechthaberisch, zwanghaft und arrogant. Manchmal demütigte er ihn auch, indem er seine Leistung als Geschäftsmann herausstellte und Franz signalisierte, dass er dies nie schaffen würde. Der Vater, stets korrekt gekleidet mit Anzug und Krawatte, gab sich immer überlegen und selbstsicher. Als seine Schulleistungen nicht besser wurden, beschloss sein Vater, dass er in ein Internat gehen sollte. Es gab kein Wenn und Aber. Franz fügte sich in sein Schicksal. An den Wochenenden durfte er ja nach Hause kommen. Als er 15 Jahre alt war, bemerkte er, dass sein Vater sehr viel Alkohol trank. Wenn er getrunken hatte, nahm sein Zynismus und die Herablassung ihm gegenüber immer mehr zu. Er erlebte Szenen, in denen er den Vater, so drückte er sich aus, richtig hasste. Dieser Hass trieb ihn so weit, dass er das Auto des Vaters manipulierte, damit dieser einen Unfall verursacht. Er wollte, dass sein Vater auch mal etwas falsch macht und scheitert. Franz war schon im Studium, als der Vater seinen Alkoholkonsum noch steigerte. Er war jetzt auch tagsüber angetrunken, was seine Blasiertheit noch verstärkte. An einem Wochenende fand Franz seinen Vater tot in seinem Büro. Er hatte sich erhängt.

Nachdem Franz sein Erleben erzählt hatte, schwiegen wir gemeinsam. Dann fragte ich ihn, was er am wenigsten an sich selbst möge und was er an sich ändern möchte. Er antwortete: „Ich muss aufhören, Menschen retten zu wollen. Das mache ich immer wieder, obwohl Viele das gar nicht wollen."

Ich hatte bereits während seiner Schilderung meine Hypothese gebastelt. Die Leserinnen und Leser werden auch erkannt haben, worum es in der Beziehung zwischen Franz und Elisabeth ging. Der Außenstehende erkennt oft schnell die Zusammenhänge. Die Betroffenen erkennen dies oft überhaupt nicht und das ist nicht verwunderlich. Der Hauptabwehrmechanismus ist die Projektion. Dazu möchte ich Cozolino zitieren: „Wir haben Millionen Jahre Evolution der Verfeinerung unserer Systeme gewidmet, um die Absichten, Verhaltensweisen und Gedanken anderer lesen zu können. Wir glauben schnell, andere zu kennen, weil diese Prozesse – und die Attributionen und Emotionen, die sie auslösen – automatisch und unbewusst sind. Unser Gehirn ist zwar so entwickelt worden, dass es vorhersagen kann, was andere denken – was Selbsterkenntnisse angeht, hinkt es jedoch hinterher. Während die Projektion reflexartig ist und Ängste reduziert, setzt Selbstbewusstheit (bewusste Bewusstheit, Anm. d. Autors) Anstrengungen und die Bereitschaft voraus, die Ängste zu tolerieren, die dadurch entstehen können. Die Erweiterung und Förderung der Selbstbewusstheit (bewusste Bewusstheit, Anm. d. Autors) ist eine evolutionäre Grenze, die wir noch vor uns haben“ (Cozolino, 2007, S. 428).

Was müssten Franz und Elisabeth tun, damit nicht der jeweils andere Schuld an der Beziehungsmisere hat? Denn das tun sie. Jeder sagt über den anderen, er sei schuld. Sie projizieren im Grunde ihre eigenen Emotionen, die beiden nicht bewusst sind, auf den jeweils anderen. Wir Außenstehenden erkennen sofort zwischen Elisabeths Verhalten und dem Verhalten des Vaters von Franz einen Zusammenhang. Doch wie könnten die mentalen Zustände, die hier von Bedeutung sind, entstanden sein?

Beginnen wir mit Elisabeth: Sie wurde als zweites Kind in eine uneheliche Beziehung hineingeboren. Ihre Schwester wurde als erste geboren. Die Mutter lebte noch bei ihren Eltern. Die Eltern könnten die Mutter beschimpft und ihr Vorwürfe gemacht haben, denn sie empfanden die Schwangerschaft als Schande. Die Mutter könnte in Angst und einem andauernden Spannungszustand gelebt haben, welche mit einem erhöhten Cortisolspiegel einhergeht. Sie wusste nicht, wie der Liebhaber reagieren würde, ob er zu dem Kind stehen würde und sie wusste auch nicht, wie die Eltern reagieren würden, wenn der Vater des Kindes sie nicht aufnimmt. Das Cortisol der Mutter überwindet die Nabelschnur und kann ab der 12. Schwangerschaftswoche dazu beitragen, dass sich die Mandelkerne der älteren Schwester sensibilisieren. Dies kann später im Leben zu einem Stressregulationsproblem werden. Die Mutter selbst könnte mentale Zustände von Angst und Besorgnis ihrem ungeborenen Kind gegenüber entwickelt haben, die sich später immer wieder zuschalteten, wenn die ältere Schwester einen Grund zur Sorge zeigte. Auch nach der Geburt könnte sie weiterhin Angst gehabt haben, weil der Mann sie nicht heiraten wollte. Dem Kind gegenüber könnte sie in der frühen Phase mehr Angst und Sorge in Mimik und Verhalten ausgedrückt haben. Dies wirkt sich auch auf die Regulation von Emotionen beim Kind aus. Kinder reagieren auf die Blicke der Mutter entsprechend. Wenn diese mentalen Zustände bei der Mutter eingeschaltet wurden, dann dominieren diese ihr Erkennen und Verhalten. Sie könnte sich deshalb vermehrt der älteren Schwester zugewandt haben und nicht so sehr Elisabeth. Dies könnte bei Elisabeth einen frühen unsicher vermeidenden Bindungsstil erzeugt haben. Elisabeth neigt zur Sturheit, kann wenig Veränderung ertragen, hat wenige Freunde, spricht wenig über Emotionen und neigt zu zwanghaftem Verhalten. Alles Charakterzüge, die mit einiger Wahrscheinlichkeit im Erwachsenenalter auftreten, wenn die frühe Bindung unsicher vermeidend war. Als Elisabeth geboren wurde, war ihre Schwester fast zwei Jahre alt. Die frühe Zeit zwischen Mutter und Kind prägt vor allem die rechte Hirnhälfte von Elisabeth, weil diese in den ersten zwei Jahren bevorzugt entwickelt wird. In ihr könnten Muster von Verlassensein vorherrschen. Diesem frühen Bindungsstil entsprechend könnte Elisabeth auch der Mutter gegenüber beziehungsabweisender gewesen sein, was die Aufmerksamkeit der Mutter für die ältere Schwester noch verstärkt hat. Sie reagierte als Kind und Jugendliche und wahrscheinlich noch als junge Erwachsene mit großem Ehrgeiz, um doch noch die mütterliche Aufmerksamkeit zu bekommen. Das dominierende Grundgefühl von Elisabeth könnte die Zurückweisung und das Allein-Gelassen-Sein als mentaler Zustand gewesen sein. Immer, wenn dieses Grundgefühl in ihrem Leben später als unbewusster Reiz auftauchte, reagierte sie mit Stress, Gegenwehr und Angriff. Sie – ihr Gehirn – erkennt für sich selbst unbewusst eine Zurückweisung. Dies löst den alten mentalen Zustand aus und sie reagiert verärgert mit Gegenwehr oder Angriff. Das meine ich mit Erkennen.

Franz musste diesen Reiz bei ihr gesetzt haben, wenn er sich Hans gegenüber kritisch und beleidigend äußerte. Hans hat dies wohl Elisabeth erzählt. Aber auch er selbst machte immer wieder ihr gegenüber kritische Äußerungen, nicht wissend, welche starken mentalen Zustände er damit aufweckte. Elisabeth müsste nun ihre alten Muster erkennen, dies wird wahrscheinlich nicht ohne fremde Hilfe gehen, und versuchen, den alten Mustern bewusst neue Muster entgegenzusetzen. Sie müsste lernen, die Muster – die alte Angst – und den alten Schmerz anzunehmen und sie anderweitig zu verarbeiten. Dies wäre dann das Erkennen des Erkennens und bewusste Bewusstheit.

Bei Elisabeths Schwester blieb aus der Zeit im Mutterleib und der frühen Zeit mit der Mutter wohl eine Neigung übrig, leicht in Angst zu geraten. Von Ledoux wissen wir, dass neuer Stress alten Stress wieder aufwecken kann. Sie war verheiratet und hatte Kinder. Als die Kinder in der Pubertät waren, wurde die Beziehung zu ihrem Mann wegen unterschiedlicher Auffassung in Erziehungsfragen schwierig. Sie reagierte mit einer Depression, vielleicht wegen der Sensibilisierung der Mandelkerne im Mutterleib und der frühen Kindheit, die eine emotionale Fehlregulation hervorgebracht haben könnte. Die ältere Schwester ist geschieden.

Wie könnte die Entwicklung bei Franz ausgesehen haben? Die Entwicklung in der frühen Kindheit war wohl gut und problemlos. Erst mit 10 bis 11 Jahren, als er stärker mit seinem Vater konfrontiert wurde, begann sein Gehirn mentale Zustände von Scham, Zurückweisung und Erniedrigung zu bilden. Der Reiz, der diese Zustände auslöste, war sein Vater mit seiner Arroganz, seiner Blasiertheit und seinem korrekten Aussehen. Er hatte immer recht, er war immer der Sieger. Deshalb manipulierte er das Auto des Vaters, der Vater sollte verlieren. So groß war der Hass, der mit diesen Zuständen einherging. Andererseits fand er seinen Vater, der sich erhängt hatte. Das muss auch ein Schock gewesen sein und tief in ihm könnte die Frage aufgetaucht sein: „Warum habe ich ihn nicht retten können?“

Ich erklärte Franz meine Hypothese, der er erstaunt zuhörte und am Ende fragte ich ihn: „An wen erinnert dich jetzt die selbstgefällige Art, das korrekte Aussehen und die vermeintliche Haltung, nur das Beste für mich?“ Er sagte: „Danke, jetzt habe ich was gelernt!“

Ich wiederhole hier ganz bewusst, sozusagen „bewusst bewusst“ eine bereits angeführte Textpassage. Ziehen Sie selbst ihre Schlüsse daraus!

Jeder Mensch kann sagen, ich bin so, wie ich bin. Er könnte aber auch sagen: „Warum bin ich so, wie ich bin?“. Wenn ich nicht frage, warum bin ich so, wie ich bin, verpflichtet mich das nicht zu einer moralischen Bewertung meines Handelns in Beziehungen. Wenn ich erkenne, wie ich erkenne, mich also frage, warum bin ich so, wie ich bin, entsteht moralische Verantwortung in Beziehungen. Maturana sagt dazu wörtlich: „Deshalb sage ich, dass nicht das Erkennen an sich verpflichtet, sondern das Erkennen des Erkennens" (Ludewig & Maturana, 2006, S. 52).

Elisabeth, Franz und Hans sind ganz normale Leute. Elisabeth und Franz haben sogar sehr Ähnliches erlebt und ähnliche mentale Zustände entwickelt. Beide haben Scham und Zurückweisung so oft erlebt, dass sich entsprechende, unbewusste mentale Zustände gebildet haben. Sehr ähnliche Zustände haben aber auch dafür gesorgt, dass eine freundschaftliche Beziehung in die Brüche ging.

Solche und andere Geschichten, von ganz normalen Leuten, könnte ich viele erzählen, weil sie nahezu ständig geschehen. Keiner der Beteiligten ist psychisch komisch oder sogar krank. Aber auch hier kann das Instrument der bio-psycho-sozialen Hypothese angewendet werden. Sie bildet, im Fall einer psychischen Erkrankung, eine der Grundlagen der Planung von Beziehungsinterventionen. Sie findet ihre Begründung in den Erkenntnissen über die Lebensereignisse eines Menschen, seine Biografie und den heutigen neurobiologischen und neurowissenschaftlichen Erkenntnissen, die in den vorhergehenden Kapiteln dargelegt wurden. Eine Beziehungspflegeplanung kann explizit (rein auf positive bewusste Lebensereignisse zielend), wie nachfolgend noch beschrieben wird, oder unbewusst implizit aufgrund der bio-psycho-sozialen Hypothese erstellt werden. Die Begriffe implizit und explizit entstammen den Gedächtnisarten (implizit unbewusst und explizit bewusst.

Die bio-psycho-soziale Hypothese kann nicht immer gestellt werden. Notwendig dazu sind gut gesicherte Daten aus der Entwicklungsgeschichte des Menschen, die manchmal nicht vorhanden sind. Dann wird die Beziehungspflegeplanung nur explizit erstellt. Da diese Form der Beziehungspflege sehr stark das Vertrauen und die Bindung fördert, öffnen sich Menschen leichter und erzählen dann später mehr aus ihrer Lebensgeschichte, was wieder eine implizite Planung möglich macht. Aus der Erfahrung vieler Fallbeobachtungen zeigt sich, dass in der psychiatrischen Pflege immer eine bio-psycho-soziale Hypothese gestellt werden kann.

5.3 Die epigenetische Begründung für die bio-psycho-soziale Hypothese

Wenden wir uns der Definition der bio-psycho-sozialen Hypothese in der Kongruenten Beziehungspflege zu. Die bio-psycho-soziale Hypothese beschreibt, wie Lebensereignisse (soziale) eines Menschen über die neuronale Plastizität des Gehirns, entsprechende neurobiologische Beziehungssysteme (bio) beeinflussen und daraus Verhalten und Erleben oder psychische Erkrankungen im späteren Leben entstehen könnten (psycho).

Die Begründung für den Einsatz von Hypothesen zur professionellen Beziehungsarbeit findet sich in den fünf Prinzipien vom Verhältnis zwischen Geist und Gehirn von Eric Kandel, nach denen jede geistige Funktion auch Gehirnfunktion widerspiegelt. Kandel veröffentlichte den Aufsatz, aus denen die folgenden Auszüge stammen, noch in den 1990er Jahren. Er wollte damit die Psychiatrie aufrufen, sich wieder stärker der Biologie, vor allem der Neurowissenschaft zuwenden. Er versprach sich dabei Fortschritte in der psychotherapeutischen und medikamentösen Behandlung psychischer Erkrankungen.

Ich versuche nach jedem Prinzip von Kandel, die Aussage so einfach wie möglich zu erklären. Kandel spricht in diesen Prinzipien über Epigenetik. Der Begriff Epigenetik tauchte erstmals in den 1940er Jahren auf. Er wurde von einem britischen Entwicklungsgenetiker, Conrad Hal Waddington, aus den älteren Begriffen Epigenese und Genetik gebildet. Die Epigenetik ist mittlerweile ein gut etablierter Forschungszweig. Die einfachste Erklärung darüber, was Epigenetik ist, stammt vom Freiburger Epigenetiker Thomas Jenuwein: „Epigenetik ist die Weitergabe erworbener Information ohne Veränderung der DNA-Sequenz" (Spork, 2017, S. 352).

Das versteht kein Mensch! Deshalb eine leichter verständliche Variante. „Die Epigenetik beschreibt und erforscht alle nicht im DNA-Code gespeicherten Informationen, die die Eigenschaften und den Stoffwechsel einer Zelle nachhaltig kontrollieren und bei Zellteilungen ähnlich wie die DNA an Tochterzellen weitergegeben werden können" (Spork, 2017, S. 363).

Gene besitzen zwei Funktionen. Erstens die Schablonenfunktion, sie sorgt für eine zuverlässige Replikation (Wiederherstellen einer gleichen Zelle bei der Zellteilung) jeder Zelle. Sie versorgt aufeinander folgende Generationen (von Zellen) mit Kopien jedes Gens. Diese Funktion unterliegt keiner Veränderung durch soziale Ereignisse aus der Umwelt. Zweitens die Transkriptionsfunktion, sie steuert den Ausdruck, die Expression eines Gens. Nur 10–20 % aller Gene einer Zelle werden exprimiert (Transkriptionsfunktion setzt die Expression in Gang. Daher der Ausdruck Transkriptionsfunktion. Das ist eine epigenetische Funktion.). Bei der Expression steuert das Gen die Herstellung bestimmter Proteine, die den Charakter der Zelle bestimmen. Die Transkriptionsfunktion (Herstellung spezifischer Proteine in der Zelle, z. B. messenger-RNA bei der Gedächtnisbildung) von Genen wird stark reguliert und diese Regulation ist für Umweltfaktoren empfänglich. Diese Regulation macht Gehirnfunktionen für soziale Faktoren empfänglich. Der Mensch ist durch diese Regulation der Genexpression im Lernen besonders sensibel. Eine Hauptfolge des Lernens durch Genexpression ist das Wachstum synaptischer Verbindungen. Diese Verbindungen lassen sich stabilisieren und destabilisieren, je nachdem, welche Reize die Umwelt setzt. Das kann man als Neuroplastizität bezeichnen, nur deshalb können wir lernen und uns verändern. Bei Menschen führt Lernen zur Veränderung einer großen Anzahl von Nervenzellen (Nervenzellnetzwerke). Dadurch finden weit reichende Veränderungen statt (Kandel, 2008). Nun zu Kandels Prinzipien.

„1. *Alle geistigen Prozesse, selbst die komplexeren psychologischen Prozesse, leiten sich von Operationen des Gehirns ab. Als Folge davon sind Verhaltensstörungen, die psychische Krankheiten charakterisieren, Störungen der Gehirnfunktion, und zwar auch in jenen Fällen, in denen die Ursachen der Störungen ihren Ursprung eindeutig in der Umwelt haben.* (Kandel, 2008, S. 81).

Das, was wir Psyche nennen, entsteht in unserem Gehirn. Ohne Gehirnfunktion keine Psyche. Psychische Krankheiten sind Krankheiten des Gehirns, die ihren Ursprung nicht nur im Gehirn haben, etwa durch Unfälle. Sie können auch durch Umwelteinflüsse, wie Erziehung, Vernachlässigung oder Traumatisierung entstehen.

2. „*Gene und ihre Proteinprodukte sind wichtige Determinanten des Musters von Verbindungen zwischen Neuronen im Gehirn und den Einzelheiten ihrer Funktion. Gene und insbesondere die Kombination von Genen üben daher eine bedeutende Kontrolle über das Verhalten aus. Folglich ist eine der Komponenten, die zur Entwicklung einer Geisteskrankheit führen, genetisch*" (Kandel, 2008, S. 82).

Kandel erklärt hier, wie die Umwelt Einfluss auf das Gehirn nimmt. „Mit einfachen Worten: Die Regulation der Genexpression macht alle Körperfunktionen, einschließlich aller Gehirnfunktionen, für soziale Einflüsse empfänglich. Diese sozialen Einflüsse werden biologisch in veränderten Expressionen spezifischer Gene verkörpert, die in spezifischen Nervenzellen bestimmter Hirnregionen stattfinden" (Kandel, 2008, S. 82).

3. *„Veränderte Gene erklären nicht für sich allein die ganze Varianz einer bestimmten Geisteskrankheit. Gesellschaftliche Faktoren und Entwicklungsfaktoren leisten ebenfalls einen Beitrag. Kombinationen von Genen tragen zum Sozialverhalten bei und das Verhalten, auch das Sozialverhalten üben Wirkungen auf das Gehirn aus. Dies geschieht über Feedbackschleifen, die die Expression von Genen und damit die Funktion von Nervenzellen verändern. Alle Umweltfaktoren finden daher ihren Ausdruck in genetischen Faktoren"* (Kandel, 2008, S. 82).

Hier erklärt er, wie das Soziale, z. B. die Vernachlässigung eines Kindes, dazu beiträgt, dass dieses ein verändertes Sozialverhalten in der Beziehung zu den Bezugspersonen zeigt und dies wiederum das Fehlverhalten der Eltern verstärken kann.

4. *„Veränderungen der Genexpression, die durch Lernen induziert wurden, führen zu Veränderungen von Mustern neuronaler Verbindungen. Diese Veränderungen sind vermutlich für den Beginn und die Aufrechterhaltung von Abnormitäten des Verhaltens verantwortlich, die von sozialen Ereignissen herrühren"* (Kandel, 2008, S. 82).

Lernen meint hier nicht Lernen wie in der Schule. Lernen kann die Sensibilisierung der Mandelkerne sein, wenn wir als Kleinkinder oft Angst und Stress haben oder wenn wir vernachlässigt werden und das Bindungszentrum nicht lernt, ausreichend Oxytocin zu bilden, um gute Bindungserfahrungen zu machen. Man könnte auch die mentalen Zustände als Muster neuronaler Verbindungen verstehen, wie im letzten Fallbeispiel.

5. *„Insofern Psychotherapie oder Beratung (Beziehung: Einfügung des Autors) wirksam ist und zu langfristigen Veränderungen im Verhalten führt, gründet diese Wirksamkeit vermutlich im Lernen. Indem Veränderungen in der Genexpression erzeugt werden, die die Stärke der synaptischen Verbindungen verändern und indem strukturelle Veränderungen stattfinden, die das anatomische Muster der Verbindungen zwischen Nervenzellen im Gehirn ändern"* (Kandel, 2008, S 83).

Hier beschreibt er das Wunder der Neuroplastizität. Wenn wir unsere Psyche verändern, dann darüber. Psychische Erkrankungen kommen aufgrund der Neuroplastizität zustande wie auch die normalen Funktionen darüber zustande kommen.

„Die meisten Menschen sind der Ansicht, dass wir mit unserem Verhalten und unserer Gehirnanatomie nicht mehr sind als ein Produkt unserer Gene. Mit seinen Arbeiten zeigte Kandel jedoch, dass unser Geist umgekehrt Einfluss darauf nimmt, welche Gene in unserem Gehirn transskribiert werden. Auf diese Weise nehmen wir Einfluss auf unsere Gene und diese formen wiederum die mikroskopische Anatomie unseres Gehirns." (Doidge, 2017, S. 221).

Die bio-psycho-soziale Hypothese orientiert sich in ihrer Fragestellung an allen Aspekten einer Lebensgeschichte. Für alle Aspekte gibt es neurowissenschaftliche Forschungsergebnisse, die auf Verhaltensauffälligkeiten wie Aggression, Reizbarkeit, gestörte Einfühlsamkeit, Bindungsstörung usw. sowie Erkrankungen schließen lassen, z. B. der PTSD. Nach der Erstellung der Hypothesen erschließen sich Erklärungen für Verhalten und es lassen sich gezielte Interventionen planen, die entweder ein neues Lernen in Gang setzen, das zur Veränderung des Verhaltens führt oder die ein altes Verhalten nicht mehr hervorbringen, weil die entsprechenden Reize nicht mehr gesetzt werden. So verlor z. B. ein dementer 83-jähriger Mann seine Aggressionen vollständig, als das Personal aufhörte, ihn liebevoll zu berühren. Er war in seinem beruflichen Leben der Polizeichef einer Kleinstadt und es damit gewöhnt, respektvoll behandelt zu werden.

Eine bio-psycho-soziale Hypothese sollte von einer Bezugsperson erstellt werden. Die Bezugsperson stellt dann ihre Hypothese in einer Fallbesprechung dar, damit alle Mitglieder des Teams das gleiche oder zumindest ein ähnliches Bild vom Patienten in ihren Köpfen haben. In der Sprache der Kongruenten Beziehungspflege bedeutet das: Die Teammitglieder erkennen den Patienten in etwa gleich und sie erkennen *das Erkennen des Erkennens des Patienten*. Dadurch steigt die Wahrscheinlichkeit, dass alle Teammitglieder sich ähnlich gegenüber dem Patienten verhalten und er nicht in der Frühschicht anders behandelt wird als in der Spätschicht. Als Beispiel: Ein Patient bekommt in der Frühschicht Reize gesetzt, die ihn aggressiv machen müssen. In der Spätschicht setzt kein Mitarbeiter diese Reize mehr, der Patient ist nicht mehr aggressiv. Die Mitarbeiter erleben also unterschiedliche Verhaltensweisen, obwohl der Patient der gleiche Mensch ist. Dies führt zu zwei unterschiedlichen Beschreibungen des Verhaltens, die aber durch die unterschiedlichen Reize erzeugt wurden. In der Hypothese wird erklärt, wann und warum ein Patient wahrscheinlich aggressiv wird. So planen die Mitarbeiter gemeinsam, was in der Beziehung gemacht wird und was vermieden wird und führen alles auf ähnliche Weise durch. So kann der Patient – wie es das fünfte Prinzip von Kandel beschreibt – lernen: Es werden Veränderungen in der Genexpression erzeugt, die die Stärke der synaptischen Verbindungen verändern und indem strukturelle Veränderungen stattfinden, die das anatomische Muster der Verbindungen zwischen Nervenzellen im Gehirn ändern. So können sich Menschen verändern.

5.4 Checkliste für eine Hypothesenbildung

In den vorhergehenden Kapiteln wurden schon viele Falldarstellungen aufgeführt und Hinweise auf lebensgeschichtliche Ereignisse gegeben, die zu Störungen der Beziehungsfähigkeit von Menschen führen können. Mit der Checkliste möchte ich eine Art Merkzettel erstellen, die den gemeinsamen Prozess der Entwicklung einer Lebensgeschichte inspirieren kann. Eine Lebensgeschichte wird nicht auf einmal vollständig erstellt werden können. Es ist ein Prozess der Vertrauensbildung gemeinsam mit dem Patienten. Die Gespräche sollen über einen Zeitraum verteilt werden und immer wieder an einem noch unklaren Punkt anknüpfen. Auf keinen Fall darf „gebohrt" werden, um schnell Ergebnisse zu bekommen. Mnestische Blockadesysteme (Fujiwara & Markowitsch, 2003) öffnen sich, wenn überhaupt, nur langsam unter dem Einfluss der Vertrauensbildung.

Dieser Prozess unterliegt natürlich äußeren Umständen. In der Altenhilfe dürfte ausreichend Zeit zur Verfügung stehen, auch in sozialpsychiatrischen Einrichtungen. In psychiatrischen Kliniken dürfte es von Einheit zu Einheit unterschiedlich sein. In somatischen Kliniken wird eigentlich nur die explizite Planung erstellt, die recht einfach und schnell geht. Später dazu mehr.

In meinen Kursen sagte ich früher gern etwas flapsig, dass ich eine Lebensgeschichte immer beim Eisprung der Mutter beginne. Dieser ist auch nicht schwer zu bestimmen. Er dürfte ca. neun Monate vor der Geburt gelegen haben. Wie schon erwähnt, deuten epigenetische Studien darauf hin, dass wir nochmal drei Monate im Leben der Mutter zurückgehen müssten und auch des Vaters. Zu diesem Zeitpunkt beginnt die Ausreifung einer Ei-oder Samenzelle. Dort könnten epigenetische Veränderungen entstehen, ausgelöst z.B. durch Stress oder Drogenkonsum, die das Kind dann schon mitbringt (Spork, 2017). Diese Forschungsergebnisse sind noch sehr jung. Ich denke, wir sollten sie im Hinterkopf behalten, aber in eine Hypothesenbildung würde ich sie nur in seltensten Fällen einbringen.

Ich gestalte den Merkzettel vom Eisprung der Mutter beginnend bis zu verschiedensten Ereignissen, die stattfinden könnten.

Checkliste

- Vorgeburtliche Ereignisse
- Stress der Mutter während der Schwangerschaft durch Erlebnisse im Krieg, Flucht Vertreibung, schlagenden Vater
- Drogenkonsum der Mutter, Alkoholkonsum
- Traumatisierungen der Mutter
- Geburtskomplikationen aller Art
- Prägephasen, die ersten Jahre, in den ersten zwei Lebensjahren wird hauptsächlich die rechte, emotionale Hirnhälfte entwickelt, was könnte das Kind da erlebt haben?
- Starre Mimik der Mutter, ängstliche sorgenvolle Blicke, angewiderte Blicke der Mutter
- Psychische Erkrankungen der Mutter, des Vaters
- Not, Armut, Gewalt, Heimaufenthalte
- Wechselnde Bezugspersonen, Trennungen von den Bezugspersonen
- Zu junge Mutter ohne Unterstützung einer anderen Person
- Ereignisse vor Ausreifung des Hippocampus
- Traumatisierungen jeglicher Art
- Berichte von Traumatisierungen nahe stehender Menschen
- Häufige Beschämung und Demütigung, verbal und auch durch Blicke
- Vernachlässigung
- Hunger
- Trennung der Eltern
- Sexuelle, körperliche, psychische Misshandlungen
- Kein sicheres Zuhause
- Häufige Umzüge
- Folter, auch zusehen müssen wie andere gefoltert werden
- Alkoholkonsum, Drogenkonsum, halluzinatorische Drogen, Hyperventilation unter Drogeneinfluss
- Delikte, Straffälligkeit
- Gefängnisaufenthalte
- Aufenthalte in Einrichtungen für straffällige Jugendliche
- Dienst in einer Armee
- Aufenthalte in psychiatrischen Einrichtungen
- Dauerdruck und Stress

In Kapitel 5.5 werde ich einige Lebensbeschreibungen aus psychiatrischen Einrichtungen und aus dem Altenhilfebereich und dazu die bio-psycho-sozialen Hypothesen mit Beziehungspflegeplanungen darstellen.

5.5 Fallbesprechungen und Beispiele für Hypothesen

Lebensbeschreibung

Bio-psycho-soziale Hypothese von Frau B., geb. 1931, 86 Jahre alt, 8–14 Jahre im Krieg

Frau B. wurde im X-Land geboren. Ihre Eltern waren Bauern und der Vater war auch noch Metzger. Sie hatte zwei Schwestern, manchmal spricht sie von einer Schwester, was jedoch unklar ist. Sie beschreibt ihre Kindheit als streng, besonders der Vater war sehr streng, aber ansonsten spürte sie Geborgenheit. Sie ging normal zur Schule.

Die Familie musste dann aus dem X-Land fliehen und kam nach S. Dort rückte auch die Front vor und sie wurden von den Russen überrannt. Mehrere russische Soldaten haben dann versucht, sie zu vergewaltigen. Die Mutter und der Vater wollten sie schützen. Der Vater wurde erschossen und dann wurde die Mutter von den Russen vergewaltigt. Sie weiß, dass sie alles mit ansehen musste, aber es ist keine klare Erinnerung vorhanden, eher Fetzen von Erinnerungen und ein Gefühl von großer Angst. Dies war wahrscheinlich traumatisierend mit großer Todesangst. Sie lernte später keinen Beruf, sie arbeitete in verschiedenen Stellen, u.a. in einem Gasthaus, in einer Gärtnerei und einer Wäscherei. Es war ihr egal, dass sie keinen Beruf hatte. Sie war nicht sehr ehrgeizig.

Sie lernte in einem Gasthaus einen Mann kennen, hat geheiratet und bekam zwei Töchter. Das Verhältnis zu den Kindern ist nicht sehr gut. Sie wird als nicht sehr gefühlvoll beschrieben. Die Töchter erinnern sich nicht, dass sie je auf ihrem Schoß gesessen hätten. Sie lächelte selten und war nicht sehr einfühlsam. „Man könnte sagen, dass wir versorgt wurden, aber nicht umsorgt", sagt eine Tochter. Die Familie hat später ein Haus gebaut und lebte ein relativ normales Leben. Man machte Ausflüge, aber eine Urlaubsreise war nicht möglich. Frau B liebte vor allem ihren sehr großen Gemüsegarten, hat sehr gern gebacken, sang auch gern und war in einem Chor aktiv. Sie verkaufte auch Gemüse aus dem Garten und ihre Backwaren, die sehr begehrt waren. Als sie Ende 60 war, starb ihr Mann. Dies schien sie nicht sehr getroffen zu haben. Sie lebte dann allein. Erst später wurde sie auffällig, als sie immer vergesslicher wurde. Dann begannen auch die ersten Symptome, die sich immer mehr verstärkten.

Frau B. fällt dadurch auf, dass sie optische Halluzinationen hat, die sie ängstigen. Sie sieht Schlangen im Zimmer, Männer hinter dem Vorhang oder vor dem Fenster, die auf sie schießen wollen. Sie hat Zustände von großer Unruhe, in denen sie kaum mehr kommunikationsfähig ist, ihr Blick ist dann leer, die Augen schreckgeweitet und die Pupillen erweitert. Manchmal hat sie auch Momente, in denen sie beleidigend und abfällig sein kann, teilweise auch handgreiflich. Sie sieht dunkle Schatten in den Ecken lauern, von denen sie sich bedroht fühlt. Männer können sie nicht versorgen, weil sie sofort panisch reagiert. Bei Frauen reagiert sie auch heftig, wenn sie abrupt berührt wird.

Hypothetisch sind die Symptome Folgen der Traumatisierung. In der Situation hatte sie peritraumatische Dissoziationen mit wiederkehrenden Hippocampusabschaltungen. Dabei blockierte die Amygdala Speicherungen in „Hier-und-jetzt-Gedächtnissen". Der Hippocampus war dabei abgeschaltet, zum Teil jedenfalls. Die Blockierungen können Ekel, Todesangst, Verwirrung, extreme Unruhe, Angst, Ekel, Panik, Herzrasen, Schweißausbrüche und anderes mehr sein.

Diese Zustände können ein Leben lang in diesen Gedächtnissen versteckt bleiben. Aber vor allem in Situationen von neuem Stress, z.B. Entwicklung einer Demenz, Tod des Partners, Einzug in ein Pflegeheim, können sich diese Gedächtnisse plötzlich öffnen. Bei Frau B. könnte es der schleichende Beginn der Demenz gewesen sein. Öffnen sich die „Hier-und-Jetzt-Gedächtnisse" plötzlich, werden die Emotionen der Erlebnisse, Todesangst, Herzrasen, Unruhezustände, Bedrohung, Ekel, Schweißausbrüche in der rechten Hirnhälfte emotional ausgelöst. Es besteht in diesen Momenten meist eine Blockade zur linken Hirnhälfte und zum Stirnhirn, das dann nicht mehr regulierend eingreifen kann. Das Herzrasen, die Bedrohung und die Todesangst, die physiologische Reaktionen des Körpers hervorrufen, gelangen über den Körper in die linke Hirnhälfte, wo der Interpreter sitzt. Der Interpreter sucht dann nach einer einfachen Erklärung für die Bedrohung, die Todesangst und das Herzrasen. Er lässt dann Schlangen oder anderes Getier als Ausdruck von Ekel, Männer hinter dem Vorhang, dunkle Schatten in den Ecken, Männer, die durchs Fenster auf sie schießen wollen, als Ausdruck von Bedrohung auftauchen. Dies ist wahrscheinlich bei Frau B. der Fall.

Der Hippocampus vieler traumatisierter Menschen ist verkleinert. Bei Frau B. könnte dies so sein und zusätzlich könnte die Demenz (Verdacht auf Alzheimer-Demenz) noch weitere Schäden gesetzt haben. Die Demenz vom

Alzheimer-Typ beginnt immer in der entorhinalen Rinde und geht dann auf den Hippocampus über (Swab, 2013) Der Hippocampus gibt im Normalfall eine Stressantwort und senkt den Cortisolspiegel in der Stressreaktion. Frau B. funktioniert dies nicht mehr gut. Sie hat wahrscheinlich auch bewusste und unbewusste Trigger entwickelt. Ein bewusster Trigger sind Männer und abrupte Berührungen, unbewusste Trigger sorgen für die Zustände von Verwirrung und großer Unruhe.

Es ist auch anzunehmen, dass sie ihr Leben lang unter chronischem Stress gelitten hat, weil ihre körperlichen Erkrankungen auch als Stresserkrankungen gesehen werden können. Frau B. wurde von ihren Töchtern als nicht sehr gefühlvoll beschrieben. Dies könnte auf einen frühen unsicher-vermeidenden Bindungsstil hindeuten. Menschen mit dieser frühen Bindung lernen oft nicht über Gefühle zu sprechen. Im Erwachsenenalter wirken sie dann oft kompromisslos, stur, einsilbig und sie wollen eher keine Veränderungen. Das traumatisierende Ereignis könnte aber auch „Lähmungen" in ihrem Spiegelneuronensystem erzeugt haben, was sie dann wenig mitfühlend scheinen lässt.

Implizite Beziehungspflegeplanung

Wir müssen ihre Angst und Stress bewältigenden Systeme stärken.

Oxytocinarbeit: Viel an positive Lebensereignisse erinnern, viel über Gartenarbeit, Kochen und Backen sprechen. Berührungen, wenn sie diese zulassen kann.

Oxytocin beruhigt die Mandelkerne und unterstützt den Hippocampus dabei, neue Zellen zu bilden.

Stirnhirnarbeit: Viel Interesse an ihr zeigen, viel mit ihr singen.

Hippocampusarbeit: Vielleicht mit ihr neue Backrezepte ausprobieren.

Exkurs: Trauma und Demenz

Ich bin sehr viel in Pflegeheimen tätig und erlebe dort, öfter als gedacht, Menschen mit Demenz, die in ihrem Verhalten an traumatisierte Menschen erinnern. Da sie aber die Diagnose einer Demenz haben, ist die Aufmerksamkeit für die Symptomatik eines Traumas häufig nicht sehr hoch. Deshalb möchte ich hier, einen sehr einfach gehaltenen Text zu dem Thema präsentieren.

„Alle tot, alle tot!", rief der ältere Bewohner, der schon lange in einem Pflegeheim lebte. Der Blick war von panischem Entsetzen gezeichnet, er zitterte und auf der Stirn stand ihm der Schweiß. Schon sehr lange wussten die Pflegekräfte, dass der Bewohner ein traumatisches Kriegserlebnis hatte, da er als sehr junger Mann in den letzten Kriegsmonaten noch zur Waffe gerufen worden war. Er fand alle seine Kameraden tot in einem Unterseeboot und er wollte Überlebende retten. Aber er fand in dem ganzen Boot nur tote Menschen. Jetzt, über siebzig Jahre später, er lebte bereits seit fünf Jahren in dem Pflegeheim, kehrt das Grauen zurück. Er erlitt leider im Laufe der Zeit eine schwere demenzielle Entwicklung und erkannte am Ende seines Lebens keine Pflegekräfte mehr, konnte nicht mehr gehen, sich versorgen und essen. Was übrig blieb, war das Entsetzen, das ihn nun in Flashbacks immer wieder einholte.

Nach einer Studie aus dem Jahr 2011 leiden bis zu 12 % der über 60-jährigen an den Folgen des zweiten Weltkrieges. Der Untersuchung zufolge berichten zwischen 40 und 50 % von traumatischen Ereignissen aus der Kriegszeit, seien es nun Verfolgung, Bombardierungen, Verschüttung oder Erleben von Tod und Verstümmelung. Je nach Interpretation von vier Studien des Universitätsklinikums Leipzig weisen bis zu vier Prozent der über 60-jährigen eine Posttraumatische Belastungsstörung (PTSD) auf. Bei dem oben beschriebenen Bewohner wussten die Pflegenden, dass er schwer traumatisiert war, er erzählte ja noch davon. Man hat auch in gewisser Weise mit dem Auftreten von Symptomen bei einer Verschlechterung des Allgemeinzustandes einhergehend mit starkem Stress gerechnet. Dass es aber für den Bewohner so schlimm kommen würde, davon waren alle überrascht.

Was ist eigentlich ein psychisches Trauma und wie kann man als Pflegekraft erkennen, ob Bewohner Symptome eines Traumas aufweisen?

Der Begriff Trauma kommt aus dem Griechischen und bedeutet Wunde oder Verletzung. Ein psychisches Trauma kann also als seelische oder psychische Wunde aufgefasst werden. Die Symptome eines Traumas können sehr vielfältig sein und sind manchmal nur sehr schwer zu erkennen. Im oben genannten Fall waren sie eindeutig. Das Wiedererinnern einer traumatischen Situation, genannt Flashback, ist ein recht häufiges Symptom.

Andere Symptome können als ein unruhiges Getriebensein auftreten:

- Angstanfälle
- Panikattacken
- Wie betäubt sein
- Emotionales Erstarren oder auch körperliches Erstarren
- Aggressive Verhaltensweisen, die sich schwer erklären lassen
- Rückzug, bis extremer Rückzug
- Verstummen
- Halluzinationsähnliche Symptome
- Nächtliche Albträume
- Das Vermeiden von sozialen Situationen, die bewusst oder auch unbewusst an das erlittene Trauma erinnern.

Aus der oben zitierten Studie geht hervor, dass psychische Traumata auch körperliche Folgeerkrankungen nach sich ziehen können. In der Untersuchung, in der Traumatisierte und Nicht-Traumatisierte erfasst wurden, zeigte sich, dass die Traumatisierten von allen erfassten Erkrankungen häufiger betroffen waren wie Herzkranzgefäße, Bronchitis und Schlaganfälle, und zwar dreimal so häufig wie Nicht-Traumatisierte.

Trauma und Stress

Was geschieht im Körper bzw. im Gehirn eines Menschen während des traumatischen Erlebens? Ein psychisches Trauma ist eigentlich eine Stresserkrankung, die im Gehirn des Traumatisierten teilweise schreckliche Wunden hinterlässt. Die Stressreaktion, die unweigerlich eintritt, wenn bestimmte Zentren des Gehirns, die Mandelkerne, eine große oder lebensbedrohliche Gefahr erkennen, ist in der Gehirnentwicklung der Lebewesen eine sehr alte Reaktion. Sie wurde in der Evolution bereits entwickelt, als es noch gar keine Menschen auf diesem Planeten gab. Da alle Entwicklungen der Evolution, die dem Schutz der Lebewesen dienten und damit die Chance des Überlebens vergrößerten, beibehalten, weiterentwickelt und an die nächste Art weitergegeben wurden, tragen auch Menschen diesen Schutzmechanismus in sich (Kapitel 2.9). Die Stressreaktion ist ein Kampf-Flucht-Mechanismus, der bei Gefahr eingeschaltet wird. Ist die Stressreaktion im vollen Umfang aktiviert, ergeben sich vielfältige Reaktionen des Körpers und des Geistes beim Menschen. Insgesamt werden Menschen im Stress viel stärker und ausdauernder, als sie gewöhnlich wären. Sie reagieren viel schneller und gehen entweder in den Kampf mit der Bedrohung oder treten sehr schnell die Flucht an. Eine wunderbare Einrichtung der Natur, die uns schützen soll.

Im traumatischen Stress hingegen stellen sich die Dinge etwas anders dar. Eine traumatische Situation, die zu Stresserkrankungen führt, ist immer eine Ohnmachtsituation.

Wenn der Gegner vor mir steht, kann ich entscheiden, ob ich angreife oder flüchte. Je nachdem, welche Reaktion ich wähle, kann ich dies mit mehr Energie dank meiner Stressreaktion. In einer Ohnmachtssituation wie etwa in Kriegszeiten, wenn die Bomben fallen und ich in einem Keller gefangen bin, wenn sich drei fremde Soldaten auf mich stürzen, mich festhalten und mich vergewaltigen oder wenn die Tiefflieger kommen und den flüchtenden Treck beschießen und ich keine Deckung finde – bin ich der Gewalt ohnmächtig ausgesetzt. Dies sind die Situationen, in denen es zur traumatischen Entwicklung kommen kann.

In diesen Situationen reagiert unser Gehirn in veränderter Art und Weise. Bestimmte Zentren der Vernunft, z. B. das Stirnhirn, funktioniert nur noch eingeschränkt, die Sprachzentren können gelähmt sein, was bis zum Verlust der Sprache führen kann, die Gedächtnisfunktionen können sehr eingeschränkt werden oder sogar ganz abschalten, sodass an das traumatische Ereignis eine sehr diffuse Erinnerung besteht oder eben gar keine Erinnerung vorhanden ist. Was wir aber unter all diesen Einschränkungen nicht sehr bewusst oder sogar unbewusst erleben, das nennt man Traumamaterial. Es wird in Zentren des Gehirns gespeichert, in denen sonst andere Funktionen stecken. Die Speicherungen können Bilder, Geräusche, Gerüche, aber auch Affekte und Emotionen sein. All dies kann plötzlich wieder ins Bewusstsein treten und die Betroffenen werden wieder von den Bildern der Angst und dem Entsetzen gelähmt.

Trauma und Demenz

In meinem Fallbeispiel kannten wir die traumatische Geschichte des Bewohners. Was aber, wenn Menschen mit Demenz im Altenpflegeheim sind, die uns keine Auskunft mehr geben können und die Angehörigen auch nichts von einem Trauma wissen? Wie können wir dann erkennen, ob das Verhalten des Bewohners Symptome eines Traumas sind oder schieben wir das Verhalten einfach der Demenz zu?

In vielen Fallbearbeitungen in Altenhilfeeinrichtungen habe ich einige Verhaltensweisen identifiziert, die man beachten sollte, wenn sie denn auftreten:

- Plötzliche körperliche Steifigkeit
- Plötzliches Verstummen
- Angst bei lauten Geräuschen
- Angst und Unruhe bei Probesirenenalarm oder Silvesterfeuerwerk
- Aggression bei Intimpflege
- Rückzug bei Streitereien von Mitbewohnern
- Halluzinationen von Schatten, Menschen, ekligen Tieren, z. B. Spinnen, Schlangen, Gewürm
- Wirre, unglaubwürdige Erzählungen über andere Bewohner oder Mitarbeiter
- Vorübergehende Trancezustände
- Plötzliches angstvolles Schreien oder Wimmern

Sollten solche Verhaltensweisen auftreten, kann man u. U. das Vorhandensein eines Traumas annehmen und entsprechende pflegerische Interventionen planen.

Retraumatisierung im Alter

Kann ein Mensch als Kind oder Jugendlicher traumatisiert worden sein, aber ein ganz normales glückliches Leben führen und dann plötzlich retraumatisiert werden? Ja! 25 % aller PTBS Erkrankungen sind so genannte „late onset PTSD“. Das bedeutet, dass die Traumatisierung früh erfolgt, aber die Symptomatik erst viel später auftritt.

Das Auftreten der Symptome steht oft im Zusammenhang mit dem subjektiven Erfahren von Nachlassen der Kräfte, angewiesen zu sein auf andere Personen, Verlust von immer mehr Selbstständigkeit und auch dem Einzug in eine Altenhilfeeinrichtung. Wahrscheinlich stehen alle diese Ereignisse im Zusammenhang mit neuerlichem Stress. Aus der Stressforschung wissen wir aber sehr gut, dass ein ehemals traumatisierendes Ereignis, das scheinbar verschollen war, durch neuen Stress wieder entfacht werden kann.

So zeigte sich in dem Fall einer Frau mit schneller demenzieller Entwicklung, die ins Pflegeheim gehen musste, dass eine alte Angst plötzlich wieder hochkam, die sie im Alter von ca. 12 Jahren erfahren hatte. In ihrem Dorf war in einer Scheune ein Mord geschehen und dieser wurde mit zwei fremden Männern in Verbindung gebracht, die im Dorf gesehen wurden. Ihr Schulweg zum Bahnhof führte sie jeden Tag an dieser Scheune vorbei und ihr Bruder, der mit ihr zusammen den gleichen Weg hatte, erzählte mir von der Angst seiner Schwester jeden Tag wieder auf dem Weg zur Schule. Nach ihrem unfreiwilligen Einzug ins Pflegeheim, der natürlich mit großem Stress besetzt war, sah sie plötzlich die zwei Männer vor ihrem Bett stehen oder im Garten oder sie wurde durch die beiden durch Gesten bedroht. Nach zwei Monaten mit gezielten pflegerischen Interventionen waren die Männer wieder verschwunden und die Angst war wieder weg.

Pflegerische Interventionen bei Trauma

Pflegende sind keine Trauma-Therapeuten und sollten auch nicht versuchen, ein Trauma aufzuarbeiten. Insgesamt gibt es auch in der Trauma-Therapie eine Richtung, in der gezielt die Ressourcen der Patienten gefördert werden, damit dem Trauma mehr psychische Kraft entgegengesetzt werden kann. Pflegende sollten in erster Linie das Trauma des Bewohners erkennen können, Wissen über Traumaentstehung besitzen, damit sie verstehen können.

Alles, was Bewohner noch gut können und was sie gerne tun, sollte gefördert werden. Auch alte positive Erinnerungen wecken und viel darüber sprechen fördert in gewissem Sinne Ressourcen. Ebenso sind beruhigende Berührungen wichtig, Trost spenden, in der Angst ein Begleiter sein, Zuwendung geben, Wärme geben, sehr viel Interesse an der Person zeigen und große Wertschätzung geben.

Dies klingt einfach, ist es aber leider nicht immer, weil für jeden Bewohner andere Interventionen wichtig wären, die individuell für jeden geplant durchgeführt werden müssen. Ein Pflegeteam sollte in jedem Fall bei Verdacht eine ausführliche Fallbesprechung durchführen und einen speziellen individuellen Plan erarbeiten. In vielen Seminaren und Praxisbegleitungen habe ich dies mit den Mitarbeitern durchgeführt und oft konnten wir ein gutes Ergebnis erreichen.

Lebensbeschreibung

Bio-psycho-soziale Hypothese von Frau W. geb. 1929, im Krieg von 10–16 Jahre, 86 Jahre alt

Nach der Schilderung der Kindheit und Jugend von Frau W. müssten sich die biologischen sozialen Systeme, Bindungs- und Vertrauenssystem, Antrieb- und Motivationssystem, Stressbewältigungssysteme normal entwickelt haben. In der Schule war sie sehr interessiert und eine gute Schülerin. Dies dürfte sich günstig auf ihren Hippocampus ausgewirkt haben, der eine wichtige Rolle in der Stressbewältigung spielt. Ihre Eltern beschreibt sie als sehr liebevoll, der Vater war etwas kränklich, konnte oft seine Arbeit auf dem Hof nicht machen und sie musste früh mithelfen.

Allerdings erzählt sie auch von einigen Erlebnissen, die Angst erzeugen. Die Gegend, in der sie lebten, brachte heftige Stürme und Gewitter hervor. Sie musste immer auf das Vieh aufpassen und wenn sie die Gewitterwolken sah, führte dies bereits zu Angstgefühlen. Auch war sie als Kind einmal alleine zu Hause und hörte vom Dachboden ein dumpfes lautes Geräusch und sie glaubte, dass Einbrecher im Haus wären, was ebenso starke Angst auslöste. Später fand man heraus, dass ein Sack mit getrocknetem Fleisch, der an einem Dachbalken hing, heruntergefallen war.

Diese immer wiederkehrenden Angstzustände könnte Frau W. als „mentale Zustände" eingespeichert haben. Sollten diese Zustände öfter in Gang gesetzt worden sein, könnte dies die Angst oder die Sensibilität für Bedrohung und Angst immer mehr verstärkt haben.

Im März 1945 konnte man den Geschützdonner der anrückenden russischen Front bereits hören. Was sicher auch wieder Angst erzeugte. Die Familie, die einen Hof in einem ostdeutschen Gebiet bewirtschaftete, flüchtete jedoch nicht und erlebte den Einmarsch der Russen. Was während dieser Zeit mit ihr geschah, sie war damals 15 Jahre alt, erwähnt sie nicht. Im Juli 1945 wurde der Familie, die zuerst für die Russen arbeiten musste, einer anderen Familie als Zwangsarbeiter gegeben, die nun die Herrschaft auf dem Hof übernahm. Ihnen blieb nur ein kleines Zimmer und sie wurden mit wenig Essen versorgt. Jetzt arbeiteten sie auf dem eigenen Hof für Fremde. Ihre Angst (Stress) war dabei sicher auch sehr groß und die mentalen Zustände von Angst verstärkten sich immer mehr. In der Erzählung ist spürbar, wie groß die Verzweiflung und Empörung über diese Lebenssituation war. Verzweiflung und Empörung, gemischt mit dem Verlust des Eigentums, verquicken sich mit Angst und Stress.

1946 wurde die Familie dann in Viehwagons mit vielen anderen Menschen deportiert. Alle nahmen an, dass sie nach Sibirien gebracht würden. In dieser Situation herrschte sicher wieder Angst vor, Panik und Stress verbunden mit Vertreibung. Sie sagt, sie wisse nicht mehr, wie sie in diesem dreitägigen, pausenlosen Transport zur Toilette gegangen ist. Es gab keine Toilette. Die Tatsache, dass sie sich an Teile des Transportes nicht mehr erinnern kann, spricht für traumatisches Erleben, weil dadurch der Hippocampus kurzzeitig immer wieder abschalten kann und Gedächtnisbildung dann nicht möglich ist. Der Zug wurde aber nicht nach Sibirien, sondern nach A. gebracht. Dort lebten sie einige Zeit in Hallen. Von dort wurden sie weiter nach H. transportiert, wo sie Bauern als Hilfskräfte zugewiesen wurden. Die mentalen Zustände mit Angst und Stress verstärkten sich dabei möglicherweise noch weiter.

Mit 16 Jahren besorgte ihre Freundin eine Stelle als Hilfskraft in einem Krankenhaus. Dort arbeitete sie, bis sie mit 29 Jahren ihren Mann kennen lernte. Mit 30 ging sie mit ihm nach Z. Sie heirateten dort, als sie 31 Jahre alt war. Das Ehepaar arbeitete in einer Fabrik. Mit 34 Jahren bekam sie eine Tochter, sie blieb das einzige Kind. Sie hatten wenig Geld, fuhren nie in den Urlaub, sie arbeiteten und lebten. 1991 starb der Mann.

Nach einem Schwindelanfall ungeklärter Ursache stürzte sie 2014 und brach sich einen Arm. Sie hatte damals 12 Jahre lang allein in der Wohnung gelebt. Vielleicht war sie auch einsam. Nicht selbst gewählte Einsamkeit verursacht bei den meisten Menschen Stress. Aus der Stressforschung ist bekannt, dass neuer Stress nach frühen nicht verarbeiteten, stressreichen Ereignissen, und davon hatte sie genug, neuen Stress mit den körperlichen Erscheinungen aus dem frühen Stresserleben wieder erzeugen kann. Dazu könnte auch Schwindel gehören.

2015 stürzte sie wieder nach Schwindel und brach sich den anderen Arm. 14 Stunden lag sie alleine in der Wohnung, ohne sich bemerkbar machen zu können. Es ist anzunehmen, dass sie durch den Sturz wieder in tiefe mentale Zustände der alten Angst geriet und die alte Zustände bei ihr wieder erzeugt haben. Hier könnte die Traumafolge des „Freezing" angenommen werden. Menschen geraten in traumatisierenden Situationen oft in solche Zustände, bei denen sie sich aus der Gegenwart herausnehmen und die Situation nicht mehr bewusst erleben. Leider wissen wir nicht, in welchem Zustand sie bei diesem Erlebnis angetroffen wurde. Sie wurde wieder im Krankenhaus behandelt.

Die Tochter nützte diese Gelegenheit und kündigte die Wohnung, entsorgte die meisten ihrer Sachen und Möbel und brachte sie, ohne ihre Zustimmung, in einem Betreuten Wohnen unter. Dies muss für Frau W. wieder ein Verlust ihres Eigentums und eine Vertreibung aus der Heimat gewesen sein. Die alten mentalen und über Jahre verstärkten Zustände wurden nun wieder aktiviert. Dies muss für Frau W. großen Stress bedeutet haben und sie hat alle „normalen" Stressreaktionen gezeigt. Sie zog sich sehr stark zurück, war sehr leicht reizbar, wirkte starr, hatte Suizidgedanken.

Hypothetisch haben sich bei Frau W. aus ihren traumatischen Erlebnissen mentale Zustände gebildet, die nach neuem Stress wieder aufbrachen. Von Ledoux wissen wir, dass neuer Stress alten Stress wieder erzeugen kann. Nach traumatischen Erlebnissen können die normalen Beziehungsfunktionen der Bindung, der Empathie, des Antriebs mit Menschen zusammen zu sein, defizitär sein.

Implizite Beziehungspflegeplanung

Frau W. muss „entstresst" werden. Stirnhirnarbeit – dies bedeutet, alle Stress bewältigenden Systeme durch Wechselwirkung in Gang zu setzen. Sie braucht dazu ein gut vernetztes Stirnhirn. Stirnhirne reagieren auf Interesse einer anderen Person sofort mit Aktivität. Alles was aktiviert wird, hat eine Tendenz dazu, sich zu vernetzen. Sie soll also öfter besucht werden. Mit kleinen Gespräche sollen ihre Bedürfnisse identifiziert werden.

Der zweite Ansatz zur „Entstressung" betrifft das Oxytocin, das bei Erinnerung an schöne Erlebnisse aus dem Leben eines Menschen aktiviert wird. Oxytocin ist der „Stresskiller" schlechthin. Auf Nachfrage nach schönen Erlebnissen in ihrem Leben spricht sie über ihre Zeit als Kind, bis sie 15 Jahre alt war, sie erwähnt nicht die Geburt der Tochter oder die Hochzeit mit ihrem Mann. Man sollte oft mit ihr über das Leben auf dem elterlichen Hof sprechen, ihre Aufgaben, die Tiere, die Landschaft ihrer Heimat. Vielleicht einen Bildband besorgen oder Fotos aus dem Internet ausdrucken.

Lebensbeschreibung

Bio-psycho-soziale Hypothese von Herrn N., 1988 geboren, 26 Jahre alt

Er wurde mit Kaiserschnitt entbunden. Die Mutter war depressiv, der Vater alkohol- und drogenabhängig. Er trennte sich kurz nach der Geburt von der Mutter. Herr N. beschreibt seine frühe Kindheit als relativ normal. Die Mutter arbeitete, er blieb bei der Oma. Sie war auch seine Hauptbezugsperson.

Er und seine Mutter lebten zusammen bei der Oma, der Opa war schon tot. Ab drei Jahren ging er in den Kindergarten, er hat aber keine bis wenige Erinnerungen an diese Zeit. Herr N. sagt, dass er in seiner Kindheit keine Freunde hatte. Später in der Schule war er Außenseiter. Aber bis zur vierten Klasse war er ein guter Schüler mit guten Noten. Dann gab es einen Bruch. Zu dieser Zeit starb die Oma und die Mutter hatte wechselnde Lebenspartner. Alle wollten ihn erziehen, einige schlugen ihn auch, er fühlte sich damals ziemlich allein gelassen. Herr N. beschreibt, dass die Mutter sich immer mehr den Partnern zugewandt hat als ihm. Er fühlte sich nicht geliebt und behütet. Diese Männer erzeugten bei ihm sehr häufig Zustände von Scham und Verzweiflung, wobei die Mutter ihn nicht unterstützte. Der Tod der Oma führte auch zu einem Wohnungswechsel. Er und seine Mutter mussten in relativ ärmliche Verhältnisse ziehen. Scheinbar hat sich zu dieser Zeit, er war ca. 12 Jahre alt, der Zustand der Mutter nochmals verschlechtert. Sie erzählte ihm immer genau, wie sie sich umbringen wollte.

Er musste aber Verantwortung für die Mutter übernehmen, er brachte sie zum Arzt und sorgte für Essen, Trinken und Sauberkeit. In der Schule wurde er immer schlechter Er lernt mit 14 Jahren seinen leiblichen Vater kennen. Der Vater bietet ihm Cannabis an. Er empfand die Wirkung als sehr positiv. Der Vater war später sein Hauptdrogendealer.

In dieser Zeit veränderte er sich stark. Mit einer Bande anderer Jungen unterdrückte er seine Mitschüler. Letztlich schaffte er den Hauptschulabschluss nicht. Er arbeitete danach als Hilfskraft in einem Pflegeheim für Menschen mit Behinderung. Er hat sich dort wohlgefühlt, was dazu führte, dass er oft bei Erkrankungen von Mitarbeitern einsprang. Dies belastete ihn. Er steigerte seinen Drogenkonsum und nahm auch die Schmerzmittel seiner Mutter ein. Zu dieser Zeit wohnte er in einer kleinen Wohnung, konsumierte regelmäßig Cannabis und hatte eine Freundin, die er gern mochte. Aber nach kurzer Zeit kam sie nicht mehr und antwortete nicht auf seine Anrufe. In der Arbeit wurde sein Drogenkonsum bekannt und er wurde gefeuert. Mit 23 Jahren lebte er auf der Straße.

Dies bedrückte ihn sehr. Über drei Monate lang schluckte er alles an Drogen, was er bekommen konnte. Dann hatte er auf einmal Suizidgedanken. Er wollte sauber werden und machte in einer Klinik einen Entzug. Nachdem er aber während des Aufenthaltes rückfällig wurde, hat man ihn entlassen. In einer anderen Klinik lernte er eine neue Freundin kennen. Zunächst war ihm diese Freundin eigentlich egal, aber später waren die Gefühle doch ernsthafter. Er hat auch ein Kind mit ihr, die Tochter ist zwei Jahre alt. Nach einer aggressiven Straftat im Jahr 2011 kam er 2013 in die Einrichtung. In der Untersuchungshaft hatte er sehr viel Angst vor den Mithäftlingen.

Sein Verhalten ist sehr misstrauisch, argwöhnisch und beobachtend. Er wird als unkonzentriert und schusselig erlebt. Er sucht kaum Kontakt zu den Mitarbeitern. Vor allem der Besuch seiner Frau war ihm wichtig. Der Ausdruck von Emotionen ist sehr flach.

Hypothetisch könnte er bereits intrauterinem Stress ausgesetzt gewesen sein. Aus Untersuchungen weiß man, dass depressive Menschen oft einen erhöhten Cortisolspiegel haben. Das Cortisol der Mutter kann die Plazenta überwinden und das Gehirn, bzw. die neuronale Plastizität des Gehirns von Herrn H. beeinträchtig haben in der Art, dass weniger Vernetzung der Neuronen stattgefunden hat. Dies könnte Probleme in den Bindungssystemen und Antriebssystemen zur Folge haben. Nach der Geburt ist Herr N. mit einer depressiven Mutter konfrontiert, deren Mimik wahrscheinlich eher flach und als Bezugsperson nicht ausreichend verfügbar war. Da in den ersten zwei Jahren vorzugsweise die rechte Hirnhälfte in Verbindung mit Bereichen des oberen, mittleren präfrontalen Cortex über Blickkontakt, Mimik, beruhigende Worte, Liebkosungen und ermunternde Blicke von Bezugspersonen entwickelt wird, könnte die Depression der Mutter zu einer fehlgesteuerten Affektregulierung, Fehlsteuerung in sozialen Beziehungen und vielleicht Problemen in der Interpretation von Gesten, Gesichtsausdrücken und dem Tonfall einer Stimme erzeugt haben.

Dies und die eventuelle mangelnde Verfügbarkeit der Mutter könnte auch zu einem frühen unsicher-vermeidendem Bindungsstil geführt haben. Als Erwachsene entwickeln Menschen mit dieser frühen Bindung oft leichte bis schwerere Zwänge, sie haben wenige Freunde und wollen auch nur ungern neue Menschen kennen lernen. Sie sind meist kompromisslos, haben wenig Empathie und sprechen nicht oder sehr wenig über Gefühle, vor allem nicht über negative Gefühle. Als Kinder sind diese Menschen fast genau so. Als Erwachsene sind sie verschlossener für neue Sozialkontakte mit Erwachsenen und Gleichaltrigen und zeigen Überangepasstheit in Interaktion mit der eigenen Umwelt und Pseudo-Unabhängigkeit in Interaktionen.

Von der Oma könnten aber auch positive Interaktionen gekommen sein, die die Defizite der Mutter etwas ausgeglichen haben könnten. Herr N. hat wenige Erinnerungen an seine Zeit im Kindergarten. Dieses Phänomen der Erinnerungslosigkeit entsteht häufig, wenn Kinder zu viel Stress erleben. Die Stresssysteme könnten sich bei ihm schon im Mutterleib und auch im frühen Kontakt mit der Mutter sensibilisiert haben. Dies könnte zu chronischen Ruhecortisolspiegeln führen und daraufhin zu einer verschlechterten Hippocampusleistung, was die fehlenden Erinnerungen erklärt. Emotionale Fehlregulation, mangelnde Emapthie und Ablehnung von Freunden als Aspekte des Bindungsstils, gepaart mit höheren Ruhecortisolspigeln könnten dann die Außenseiterrolle in der Schule erklären. Der Tod der Oma, als er in der vierten Klasse war, muss ihn emotional sehr angegriffen haben. Seine mangelnde Affektregulierung hindert ihn, seine Trauer zu verarbeiten, zumal die Mutter auch keine Hilfe für ihn war. Die Schulleistungen verschlechterten sich sehr.

Es begann die Zeit, in der die Mutter ständig wechselnde Partner hatte, sie wohnten auch sehr ärmlich. Diese Männer schlugen ihn und demütigten ihn. Von der Mutter konnte er keine Hilfe erwarten. Wenn Kinder immer wieder Scham und Verzweiflung erleben und Bezugspersonen helfen den Kindern nicht, diese Zustände wieder zu regulieren, können sich im späteren Leben daraus Störungen der Affektregulierung ergeben. Herr H. erlebte dies nach seiner Beschreibung oft. Er lernt hier scheinbar, dass es besser ist, keine Emotionen zu zeigen. Die ohnehin gestörte Affektregulation könnte sich noch verschlechtert haben.

Dies musste große Angst, Panik und Stress in dem 11-Jährigen ausgelöst haben, einhergehend mit großer Verzweiflung. Dadurch könnten sich durch dauernde hohe Cortisolspiegel bei vielleicht schon erhöhten Ruhecortisolspiegeln die Amygdalae sensibilisiert haben, was später zu Problemen in der Stressbewältigung führt. Auch die „Cortisolbremse“ könnte in dieser Zeit gelitten haben. Mit zwölf Jahren ist er den Erzählungen von Selbsttötung und Tod der Mutter hilflos ausgesetzt. Dies könnte seine Stressproblematik noch verstärkt haben.

Am Beginn seiner Pubertät lernt er seinen Vater kennen und beginnt mit Konsum von Cannabis. In einer Zeit, in der das Gehirn neue Verbindungen zwischen den Neuronen aufbaut, die die Grundlage für das Erwachsen werden bilden und in der Verbindungen abgeschwächt oder abgebaut werden, die die Kindheit repräsentieren, verhindert oder erschwert die Droge diese Ausreifungsprozesse. Im Normalfall erfährt zwischen 18 und 20 Jahren das Stirnhirn seine zum Erwachsen werden notwendige Ausreifung.

Implizite Beziehungspflegeplanung

Die Planung gestaltet sich hier relativ schwierig. Eigentlich müsste Oxytocinarbeit und Stirnhirnarbeit geleistet werden.

Das Anbieten einer sicheren Bindungsbeziehung wird durch seine Kontaktunlust wesentlich erschwert. Man müsste herausfinden, was er gern in seinem Leben gemacht hat und was ihm Freude bereitet hat. Darüber sollte man viel reden. Sicher wichtig ist sein Kontakt zu seiner Frau und seiner Tochter.

Es könnte sein, dass das Stirnhirn noch nicht ausreichend reif ist. Er braucht ein gut vernetztes Stirnhirn. Stirnhirne reagieren auf Interesse einer anderen Person sofort mit Aktivität. Alles was aktiviert wird, hat eine Tendenz dazu, sich zu vernetzen. Man sollte also öfter auf ihn zugehen und kleine interessierte Gespräche führen, um sich nach seinen Bedürfnissen zu erkundigen. Vielleicht will er etwas Neues lernen oder seinen Hauptschulabschluss nachholen. Dies wäre nicht nur Stirnhirnarbeit, sondern auch Hippocampusarbeit.

Lebensbeschreibung

Bio-psycho-soziale Hypothese von Frau X., 1970 geboren, 46 Jahre alt

Frau X. hat einen jüngeren und einen älteren Bruder. Die Mutter von Frau X. hat als Prostituierte gearbeitet und war bei der Geburt ihrer Tochter selbst erst 17 Jahre alt. Ihr Vater war der Zuhälter ihrer Mutter. Sowohl der Vater als auch die Mutter seien drogen- und alkoholabhängig gewesen.

Die Schwangerschaft soll angeblich normal verlaufen sein, aber sie hatte nach der Geburt einen Alkohol- und Drogenentzug. Nach dem Einsetzen der ersten Erinnerungen weiß sie nichts davon, bei der Mama oder dem Papa auf dem Schoß gesessen zu haben oder liebevoll gestreichelt worden zu sein. Die Kindheit verlief wohl recht lieblos. Die Mutter verließ die Familie, als sie kurz vor ihrem vierten Geburtstag stand und wurde auch nicht mehr aufgefunden. Was mit ihr geschehen war, ist bis heute unbekannt. Der Vater wurde dann später bei einem Einbruch ertappt und kam ins Gefängnis. Die Kinder wurden in einem Heim untergebracht und es gab keinen Kontakt mehr zum Vater. Als sie sieben war, wurden ihre Brüder in ein anderes Heim gebracht.

Mit dreizehn Jahren kam sie wieder zu ihrem Vater. Er hatte wieder eine Partnerin gefunden und sie lebten in einer gemeinsamen Wohnung. Dort herrschte viel Gewalt. Sie wurde ständig vom Vater oder der Stiefmutter verprügelt wegen irgendwelcher Kleinigkeiten. Das Schlimmste für sie war, von der Stiefmutter in den Keller eingesperrt zu werden. Dort herrschte vollständige Dunkelheit und sie weiß noch, dass sie größte Angst hatte. Der Vater half ihr nur manchmal. Als sie fünfzehn war, begannen die Missbräuche durch einen Freund des Vaters. Dies war für sie ein noch größerer Albtraum. Wieder half ihr der Vater nicht und auch nicht die Stiefmutter. Sie begann dann Alkohol und Drogen, Cannabis zu konsumieren.

Sie zeigte den Freund bei der Polizei an. Vater und Freund wurden daraufhin verurteilt und mussten einsitzen. Sie kam wieder in ein Heim. Dort kam es zu heftigsten Aggressionsausbrüchen, in denen sie wahllos andere Kinder verprügelte. Sie wurde auch im Heim wieder mit Einsperren bestraft. Der Alkohol- und Drogenkonsum ging aber weiter, bald wurde sie promiskuitiv, um sich so Geld für die Drogen zu besorgen. Insgesamt arbeitete sie fünfzehn Jahre als Prostituierte. Sei hasste es, aber sie hatte keinen Schulabschluss und konnte keinen Beruf lernen. Mit achtzehn versuchte sie einen Drogenentzug in einer speziellen Einrichtung. Dort hätte sie auch eine Ausbildung als Bürokauffrau machen können, aber sie konsumierte weiter Drogen.

Freundschaften waren nur mit Mädchen möglich, aber auch diese Freundschaften brachte sie vor allem mit Aggressionen immer wieder zum Scheitern. Mit Jungen war eine Freundschaft unmöglich. Obwohl sie sich schon prostituiert hatte, konnte sie Berührungen nicht ertragen, sie machten sie unendlich aggressiv. Sie versuchte dann sogar ihre leibliche Mutter zu finden, aber es gab keine Spur.

Es folgten dann immer wieder Aufnahmen in psychiatrischen Kliniken und sie versuchte mehrere Langzeittherapien, brach aber alle ab. Sie führte ein sehr unstetes Leben, zog immer wieder um, war auch obdachlos. Sie wurde bei einem Diebstahl erwischt und kam ins Gefängnis, aber nur kurz. Nach der Entlassung führte sie ihr Leben so weiter wie vorher. Es ging wieder weiter mit vielen stationären Aufenthalten, die sie aber alle abbrach oder sie wurde wegen Aggressionen entlassen. Durch Zufall lernte sie einen Mann kennen, der anders war als alle anderen vorher. Auch er war abhängig von Drogen. Auf ihn konnte sie sich einlassen, weil er eben anders war. Gemeinsam schafften sie eine Therapie und war dann eine Zeit lang clean. Über ihre Brüder hat sie nur einmal gehört, dass beide wegen eines Schwerverbrechens im Gefängnis säßen. Ihr Partner machte eine Erbschaft und so hatten sie Geld. Beide wurden rückfällig, bis die Erbschaft aufgebraucht war. Nach einer neuerlichen Entgiftung und Rückfall suizidierte sich der Freund. Dies war für sie extrem tragisch und sie stürzte sich noch tiefer in die Drogensucht. Es folgten viele stationäre Aufnahmen in der Psychiatrie.

Dieses Gehirn dürfte schon im Mutterleib gelitten haben. Alkohol, Drogen und der Stress der Mutter in der Schwangerschaft haben ungünstige Voraussetzungen für die Vernetzung der Neuronen geschaffen. Unter Umständen waren auch die Mandelkerne schon sensibilisiert. Nach der Geburt konnte sich durch die Vernachlässigung der orbitofrontale Bereich nicht ausreichend entwickeln, so dass die Beziehungsfähigkeit zu anderen Menschen, die Emotionsregulation und Emotionskontrolle nicht richtig ausgebildet werden konnten. Wenn die Mandelkerne tatsächlich schon im Mutterleib sensibilisiert wurden und wir die späteren Erlebnisse des Missbrauchs und der Gewalt und das Einsperren im Keller mitberücksichtigen, könnte dies die heftigen explosionsartigen Aggressionsausbrüche erklären. Die frühe Trennung von der Mutter könnte Gefühle von Einsamkeit und Verlassen-Werden ausgelöst haben, was unter Umständen schon damals zu einer frühen Depression mit allen neurobiologischen Veränderungen geführt haben könnte. Dazu gehören z. B. Entnetzung des Stirnhirns, einer Verkleinerung des Hippocampus, einer Hyperaktivierung des rechten vorderen Stirnhirns, eine Unteraktivierung des vorderen cingulären Cortex sowie ein chronisch erhöhter Cortisolspiegel. Die frühe Alkohol- und Drogenabhängigkeit könnte ebenso die Ausreifung des Stirnhirns behindert haben, was wiederrum in einer Verstärkung der aggressiven Tendenzen gipfelt. Durch die Missbräuche und das Einsperren im dunklen Keller könnte sich der chronisch hohe Ruhecortisolspiegel noch stärker entwickelt haben und der Hippocampus nochmals geschädigt worden sein. Die vagale Bremse hat wahrscheinlich auch gelitten und dürfte einen niedrigen Tonus haben. Ob ausreichend Oxytocin ausgeschüttet werden kann, ist fraglich, obwohl sie ja zu einem Menschen so etwas wie Bindung entwickelt hat. Wie dies jedoch wirklich ausgefallen ist, scheint unklar zu sein. So etwas wie Glück zu spüren scheint nur unter Drogen möglich zu sein. Alle Angst bewältigenden Systeme scheinen eine unzureichende Entwicklung genommen zu haben, wahrscheinlich ebenfalls die Ausbildung von ausreichend Cortisolrezeptoren.

Dieser Fall ist sehr tragisch und er lässt mich fast mutlos werden. Leider gibt es aber viele Fälle, die solches oder noch Schlimmeres erlebt haben. Die Sucht nach Drogen und die Sehnsucht nach Beruhigung dadurch, war sicher ein Selbstheilungsversuch, der natürlich misslang. Nach meiner Meinung wird die Bewältigung der Sucht nur gelingen, wenn die zugrunde liegenden Störungen beseitigt werden können. Man sieht in diesem Fall, der von der Lebensgeschichte her durchaus mit den anderen Fällen, die beschrieben wurden, vergleichbar ist, dass es weiterhin ein Rätsel bleibt, warum die grundlegenden Störungen zu so unterschiedlichen Ergebnissen kommen. Man könnte in den Lebensereignissen hier die Voraussetzung für eine postraumatische Belastungsstörung, für eine Depression, für psychotisches Erleben oder andere schwere Persönlichkeitsstörungen erkennen. Es liegt wohl doch an der Komplexität des Gehirns jedes einzelnen Menschen, dass die Folgen oder Ergebnisse der Störungen so unterschiedlich sind. Aus Sicht der Kongruenten Beziehungspflege sind psychische Erkrankungen Störungen der Beziehungsfähigkeit zur Welt, was unsere Fallbeschreibungen deutlich herausstellen. Und weiter fällt auf: Es geht wieder um die Angst und die Bindung.

Deshalb müssen wir bei Frau X. wieder die Angst bewältigenden Strukturen stärken und den Versuch machen, Bindungsfähigkeit aufzubauen. Also wieder Oxytocinarbeit, Stirnhirnarbeit und Hippocampusarbeit.

Lebensbeschreibung

Bio-psycho-soziale Hypothese von Herrn L., Anfang 20-er Jahre geboren

Herr L. wurde in einem Land geboren, in dem Bürgerkrieg herrschte. Als er elf Jahre alt war, wurde die Stadt, in der er lebte, belagert. Was er dort erlebt hat, wissen wir nicht. Aus den Berichten in den entsprechenden Medien erfahren wir aber von schrecklichen Ereignissen.

Er muss dies wohl einige Zeit erlebt haben, aber dann gelang die Flucht mit seinen Eltern in ein anderes Land. Dort lebte er mit seinen Eltern und ging zur Schule. Kurz nach der Ankunft in diesem Land trennte die Mutter sich von seinem Vater und sie verließ somit auch ihn. Der Vater heiratete später wieder und er bekam einen Stiefbruder, mit dem er sich nicht verstand. Die Stiefmutter mochte er auch nicht. Er war ein schlechter Schüler und verließ ohne Abschluss die Schule. Bereits als Jugendlicher trank er große Mengen Alkohol und begann, halluzinatorische Drogen und anderen illegale Rauschmittel zu konsumieren. Er beging mehrere kleinere Straftaten und hielt sich mit Dealen über Wasser. Kurz vor dem Ende der Adoleszenz begannen erste psychische Auffälligkeiten, angefangen mit Angst und Panikzuständen, in denen er steif wurde. Er zeigte hohe Aggressionen gegenüber der Umwelt, er wurde von Erstickungsanfällen geplagt. Später hörte er Stimmen, die ihm in übelster Art und Weise seinen Tod ankündigten. Die Angst und Panikzustände versuchte er mit Drogen in den Griff zu bekommen, aber mit der Zeit verstärkten sich diese noch und die Stimmen wurden drängender. So kam es zu den ersten stationären Aufenthalten mit den entsprechenden Diagnosen. Die Symptomatik hält seit 19 Jahren bis heute an.

Die mangelnden Informationen aus dem Leben und Erleben des Herrn L. erschweren eine Hypothesenbildung extrem. Auch über seine frühe Kindheit spricht er nicht. Eigentlich ist eine Hypothesenbildung nicht möglich. Trotzdem möchte ich an dieser Stelle meine Gedanken zu diesem Fall zu Papier bringen, weil ich viele solche Fälle mit dürftiger Datenlage kenne. Es zeigen sich in der Betrachtung der Fälle aber immer wieder erstaunliche Parallelen. Die Gedanken, die ich nachfolgend vorstelle, sind also keine Hypothese, sondern eher als „Konjunktiv des Konjunktivs“ zu verstehen. Ich werde dies auch in einer völlig anderen Art und Weise tun als bisher. Ich schreibe einen Brief an Herrn L.

Sehr geehrter Herr L.,
als erstes möchte ich Ihnen Hoffnung machen. 19 Jahre lang erleben Sie nun eine schreckliche

Zeit. Manchmal denken Sie sicher, dass Sie niemals mehr gesund werden und Ihr ganzes Leben so verbringen müssen. Doch da ist Hoffnung, die Sie nicht aufgeben sollten. Warum, werden Sie jetzt fragen, was sollte mir denn noch Hoffnung machen? Man sagt mir doch, dass mein Zustand chronifiziert ist und ich nie mehr gesund werde. Und auch wenn man es mir nicht so direkt sagt, sehe ich das doch an den Blicken der Pfleger und Schwestern und anderen.

Da mögen Sie vielleicht recht haben, aber es gibt andere Erklärungen für das, was da mit Ihnen geschehen ist und was diese Symptomatik, unter der Sie leiden, hervorbringt. Ich sage Ihnen, dass es die Angst ist, die alle diese Symptome hervorbringt, steif werden, die Stimmen, die Ihnen sagen, dass sie sterben werden, ihre Aggressionen und Ängste. All das kommt aus einer von Ihnen wahrscheinlich nicht erinnerbaren Angst. Es gibt in Ihrem Gehirn, wie in jedem anderen menschlichen Gehirn, Schutzmechanismen, die evolutionär angelegt wurden, um uns vor dem Sterben zu schützen. Dazu gehören von der Evolution ausgeklügelte Funktionen, die diesen Schutz immer weiter optimiert haben. Die Erklärungen folgen gleich, aber haben Sie noch etwas Geduld, weil ich noch ein wenig weiter ausholen muss.

Leider weiß ich nicht, wie der Verlauf der Schwangerschaft ihrer Mutter war, ob Sie ein gewolltes Kind waren, ob es Ihrer Mutter gut ging, oder ob Ihr Vater vielleicht aggressiv gegenüber Ihrer Mutter war, sie vielleicht sogar während der Schwangerschaft geschlagen hat und sie großen Stress hatte. Ich weiß auch nicht, ob Ihre Eltern miteinander glücklich waren, als Sie ein Baby waren oder Ihre Mutter nach ihrer Geburt depressiv war. Ebenso fehlen mir Informationen darüber, ob Sie arm waren oder in gut gesicherten Verhältnissen aufgewachsen sind. Hat Ihre Mutter während der Schwangerschaft Alkohol oder Drogen eingenommen? War die Mutter liebevoll und können Sie sich an schöne Szenen aus Ihrer frühen Kindheit erinnern? Können Sie sich überhaupt erinnern oder beginnt die Erinnerung an Ihr Leben erst spät?

Was ich aus ihrem Leben weiß ist, dass es wahrscheinlich Situationen chronischer und akuter Angst gegeben haben könnte, als Sie etwa zehn bis 12 Jahre alt gewesen sein dürften. Vielleicht haben Sie schreckliche Dinge gesehen oder vielleicht sogar selbst Todesangst erlebt.

Und jetzt kommt eine erste mögliche Erklärung für das, was Sie heute erleben. Ich komme jetzt auf den oben erwähnten Schutzmechanismus und die immer weiter optimierten Schutzfunktionen zurück. Wenn Sie akut sehr große Angst oder sogar Todesangst erlebt haben, schaltet sich der Schutzmechanismus ein. Dieser sorgt dann zunächst dafür, dass Sie nötigenfalls stärker kämpfen oder schneller fliehen können vor der Bedrohung. Wenn Sie aber in dieser Situation nicht fliehen oder kämpfen konnten und Sie immer noch große Todesangst hatten, dann schalten sich zum ersten Schutzmechanismus weitere Schutzfunktionen hinzu. In größter Bedrohung tut Ihr Gehirn dann so, als wenn die Bedrohung gar nicht existiert und schüttet bestimmte Chemikalien in Ihrem Gehirn aus, von denen Sie steif werden können. Sie sind dann zwar immer noch in der gleichen Situation, aber Ihr Gehirn sagt, dass das gar nicht so wäre, um die Bedrohung zu minimieren. Das Gehirn schaltet dabei auch die bewusste Erinnerung ab und Sie wissen später nichts mehr von dieser Situation. Aber das Gehirn merkt sich diese Situationen trotzdem auf eine andere unbewusste Art und speichert dies in Ihrem Kopf auf sehr bestimmte Art und Weise ab.

Sie müssen dabei bedenken, dass das Gehirn dies nur in Momenten von größter Angst und größtem Stress macht. Es hat also große Angst erlebt und will diese Angst nie mehr wieder erleben. Deshalb kann es sein, dass Ihr Gehirn einen weiteren Joker gegen die Angst zieht. Es holt sich aus den Momenten vor der Todesangst Erinnerungen hervor, z.B. das Geräusch einer zuschlagenden Tür, ein Vogelgezwitscher, einen Lufthauch oder andere mögliche Erlebnis wie einen Geruch oder die Bewegung eines Armes oder Beines. Es speichert dieses Erlebnis in Ihrem Kopf mit einem Alarmschild ab: Wenn du dies siehst oder hörst oder riechst oder fühlst, dann droht große Gefahr. Diese Speicherungen sind aber leider für Sie nicht erinnerbar. Sie sind unbewusst.

Die Schutzfunktion hat jetzt dafür gesorgt, dass immer, wenn die unbewussten Speicherungen in Ihrer Umwelt auftreten, die alte Todesangst und das Steifwerden wieder ausgelöst werden, um sie vor möglichen Gefahren zu schützen. Sie haben in den letzten Jahren immer wieder mit diesen Angstanfällen zu kämpfen. Das ist Ihre Symptomatik. Eigentlich aber liegt die Ursache in Ihrem Schutzmechanismus und den zusätzlichen Schutzfunktionen.

Dann sind da noch die Stimmen in Ihrem Kopf. Auch dazu gibt es neue Ideen, wie diese Phänomene erklärt werden könnten. Wissen Sie, genau wie ein evolutionärer Schutzmechanismus des Gehirns bei Menschen Phänomene hervorbringen kann wie Angst- und Panikanfälle, in denen Sie dann auch aggressiv werden können, so bringt das Gehirn auch die Stimmen hervor, die Sie hören! Wo sollten sie denn sonst herkommen?

Das Gehirn ist ein seltsames Ding. Es steuert den ganzen Tag unseren Körper, lässt uns spüren, lieben und erschafft unsere Wirklichkeit! Dafür sollten wir es loben. Andererseits betrügt es uns und bescheißt uns regelrecht! Ja, das tut es.

Lieber Herr L., Sie haben eine linke und eine rechte Hirnhälfte, die miteinander über ein Band aus Nervenfasern verbunden sind. Ganz einfach gesagt, ist die rechte Hälfte für Emotionen zuständig, die linke für die Sprache und die Vernunft. Wenn also Stimmen in Ihrem Kopf sind, müssen diese aus der linken Hälfte kommen. Woher denn sonst.

Aber wie kommt das zustande? Natürlich wieder über die Angst. Um dies zu erklären, müssen wir wieder zurück zu Ihrem Schutzmechanismus und den zusätzlichen Schutzfunktionen. Nehmen wir an, Sie haben tatsächlich große Todesangst erlebt, Ihr Gehirn hat Sie über den Schutzmechanismus steif gemacht und unbewusste Speicherungen vorgenommen, dann kann noch zusätzlich etwas geschehen sein. Die linke Hälfte des Gehirns hat sich von der rechten Hälfte abgekoppelt, genauso wie die vorderen Anteile beider Hälften, welche wir das Stirnhirn nennen, seine Arbeit weitgehend eingestellt hat. Mit dem Stirnhirn treffen Sie normalerweise letztlich die Entscheidungen über Ihr Handeln, mit ihm sind Sie einfühlsam und unterscheiden zwischen Gut und Böse und Sie hemmen damit aggressive Handlungen.

Sie sind also in Ihrer Vergangenheit mit zehn bis zwölf Jahren in einer Situation mit Todesangst. Sie werden steif, es werden unbewusste Speicherung gemacht, z.B. durch den Reiz einer Berührung, die linke Hälfte des Gehirns hat sich abgekoppelt und das Stirnhirn hat seine Arbeit eingestellt. Sie sind also in diesem Zustand und jetzt merkt sich das Gehirn diesen Zustand. Man nennt dies einen mentalen Zustand. Ganz einfach gesagt, bedeutet dies: Ihr Gehirn hat ein Gedächtnis gebildet, in dem Todesangst, steif werden, Abkopplung der linken von der rechten Hälfte und dem Abschalten des Stirnhirns steckt. So ein Gedächtnis kann sehr lange schlafen, u.U. sogar ein ganzes Leben lang. Man kann es aber auch wieder aufwecken. Dies könnte über den Reiz der Berührung geschehen, weil dieser ja unbewusst gespeichert wurde. Dann könnte sich dieses Gedächtnis wieder einschalten und Sie erleben plötzlich den unbewusst gespeicherten Zustand wieder. In diesem Moment kommt die alte Panik zurück, Sie spüren Ihr Herz rasen, der Schweiß bricht aus, die Todesangst kommt zurück, Ihre Knie zittern, Sie werden steif! Das spüren Sie mit Ihren Körper und dann kommt dies über den Körper in Ihrer linken Hirnhälfte an. Von der rechten Hirnhälfte kann es nicht kommen, denn die ist ja abgekoppelt. Was macht dann das linke Hirn? Es ist zuständig für Sprache und plötzlich ist da die Todesangst. Das linke Hirn bescheißt Sie und erfindet jetzt eine Stimme, die etwas über Ihren Tod sagt: „Sie müssen jetzt sterben!“

Das glauben Sie nicht? Das verstehe ich, es ist auch schwer zu glauben. Aber man hat etwas über die linke Hirnhälfte herausgefunden. Es gibt Menschen, die haben unglaublich viele epileptische Anfälle. Man kann die Anzahl der Anfälle drastisch verringern, wenn man bei diesen Menschen die linke von der rechten Hirnhälfte abkoppelt. Man macht dies über einen chirurgischen Eingriff und schneidet das Band, das die Hälften verbindet, durch. Bei Versuchen mit diesen Menschen hat man dann herausgefunden, dass Signale aus dem Körper, wie z.B. Todesangst über Schweißausbruch oder Herzrasen in der linken Hirnhälfte ankommen und dort verarbeitet werden. Das linke Gehirn muss immer das interpretieren, was entweder aus der rechten Hirnhälfte kommt oder vom Körper gemeldet wird, das ist seine Funktion. Das linke Gehirn ist dabei nicht zimperlich, es erfindet dann eine einfache Lösung für die Signale aus dem Körper. Es erfindet die Stimme, die Ihnen sagt, dass Sie sterben müssen. Das ist aber nur so, wenn der oben erklärte mentale Zustand sich einschaltet. Es könnte allerdings sein, dass sich dieser Zustand immer mehr verstärkt hat und immer leichter einschaltet. Das könnte man dann „chronifiziert“ nennen.

Wenn es so war, wie ich mir das vorstelle bei Ihnen, Herr L., dann sind Sie nicht der einzige Mensch, dem es so geht. Ich kenne viele Menschen, die Ihr Leben so verbringen.

Und bei Ihnen ging es nach der Flucht auch nicht gut weiter. Sie haben halluzinatorische Drogen genommen und andere illegale Rauschmittel. Auch diese Drogen könnten das alte Gedächtnis aufgeweckt haben. Ich weiß nicht genau, wann Sie begonnen haben, Alkohol zu trinken und diese Drogen zu nehmen. Wenn es aber schon mit vierzehn oder fünfzehn Jahren war, könnte dies die Ausreifung Ihres Stirnhirns beeinträchtig haben. Mit unserem Stirnhirn könnten wir die Angst besiegen, aber nur, wenn es gut ausgereift ist. Mit dreizehn Jahren beginnt das bei den meisten Menschen und wenn die dann zu viel Alkohol trinken oder Drogen konsumieren, dann kann die Ausreifung nicht gut stattfinden. Wahrscheinlich haben Sie Drogen genommen, um die Angst, die in Ihnen schlummerte, zu besiegen. Damit haben Sie sich aber keinen Gefallen getan, eben weil Sie damit die Ausreifung des Stirnhirns beeinflusst haben und dann kommt noch etwas hinzu. Hatten Sie unter Drogeneinfluss Horrortrips oder haben Sie hyperventiliert? Den Horrortrip nach Einnahme halluzinatorischer Drogen kennen Sie. Hyperventilieren tun Menschen auch unter großer Angst oder unter Drogeneinfluss. Wenn Ihnen das öfter passiert ist, könnte dies die Angst nicht nur aufgeweckt, sondern noch verstärkt haben. Wenn Menschen hyperventilieren, führt das im Blut zu einem Absinken des ph-Wertes. Sie wissen sicher, was das ist. Immer wenn der ph-Wert im Blut absinkt, reagieren die Zentren der Angst in Ihrem Gehirn. Für Ihr Gehirn ist Hyperventilieren dann Angst. Und so haben Sie wahrscheinlich das Gedächtnis der Angst immer weiter angeregt. Es gibt mehrere Zentren der Angst in Ihrem Gehirn, aber für Sie am wichtigsten sind die sogenannten Mandelkerne. Von denen geht die Angst aus und wenn Sie zu oft Angst haben, reagieren die Mandelkerne immer schneller und ihre Symptomatik taucht immer leichter auf. Wissen Sie, Herr L., unser Gehirn kann immer das am besten, was es am häufigsten macht. Und Ihr Gehirn hat sehr oft Angst und deshalb verspüren Sie auch schnell Angst. Sie müssen aufhören, Angst zu haben und dabei könnte man Sie unterstützen.

Herr L., Sie haben dafür eine eigene Verantwortung und die sollten Sie auch wahrnehmen. Der erste Schritt wäre zu der Überzeugung zu kommen, dass es Hoffnung gibt. Die Überzeugung ist wichtig, weil alles, wovon wir überzeugt sind, das tun wir richtig gut und gern. Vielleicht hilft Ihnen dabei ja die Erklärung der Entstehung Ihrer Angst. Dann müssen Sie die Einnahme von Drogen beenden, denn das hindert Sie, die Angst zu besiegen. Es gibt in unseren Gehirnen nicht nur Zentren, die Angst erzeugen. Es gibt auch Zentren, die die Angst besiegen. Davon haben wir sogar recht viele, z. B. ein riesiges Nervengeflecht, das den ganzen Körper durchzieht. Man nennt es die vagale Bremse. Die Bremse ist entweder gut, dann werden Sie nicht so schnell aufgeregt und können länger ruhig bleiben. Oder die Bremse ist abgeschliffen, dann regen Sie sich richtig schnell auf und die Angst hat ein leichtes Spiel. Um die Bremse mit neuen Belägen und neuen Scheiben auszustatten, müssen Sie vertrauensvolle Beziehung zu Menschen aufbauen oder vielleicht sogar Freundschaft finden. Denn wenn Sie das tun, wird in Ihrem Körper ein Stoff ausgeschüttet, der quasi neue Bremsscheiben und neue Beläge erschaffen kann. Auch Spazierengehen im Wald wirkt positiv auf die Bremse und baut sie neu auf. Also weg von den Drogen und hin zu Menschen, die Sie gern mögen. Unternehmen Sie viele Aktivitäten mit diesen Menschen, vor allem das, worauf Sie richtig Lust haben, wozu Sie motiviert sind und was Ihnen gut tut. Der Stoff, den Ihr Körper dabei ausschüttet, wirkt sofort sehr gut gegen die Angst, die in Ihnen schlummert – sie wird weniger werden.

Die Angst geht immer einher mit der Ausschüttung mehrerer Angststoffe. Einer dieser Angststoffe ist das Cortisol, das menschliche Stresshormon. Wird es ausgeschüttet, dann haben Sie richtig Angst. Es ist Teil dieses alten evolutionären Schutzmechanismus. Nach der Ausschüttung muss der Stoff aber auch wieder abgebaut werden, sonst schädigt er den Körper stark und kann sogar zum Tod führen. Dieser Abbau läuft über Andockstationen ab, die sich im Gehirn und im Körper befinden. Menschen haben unterschiedlich viele Andockstationen. Einige mehr, andere weniger. Die Menschen, die mehr davon haben, leben in guten freundschaftlichen oder partnerschaftlichen Beziehungen mit anderen Menschen zusammen, sie geben und bekommen Zuneigung und Wärme, oft auch Liebe von den anderen Menschen. Wer einsam ist und keine echten freundschaftlichen Beziehungen hat, der hat auch weniger Andockstationen. Also versuchen Sie Freundschaften zu finden, vielleicht sogar eine Liebe.

Dann gibt es noch zwei wichtige Bereiche des Gehirns, die helfen die Angst zu besiegen. Der eine ist das Stirnhirn, der andere heißt Seepferdchen und dies ist der Ort, an dem bewusste Gedächtnisse gebildet werden. Dieser Ort hilft aber auch, die Angst zu besiegen. Das Seepferdchen ist bei Menschen wieder unterschiedlich groß. Bei Menschen, die oft unter Angst leiden so wie Sie, ist das Seepferdchen meist klein. Ein großes Seepferdchen kann jedoch besser helfen, die Angst zu besiegen. Das Seepferdchen kann wachsen. Es wächst immer dann, wenn Menschen etwas Neues lernen. Es genügt schon, wenn Sie ein neues Kartenspiel, handwerkliche Tätigkeiten oder einen neuen Tanz lernen. Je mehr Sie lernen, umso besser wächst das Seepferdchen. Am besten ist es, gemeinsam mit anderen Menschen etwas Neues zu lernen, wovon Sie begeistert sind. Begeisterung schüttet im Gehirn wieder andere Stoffe aus, mit denen Sie ihm helfen können, neue Verbindungen zwischen den vielen Nervenzellen aufzubauen. Und genau das brauchen Sie, Herr L., in Ihrem Stirnhirn. Sie müssen Ihrem Stirnhirn bei dem Neuaufbau von Nervenverbindungen helfen. Wie? Interessieren und begeistern Sie sich für eine neue Sache und konzentrieren Sie sich darauf. Worauf hätten Sie denn Lust? Bauen Sie doch einen Pizzaofen! Informieren Sie sich, was Sie dazu alles brauchen, mit welchen Materialen gearbeitet werden muss, wie er aufgebaut werden muss. Und dann suchen Sie sich noch einen Menschen, der mit Ihnen den Pizzaofen bauen möchte und der sich für Sie und Ihr Vorhaben interessiert.

Herr L., ich komme jetzt zum Ende meines Briefes. Ich habe versucht, Ihnen eine andere Darstellung Ihrer Erkrankung zu geben. Ich weiß nicht, ob mein Denken und die Darstellung wirklich richtig sind, aber Sie könnten Ihnen Hoffnung geben, dass die Krankheit zu besiegen ist. Ich habe dies schon öfter gesehen.

Es wird aber nicht schnell gehen und Sie müssen sich richtig anstrengen dabei. Sie brauchen auch Unterstützung von anderen Menschen, dann geht es leichter. Seien Sie begeistert von einem anderen Leben, dass Sie führen könnten, wenn Sie es wollten. Das ist das Entscheidende: Sie müssen wollen.

5.6 Kurzinformationen über die relevanten Beziehungszentren des Gehirns

Hypothesen zu erstellen ist nicht einfach und bedarf der Übung. Deshalb habe ich zur Erleichterung einige Kurzinformationen zusammengestellt. Es werden relevante Beziehungssysteme beschrieben, wie sie sich meistens regelrecht entwickeln und wie sie sich unter Störungen der Beziehung entwickeln könnten.

Bindungs-, Vertrauens-, Antriebs- und Motivationssystem

Wenn die elterliche Zuwendung verlässlich verfügbar ist und wenn genügend Wärme, Zärtlichkeit, Empathie, Berührungen von den Bezugspersonen gegeben wird, entwickeln sich diese Systeme regelrecht. In den meisten Fällen entwickelt sich eine frühe sichere Bindung.

Es kann genügend Oxytocin und Dopamin produziert und auf bestimmte Reize, die das Baby und später der Erwachsene aus seiner Erinnerung kennt, ausgeschüttet werden. In den ersten achtzehn Monaten kann auch das orbitofrontale System so weit entwickelt werden, dass die Grundlagen für zuwendende menschliche Beziehungen geschaffen werden.

Bei Vernachlässigung oder unzuverlässiger Verfügbarkeit der Bezugspersonen, gepaart mit Aggression, Gewalt, Misshandlung kann die Produktion von Oxytocin und Dopamin verringert oder nicht vorhanden sein. Daraus entwickeln sich je nach Ausprägung der Erziehung unsicher vermeidende, ambivalente oder desorganisierte frühe Bindungsstile. Der daraus resultierende kindliche Stress wird unter Stressreaktionssystem beschrieben. Bei Überbehütung oder starker Verwöhnung dürfte sich zwar eine sichere frühe Bindung entwickeln, aber es drohen andere Folgen. Wenn alle Probleme und Schwierigkeiten für die Kinder durch die Bezugspersonen aus dem Weg geräumt werden, entwickelt sich oft eine Überaktivierung der rechten Hemisphäre (Rechtshirner), einhergehend mit wenig kontrollierter Emotionalität, ebenso kann der Aufschub von Wünschen oder Trieben beeinträchtigt werden. Dies geschieht in Folge von Nicht-Benutzen des Stirnhirns, das normalerweise Triebe oder Wünsche hemmen oder aufschieben kann.

Der Hippocampus

Der Hippocampus ist eine erfahrungsabhängige Struktur, der erst ab dem Ende des zweiten Lebensjahres bewusstseinsfähig ist. Er ist zuständig für Lernen und bewusste Gedächtnisbildung und spielt eine Rolle bei der Stressantwort. Die Stressantwort scheint aber auch erst nach Ausreifung des Hippocampus nach Ende des zweiten Lebensjahres zu funktionieren. Vollständig ausgereift ist er erst ab ca. 12 Jahren. Der Hippocampus enthält mehr oder weniger Zellen, je nachdem, wie mit Lernen beansprucht wird. Er ist aber sehr anfällig für Stress, vor allem bei zu viel Stress in frühen Lebensjahren nimmt der Hippocampus Schäden mit der Folge, dass Lernen und neue Erfahrungen machen schwieriger wird. Im Hippocampus können pro Tag bis zu 10 000 neue Zellen entstehen. Ein verkleinerter Hippocampus findet sich bei PTSD, Depression, Borderline-Persönlichkeitsstörung und bipolarer Störung, sowie in einigen Untersuchungen auch bei Psychosen.

Stirnhirn

Das Stirnhirn benötigt bis zu 22–23 Jahre, um sein volle Funktion zu erreichen. Dann sind wir buchstäblich zur Vernunft gekommen. Die Funktionen sind Empathie, Mitgefühl, Gewissen, Über-Ich, Reue, Schuld, Scham, Antizipation, letzte Entscheidung (Ich), Hemmung aller Triebimpulse und das Aufschieben von Wünschen und Bedürfnissen.

Schäden am Stirnhirn ziehen immer Veränderung der Persönlichkeit nach sich. Mangelnde Zuwendung und Erziehung durch die Bezugspersonen können zu einer unvollständigen Reifung beitragen, die Funktionen werden damit nicht voll erfüllt.

Vernachlässigung, Misshandlung und Missbrauch in der Kindheit können die Ausreifung des Stirnhirns behindern, weil dadurch zu viel Cortisol freigesetzt wird, was die Vernetzung der Neurone benachteiligt.

Immer wiederkehrendes unvernünftiges Handeln als Erwachsener kann auf eine mangelnde Ausreifung des Stirnhirns hindeuten.

Das Stirnhirn spielt eine wichtige Rolle bei der Bewältigung von Stress. Zwischen Amygdala und Stirnhirn bestehen Verbindungen, die jeweils hemmend wirken. Die hemmenden Fasern von der Amygdala zum Stirnhirn sind in der Anzahl mehr, was bedeutet, dass das Stirnhirn durch die Amygdala leichter gehemmt werden kann als umgekehrt die Amygdala durch das Stirnhirn. Ein gut vernetztes Stirnhirn kann jedoch dazu beitragen die Stressreaktion zu kontrollieren, indem es seine hemmenden Fasern aktiviert.

Intrauterin

Der Fetus im Mutterleib ist für alle Gefühle der Mutter empfänglich und er hört die Geräusche außerhalb des Mutterleibes. Die Amygdalae sind schon ab der zwölften Schwangerschaftswoche aktiv. Dies bedeutet, dass der Fetus schon Angst und Stress erleben kann, auch über Angst erzeugende Geräusche von außen, z. B. bei Gewalt und Aggressionen gegen Geschwister oder gegen die Mutter. Dabei wirken das Cortisol der Mutter und das des Kindes. Die Amygdalae können sich also schon im Mutterleib sensibilisieren. Cortisol stört auch die regelrechte Entwicklung des Gehirns insgesamt.

Alkohol und Drogen nehmen ebenfalls Einfluss auf die Entwicklung des Gehirns.

Amygdala

Die Amygdala ist der Sitz der menschlichen Affekte wie Furcht, Freude, Glück, Verachtung, Ekel, Neugierde, Hoffnung, Enttäuschung und

Erwartung. Sie sind der Ausgangspunkt für Stress, Bedrohung und die Kampf-Flucht-Reaktion (Stressreaktion). Nach Roth sind alle psychischen Erkrankungen Fehlverdrahtungen in der Amygdala.

Die Amygdala kann sich durch vermehrtes Einschalten sensibilisieren bis hypersensibilisieren, was zu einer schnellen bis extrem schnellen Stressreaktion führen kann und wiederum zu extremer Aggressivität. Dabei muss beachtet werden, dass in der Stressreaktion auch ein Herunterfahren oder Abschalten der linken Hemisphäre und des Stirnhirns erfolgen kann. Es ist dann keine Reflexion oder Vernunft mehr vorhanden, die Impulskontrolle über Aggression ist abgeschaltet. Die Amygdala selbst kann auch durch Cortisol zerstört werden, was Affektlosigkeit zur Folge hat.

Stressreaktion

Die Kampf-Flucht-Reaktion oder Stressreaktion kommt aus dem „Reptiliengehirn" des Menschen. Sie wurde evolutionär als Schutz gegen „gefressen werden" entwickelt. Physiologisch gesehen gibt es eine kontrollierte und eine unkontrollierte Stressreaktion. Bei der kontrollierten Stressreaktion wird ein äußerer Stressor erkannt. Daraufhin wird die Amygdala aktiviert, die als Folge Glutamat freisetzt. Glutamat bewirkt, dass Adrenalin und Noradrenalin ausgeschüttet werden. Wenn dann der Stressor beseitigt ist, geht die Ausschüttung von Glutamat zurück und die Stressreaktion wird kontrolliert.

Sollte der Stressor dann noch vorhanden sein, wird weiterhin Glutamat freigesetzt, was dann letztlich über crf, ACTH zur Cortisol-Ausschüttung führt. Dann erfolgt die unkontrollierte Stressreaktion.

In der unkontrollierten Stressreaktion kann auch ein Herunterfahren oder Abschalten der linken Hemisphäre und des Stirnhirns erfolgen. Es ist dann keine Reflexion oder Vernunft mehr vorhanden, die Impulskontrolle über Aggression ist abgeschaltet. Die Amygdala selbst kann auch durch Cortisol zerstört werden, was Affektlosigkeit zur Folge hat.

Stressbewältigung

Systeme der Stressbewältigung sind die „Cortisolbremse", die Anzahl der Cortisolrezeptoren, der Hippocampus, das Stirnhirn und das Oxytocin.

Die Cortisolbremse kann durch zu viel Stress, vor allem in der Kindheit (Misshandlung, Missbrauch, erhebliche Vernachlässigung) abgenutzt sein. Sie kann dann die Stressreaktion nicht mehr herunterregeln.

Die Anzahl der Cortisolrezeptoren ist abhängig von der frühen Zuwendung, die Menschen erfahren haben. Wenig Zuwendung bedeutet wenig Cortisolrezeptoren. Die Anzahl der Rezeptoren und die Cortisolbremse wirken in der Stressbewältigung zusammen.

Der Hippocampus spielt bei der Stressantwort eine wichtige Rolle. Er arbeitet eigentlich mit der Amygdala zusammen und versucht, die Cortisolausschüttung zu begrenzen. Der Hippocampus ist aber eine erfahrungsabhängige Struktur. Wird er oft und viel in Anspruch genommen ist er stärker, wird er wenig in Anspruch genommen ist er schwächer. Ein stärkerer Hippocampus kann die Stressreaktion erfolgreicher beeinflussen (vgl. Hippocampus).

Insula

Die Insula sagt uns etwas über unsere Gefühlslage und der vordere Teil ist an Empathie beteiligt. Er ist verstärkt aktiv, wenn wir sehen, wie ein anderer Mensch Schmerzen hat.

Bei Psychopathen fehlt die Aktivität, sie beobachten ungerührt den Schmerz anderer Menschen.

Gyrus cinguli

Der Gyrus cinguli beeinflusst u. a. die Schmerzverarbeitung, Affektregulierung und Aufmerksamkeit sowie das Interesse an anderen Menschen. Außerdem speichert er negative Gedächtnisinhalte ein. Psychopathen haben eine Unterfunktion in diesem Bereich und deshalb interessieren sie sich nicht für andere Menschen und sie lernen aus negativen Erlebnissen viel schlechter. Psychopathen machen immer wieder die gleichen Dinge, auch wenn sie einen schlechten Ausgang gefunden haben.

Vagale Bremse

Sympathikus und Parasympathikus (Vagus) bilden ein System, das die inneren Organe nerval versorgt. Die vagale Bremse vermittelt eine rasche Kontrolle des Herzschlags. In Verbindung mit Oxytocin und Vasopressin und auf der Grundlage von Erfahrungen von Sicherheit und Vertrauen ermöglicht die vagale Bremse die Modulation der Stressreaktion. Vermutlich ist die Qualität der frühen Bindungsbeziehung verantwortlich für die Ausbildung einer gut funktionierenden vagalen Bremse.

Ein niedriger vagaler Tonus korreliert mit Reizbarkeit, Verhaltensproblemen ab drei Jahre, emotionaler Fehlregulierung, Zerstreutheit, Hyperaktivität, Rückzug, Impulsivität und unsicheren Bindungen. Der vagale Tonus lässt sich im EKG messen und er ist positiv durch Oxytocin beeinflussbar.

5.7 Kurzinformationen über Verhalten und Zuordnungen zu Zentren des Gehirns

Eine tabellarische Übersicht stellt in Kurzform die Verhalten oder Symptomatik von Menschen und die jeweilige Zuordnung zu Systemen des Gehirns dar (Tabelle 5-1).

5.8 Die explizite Beziehungspflegeplanung

Diese Form der Beziehungspflegeplanung wurde 2003 entwickelt. Sie ist eine einfache Planungsform mit erstaunlichen Wirkungen auf Menschen. Sie wird in Altenhilfeeinrichtungen, psychiatrischen Einrichtungen, in somatischen Krankenhäusern und anderen Einrichtungen durchgeführt. Sogar eine Spezialeinrichtung für Menschen mit der Huntington Erkrankung in Oberösterreich führte diese Form der Beziehungspflegeplanung ein. Ob sie heute noch nach dieser Methode arbeiten, weiß ich nicht. Der damalige Pflegedienstleiter erzählte mir von Wirkungen, die wir nicht erwartet haben. Das Heim hatte hohe Kosten für die Neubeschaffung von Stühlen und die Holzplatten am Fußende der Betten. Sie wurden durch die unwillkürlichen Streckimpulse der Patienten oft zerstört. Nachdem die Beziehungspflegeplanung eingeführt worden war, gingen diese Kosten langsam zurück.

Damals konnte ich mir diese Wirkung nicht erklären. Heute habe ich zumindest eine Hypothese dazu. Es könnte wieder das Oxytocin sein, das im Gehirn über den Mechanismus der Antizipation ausgeschüttet wird. Es bringt diese Wirkungen hervor, weil es den Cortisolspiegel senkt. Ich weiß allerdings nicht, ob Menschen mit der Huntington Erkrankung hohe Cortisolspiegel haben. Vorstellen könnte

Tabelle 5-1: Verhalten und beteiligte Hirnregionen (Quelle: eigene Darstellung)

Aggression	HPA – Achse, Amygdala, Hippocampus, Stirnhirn, vagale Bremse, mentale Zustände, implizite Gedächtnisse, selten ventromediales Hypothalamussyndrom
Angst	Amygdala, Hippocampus, Stirnhirn, Insula mentaler Zustand, implizite Gedächtnisse und explizite Gedächtnisse alsTrigger, Thalamus
Fehlende Empathie	Spiegelneurone im Stirnhirn, Insula, cingulärer Cortex
Rücksichtslosigkeit, manipulatives Verhalten, Lügen, Stehlen, dissoziales Verhalten	Amygdala, Insula, cingulärer Cortex, präfrontaler Cortex
Misstrauen	Bindungssystem (Oxytocin und Dopamin), entsprechende Nervenzellnetzwerke, die während der Entwicklung angelegt werden (Erfahrungen)
Konzentrationsstörungen	Stirnhirn, vagaler Tonus
Selbstverletzendes Verhalten, emotionale Regulationsstörungen	Frontallappen, Schläfenlappen Unterfunktion Hippocampus, Amygdala, linker orbitaler, medialer Cortex kleiner, rechter vorderer cingulärer Cortex kleiner, verringerter Stoffwechsel im Frontalhirn und cingulären Cortex in Ruhe. Bei Aufregung überstarke Aktivität der Amygdala, Hippocampus verringerte Aktivität (neues Lernen wird erschwert).

ich es mir. Uvnäs-Moberg berichtet von der beruhigenden und entspannenden Wirkung des Oxytocins für den Säugetierkörper (Uvnäs-Moberg, 2011).

Zur Zeit der Einführung der expliziten Beziehungspflegeplanung wusste ich noch nichts von Oxytocin-Wirkungen im Gehirn und im Körper. Begründet wurde die Planung mit der Caring-Theorie von Jean Watson, die extrem vereinfacht versuchte, Pflegende und Patienten an die „Orte der Harmonie von Körper, Geist und Seele" zurückzubringen (vgl. Vorwort). Sie nannte dies transpersonale Zuwendung und meinte damit Folgendes: Wenn wir von einem Patienten durch seine Erinnerung von positiven Lebensereignissen erfahren und diese wieder mit ihm gemeinsam erleben, dann geht dieses positive Erleben von einer Person auf die andere über. Lateinisch bedeutet trans- so viel wie über, hinüber, jenseits. Transpersonal könnte dann so etwas sein wie über die beiden Personen hinausgehend. Das Glück der Erinnerung einer Person mit ihm gemeinsam erleben, wäre demnach transpersonal. Dass wir das Glück, den Stolz und die Geborgenheit in der Erinnerung eines anderen Menschen bei seiner Beschreibung selbst miterleben können, ist ein Phänomen, das die meisten Menschen kennen. Es macht dann beide Menschen glücklich. Charles Chaplin soll gesagt haben: „Glücklich ist, wer glücklich macht."

Watson beschrieb, dass Pflegende damit Selbstheilungskräfte in den Patienten in Gang setzen, für mehr Wohlbefinden sorgen und dem Patienten damit mehr Selbstbewusstsein geben (Watson, 1996). Sie sollte mit diesen Aussagen Recht behalten, wie die Beschreibungen über die Wirkung von Oxytocin bei Uvnäs-Moberg, Roth und anderen belegen (Uvnäs-Moberg, 2011, S. 25, Roth, 2014, S. 358). Der Mechanismus der Antizipation über Oxytocin und seine Wirkungen wurde in anderen Kapiteln schon ausreichend beschrieben.

Ich möchte hier kurz auf die Studien eingehen, auf die wir uns 2005 berufen haben, als die Beziehungspflegeplanung erstmals veröffentlicht wurde. Die Wirkung von professioneller Beziehungsarbeit auf Patienten und auf Pflegende wurde ausreichend untersucht. Jean Watson (Watson 2002) zeigt in einer Metaanalyse von 130 empirischen Forschungsarbeiten zum Caring (englischer Begriff: mit Beziehungspflege gleich zu setzen) eindeutige Ergebnisse auf. Die empirischen Ergebnisse der Caring Forschung zeigen die Abbildungen 5-1 und 5-2 im Überblick.

Die Ergebnisse basieren auf einer Meta-Analyse von 130 empirischen Studien (Watson, J., 2002, S. 203; Übersetzung durch den Autor) und sind durchaus bemerkenswert. Zugleich stellt sich die Frage, warum die Ergebnisse nicht ein sofortiges Umdenken in der Pflege als Konsequenz hatten und die Umsetzung nicht sofort begann. Aber ein Umdenken benötigt Zeit und die Umsetzung dauert noch an. Andererseits haben viele Einrichtungen gute bis sehr gute Erfolge in der Anwendung der Beziehungspflegeplanung.

Ich habe in den letzten zwanzig Jahren große und kleine Projekte in verschiedensten Einrichtungen gemacht. Als die zwei größten Projekte sind die Landesnervenklinik Wagner-Jauregg in Linz und die Caritas-Altenheime der Erzdiözese Wien zu nennen. In Linz sind damals alle pflegerischen Mitarbeiter in Seminaren in der Beziehungspflegeplanung ge-

Forschungsergebnisse über die Wirkung von Caring bei den Patienten (Zusammenfassung)	Forschungsergebnisse über die Wirkung von „Nicht-Caring“ bei den Patienten (Zusammenfassung)
emotionales / spirituelles Wohlbefinden (Würde – Selbstkontrolle – Persönlichkeit)	gedemütigt
Steigerung des körperlichen Heilungsprozesses	verängstigt
lebensrettend	unkontrollierbar
höheres Sicherheitsgefühl	verzweifelt
energetischer	vermehrte Hilflosigkeit
niedrigere Kosten	vermehrte Entfremdung
höhere Bequemlichkeit	höhere Verletzlichkeit
geringere Verlusterlebnisse	häufigere Verhaftung in schlechten Erinnerungen
Vertrauen in Beziehungen	Rückgang des Heilungsprozesses
Rückgang von Entfremdung	
engere Familienbeziehungen	

Abbildung 5-1: Empirische Ergebnisse der Caring Forschung: Wirkung von Caring und Nicht-Caring bei Patienten (Quelle: eigene Darstellung in Anlehnung an Watson)

Forschungsergebnisse über die Wirkung von Caring bei den Pflegenden (Zusammenfassung)	Forschungsergebnisse über die Wirkung von „Nicht-Caring" bei den Pflegenden (Zusammenfassung)
emotionale / spirituelle – Wahrnehmung der eigenen Fähigkeiten	verhärtet
Zufriedenheit	vergesslich
Sinn	depressiv
Dankbarkeit	ängstlich
Bewahrung von Integrität	erschöpft
Erfüllung	
Ganzheit, Selbstachtung	
Verwirklichung der eigenen Lebensphilosophie	
Respekt vor dem Leben / Tod	
reflektierend	
Liebe zur Pflege	
Wissenszunahme	

Abbildung 5-2: Empirische Ergebnisse der Caring Forschung: Wirkung von Caring und Nicht-Caring bei Mitarbeitern (Quelle: eigene Darstellung in Anlehnung an Watson)

schult worden. In Wien sind drei Kohorten von Ausbilderinnen und Ausbildern geschult worden, die dann die Mitarbeiter vorort in den Heimen ausgebildet haben. Dies mit großem Erfolg. Denn die Einführung der Kongruenten Beziehungspflege wurde im Rahmen einer Master-Arbeit von Petra Welz evaluiert (Welz, 2011). In Linz werden sicher nicht mehr alle Mitarbeiter nach dem Konzept arbeiten, aber die Beziehungspflegeplanung dürfte noch auf vielen Stationen Anwendung finden.

Ein weiteres großes Projekt war die Ausbildung von 43 Ausbilderinnen und Ausbildern in elf slowenischen Altenhilfeeinrichtungen. Sie haben die letzten beiden Jahre auch mit der Umsetzung vorort begonnen. Wie im Vorwort bereits erwähnt, ist die Kongruente Beziehungspflege mit der expliziten und impliziten Planung nach und nach in das System gekommen und hat sich eigentlich ganz gut bei einzelnen Anwendern, oder auch in gesamten Bereichen etabliert. Ich beginne deshalb die Beschreibung mit der Entwicklung einer allgemeinen Anwendung und komme dann zur expliziten Beziehungspflegeplanung, wie sie vor allem in Altenhilfeeinrichtungen gemacht wird.

5.9 Biografiearbeit mit der Lebensereignisskala

Als wir die Beziehungspflegeplanung in Altenhilfeeinrichtungen einführten, fiel uns auf, dass die Mitarbeiter ganz passabel Biografien erheben konnten, aber ihre bisherigen Erfahrungen brachten sie scheinbar dazu, wesentlich mehr auf die Schwierigkeiten und Probleme der Menschen zu achten. Sie wussten immer mehr von deren Leid als von ihrem Glück. Dies brachte mich auf die Idee, die Biografie-Erhebung um ein Instrument zu erweitern: Es war die Lebensereignisskala. Sie ist eigentlich nur eine Zusammenstellung von Fragen, die auf Ereignisse im Leben eines Menschen zielen, die meistens im Zusammenhang mit Glück, Freude, Geborgenheit, Stolz oder Bindungsgefühlen stehen. Die nach meiner Meinung oft schrecklichen Vordrucke für die Biografie-Erhebung sind eher dazu geeignet, den Menschen zu reduzieren, anstatt ihn zu erkennen. Die Idee war, dass die Pflegenden zusätzlich zur Biografie-Erhebung diese Skala mit den Bewohnern ausfüllten sollten. Eine erste Version der Skala fand in der Altenhilfe einen guten Anklang. Als wir das Instrument dann auch in der Psychiatrie anwendeten, hatten einige Patienten keine Lust, ihn zu bearbeiten. Der Fehler war, dass die ersten Fragen auf die Kindheit und auf Vater und Mutter sowie Geschwister ausgerichtet waren. Bei psychiatrischen Patientinnen und Patienten sind dort vielfach die Gründe für die psychischen Krankheiten zu finden, wie es in den vielen Fallbeispielen des Buches deutlich geworden ist. Der erste Reiz, den Pflegende damit also setzten, war in vielen Fällen negativ und erzeugte eher keine Motivation, mit der Bearbeitung fortzufahren. Nach dieser Erfahrung stellte ich die Fragen um und es klappte besser. Die Lebensereignisskala wird seitdem in dieser Form vielfach angewendet. Abbildung 5-3 zeigt die Lebensereignisskala.

Die Fragen auf der linken Seite sind einfach die Themen, über die wir mit den Patientinnen und Patienten reden sollten. Die rechte Spalte ist für mögliche Bedeutungen, die die Ereignisse für sie hatten, reserviert oder Bemerkungen über geschichtliche Zusammenhänge, z. B. Vertreibung, Flucht, Krieg oder Hungersnot.

Es sind ganz einfache, scheinbar unverfängliche Fragen, doch die Wirkung wird über die Erinnerung erzeugt. Auf dieses Thema sind wir bereits ausführlich eingegangen: Das Oxytocin und Netzwerke des Gehirns, die mit den Erinnerungen verbunden sind, erzeugen diese Wirkungen. Oft reden Patientinnen und Patienten in ihren Erzählungen nicht von ihren Lieblingsorten oder den Momenten, in denen sie Stolz auf sich selbst spürten. Wenn dann die Oxytocin-Ausschüttung in Kooperation mit Dopamin und vielleicht noch etwas Serotonin erfolgt, entspannen sich die Menschen und es bildet sich in vielen Fällen Vertrauen und Antrieb der Person gegenüber, mit der man das Gespräch führt. Das Oxytocin senkt auch den Cortisolspiegel, regt das Zentrum des Wohlbefindens an, mindert Schmerzen und stärkt den vagalen Tonus. Zudem fördert es die Bildung neuer Zellen im Hippocampus und in den Basalganglien. So kann einerseits eine bessere Stressantwort über den Hippocampus gegeben und das Erlernen neuer Verhaltensweisen erleichtert werden (Roth & Strüber, 2014).

Die Idee zur Anwendung der Lebensereignisskala war die, sich die Fragen einzuprägen und ohne die schriftliche Skala zu den Patientinnen und Patienten zu gehen. Einige Kollegen haben das auch so gemacht. Andere, besonders auf Stationen im Landeskrankenhaus Wagner-Jauregg, haben den Menschen die Skala bei der Aufnahme in die Hand gedrückt und sie gebeten, sich dies in aller Ruhe anzusehen und darüber nachzudenken. Drei Tage später würde dann jemand kommen, um gemeinsam drüber zu sprechen. Wieder andere Kollegen gehen mit der Skala zu den Patienten, setzen sich auf einen Kaffee mit ihnen zusammen und füllen die Skala gemeinsam aus. Eine andere Strategie: Die Fragen einfach wie eine Kopie im Kopf behalten und später die Patienteninformationen aufzuschreiben und bei eventuellen neuen Informationen zu ergänzen. Die Skala lässt sich natürlich jederzeit erweitern.

Wesentlich in der Arbeit mit der Lebensereignisskala ist das Erinnern an die positiven Lebensereignisse und das Schaffen von Assoziationen. Wenn ein Mensch mir erzählt, dass er gerne seine Urlaube im südlichen Europa

IBI

Lebensereignisskala

Von:

Name: .... Vorname: ....

Womit hat sich die Person besonders gern beschäftigt?

Bedeutungen: (Wichtige geschichtliche Ereignisse):

Worauf war und ist die Person stolz?

Glaube und Werte, Einstellungen?

Schönste und glückliche Erlebnisse?

Welche anderen Menschen waren oder sind besonders wichtig?

Ereignisse:
Geburt/welche Verhältnisse/Kindheit

Wer waren Mutter und Vater/Geschwister

Abbildung 5-3: Die Lebensereignisskala (Quelle: eigene Darstellung)

Welche Lieblingsorte gab es oder gibt es?

Bedeutungen:

Was waren die wichtigsten Ereignisse im Leben?

Abbildung 5-3: (Fortsetzung)

verbracht hat, dann werde ich ihm einfach erzählen, dass ich gestern eine Sendung über Italien gesehen habe und die Assoziation ist gesetzt. Schon dies kann den Menschen wieder an seine schöne Zeit erinnern und die positiven Wirkungen setzen ein.

Hierzu Beispiele:

- Ein Hund war besonders wichtig für einen Menschen. Ich gehe mit ihm in ein Tierheim, leihe einen Hund und wir gehen zusammen „Gassi".
- Ein Mensch liebte seinen Gemüsegarten. Ich mache auf einem gemeinsamen Spaziergang einen Schwenk durch eine Schrebergartenanlage.
- Ein Mensch segelt gern. Ich bringe eine Fotoserie mit Bildern von Segelbooten mit.
- Ein Mensch hat gern Basketball gespielt. Ich bringe einen Ball mit und wir sehen uns Videos auf youtube von Basketballspielern an.
- Ein Mensch liebt Rap. Ich mache mit ihm einen Text über die Genesung von psychischer Erkrankung.
- Ein Mensch ist von einem bestimmten Schauspieler begeistert. Ich drucke ein Bild von ihm aus dem Internet aus und hänge es in sein Zimmer.

Dies sind nur einige kleine Beispiele, aber sie sind wirksam, weil sie auf die glücklichen, gesunden Momente eines Menschen abzielen. Wir sollten nicht so viel an den Symptomen arbeiten, sondern an den Nervenzellmustern des Glücks, der Gesundheit, des Stolzes auf sich selbst, der Geborgenheit und des Wohlbefindens, um nur einige Aspekte zu nennen.

Eine Bewohnerin mit Demenz in einem Altenheim wollte sich nicht duschen lassen. Sie ließ sich auch nicht die Hände am Waschbecken waschen. Manchmal schrie sie schon auf, wenn man das Wort nur erwähnte. Zunächst dachten wir, es läge an der Dusche selbst. Wir versuchten es im Bad. Schon als die Badezimmertür aufging, schrie sie auf und wollte weglaufen. Wir überlegten, was wir machen könnten. Ich fragte, was sie denn am meisten liebe. „In meinem Sessel sitzen und Schokolade essen", war die Antwort. Das musste wohl ein Oxytocin-Reiz in Verbindung mit einem Ort der Sicherheit und Ruhe sein. Wir beschlossen, aus der Dusche in ihrem Zimmer ein Wohnzimmer zu machen. Wir wollten ganz einfach damit beginnen, ihr langsam die Angst vor der Dusche abtrainieren. Wir verhängten den Spiegel, denn sie wurde sofort unruhig, wenn sie sich darin sah. Wir stellten einen Sessel in die Dusche und hängten die gefliesten Wände mit Stoffbahnen ab. Ein kleines Tischchen mit einem Radiorecorder rundete das Ensemble ab. Sie liebte Walzermusik. Auf das Tischchen stellten wir Schokolade in einer Schale, der Walzer verströmte seine Melodie und wir luden sie ein, ein wenig zu verweilen und Schokolade zu essen. Dies machten wir eine Woche lang, bevor wir sie das erste Mal aufforderten, nach dem Essen der Schokolade die Hände am Waschbecken zu waschen. Sie tat es ohne Murren. Nach und nach steigerten wir dies, indem wir den Stoff wieder vom Spiegel nahmen und ganz langsam auch die Stoffbahnen von den Wänden. Wir wuschen ihr dann mit dem Duschkopf die Hände anstatt am Waschbecken. Die stärkste Veränderung war, den Sessel aus der Dusche zu nehmen. Aber auch dies gelang. Sie ließ sich dann auch langsam wieder duschen. Das Tischchen mit der Schokolade steht immer noch in der Dusche und sie holt sich während des Duschens immer wieder ein Stückchen davon und lächelt selig.

5.10 Die explizite Beziehungspflegeplanung in Altenhilfeeinrichtungen

Die explizite Beziehungspflegeplanung in Altenhilfeeinrichtungen folgt einer klaren Struktur. Ausgangslage sind eine gut erhobene Biografie und eine ausgearbeitete Lebensereignisskala (Kapitel 5.9; Abb. 5-3). Zu den einzelnen Lebensereignissen werden die zugehörigen Bedeutungen für den Bewohner mit der Liste der Bedeutungen und Gegenseiten zugeordnet. Dann beginnt die eigentliche Planung. Um dies in den einzelnen Schritten darzustellen, beginnen wir mit der Biografie eines Bewohners.

Herr B., geboren 1938 in einem Dorf im bayerischen Wald. Er ist 80 Jahre alt. Sein Vater war Schuster und reparierte auch Ledergeschirre für Pferde. Er musste viel arbeiten, um die fünf Kinder und die Mutter, die Hausfrau war, zu ernähren. Seine vier Geschwister waren alle um einiges älter als er. Sie sind alle schon verstorben. Herr B. beschreibt seine frühe Kindheit als unruhig. Es war ja Krieg. Er erinnert sich aber, dass er im Kindergarten war und dort einen Freund hatte, der ihn noch lange begleitete. Mit ihm streifte er oft durch den Wald und sie bauten Baumhäuser, die sie als Versteck benutzt haben. Der Vater war ein mürrischer und stiller Mann, der jeden Tag von früh bis Abend arbeitete. Die Kinder wurden durch die Mutter erzogen. Sie war nicht streng, aber sehr konsequent und wenn sie um Hilfe gebeten hat oder einen Auftrag erteilt hat, erwartete sie die akkurate Durchführung. Die Mutter war seine Hauptbezugsperson, er war ja das Nesthäkchen und Nachzügler und er fühlte sich von ihr geliebt. Sein Bruder, das vierte Kind, war schon zehn Jahre alt, als er geboren wurde. Die ersten beiden Kinder der Familie, auch zwei Söhne, sind im Krieg gefallen. Das war sehr schlimm für die Mutter und sie weinte oft und war sehr traurig. Die einzige Schwester war zwölf, als er geboren wurde und schon fast aus dem Haus, als er in die Schule kam. Er hatte wenig Kontakt mit den Brüdern und der Schwester, er hatte ja seinen Freund, den Alois. Trotzdem der Vater viel gearbeitet hat, war die Familie arm. Er erinnert sich daran, dass alle Familienmitglieder aus einer großen Schüssel gegessen haben, die in der Mitte des Tisches stand. Er musste die abgetragenen Hosen der älteren Brüder tragen, die seine Mutter umnähte. Vom Krieg hat er selbst nicht viel mitbekommen. Er war sieben, als er zu Ende war. Nach der Schule machte er eine Lehre zum Metzger. Dies gefiel ihm gut, da gab es immer was zu essen. Mit der Lehre war er 1955 fertig und der Metzger, bei dem er in Regen, einer kleinen Stadt in der Nähe seines Dorfes, gelernt hatte, behielt ihn bei sich, weil er ihn für sehr gut hielt. Das machte ihn stolz. Er wohnte auch schon ab dem dritten Lehrjahr in einem Zimmer bei seinem Lehrherrn.

Mit achtzehn Jahren lernte er auf einem Volksfest seine Frau kennen. Sie war so alt wie er und sie verstanden sich vom ersten Augenblick an gut. Er betont, dass dies seine ganze Ehe lang so war. Nur leider konnten die Eheleute keine Kinder bekommen. Es klappte einfach nicht. Mit zwanzig Jahren heiratete er und die Eheleute bezogen eine eigene kleine gemietete Wohnung. Er arbeitete weiter als Metzger und seine Frau als Verkäuferin in einem Laden. Sie hatten ein gutes Auskommen, weil sie beide recht bescheiden waren. Sie konnten Geld sparen und kauften sich ein Motorrad, mit dem sie am Wochenende viele Ausflüge in die Umgebung machten. Ihr Leben verlief in ruhigen Bahnen und sie waren glücklich. Er liebte auch Fußball und weil er keine eigenen Kinder hatte, wurde er Jugendtrainer und so konnten er und seine Frau, die ihn immer begleitete, auch etwas für Kinder tun. Dies macht er lange Jahre, bis sein Chef ihn ermunterte, doch die Meisterausbildung als Metzger zu machen, damit er eventuell später das Geschäft übernehmen könnte. Er besprach sich mit seiner Frau und so wurde er Meister und übernahm bald darauf das Geschäft. Seine Frau arbeitete nun als Verkäuferin in der eigenen Metzgerei. Sie florierte und sie kamen zu einem guten Wohlstand und konnten ein eigenes Haus bauen. Ein Auto hatten sie auch schon und manchmal konnten sie sogar nach Italien in Urlaub fahren, aber immer nur kurz wegen des Geschäfts. Beide erfreuten sich guter Gesundheit, sie hatten einige Freunde, mit denen sie auch immer wieder Freizeit verbrachten. Aber beide waren auch sehr fleißig und machten alles für ihr Geschäft. Später machten sie schon Pläne, wie sie ihre Rente verbringen wollten, als im Jahr 2002 seine Frau plötzlich und sehr schnell an Krebs starb, mit 64 Jahren.

Der Tod seiner Frau war das größte Unglück seines Lebens und er konnte es kaum verkraften. Er fiel ein Jahr lang in eine Depression, aus der ihm sein alter Jugendfreund heraushalf, der auch zu seinem Freundeskreis gehörte. Nach diesem Jahr ging er in Rente und lebte noch weiter im eigenen Haus. Doch er bekam nun immer mehr Krankheiten, obwohl er bis zum Tod seiner Frau kerngesund war.

Das Herz und die Niere bereiteten Probleme, er hatte hohen Blutdruck und in den Schultern zeigten sich sehr schmerzhafte Arthrosen. Er vereinsamte mehr und mehr und bekam 2012 einen Herzinfarkt, von dem er sich zwar wieder erholte, aber er konnte sich danach nicht mehr gut selbst versorgen. Er versuchte es trotzdem, weil er ein Leben lang selbstständig war und dies wollte er nicht aufgeben. Nach einem Sturz mit Fraktur des Oberschenkelhalses kam er nach der Rehabilitation 2015 in unser Haus. Er konnte am Rollator gehen, Ernährung war ausreichend. Er benötigte Hilfe beim Duschen und An- und Auskleiden. Er war sehr zurückgezogen und wirkte immer ein wenig depressiv.

Schon beim Lesen der Biografie wird klar, welche Ereignisse des Lebens für den Bewohner bedeutend waren und immer noch sind. Die Mutter, die ihm Fleiß und Sorgfältigkeit beigebracht hat. Diese Tugenden haben in beruflich erfolgreich gemacht. Dann natürlich die Ehefrau, die überragende Bedeutung für sein Leben hat, sie haben alles gemeinsam gemacht. Die berufliche Karriere als Metzgermeister im eigenen Geschäft und seine ehrenamtliche Tätigkeit als Jugendtrainer. Der Jugendfreund spielt ebenfalls eine große Rolle.

In der Lebensereignisskala wir dies alles bestätigt, aber man erfährt noch zusätzliche Informationen.

Manchmal beschreibe ich in Workshops die Bildung von Erinnerungen als Schaffung positiv und negativ wirksamer Nervenzellnetzwerke, was sie biologisch gesehen auch sind. Der Mechanismus der Antizipation (Kapitel 2) wird sowohl in die positive wie negative Richtung wirksam. Setzen wir bei Herrn B. kommunikative Reize in positiv wirksame Nervenzellnetzwerke, z. B. seine Metzgerei oder seine Frau, dann wird er wieder Glück, Freude und Zufriedenheit spüren. Wenn wir über den Verlust seiner Frau mit ihm sprechen, wir wohl eher das Gegenteil eintreten. In der Lebensereignisskala finden sich zwei Spalten. Eine für die jeweiligen Lebensereignisse und eine Spalte dazu, die mit Bedeutung überschrieben ist. Im Leben von Menschen haben Ereignisse auch immer eine subjektive Bedeutung für sie. Die meisten Menschen denken aber nicht oder selten darüber nach. In der expliziten Beziehungspflegeplanung sollen dies die Mitarbeiter tun, damit eine eigene vertiefte emotionale Auseinandersetzung mit dem Erleben eines Bewohners stattfindet. Der Gedanke dabei ist der, dass jede Bedeutung auch eine Gegenseite hat. Einsamkeit ist die Gegenseite von Geborgenheit, manchmal sind Menschen in einem bestimmten Lebensabschnitt einsam, spürten aber in anderen Lebensabschnitten Geborgenheit. Wenn die Person, welche die Beziehungspflegeplanung schreibt, entdeckt, dass z. B.

Herr B. in seiner Kindheit über die Mutter und in seiner Ehe über seine Frau viel Geborgenheit erlebt hat und aktuell eher Einsamkeit vorherrscht, dann wird klar, über welche kommunikativen oder optischen Reize die positiven Nervenzellnetzwerke gesetzt werden müssen, eingeschlossen mit dem Gefühl Geborgenheit. Wenn man beginnt mit der Beziehungspflegeplanung zu arbeiten, treten oft Schwierigkeiten auf, Bedeutungen zu beschreiben, ganz einfach, weil einem kein Wort dafür einfällt. Deshalb wurde die Liste entwickelt, um über die Anfangsprobleme hinwegzuhelfen. Die Liste ist jederzeit erweiterbar (Abb. 5-4).

Sie finden nachfolgend die Beschreibung der Lebensereignisskala mit der Einschätzung von Bedeutungen und deren Gegenseiten.

Lebensereignisskala Herr B.

Womit hat sich die Person besonders gern beschäftigt?
Er war für sein Leben gern Metzger, Ehemann, Motorradfahrer und Fußballtrainer für Kinder.

Bedeutung: Wertschätzung (Metzger sein, Ehemann, Fußballtrainer), Freiheit (Motorrad fahren).

Gegenseiten: Geringschätzung und Einschränkung

Worauf war und ist die Person stolz?
Auf seine Metzgerei, sein Haus und dass er vierundvierzig Jahre mit seiner Frau glücklich zusammen war. Auch die Buben beim Fußball haben ihn gern gemocht.

Bedeutung: Fülle (er hat die eigene Metzgerei aufgebaut und ein Haus, vierundvierzig Jahre Ehe).

Gegenseite: Verlust

Glaube und Werte, Einstellungen?
Wichtig waren Treue, Fleiß und Verständnis füreinander.

Bedeutung: Wertschätzung (für seinen Fleiß und seine Treue, die er bei der Mutter gelernt hat).

Gegenseite: Geringschätzung

IBI

Liste möglicher Bedeutungen und Gegenseiten			
Wertschätzung	Geringschätzung	Vertrauen	Misstrauen
Geborgenheit	Einsamkeit	Druck	Unbeschwert
Autonomie	Abhängigkeit	Verlust	Fülle
Gebraucht werden	nutzlos sein	Attraktivität	Verfall
Freiheit	Einschränkung	Verstanden sein	Ablehnung
Sinn	Leere	Partnerschaft	Missbrauch
Perspektive	Hoffnungslosigkeit	Erkannt werden	Verkannt werden

Abbildung 5-4: Liste Bedeutungen und Gegenseiten (Quelle: eigene Darstellung)

Schönste und glückliche Erlebnisse?
Die Hochzeit, seine Ehe, sein erstes Motorrad, als er das erste Mal das Meer gesehen hatte, als er Metzgermeister wurde. Ein kurzer Urlaub in den Südtiroler Alpen.

Bedeutung: Sinn und Perspektive (er hat sich zusammen mit seiner Frau etwas aufgebaut und die Möglichkeiten genossen, die dies mit sich brachte).

Gegenseiten: Leere, Hoffnungslosigkeit.

Welche anderen Menschen waren oder sind besonders wichtig?
Natürlich seine Frau, als Kind die Mutter und der langjährige Jugendfreund.

Bedeutung: Hier könnten viele positive Bedeutungen stehen. Wertschätzung und Geborgenheit scheinen die wichtigsten zu sein.

Gegenseiten: Geringschätzung, Einsamkeit.

Ereignisse: Geburt/welche Verhältnisse/ Kindheit
Von seiner Geburt weiß er nichts, war halt daheim und normal, er hat erst später gemerkt, dass die Familie arm war, aber das hat ihm nichts ausgemacht. Kindheit war gut, vor allem die Mutter, der Freund und der Wald als Spielplatz.

Bedeutung: Geborgenheit, Vertrauen (auch zum Freund, der ihn auch aus seiner Depression herausgeholt hat).

Gegenseiten: Einsamkeit, Misstrauen.

Wer waren Mutter und Vater/Geschwister?
Mutter sehr wichtig, Vater auch, aber wenig da, hat viel gearbeitet, Geschwister alle viel älter als er, hatte wenig Kontakt.

Bedeutung: Geborgenheit (vor allem die Mutter).

Gegenseite: Einsamkeit.

Welche Lieblingsorte gab es oder gibt es?
Seine Metzgerei und sein Haus im schönen Ort Regen, er erinnert sich sehr gern an eine Hütte in den Südtiroler Bergen und an einen Hügel in Italien, von dem man weit aufs Meer hinausblicken konnte.

Bedeutung: Freiheit (Urlaub in Italien, Südtirol), Perspektive und Sinn (Metzgerei, Haus).

Gegenseiten: Einschränkung, Hoffnungslosigkeit, Leere

Was waren die wichtigsten Ereignisse im Leben?
Die erste Begegnung mit seiner Frau, seine Hochzeit und der Tod der Frau, den er bis heute nicht überwunden hat. Als die Mutter die Todesnachricht über seine zwei Brüder bekam, weil sie danach lange Zeit sehr traurig war.

Bedeutung: Geborgenheit, Wertschätzung, Sinn, Perspektive, gebraucht zu werden (Ehefrau, Ehe).

Gegenseiten: Einsamkeit, Geringschätzung, Leere, Hoffnungslosigkeit.

Aus den Informationen über die Biografie und der Lebensereignisskala kann man die explizite Beziehungspflegeplanung leicht formulieren. Die Formulierungen sollen einfach sein und möglichst genau beschreiben, welche kommunikativen, optischen und auch olfaktorische Reize in der Interaktion mit Herrn B. gesetzt werden sollen. Diese Beziehungspflegeplanung wird dann in einer Fallbesprechung mit dem Team vorgestellt. Das Team erfährt dabei Daten aus dem Leben des Bewohners. So stellt sich ein einigermaßen kongruentes (deckungsgleiches) Bild über den Bewohner bei den einzelnen Teammitgliedern ein. Dies erhöht die Wahrscheinlichkeit, dass alle Mitarbeiter einigermaßen einheitlich auf den Bewohner zugehen. Im Team gibt es durchaus auch weitere Daten aus dem Leben des Bewohners, die aus einem zufälligen Gespräch entstanden sind. Diese sollten dann ergänzt werden.

Beziehungspflegeplanung für Herrn B.
Mit Herrn B. folgende Gesprächsinhalte anregen: oft über seine Arbeit als Metzger sprechen, nach Rezepturen für Wurst fragen, ihn an Italien und Südtirol erinnern, ihm von eigenen Wanderungen in den Bergen erzählen, mit ihm sein Fotoalbum ansehen und sich für die einzelnen Fotos interessieren, in seinem Zimmer Bilder aufhängen, die das Meer zeigen, mit ihm über sein Motorrad, seine Autos und sein Haus sprechen, mit ihm über die Tischsitten aus seiner Kindheit sprechen und an die Zeit mit seinem Freund im Wald und in den Baumhäusern erinnern. Wenn er will, einen gemeinsamen Einkauf in einer Metzgerei machen, um den speziellen Geruch wieder zu riechen.

Mit diesen Reizen besteht die Chance, viele positive Nervenzellnetzwerke zu erreicht und seinen körperlichen und psychischen Zustand zu verbessern.

5.11 Wie alles zusammenspielt

Was soll durch die Beziehungspflegeplanung und die bio-psycho-soziale Hypothese erreicht werden? Ich wurde durch Zufall auf das Buch „Die Neurobiologie menschlicher Beziehungen“ von Louis Cozolino aufmerksam. Schon der Titel hat mich elektrisiert. Ich begann zu lesen und wurde auf jeder neuen Seite aufgeregter. Da schrieb einer genau das, was ich auch schon so beschrieben und gedacht hatte. Die bio-psycho-soziale Hypothese war schon entworfen. Ich habe sie auch schon in einigen Workshops und Vorträgen vorgestellt. Sie löste Erstaunen aus und auch viel Zustimmung. Der Chefarzt einer psychiatrischen Abteilung fragte mich, warum ich den Begriff der Hypothese benutze und nicht Diagnose, das sei doch das Gleiche. Ob das stimmt, weiß ich nicht, glaube aber, dass Diagnose etwas anderes ist.

Die erste Form der Hypothesenbildung orientierte sich noch an einer vorgegebenen Gliederung. Diese gab die neurobiologischen Systeme vor, die hypothetisch bearbeitet werden sollten. Diese Gliederung grenzte aber auch ein und es kam vor, dass einige Patienten einfach nicht in diese Gliederung hineinpassten. Deshalb habe ich 2015 die Gliederung verworfen und die offene Form gewählt, die Sie in dem Fallbeispiel gesehen haben. Diese Form der Bearbeitung verlangte natürlich mehr Wissen über die Neurobiologie des Gehirns und damit veränderten sich auch die Struktur und die Inhalte der Ausbilderausbildungen. Heute verwenden wir sehr viel Zeit auf die Vermittlung von neurobiologischem Wissen und der Übung der Hypothesenbildung.

Cozolino beschreibt in seinem Buch viele Fallbeispiele. Er erklärt den Patientinnen und Patienten in diesen Beispielen, welche neurobiologischen Ursachen für ihre Problematik verantwortlich sein könnten. Gemeinsam mit ihnen arbeitet er dann einen Plan für die Therapie aus. Wie bereits erwähnt, erkläre ich Patienten hin und wieder, was Neuroplastizität ist und welche Mechanismen und Problematiken hinter den Symptomen und den Verhaltensweisen der Patienten stehen. Einige hören dann ungläubig zu, andere lehnen rigoros ab. Oder sie hören interessiert zu und ziehen ihre Schlüsse daraus, oft mit der Erleichterung der „Ent-Stigmatisierung“: „Ich hab ja doch keinen an der Klatsche!“

Welche Vorteile bietet dieses Vorgehen den Patientinnen und Patienten?

- Sie könnten ihre Lebensgeschichte selbst besser verstehen und mit Schuldgefühlen besser umgehen. Die Kongruente Beziehungspflege kennt keine Schuld, außer der Schuld, der Vorsatz und Absicht zugrunde liegen.
- Sie haben die Chance, die oft problematischen Verhaltensweisen ihrer Eltern oder

Bezugspersonen besser zu verstehen, weil diese oft auch keine Schuld trifft.

- Sie könnten damit möglicherweise ihre Anklage an andere fallen lassen und sich selbst in die Verantwortung für ihre Veränderung durch die Kraft der Neuroplastizität nehmen.
- Hoffnung auf Veränderung oder sogar Genesung wird unterstützt.
- Sie könnten verstehen bzw. erkennen, dass Angst und Stress die neuronalen Muster gebildet haben, mit denen sie jetzt die Welt erkennen.
- Sie könnten erkennen, wie sie mit Hilfe einer Bezugsperson diese neuronalen Muster verändern und durch neue Muster der Bindung und des Glücks ersetzen können, um die Welt wieder anders zu erkennen.

Ich habe auch schon oft angeregt, Patientinnen und Patienten in Gruppenform Informationen über relevante neurobiologische Problematiken zu geben, die für die Entwicklung einer psychischen Störung verantwortlich sein könnten. Dies hat sich jedoch bisher nicht durchgesetzt.

Mir ist auch bewusst, dass die Bearbeitung von Lebensbeschreibungen nach dieser Methode noch am Anfang steht und mit Forschungsergebnissen weiter angereichert werden muss. Ebenso weiß ich, dass die Hypothesen nicht stimmen könnten. Darum nenne ich sie ja auch Hypothesen. Jede Hypothese muss verifiziert werden – was ist wahr daran – oder falsifiziert werden – was ist falsch daran–. Meine Vorstellung ist, dass die praktische Durchführung der Beziehungspflegeplanung dem entspricht. Verändert sich der Patient, dann könnte die Hypothese richtig gewesen sein, tut er es nicht, muss sie neu überdacht werden.

Die Lebensbeschreibung eines Menschen ist die Beschreibung aus seiner Sicht. Sie ist subjektiv und durch die Strukturdeterminiertheit des beschreibenden Gehirns geformt. Sie erinnern sich? Hunger – Hunger!

Nur selten haben wir Gelegenheit, die Lebensbeschreibung zu objektivieren, wobei auf die Beschreibung eines Dritten die gleichen Bedingungen zutreffen wie auf die des Patienten. Das ist das normale Problem der Entstehung subjektiver Wirklichkeiten.

Die Beschreibungen über die bio-psycho-soziale Hypothese schließe ich an dieser Stelle ab und verweise nochmals darauf, dass die Kongruente Beziehungspflege ein sehr dynamisches Konzept ist, das sich verändert und weiterentwickelt. Vielleicht wird sich auch die Hypothesen-Bildung in den nächsten Jahren noch weiter verändern, wenn wir noch mehr Wissen über die Arbeit des Gehirns in Beziehungen an die Hand bekommen.

Teil III:

Erfahrungsberichte zur Kongruenten Beziehungspflege

6
Implementierung des Konzepts in Altenhilfeeinrichtungen

Über die Implementierung der Kongruenten Beziehungspflege könnte ich ein eigenes Buch schreiben. Die Erfahrungen aus den bisherigen Prozessen sind vielfältig und umfangreich. Sie alle zu schildern würde den Rahmen dieses Buches sprengen. Ich werde den Prozess deshalb nur an seiner Oberfläche darstellen können.

Den ersten Einführungsprozess der Kongruenten Beziehungspflege habe ich bereits ab 2000 gestaltet. Die erste Einrichtung, in der ich dies versuchte, war die Pro-Seniore Residenz in Joachimsthal in Brandenburg. Die Leitung der Einrichtung hatte auf einer Fortbildung zu einem anderen Thema davon erfahren. Sie lud mich ein und ich musste ihr dabei mitteilen, dass ich die Kongruente Beziehungspflege bisher nur in psychiatrischen und psychosomatischen Kliniken gelehrt habe. Die Leitung wollte es trotzdem versuchen und so haben wir begonnen. Das Konzept war damals sehr erfolgreich in der Umsetzung und den Wirkungen auf die Bewohnerinnen und die Mitarbeiter. Innerhalb des Trägers wurde das Konzept dadurch bekannt, dass ich während einer Tagung des Trägers im Jahr 2006 einen Vortrag zur Kongruenten Beziehungspflege gehalten habe. Viele Führungskräfte haben den Vortrag gehört. Der Träger hat über hundert Einrichtungen in Deutschland. Daraufhin wurde ich von weiteren Einrichtungen für eine Mitarbeiterschulung eingeladen. Ich machte in diesen Prozessen natürlich viele Erfahrungen, vor allem die, wie man die Kongruente Beziehungspflege nicht einführt und welche organisatorischen Aspekte und welche Aspekte der Führung zu beachten sind. Diese Erfahrungen sind in jeden weiteren Prozess eingeflossen. Sie haben letztlich eine Struktur ergeben, mit der ich in allen Einrichtungen beginne und die einen guten Weg darstellt, die Kongruente Beziehungspflege einzuführen. Andererseits habe ich auch erkannt, dass einige Einrichtungen nicht alle Strukturanteile benötigen. Im Vorgespräch zur Einführung versuche ich mir ein Bild von der Einrichtung, hinsichtlich Führung, Organisation und inhaltlich pflegerischer Arbeit zu machen. Ich spreche mit der Leitung über die Organisation, die Führungsstruktur, die Kommunikationsstruktur in der Führung, mit den Wohnbereichsleitungen über die inhaltliche Arbeit, mit den Mitarbeitern über ihre Zufriedenheit und das Team. Ich sehe mir die Räumlichkeiten an, denn auch die haben einen großen Einfluss auf das Ergebnis. Dann mache ich einen Vorschlag über die Struktur der Einführung, den Zeitaufwand und den Zeitraum. Die meisten Einrichtungen benötigen drei bis vier Jahre, um das Ziel zu erreichen. Einige schaffen es in weniger Zeit, andere Einrichtungen brauchen sogar fünf Jahre.

Habe ich anfangs versucht, nur Kongruenz zwischen Mitarbeitern und Bewohnern herzustellen und darauf gehofft, diese Kongruenz werde auf alle anderen Subsysteme überspringen, so sehe ich dies heute anders. Die Kongruenz springt nicht einfach über, man muss sie oft mühsam und in langen Diskussionsprozessen herstellen. Die Struktur und den Weg der Implementierung kann man als einen Gesamtreorganisationsprozess beschreiben, der alle Subsysteme erfasst.

Kongruenz soll auf allen Ebenen und zwischen allen Ebenen entstehen, hinsichtlich Führung, Organisation und Arbeitsinhalten. In einer Grundschulung werden alle Mitarbeiter einer Einrichtung in Kongruenter Beziehungspflege geschult. Wenn ich alle Mitarbeiter sage, meine ich wirklich alle Mitarbeiter, eben auch die Hauswirtschaft, die Verwaltung, die Haustechnik, die Küche und die Führung. In diesen Grundschulungen werden möglicherweise schon Inkongruenzen zwischen den Subsystemen sichtbar und spürbar.

Je nach Größe der Einrichtung in Bezug auf die Mitarbeiteranzahl müssen zwei oder mehrere Grundschulungen durchgeführt werden. Sind die Grundschulungen abgeschlossen, beginnt die Entwicklung des Führungsteams in so genannten Leitungscoachings und flankierend dazu die Teamentwicklung in den einzelnen Wohnbereichen. Die Leitungscochings sind einfacher zu organisieren. Schwieriger sind die Teamentwicklungstage zu planen, weil ich Wert darauf lege, dass alle Mitarbeiter eines Teams an diesen Tagen oder Halbtagen teilnehmen. Viele Einrichtungen organisieren dies so, dass Mitarbeiter aus anderen Bereichen für einen Tag oder Halbtag die Arbeit im Wohnbereich übernehmen. Oft erzeugt dies Widerstand, teilweise sogar für nicht organisierbar gehalten. Wenn die Organisation aber klappt, hat dies mehr positive Aspekte als vorher angenommen.

Folgendes gehört in den Leitungscoachings zum inhaltlichen Ziel: die Formung eines kongruenten Leitungsteams hinsichtlich der Fragen, welche Qualität von Arbeit erbracht werden soll, welche Qualität von Führung entstehen soll, welche Mittel zur Durchsetzung von Qualität angewendet werden dürfen und welche Sanktionen bei Fehlverhalten als adäquat angesehen werden. Es muss über die genannten Aspekte eine emotionale und intellektuelle Einigung im Leitungsteam erzeugt werden, weil für die Führungskräfte auf den unterschiedlichen Ebenen nur auf dieser Basis Sicherheit in der jeweiligen Führungsarbeit entsteht. Das Wichtigste aber ist, dass ein tatsächliches Teamgefühl über die Hierarchien hinweg entstehen kann. Alle Mitarbeiter dieses Teams sind dann das Führungsteam, in dem sich jeder Einzelne das holen kann, was er braucht: Jeder Mitarbeiter kann dort seinem Ärger Luft machen, sich Trost und Rat holen oder sogar mit allen Anderen richtig streiten. Vor seinen Mitarbeitern muss jedoch jedes Teammitglied im Sinne des Leitungsteams sprechen. Ich sage immer flapsig: „Da darf kein Blatt dazwischen passen." Vor allem viele Wohnbereichsleitungen fühlen sich ausschließlich ihrem eigenen Team zugehörig und verpflichtet und geraten so immer wieder zwischen alle Fronten, zwischen denen sie dann zerrieben werden. Es entstehen oft bei ihnen Gefühle, das eigene Team vor der „bösen Heimleitung oder der bösen Pflegedienstleitung" zu schützen. Sie treten vehement für das Wohl ihrer Mitarbeiter ein. Die Kongruente Beziehungspflege nennt dies Inkongruenz im Leitungsteam. Inkongruenzen führen zu Spannungen und diese wiederum zu Unzufriedenheit und Stress, entweder über Flucht (Rückzug in die Krankheit oder in ein Burnout) oder über Angriff (Bekämpfen der oberen Etagen). Im Grunde sind dies Störungen der Beziehungen zwischen den beteiligten Menschen, die über die Unklarheiten in den beschriebenen Aspekten zustande kommen. Es kann lange dauern, bis Kongruenz in einem

Leitungsteam entsteht. Es kann zu Kündigungen kommen, dem Absetzen von Leitungskräften oder auch freiwilligem Rückzug von der Position. Wenn sich Vertrauen im Leitungsteam aufgebaut hat, kann man auch über die „schwierigen" Mitarbeiter prechen, denn die gibt es auch, nicht nur die „schwierigen" Bewohner. Es werden offen Strategien besprochen, mit denen diese Mitarbeiter dann geführt werden sollen, bis sie ihr Verhalten geändert haben. Diese Strategien werden von der gesamten Leitungsrunde getragen!

Flankierend zu den Leitungscoachings finden die Teamentwicklungen statt. Es gibt ein ganzes Arsenal von Instrumenten zur Analyse von zwischenmenschlicher Dynamik und zwischenmenschlichem Verhalten in Teams. Je nach „innerem" Zustand eines Teams kommen diese zur Anwendung. Es gibt mindestens zwei Wege, das Konzept in ein Team zu integrieren: einen vernünftigen, konstruktiven Weg des Miteinanders und den Kampf. Leider wählen die meisten Teams den Kampf, obwohl ich dies am Beginn der Einführung betone. Ich verstehe auch, warum sie dies tun. Sie haben Angst vor Veränderung wie jeder Mensch, verstehen den Prozess zu Beginn häufig als Anklage und reagieren mit Widerstand. Das war fast überall so.

Mit Fortschreiten des Prozesses ergeben sich nach und nach Verbesserungen. In einem Team hören die Mitarbeiter damit auf, übereinander mit anderen Mitarbeitern zu reden. Die Folgen von „übereinander reden" sind meist Unmut und Stress. In der nächsten Stufe beginnen die Mitarbeiter damit, miteinander zu reden und sich dafür zu interessieren, warum der andere etwas macht, wie er es macht und wozu. Ich nenne dies das „Warum-Wozu-Wie" Prinzip. Es könnte dem Erkennen des Erkennens aus dem ersten Kapitel gleichgestellt werden. Es ist ein Schritt in Richtung kongruente Beziehung. In der folgenden Prozessstufe reden dann Mitarbeiter miteinander über Bewohner. Damit verändert sich der Fokus weg von den eigenen Bedürfnissen und hin zu den Bedürfnissen der Bewohner. In dieser Phase fassen die Mitarbeiter auch zu den Führungskräften mehr Vertrauen und kooperieren mit ihnen. Das mögliche Ende des Entwicklungsprozesses spüren vor allem die Heim- und Pflegedienstleitungen. Es kommen immer weniger Mitarbeiter, um sich über Kollegen zu beschweren. Das Team beginnt sich selbst zu regulieren. Sollte dieses Mitarbeiterverhalten stabil werden, findet der Entwicklungsprozess langsam sein Ende. Dann werden plötzlich neue Wege der Kooperation, der Pflege und Betreuung und der Freizeitgestaltung mit Bewohnern möglich, die früher für völlig undurchführbar gehalten wurden.

In der Organisation werden zu Beginn des Prozesses die Umsetzungsinstrumente für die Pflege implementiert. Dazu gehören die Pflegeorganisationsform der Bezugspflege mit Festlegung der Aufgaben der Bezugspflegekräfte, die Arbeit mit der Lebensereignisskala, die Erstellung der Biografie, der Vorschlag für die Beziehungspflegeplanung, das Führen des Fallgesprächs über den Bewohner und die gemeinsame Informationssammlung sowie positive Reizsetzungen. Der Sinn der Fallbesprechungen im Konzept der Kongruenten Beziehungspflege liegt übrigens in dem Erkennen, wie die Mitarbeiter die Beziehung zum Bewohner gestalten, damit er kein schwieriges Verhalten zeigt. In vielen Einrichtungen werden Fallbesprechungen erst dann gemacht, wenn „das Kind schon im Brunnen liegt"!

Beziehung zum Bewohner kann strukturiert und organisiert werden. In der Kongruenten Beziehungspflege werden „Bewohnertage" im Dienstplan fest geplant, an denen die Mitarbeiter Zeit darauf verwenden können, die Dokumentation über ihre Bezugsbewohner zu vervollständigen. Am zweiten Teil des Tages können sie mit dem Bewohner etwas unternehmen. Das kann einfach Eis essen sein, Kaffee trinken, einen Spaziergang machen, Einkaufen oder Bummeln. Am Anfang der Prozesse ist das tatsächlich schwierig, weil man sich erstens nicht vorstellen kann, dafür Zeit zu haben und zweitens noch gar nicht weiß, was die Bewohner gern machen würden. Nach einiger Zeit verbessert sich die Situation und die „Bewohnertage“ werden zu schönen Erlebnissen, was die Bindung zwischen den Menschen stärkt. Oft begleiten auch Angehörige den Tag und sie sind dann sehr erfreut darüber, wie man sich um die Bewohner kümmert.

6.1 Das Interview: Was geschieht eigentlich in den Entwicklungsprozessen?

Ich bin, neben dem Verfassen dieses Buches, derzeitauch noch an einem anderen Entwicklungsprozess beteiligt. Zwei Dokumentarfilmer sind auf die Entwicklungsprozesse mit der Kongruenten Beziehungspflege in Altenhilfeeinrichtungen aufmerksam geworden. Sie wollen darüber einen Dokumentarfilm drehen. Sie sind davon überzeugt, dass die Kongruente Beziehungspflege nicht nur Pflegenden bei ihrer Arbeit helfen kann und die Bewohner profitieren, sondern das Konzept Menschen auch in anderen Bereichen hilft, sich selbst besser zu verstehen und ihr Verhalten den Mitmenschen gegenüber positiver gestalten zu können. Sie entwickeln gerade das Exposé zum Film und das Drehbuch. Und ich darf dabei sein! Ich habe noch nie vorher die Diskussionsprozesse so kreativ erlebt wie mit den beiden Filmern. Die Auseinandersetzung fordert mich sehr, weil sie sich immer intensiver mit dem Thema beschäftigen. Dementsprechend mehr reflektiere ich, was ich eigentlich in den Entwicklungsprozessen mache, um ihren Wissens- und Verstehens-Durst zu stillen. Einer der Filmer, David Ketter, hat mir aktuell Fragen per E-Mail gestellt. Ich verwende diese Fragen dazu, Ihnen als Leser darzustellen, was in den Entwicklungsprozessen eigentlich konkret geschieht. David hat in einer Einrichtung, die mit der Kongruenten Beziehungspflege arbeitet, drei Tage lang Beobachtungen gemacht. Die beiden Dokumentarfilmer wollen für den Film einen ausgewiesenen Experten in der Hirnforschung gewinnen, mit dem sie Kontakt aufnehmen dürfen. Zur Vorbereitung auf dieses Gespräch drehen sich die Fragen um den eigentlichen inneren Kern der Prozesse. Ich hätte nie geglaubt, dass überhaupt ein Expertengespräch zustande kommen würde. Deshalb habe ich auf die Botschaft, dass für das Expertengespräch eine Chance besteht, mit den Worten von Humberto Maturana geantwortet: „Alles was gesagt wird, wird von einem Beobachter gesagt!“ Die Fragen von David Kettler folgen nachstehend in einer Interviewform. Sie sind der Originalmail entnommen und wurden von mir nicht verändert. Eigentlich wollten wir telefonieren, aber lesen Sie selbst.

Das Interview

David: Lieber Rüdiger, entschuldige bitte, jetzt muss ich doch schreiben, weil der Ort, an dem ich mich befinde, keinen Telefonempfang hat. Das in der heutigen Zeit. Unglaublich! Wenn das okay ist, telefonieren wir am Mittwoch oder Donnerstag. Ich schreibe dir mal ein paar Gedanken. Ich gebe dir natürlich recht: Alles was gesagt wird, wird von einem Beobachter gesagt. Aber ist diese Annäherung der Beobachtung und Wahrnehmung von zwei unterschiedlichen Menschen nicht auch eine Entwicklung hin zur Kongruenz?

Rüdiger: Ja sicher. Wenn bei beiden Beteiligten die Bereitschaft zur Reflexion der eigenen Beobachtungen und Wahrnehmungen besteht, ich würde es eigenes Erkennen des Erkennens nennen. Wenn es nur einer tut, dann kann der Prozess hin zur Kongruenz nicht gelingen. Wir müssen uns also bewusst (bewusst) dafür entscheiden, Kongruenz erreichen zu wollen. Dann kann das eintreten, was Maturana in seiner Analogie des Schuhs erzählen will. Ein Mann kauft sich neue Schuhe, die zunächst drücken. Aber nachdem der Mann die neuen Schuhe öfter angezogen hatte, passten sich Fuß und Schuh in der Eingewöhnungsphase immer mehr an, obwohl der Schuh ein Schuh bleibt und der Fuß bleibt der Fuß (Anmerk. des Autors: Schuh-Analogie ausführlich vgl. Kapitel 1.6).

David: Vielleicht schaffen wir es gemeinsam, eine größere Wahrnehmung zu schaffen?

Rüdiger: Ich würde Wahrnehmung jetzt wieder Erkennen nennen. Dabei ist es wichtig zu verstehen, dass Erkennen an sich nicht genügt, weil einfaches Erkennen über Muster geschehen kann. Es ist wieder das Erkennen des Erkennens, das wichtig ist. Maturana sagt: „Das Erkennen des Erkennens verpflichtet!" Wenn dies eintritt, haben wir eine moralische Dimension in der Wahrnehmung, wie Du sagen würdest. Wenn eine moralische Dimension die Wahrnehmung des anderen leitet, könnte eine Verpflichtung zu moralischem Handeln entstehen. Dann hätten wir, wie Du es ausdrückst, eine größere gemeinsame Wahrnehmung.

David: In meiner Wahrnehmung entwickeln sich die Menschen, mit denen Du arbeitest so, dass sie nach der Meinung des Experten „Menschen als Subjekt und nicht mehr als Objekte betrachten".

Rüdiger: Man könnte das so formulieren. Eben weil Menschen Subjekte sind und nicht Objekte, ist jedes Erkennen zwischen Menschen subjektiv. Abstrakt gesehen zielen meine Interventionen in den Prozessen immer darauf ab, dass Menschen lernen, ihre Muster des Erkennens zu erkennen und langsam auch die Muster des anderen zu erkennen. Das ist in den Leitungscoachings schon schwierig genug. Wenn z. B. die Heimleitung mit dem „Arbeitgeber-Reflex" auf die Klage von Personalmangel antwortet und sie sofort erklärt, dass die Planstellen doch überbesetzt seien und der Mangel nur durch die hohen Krankenstände zustande kommt. Dann muss ich der Heimleitung signalisieren, dass die objektive Tatsache das subjektive Gefühl des Mangels noch nicht behebt. Sie muss, wie übrigens auch die Mitarbeiter, lernen, sich nicht sofort zu verteidigen, denn dafür ist die Ursache wieder die Angst. Sie muss lernen, das subjektive Gefühl der Mitarbeiter nachzuempfinden und dies auch auszusprechen. Dann fühlen sich die Mitarbeiter als Subjekt mit ihren Emotionen erkannt. Dadurch wächst langsam Vertrauen untereinander und dann werden die Beteiligten auch offener zueinander. Mit fällt dann noch die Aufgabe zu, immer wieder herauszuarbeiten, dass jeder Verantwortung für das gelingende Miteinander hat und manche sich dieser Verantwortung zunächst verweigern. Um diesen Umstand zu verbessern, müssen immer mehr Mitarbeiter Verantwortung für das Ganze übernehmen. Dies kann Zeit in Anspruch nehmen.

David: Meine Frage ist, was machst Du? Es funktioniert, keine Frage, ich habe es gesehen, die Frage ist warum und wie? Wie schaffst Du es, die Wahrnehmung von Menschen zu verändern? Wie gehst Du vor? Was erklärst Du? Was fragst Du?

Rüdiger: Das sind viele verschiedene Fragen. Das wichtigste ist, die Menschen zur Selbstreflexion im Sinne des Erkennens des Erkennens zu führen. Das ist bisweilen ein sehr langer Weg und es gibt immer wieder Menschen, die den Weg nicht gehen wollen oder können. Deshalb kommt es im Verlauf der Prozesse auch zu Personal-Fluktuationen, manchmal auch auf der Leitungsebene. Das macht die Geschäftsführer und Leitungen oft nervös, aber es gehört zum Prozess dazu. Diejenigen Menschen, die im Prozess bleiben, nerve ich in den Teamentwicklungen von Beginn an mit der Frage: „Wie geht es mir hier und heute, mit mir und meiner Arbeit?" Das ist die Anfangsrunde eines jeden Teamentwicklungstages. Zu Beginn der Prozesse verdrehen die Menschen die Augen und antworten mit einem Wort: „gut". Ich interveniere dann und frage nach, was zu Beginn meist auch nervt, aber später im Prozess spüren die Menschen immer mehr in sich hinein, besonders wenn Vertrauen auf allen Ebenen gewachsen ist. Dann werden die Äußerungen emotionaler und echter, im Sinne von Carl Rogers kongruenter. Diesen Weg der Emotionsarbeit gehe ich auf allen Ebenen, sowohl im Leitungscoaching als auch in den Teamentwicklungen. Im Grunde ist es ein kollektiver Selbsterfahrungsprozess, der bis zu fünf Jahre dauern kann.

Daneben vermittle ich auch Grundwissen zur Beziehungspflege. Ich erkläre an einfachen Beispielen den Konstruktivismus, meist über Bilder oder Geschichten. Dann erzähle ich immer wieder viel vom Gehirn und seinen Funktionsweisen. Ein untrügliches Zeichen dafür, dass der Prozess in Gang gekommen ist, ist der Umstand, dass die Menschen in den Pausen oder nach dem Ende eines Teamentwicklungstages zu mir kommen und mich um Einschätzungen nach privaten Problemen fragen. Das ist dann auch der Punkt, an dem man spüren kann, dass die Bedeutung der Beziehung auch im Privaten wahrgenommen wird. Natürlich spielen auch die Besprechungen der Biografien der Bewohner eine große Rolle in der Entwicklung der Menschen. Sie sehen dabei am Beispiel eines anderen die zeitlich biografische Dimension und übertragen dies auch langsam auf sich selbst.

David: Wo beginnst Du, wenn schon klar ist, dass Kongruente Beziehungspflege implementiert werden soll? Mit wem führst Du die ersten Gespräche?

Rüdiger: Das ist ganz verschieden und hängt sehr von der Unternehmenskultur ab. Manchmal ist der erste Kontakt die Geschäftsführung, manchmal die Heim- oder Pflegedienstleitung. Meine Vorgehensweise hat sich im Lauf der Zeit auch verändert, ich habe aus jedem Prozess immer neu gelernt. Heute will ich einen klaren Auftrag einer Führungsperson, am besten von ganz oben, aber dies ist, wie gesagt, von der Unternehmenskultur abhängig. In diesem Erstgespräch ist es mir wichtig die Elemente darzustellen und die Zusage zu bekommen, dass die Organisation auch sichergestellt wird. Ich muss den Willen der Leitung spüren, dass sie die Kongruente Beziehungspflege auch umsetzen will. Dann will ich mit allen anderen Führungspersonen einzeln sprechen, um festzustellen, welche Ressourcen vorhanden sind und welche Problemeinschätzungen. Das dauert je nach Größe einer Einrichtung einen Tag oder zwei. In einem Abschlussgespräch mit der Leitung entscheidet sich dann, ob ich den Prozess beginnen will oder nicht.

David: Gibt es ein System?

Rüdiger: Es gibt so etwas wie ein abstraktes System. Etwa so, wie in der Analogie des Schuhs. Wir müssen uns aneinander gewöhnen und uns langsam einander entsprechen lernen. Congruere heißt sich entsprechen. Konkret gibt es ein ganzes Arsenal von Werkzeugen, die ich verwende. Es ist, wie gesagt, wichtig, dass die Menschen Selbstreflexion lernen. Deshalb benütze ich auch einen Bogen zur Selbsteinschätzung der Persönlichkeit. In der Besprechung der Ergebnisse ergeben sich immer Aspekte der Selbst- und Fremdwahrnehmung. Dies führt zu der emotionalen Einsicht, dass andere einen anders sehen können, als man sich selbst sieht.

Ich benutze auch den Teamtest von M. Belbin, der die Rollen beschreibt, die einer im Team sich selbst zuschreibt. Auch hier geht es wieder um Selbst- und Fremdwahrnehmung und die Frage, ob alle Rollen im Team vorhanden sind, die es effektiv sein lassen können. Die Menschen können darin auch ihre Handlungsorientierung erkennen, was sie wieder über sich nachdenken lässt.

Dann habe ich einen kleinen Test, der aufzeigt, wie sehr ein Mensch zu Interpretationen neigt, wenn er Sachverhalte hört und diese Interpretationen dann dazu benützt, seine weiteren Handlungen zu planen. Daran wird deutlich, wie Missverständnisse entstehen können. Meist ist die Neigung zu Interpretationen sehr hoch und es braucht Zeit, diese Neigung auf ein erträgliches Maß zurückzuführen. Dies geschieht an jedem Teamentwicklungstag durch meine Interventionen und gezieltes Nachfragen nach Informationen, die die Interpretation verifizieren oder falsifizieren können.

Weitere Übungen aus meinem ersten Buch „Beziehungspflege“ benutze ich auch gern, wie etwa die Eisbergübung, die aufzeigt, dass jede Wahrnehmung von der eigenen Geschichte eingefärbt ist und mit aktuellen Ereignissen verknüpft wird.

Im Verlauf des Prozesses kommen auch gruppendynamische Übungen von Klaus Antons zum Einsatz. Diese Übungen können einem Team die eigene Arbeitsweise widerspiegeln und ihm damit aufzeigen, wohin es sich entwickeln könnte.

Teamaufstellungen, in Anlehnung auf die Familienaufstellungen, gehören auch zu den Instrumenten, die ich benutze. Dies aber erst in der zweiten Hälfte des Prozesses, wenn die Menschen etwas mehr Vertrauen zueinander gewonnen haben.

Gute bis sehr gute Ergebnisse bringt auch der Zukunftsworkshop, den ich mit den Menschen in der zweiten Hälfte des Entwicklungsprozesses mache. Er bringt unglaublich viel Motivation mit sich und erzeugt Identifikation mit dem, was dann durch die Menschen geschaffen wird. So entstanden bereits kleine Zoos, Pizza- und Backöfen und Fernreisen für die Bewohner als Urlaubsreisen.

Sehr wichtig ist, dass die Menschen ein eigenes Wohnbereichskonzept schreiben, wie sie die Kongruente Beziehungspflege auf ihrem Wohnbereich umsetzen wollen. Ausgangspunkt ist dabei ein übergeordnetes Konzept der Heim- und Pflegedienstleitung, an dem sich die Wohnbereichsleitungen mit ihren Mitarbeitern orientieren können. Jeder wird aufgefordert, daran mitzuwirken, damit er etwas in das Konzept einbringen kann, was von ihm selbst stammt. Er kann sich dann besser damit identifizieren, weil Menschen sich grundsätzlich besser mit etwas identifizieren, was ihnen selbst gemäß ist. Dies rege ich bereits am Anfang des Prozesses an, was zunächst sinnvoll erscheint. Erfahrungsgemäß ist es aber so, dass man in der Hälfte des Prozesses, die Konzepte nochmals anpassen muss, weil sie in der Aufregung in Vergessenheit geraten sind. Manchmal gelingt es auch, dass Teamentwicklungstage echte Selbsterfahrungsprozesse werden, in denen sich die Menschen füreinander öffnen und Einsichten in sich selbst, in der Interaktion mit anderen finden.

David: Was sind die gängigsten Probleme? Wie lassen Sie sich lösen?

Rüdiger: Das ist extrem komplex und es spielen viele Bedürfnisse und Emotionen eine Rolle. Es gibt aus meiner Sicht immer nur den Einzelfall. Jedes Haus und die Menschen darin sind anders. Für jedes Haus muss ich ein eigenes Verständnis finden. Oft spielt die Geschichte eine große Rolle oder auch Personen, die gar nicht mehr anwesend sind, aber starke Prägungen hinterlassen haben.

Ich möchte aber die aus meiner Sicht wichtigsten Aspekte herausgreifen. Immer, wenn Menschen zusammentreffen, ist die Wahrscheinlichkeit hoch, dass wir es mit mindestens drei Problemen zu tun haben. Die Angst und daraus Projektion und die Mustererkennung. Dies trifft sowohl auf die Ebene der Leitungsrunde als auch auf die Ebene der Mitarbeiter zu.

Auf der Ebene der Leitungen ist es extrem wichtig, dass schnell die Angst voreinander verschwindet. Ich gehe dabei vom Ziel aus, das ich bereits mit den Worten, „Da darf kein Blatt dazwischen passen", beschrieben habe. Sollte die Heimleitung selbst den Prozess initiiert haben, so könnte Angst vor dem Scheitern eine Rolle spielen und die daraus möglicherweise resultierende Projektion, die Pflegedienstleitung und die Wohnbereichsleitungen boykottieren den Prozess. Bei der Pflegedienstleitung und den Wohnbereichsleitungen könnte die Angst vor Veränderung entstehen, mit der Projektion auf die Heimleitung, dass ihre Arbeit bisher nicht gut gewesen wäre. Dies könnte sich dann bis zur Mitarbeiterebene fortsetzten. Das beste Mittel gegen die Angst ist die Bindung. Was versuche ich also? Bindung und Vertrauen durch Offenheit herzustellen. Wir brauchen Übereinstimmung hinsichtlich Führungskultur, Qualität des Arbeitsergebnisses und der Teamkultur. Dazu braucht es Regeln, Disziplin und Struktur. Die Wohnbereichsleitungen sind die Multiplikatoren, die diese gemeinsam vereinbarten Werte bei den Mitarbeitern durchsetzen müssen. Dazu müssen sie in den meisten Fällen gestärkt werden. Ich benutze auch hier die Instrumente, die im letzten Abschnitt beschrieben wurden. Manchmal mache ich auch Einzelcoaching mit den Leitungen, um die persönlichen Betroffenheiten herauszuarbeiten und zur Lösung zu bringen. Dieser Prozess der Entwicklung von Offenheit, Bindung und Vertrauen geschieht im sogenannten Leitungscoaching, das regelmäßig stattfindet. Dort benutze ich auch die Phasen der Beziehungspflege, um immer wieder den Stand des Entwicklungsprozesses zu bestimmen. Auch hier gilt es, die Muster des Erkennens aufzubrechen und neue gemeinsame dynamische Muster zu entwickeln.

Auf der Ebene der Mitarbeiter finden sich ebenso die Probleme der Angst, Projektion und Mustererkennung, die in der oben beschriebenen Art bearbeitet werden. Ich lege dabei größten Wert darauf, dass entweder Heim- und Pflegedienstleitung oder besser noch beide an diesen Teamentwicklungstagen teilnehmen, so dass Vorgesetzte zum Anfassen entstehen können. Die Hierarchie bleibt bestehen, aber sie wird transparenter, weil Mitarbeiter die Vorgesetzten auch emotional erleben. Das ist das Wichtigste, dass jeder versteht, wie wesentlich ein guter Beziehungsprozess von den eigenen bewussten und unbewussten Emotionen abhängt. Gelingt der Prozess bei den Mitarbeitern, hören diese auf, übereinander zu reden, sie beginnen miteinander zu reden, sie reden miteinander über Bewohner, fassen Vertrauen zu den Vorgesetzten und beginnen sich selbst zu regulieren.

David: Wie lehrst Du Empathie? Wie lehrst Du Empathie innerhalb der Gruppe?

Rüdiger: Menschen sind unterschiedlich empathisch. Ich meine damit nicht, dass sie unterschiedlich mitfühlend wären. Ein Grundgefühl für den anderen ist bei allen bis auf wenige Ausnahmen da. Das Geheimnis der Empathie ist das Sprechen selbst und die Formulierung dessen, was ausgesagt wird. Das zweite große Hindernis ist wieder die Angst, und zwar die Angst vor sich selbst und vor den anderen.

Viele Menschen spüren, was in anderen emotional vorgeht, aber sie wagen es nicht, dies auszusprechen, weil es doch zu persönlich ist und mich ja nichts angeht. Empathie lehren heißt empathisch sein, die Gefühle des anderen selbst zu spüren und sie so genau wie möglich zu formulieren. Sich verständig und empathisch zu zeigen kann auch die Angst in sich bergen, zu viel von sich preiszugeben. Empathische Menschen sind mutige Menschen.

In der Erfahrung weiß ich, dass Menschen sich zunächst oft ertappt fühlen, wenn man sie spürt und dies auch noch ausspricht. Mit der Zeit wird dies aber besser. Wenn in einer Gruppe das Vertrauen entstanden ist, seine Gefühle auch zeigen zu dürfen, ohne dafür sofort gemaßregelt zu werden und ohne sich dabei nackt zu fühlen, dann haben wir ein großes Ziel erreicht. Manchmal mache ich tatsächlich Empathie-Training. Ich habe dafür ein festes Programm, von der Erarbeitung der Aspekte Wertschätzung und Echtheit, ohne die man nicht empathisch sein kann, bis zu Gruppenübungen zum empathischen Verstehen. Die größte Gruppe, mit denen ich dieses Training durchgeführt habe, traf ich in Slowenien. Es waren vierzig Kolleginnen, die Ausbilderinnen wurden. Obwohl ich selbst kein Slowenisch spreche, hat es funktioniert. Empathie fördern heißt empathisch sein, obwohl auch dies ein konfrontatives Element haben kann.

David: Was lehrst Du in punkto Kommunikation? Welche Art der Kommunikation forderst und förderst Du?

Rüdiger: Ich bin von der personenzentrierten Haltung durch Carl Rogers geprägt. Ebenso habe ich die Prägung des Konstruktivismus. Kommunikation wird durch Erkennen, in diesem Falle Hören, in Gang gesetzt. Entscheidend ist dabei, was einer aufgrund seiner Mustererkennung hört. Natürlich erzähle ich von den Kommunikationstheorien von Watzlawick und von Schulz von Thun. Aber diese kommen eben aus der Erkenntnis über die Mustererkennung.

Wir vereinbaren in den Teamentwicklungen, dass jeder beim anderen nachfragt, ob er das Gesagte auch so verstanden hat, wie es der Sprecher ausdrücken wollte. Dies gelingt nicht immer, aber ich interveniere einfach, wenn ich das Gefühl habe, der Empfänger hat nicht das Ausgesagte gehört. Wichtig scheint mir, dass die Leute lernen sollen, mehr zu fragen und weniger, sofort auf ihre Muster zu reagieren. Das geht mit einem einfachen Mantra: „Ist das, was ich gehört habe, das, was es ist?"

David: Also im Grunde habe ich die sehr einfache und gleichzeitig komplexe Frage gestellt: „Was machst Du und warum funktioniert es?" Du weißt in etwa, worauf ich hinaus will! Warum funktioniert das System so gut?

Rüdiger: Weil das System ein natürliches, fast würde ich sagen ein organismisches ist. Es ist eigentlich ein evolutionäres System. Es basiert auf Kooperation und Kooperation ist für mich der Kern der Evolution. Bäume kämpfen nicht miteinander, um zu überleben, das klingt in unserer Sprache nur so. Nein. Sie kooperieren, um gemeinsam zu überleben. Das System besteht seit langem zwischen Menschen, die es intuitiv leben, etwa in intakten Familien. Unsere Arbeitswelt mit seinen Entwicklungen, in der Mitarbeiter Kostenfaktoren sind, die es möglichst effektiv zu nutzen gilt, hat ein System von Misstrauen entstehen lassen, dass natürlich wieder durch die Angst intendiert ist. Das System funktioniert, weil es ein Vertrauenssystem ist, in dem Menschen nicht nur Leistungsfaktoren sind, sondern vor allem eins: Menschen, die über Bindung ihre Angst bewältigen lernen können.

David: Du nimmst die Menschen als Menschen wahr und das lässt sie andere Menschen anders betrachten, Du lernst ihnen Umgang, Empathie und Kommunikation. Wie machst Du das?

Rüdiger: Zu Beginn der Prozesse, müssen wir uns aneinander gewöhnen. Wir müssen die gegenseitige Angst voreinander verlieren und uns langsam gegenseitig entsprechen. Dies geschieht zu Beginn mit einigen Wenigen, dann werden es immer mehr, die in oben beschriebenen Sinn mitwirken. Dann beginnen die anderen von denen zu lernen und sie beginnen damit, sich gemeinsam weiterzuentwickeln. Wenn dann eine kritische Masse erreicht ist, entwickelt sich das System von alleine weiter. Ich stoße eigentlich nur an und sorge dann später dafür, dass Störungen im System früh erkannt und bearbeitet werden. Die Menschen spüren dann wahrscheinlich irgendwann, dass es ein natürliches System des Umgangs miteinander ist, das in uns schon angelegt ist. Wir müssen es nur noch leben!

David: Stress Dich nicht mit der Antwort, sehr persönliche und komplexe Fragen, aber ich denke, sie können uns helfen, das Ganze noch besser zu verstehen und auch mit anderen Bereichen zu verbinden.

Grüße David

Was habe ich mich gestresst, um einigermaßen zu Papier zu bringen, welche Erfahrungen ich selbst gemacht habe. Hoffentlich ist es mir gelungen.

Wenn der Gesamtprozess glückt, haben sich meist große Veränderungen ergeben, die auch Wirkung auf die Bewohner, die Mitarbeiter und die Führung zeigen. Ich selbst kann auch von Veränderungen berichten, aber ich halte es für sinnvoller, die Betroffenen selbst zu Wort kommen zu lassen (Kapitel 6, 7 und 8). So habe ich Führungskräfte aus „Vorzeigeeinrichtungen" gebeten, ihre Erfahrungen selbst in diesem Buch zu schildern.

6.2 Implementierung eines modernen Pflege- und Betreuungskonzepts

Vorbemerkung: Der erste Bericht kommt aus zwei Einrichtungen in Oberösterreich aus dem Sozialhilfeverband Urfahr und Umgebung, in der Nähe von Linz. Beide Häuser sind „Vorzeigeeinrichtungen" für die Umsetzung der Kongruenten Beziehungspflege. Die Autorinnen sind die Pflegedienstleitungen des Bezirksseniorenhauses Gramastetten, Frau Elfriede Pumberger und Ursula Rebhandl vom Bezirksseniorenheim Walding.

Erfahrungsbericht aus dem Bezirksseniorenhaus Gramastetten

Elfriede Pumberger und Ursula Rebhandl

Das Pflege- und Beziehungsmodell der „Kongruenten Beziehungspflege" wird bereits in vielen Einrichtungen in Österreich, Deutschland, Schweiz und Slowenien angewendet. Auch wir im Bezirksseniorenhaus Gramastetten und im Bezirksseniorenheim Walding (Sozialhilfeverband Urfahr Umgebung/Oberösterreich) haben uns 2012 für die Implementierung des Modells durch Rüdiger Bauer entschieden, 2013 wurde das Haus zertifiziert und 2016 erfolgreich rezertifiziert. Mittlerweile können wir auf fünf Jahre intensiver Auseinandersetzung mit dem Konzept zurückblicken. In diesem Beitrag möchten wir daher unsere Erfahrungen und Schlüsse aus der Implementierung der Kongruenten Beziehungspflege erläutern.

Das jung gebliebene Modell der Kongruenten Beziehungspflege, es ist mittlerweile schon 26 Jahre alt, bewirkt die Stärkung der Expertenrolle der Pflegefachkraft und stellt die Beziehung als das eigentlich Bedeutsame in den Vordergrund. Als wir unser Team 2012 mit dem Vorhaben der Implementierung konfrontiert haben, kam sehr rasch die Aussage, dass ohnehin nach Regeln dieses Pflegemodells gearbeitet würde. Die Beziehung zu den Bewohnern stehe sowieso im Mittelpunkt. Diese Erkenntnis erleichtert den Start, da richtigerweise gute Pflegende intuitiv eine Beziehung zu den Bewohnern aufbauen. Das ist auch richtig so, Beziehung fand in der Pflege schon immer statt, das ist nichts Neues. Aber mit der Einführung der „Kongruenten Beziehungspflege" haben wir unseren Fachleuten ein Instrument zur strukturierten Vorgehensweise und Dokumentation der Beziehungsarbeit gegeben. Die wesentlichen Handlungselemente sind Biografiearbeit, Beziehungspflegeplanung und Fallbesprechung.

Vor Projektbeginn war der Umgang mit den Bewohnern wertschätzend, von Selbst-Bestimmtheit geprägt und individuell, aber weniger biografieorientiert. Neu war die Einführung der Zuteilung einer Pflegeperson zu einem Bewohner – sprich Bezugspflegeperson. Das bedeutete für die Pflegeperson mehr Verantwortung und persönlichere Beziehung zu den Bewohnern und deren Angehörigen. Ebenfalls neu war die Veränderung des Blickwinkels auf die Biografie, die Analyse und die Interpretation der Lebensgeschichte unserer Bewohner. Gezielt werden die schönen und positiven Erinnerungen/Ereignisse gesucht und in der Beziehungspflegeplanung festgehalten. Somit können alle Mitarbeiter zielgerichtet mit diesen gesetzten Maßnahmen arbeiten. Durch die regelmäßigen Fallbesprechungen kann die Wirksamkeit der Beziehungspflegeplanung evaluiert werden. Ein weiteres Novum war die Einbeziehung der anderen Berufsgruppen (Heimleitung, Küche, Reinigung, Haustechnik, Büro) d.h. sie übernehmen gemeinsam mit einer Pflegeperson die Bezugspflege.

Warum wir nur auf die schönen und positiven Erinnerungen/Ereignisse unserer Bewohner eingehen, möchte ich zum besseren Verständnis kurz auf die neurobiologischen Erkenntnisse eingehen: Positive und negative Lebensereignisse, d.h. Beziehungsmuster, werden in Nervenzellverbindungen abgespeichert und lassen sich durch Reize aus der Umwelt immer wieder aktivieren. Die professionelle Beziehungsarbeit setzt bei den glücklichen, schönen Erlebnissen des Menschen an und versucht die positiven Reize so oft als möglich in den Alltag einzubringen. Die Reize bewirken im Gehirn eine biochemische Reaktion, d.h. Ausschüttung z.B. von: Oxytozin (Vertrauenshormon), Dopamin (Motivationshormon), Endorphinen (Glückshormone), Serotonin (gute Stimmung) und endogenen Opioiden (körpereigene Schmerzmittel).

Die Kongruente Beziehungspflege entfaltet ihre wohltuende Wirkung bei allen Menschen. Sie erzeugt nicht nur Glück bei unseren Bewohnern, sondern auch bei allen Mitarbeitern. Das gewonnene Vertrauen und die steigende Motivation bewirken eine verbesserte Zusammenarbeit zwischen Führenden und Mitarbeitern sowie die Beziehungen innerhalb der Teams hin zu einem vertrauensvollen Miteinander. Weil Beziehung nicht nur in der Pflege stattfindet, wurde auch die gesamte Mitarbeiterschaft aus allen Bereichen unseres Hauses in „Kongruenter Beziehungspflege“ geschult.

Es gibt viele wunderschöne Fallbeispiele über die Wirksamkeit des Modells, sie zu erzählen würde den Beitrag sprengen. Wir erkennen den Erfolg an der täglichen Umsetzung des kongruenten Beziehungsmodells und der Freude, der im Umgang zwischen den Mitarbeitern und den Bewohnern herrscht. Seit die kongruente Beziehungspflege in unserem Seniorenhaus gelebt wird, hat sich die Gesprächskultur thematisch positiv in den Teams geändert, Nörgler finden kaum noch Gehör. Konflikte werden früher angesprochen und nachhaltiger gelöst, der Umgang mit schwierigen Situationen erfolgt wesentlich sachlicher und professioneller – es gibt keine „schwierigen“ Bewohner mehr! Außerdem stellen die Pflegeteams fest: Alle Bewohner nehmen am Leben teil. Wir haben bis jetzt noch jeden neu zu uns gekommenen Menschen motivieren können.

Nach unserer Wahrnehmung wird die Zeitspanne zwischen aktiver Lebensgestaltung und der eigentlichen Sterbephase kürzer. Es gelingt, die Bewohner zu motivieren, länger und aktiver am Alltag teilzunehmen. Die Erkenntnisse der Bezugspflegeperson ermöglicht mehr Lebensqualität für den Bewohner und mehr Arbeitsqualität für das Betreuungsteam. Die Chemie zwischen Bezugspflegeperson und Bewohner muss stimmen. Andernfalls ist ein Wechsel der Bezugsperson notwendig. Bewohner treten in Beziehung zu den Pflegenden, fühlen sich angenommen und sind oft am Wohl der Mitarbeiter interessiert. Man spürt das größere Vertrauen zwischen Bewohnern und Pflegenden und der damit verbundenen Akzeptanz des Modells.

Ferner bemerkbar sind ein starker Rückgang der Gabe von Neuroleptika, eine hohe Bewohner- und Mitarbeiterzufriedenheit, eine höhere Kooperationsbereitschaft bei den Angehörigen und eine größere Geduld der Bewohner. Die längere Phase der aktiven Lebensgestaltung führt zum Erhalt der Körperspannung und Antriebskraft bei den Bewohnern. Wer zur Kongruenten Beziehungspflege eine nicht kompatible persönliche Grundhaltung hat, kann das Pflegemodell zumindest als Instrument im Umgang mit anderen Menschen annehmen. Problemstellungen dürfen nicht automatisch abgelehnt werden. In einem kongruenten Beziehungssystem wird jeder Mensch ernst genommen. Jede Aussage hat Gewicht.

Das Gelingen eines neuen Projektes bedarf einiger Voraussetzungen. Die erfolgreiche Implementierung der „Kongruenten Beziehungspflege" in einer Pflegeeinrichtung sollte aus unserer Sicht nur begonnen werden, wenn die entscheidenden Führungskräfte im Haus in ihrer Haltung und in ihrem eigenen Handeln kongruent sind. Sie müssen ihren fachlich qualifizierten, professionell agierenden Mitarbeitern die Möglichkeit geben, den Beruf als positiv wahrgenommenen Teil ihres Lebens anzunehmen. Wichtig finde ich auch zu betonen, dass Arbeitszeit auch Lebenszeit ist. Wer möchte seine Lebenszeit gern mit Problemen und Demotivation verbringen. Das macht Stress und dem Stress kommt im Modell eine besondere Bedeutung zu. Bindungsbeziehungen wirken dem Stress der Menschen entgegen. Die Festlegung auf ein Pflegemodell muss von den Entscheidungsträgern getroffen und vom ganzen Team getragen werden. Erfolg hat, wem es gelingt, alle Funktionsbereiche mit einzubeziehen.

Eine weitere Voraussetzung für die erfolgreiche Umsetzung ist es, bei den Mitarbeitern Bewusstsein und Selbstbewusstsein zu schaffen. Im Idealfall entwickelt sich der Pflege- und Betreuungsprofi mit der Anwendung des Modells am Bewohner und im Team, hin zu einer Haltung für eine gelungene Beziehungskultur.

Der positive Ansatz, die Einfachheit des Konzeptes, welches die Einführung des Modells begünstigte und letztendlich die positiven Auswirkungen auf alle Menschen, die in den Häusern wohnen und arbeiten, hat uns dazu bewogen, diesen Weg zu gehen. Unser Partnerhaus, das Bezirksseniorenheim Walding, ist ebenfalls in „Kongruenter Beziehungspflege" zertifiziert und die anderen Häuser im Sozialhilfeverband haben sich bereits auf den Weg gemacht.

6.3 Widrige Bedingungen müssen nicht hindern

Vorbemerkung: Die nächste Einrichtung liegt im Saarland in Homburg. Dort begann die Einführung der Kongruenten Beziehungspflege im Jahr 2009 und das Konzept wird auch neun Jahre später immer noch gelebt, wie ich mich vor kurzem selbst wieder überzeugen konnte. Diese Einrichtung gilt aus meiner Sicht als „Vorzeigeeinrichtung", weil die Umsetzung dort, trotz Widrigkeiten hervorragend war und ist. Der Bericht stammt aus der Feder der Pflegedienstleitung Renate Polack von der Pro-Seniore Residenz Homburg Erbach. Sie war und ist dort die wesentliche Antreiberin der Kongruenten Beziehungspflege und sie hat für das Konzept ein tiefes intuitives Wissen, man könnte es auch intuitiven Geist nennen, entwickelt, der ihr nach eigenen Aussagen auch in ihren privaten Beziehungen sehr geholfen hat.

Erfahrungsbericht aus der Pro-Seniore Residenz Homburg-Erbach

Renate Polack

Unsere Residenz liegt in Homburgs größtem Stadtteil Erbach. Was ist das Besondere an Erbach? Die Menschen, die da leben, möchten in ihrem Stadtteil bleiben. Das sichert zu einem Teil unsere Belegung, obwohl die Einrichtung infrastrukturell nicht mehr heutigen Standards entspricht, z.B. keine Nasszellen und Toiletten in den Zimmern und damit auf mittelfristige Sicht wahrscheinlich ihre Konkurrenzfähigkeit einschränkt. Trotzdem sind uns natürlich die zweiundachtzig Menschen, die darin leben, sehr wichtig.

Wir haben insgesamt, von der Verwaltung, über die Küche, die Haustechnik, die Unterhaltsreinigung, die Pflege, um die 65 Mitarbeiter. Es sind also viele Beziehungen zu händeln. Und nicht zu vergessen die vielen Angehörigen und Besucher sowie die externen Dienste, die ins Haus kommen. Unsere Einrichtung in Erbach hat eine besondere Klientel, es gibt viele psychiatrisch erkrankte Menschen unter unseren Bewohnern.

Wir schrieben das Jahr 2006. Als Altenpflegerin ohne psychiatrische Erfahrungen fühlte ich mich oft an den Grenzen meiner Möglichkeiten und Kompetenzen und erkannte, dass es den Pflegemitarbeitern genauso erging. Fortbildungen waren also unerlässlich. Wir machten verschiedene Versuche mit verschiedenen Inhalten und weil wir auch mit Aggressionen konfrontiert waren, auch einen Versuch über Deeskalationsmanagement. Doch dies reichte nicht aus, um die Problematik in den Griff zu bekommen. Wir hatten teilweise schwere Zeiten! 2008 kam dann die Einführung des Pflege – Weiterentwicklungsgesetzes (PfWG), das konzernseitig viele Vorbereitungsmeetings mit sich brachte, in denen die Einführung der Transparenzkriterien vorbereitet werden sollten. Meine Zeit war also wieder begrenzt, mich den Schwierigkeiten unseres besonderen Klientels zu widmen. Am 06.03.2008 fuhr ich zu einer Tagung meines Trägers. Dort stellte Rüdiger Bauer sein Beziehungskonzept der „Kongruenten Beziehungspflege“ vor. Ich hörte gut zu und wusste sofort: Das will ich. Ich wollte aber auch die praktische Umsetzung mit eigenen Augen sehen und besuchte eine Einrichtung, die nach dem Konzept arbeitete. Ich möchte es mal „Learning by Angucken“ nennen! Bei meinem Besuch bekam ich nähere Informationen durch meine Kollegin vor Ort. Sie zeigte auch durchaus echte Begeisterung für das Konzept und seine Wirkungen auf die Bewohner. Am Ende des Besuches wusste ich: Das machen wir!

Im Jahr 2009 haben wir dann mit den Grundschulungen beginnen. An den ersten zwei Tagen konnten an der Grundschulung 40 Mitarbeiter, eine ehrenamtliche und eine Lehrerin der Altenpflegeschule teilnehmen. Für unsere kleine Einrichtung eine große planerische und logistische Leistung. Es folgten 2010 noch weitere sechs Tage, in welchen wir ausführliche Fallgespräche über unsere Bewohner führten, und weitere sechs Tage 2011 mit Fallgesprächen, Fortbildung und Wiederholungen von wichtigen Inhalten des Konzepts. So bildeten wir Multiplikatoren aus, welche die Implementierung der „Kongruenten Beziehungspflege“ begleiteten sollten.

2012 folgten vier weitere Tage, mit Fortbildungen zur Empathieschulung, Auffrischung von Inhalten und Fallgesprächen. Wir waren im Laufe der Zeit mit der Umsetzung des Konzeptes immer erfolgreicher und wir spürten die Wirkungen deutlich an den Verhaltensweisen der Bewohner und an uns selbst. Im Jahr 2013 fühlten wir uns stark genung für eine Zertifizierung, die wir erfolgreich abschlossen. Unser Hunger auf die Kongruente Beziehungspflege war aber noch nicht gestillt und es gab auch immer wieder neue Mitarbeiter, die noch keine Grundschulung hatten. So veranstalteten wir 2014 und 2015 jeweils zwei Grundschulungstage.

Wir bemerkten großen Erfolg, aber leider kamen auch neue Bewohner in unser Haus mit noch schwierigeren psychiatrischen Krankheitsbildern und wir wollten nochmals auf die psychiatrischen Kompetenzen von Rüdiger Bauer zurückgreifen. Er hatte uns zwar in den Fortbildungen schon von den Fallgesprächen mit der bio-psycho-sozialen Hypothese erzählt, aber nun schien es uns angemessen, diese in unsere Beziehungspflegeplanungen für einige Bewohner mit einzubeziehen.

In der Zeit seit Beginn der Umsetzung besuchte ich auch zusammen mit fünf Mitarbeiterinnen das Aufbauseminar, das Rüdiger Bauer jährlich einmal im eigenen Institut anbietet, mit interessanten Themen, die wir hilfreich für uns mitnehmen konnten. Besonders emotional haftend war für mich die Darstellung des Themas „Trauma und die Folgen“. Das war für mein eigenes Leben ein unglaublicher Gewinn. In weiteren Aufbauseminaren erfuhr ich vom „Dialogischen Prinzip“ und der praktischen Anwendung am Beispiel des Landeskrankenhauses Kirchdorf an der Krems durch die stellvertretende Pflegedirektorin. Wir erkannten damit gute Möglichkeiten für uns, dies in den Teams unseres eigenen Hauses zu implementieren. Es kam dann zum Einsatz in Teamgesprächen mit positiver Resonanz und einer Verbesserung der Beziehungen in den Teams.

Welche Wirkungen für die Beziehung von Mitarbeitern und Bewohnern konnten wir seitdem erkennen?

- Ein deutlich erhöhtes Wir-Gefühl
- Verbessertes Konfliktverständnis (auch im Privatbereich)
- Intensiveres Miteinander mit den Bewohnern und Verständnis für deren Lebenssituation
- Mehr Freude und Entspannung bei der Arbeit
- Mehr Gesundheit, das zeigt sich an der Ausfallstatistik, welche zwischen 1–2 % liegt
- Ruhigere Atmosphäre, die sich auf alles auswirkt, auch auf Besucher der Einrichtung
- Eine besondere Atmosphäre, welche man spürt, wenn man in die Einrichtung kommt, das wird uns immer wieder von Besuchern gesagt.

Wir arbeiten in unsere Einrichtung auch mit den Phasen der Beziehungspflege. Wir können tatsächlich bestätigen, dass die Bewohner nach dem Durchlaufen der Phasen – Begegnungsphase, Inkongruenzphase, Bearbeitungsphase und Integrationsphase – in die Kongruenzphase mit den Mitarbeitern kommen und nicht mehr als schwierig wahrgenommen werden. So kommt das, was als herausforderndes Verhalten bezeichnet wird, bei uns kaum mehr vor. Sehr deutlich ist der Rückgang von Psychopharmaka- und Schmerzmittelgaben.

Es wird noch mehr gelacht und gefeiert, das Wohlbefinden aller steht an vorderster Stelle, für Mitarbeiter und Bewohner. Es gibt mehr liebevolle Berührungen und Körperkontakt, Bewohner werden einfach anders erkannt. Die Begleitung sterbender Menschen in unserem Haus ist intensiver geworden.

Mit unserer Arbeit mit der Kongruenten Beziehungspflege heben wir uns deutlich von der Konkurrenz ab und stärken damit den Standort Erbach. Insgesamt haben wir zufriedenere Bewohner, Mitarbeiter und Angehörige. Besonders Angehörige machen eine sehr wertvolle Mundpropaganda für uns. Was für ein besseres Marketing kann es geben? Ebenfalls bemerken wir in unseren Statistiken eine höhere Mitarbeiterbindung, was zu geringeren Kosten für die Einarbeitung neuer Mitarbeiter führt.

Natürlich gab es auch Schwierigkeiten und Probleme in der Umsetzung. Es gibt natürlich das unterschiedliche Bildungsniveau der Mitarbeiter, die Dienstplangestaltung während der Schulungsmaßnahmen und die ständige Begleitung der Mitarbeiter und Auffrischung der Inhalte sowie die Schulung von neuen Mitarbeitern. Herausfordernd war die Integration der „Kongruenten Beziehungspflegeplanung" in unser Dokumentationssystem, weil ein großer Träger auch dort eine Einheitlichkeit zeigen will. Trotzdem zeigen sich unsere Erfolge weiterhin mit den Bewohnern und den Mitarbeitern.

Im April 2016 haben zwei Wissenschaftlerinnen der Homburger Universitätsklinik in unserer Einrichtung eine Studie zum Schmerzmanagement durchgeführt und dabei den Cortisolspiegel unserer Bewohner, mit deren Einverständnis, gemessen. Das Ergebnis wurde uns mündlich mitgeteilt. Im Vergleich zu Messungen in anderen Einrichtungen waren die Spiegel unserer Bewohner niedriger. Bestätigen würde das die Aussage, dass das in Bindungsbeziehungen ausgeschüttete Hormon Oxytozin den Cortisolspiegel senkt. Dies könnte auch ein erster naturwissenschaftlicher Hinweis auf einen gemessenen Nachweis der Wirkung von Kongruenter Beziehungspflege sein.

6.4 Eine skeptische Leitung – ein guter und weiter offener Ausgang

Vorbemerkung: Der nachfolgende Bericht kommt von einem Konkurrenten in Homburg. Es ist das ASB Seniorenheim St. Andreas und ebenfalls im Stadtteil Erbach gelegen. Auch dieses Haus würde ich mittlerweile als Vorzeigehaus bezeichnen. Eigentlich hatte der Prozess dort schon 2013 begonnen, aber die Ausgangslage schien besonders schwierig zu sein. Das Haus hatte vor der aktuellen Leitung schon vier Leitungen erlebt, die allesamt an den, lassen Sie mich es so sagen, „robusten" Mitarbeitern gescheitert sind. So wie Sie lesen werden, war es in diesem Haus, man möchte fast sagen, genetisch verankert, dass sehr viel übereinander und kaum miteinander gesprochen wurde. Wir haben dies letztlich wohl epigenetisch überschrieben. Der Prozess, der dort stattfand, begann eigentlich richtig zu greifen, als die Autorin des Beitrages, Frau Heike Schille-Diehl, im Jahr 2015 Heimleitung wurde. Der Prozess hat ihr also viel zu verdanken. Sie brachte den Willen und die Durchsetzungskraft mit, den – wie sie es selbst nennt – „Reinigungsprozess" zu gestalten. Dadurch wurde auch der erwähnte „Werdenfelser Weg" möglich, der den Bewohnern buchstäblich viel Freiheit brachte. Vorher wäre dieser Ansatz möglicherweise im alltäglichen Kleinkrieg erstickt. In diesem Haus wurde es sogar recht schnell möglich, die Teamentwicklung teamübergreifend zu machen. Dies hat das bekannte Phänomen, dass „die vom Erdgeschoss oder vom ersten Obergeschoss" sich zu einem Gesamtteam fanden, wesentlich befördert.

Frau Schille-Diehl war sehr skeptisch und das spürte ich auch deutlich. Aber heute verstehen wir uns, in dem noch laufenden Prozess, fast blind und nähern uns der Kongruenzphase in schnellen Schritten. Das Haus wird sich unter ihrer Leitung noch weiter entwickeln und wir wissen noch nicht, was noch alles entstehen wird.

Erfahrungsbericht aus dem ASB Seniorenheim St. Andreas in Homburg-Erbach

Heike Schille-Diehl

Im Jahr 2015 übernahm ich die Leitung des ASB-Seniorenheims St. Andreas in Homburg-Erbach. Wir sind ein Haus mit 68 Betten auf drei Wohnbereichen. Davon sind 54 Betten vollstationär und darüber hinaus verfügen wir über eine solitäre Kurzzeitpflege mit vierzehn Betten. Als ich 2015 das erste Mal von dem Konzept der Kongruenten Beziehungspflege nach Rüdiger Bauer hörte, war ich zugegebener Maßen skeptisch. Natürlich sind mir im Laufe meiner Berufsjahre Begriffe wie Kongruenz, Empathie, Biografiearbeit, personenzentrierter Ansatz und biochemische Vorgänge im Gehirn schon begegnet. Ich muss also ehrlicherweise gestehen, dass mein erster Gedanke war: Da hat jemand altbewährtes „aufgehübscht" und dem Kind einen neuen Namen gegeben. (Herr Bauer hat mir mittlerweile seine Absolution erteilt.) Der zweite, viel dringlichere Gedanke war: Wie in aller Welt soll man Beziehungen bitteschön planen können? Sicher ahnen Sie es schon. Ich wurde in beidem Punkten eines Besseren belehrt.

Wer jetzt jedoch meint, dass dieser Weg ein leichter gewesen wäre, der irrt. Man setzt sich nicht hin und beschließt, dieses Konzept zu implementieren. Der Prozess ist zeit- und kostenintensiv und man sollte eine gute Portion Nervenstärke im Gepäck haben.

Zu Beginn galt es, bei uns eine verbindliche, offene und vertrauensvolle Kommunikationsstruktur zu etablieren. Im Leitungsteam und auf Mitarbeiterebene herrschte allgemein der Usus „Wir reden übereinander, aber nicht miteinander". Dazu kam die allgemeine „problemorientierte" Sicht der Strukturen. Diese Automatismen umzukehren in einen Wir-Gedanken, unabhängig von Fachbereichen, Teams oder gar flurspezifischen Verantwortungsbereichen erforderte die bereits erwähnte Nervenstärke. Die Fluktuation von Mitarbeitern, die feststellten, diesen Weg nicht mitgehen zu können oder zu wollen, bezeichne ich heute gerne als „erforderlichen Reinigungsprozess".

Offen und vertrauensvoll zu kommunizieren, das klingt einfach, war aber der Aktivposten mit dem größten Zeitaufwand. Teamentwicklung, Leitungscoaching etc. füllten das Konzept innerhalb von zwei Jahren mit Leben. Und wie das im Leben so ist, gab es Entwicklung gepaart mit Rückschritten oder hochsensiblen Phasen, wenn neue Teammitglieder hinzukamen und der laufende Prozess wieder überprüft oder angepasst werden musste.

Doch dann stellten sich auch die ersten kleinen und großen Erfolge ein. Eine Bewohnerin, die wohl Übergriffe im Badezimmer erdulden musste, konnte dies ohne Furcht betreten, weil das Badezimmer „teilmöbliert" wurde und so einen anderen Charakter erhielt. Wir setzen auf Kreativität und den Mut, auch mal andere Wege zu gehen, statt auf starre Strukturen oder ob ein Bewohner möglichst adrett spätestens um 08.30 Uhr am Frühstückstisch sitzt. Aus der Teamentwicklung sind dadurch auch fünf Projekte unter Mitarbeiterleitung entstanden, wie z. B. unser Hauschor, der aus Mitarbeitern und Bewohnern besteht und regelmäßig für die Auftritte probt. Oder unser Tiergarten mit Ziegen, Laufenten und Hühnern, der bei unseren Bewohnern besonders beliebt ist. Auch das Gartenprojekt mit eigenem Nutzgarten zur Bereicherung des Speiseplanes und unser Snoezelenraum, der als Rückzugsoase sowohl für Bewohner als auch unsere Mitarbeiter gedacht ist. Unser regelmäßiger Mitarbeiterstammtisch, der häufig besser besucht ist als die Weihnachtsfeier, ist ebenfalls ein Produkt dieser Tage.

Wichtig aber sind die gewonnenen Mitarbeiter – und damit untrennbar verbunden auch die Bewohnerzufriedenheit. Denn seit man nicht mehr Energie und Kraft darauf verwenden muss, über die Vorgesetzten oder die Kollegen zu schimpfen, werden Ressourcen und Kreativität für unsere Bewohner genutzt. Unsere Ausfallzeiten sind in eineinhalb Jahren von 15 auf 6 Prozent gesunken. Wir haben seit eineinhalb Jahren keinen Betriebsrat mehr, weil von den Mitarbeitern kein Bedarf mehr angezeigt wird. Die Fluktuation hat sich auf ein Mindestmaß reduziert. Das Erlernen von Eigenverantwortlichkeit, Konfliktmanagement und die Konsequenz einer offenen Fehlerkultur führten zu einer veränderten Selbst- und Fremdeinschätzung. Der häufig überstrapazierte Begriff der Wertschätzung erhält so eine etwas andere Bedeutung.

Das Wichtigste sind jedoch die gezielte Auseinandersetzung mit der Biografie und mit der Lebensereignisskala der uns anvertrauten Menschen. Dies hat gerade im Demenzbereich zu der Frage geführt: Wie kann ich dem Verhalten, häufig auch auffällig und herausfordernd, ohne den Einsatz von Psychopharmaka und Fixierungen begegnen? Dies brachte uns dann im nächsten Schritt zum „Werdenfelser Weg". Heute können wir sagen, dass in unserer Einrichtung von vierundzwanzig bestehenden Fixierungen bis dato nur noch drei aufrechterhalten wurden. In enger Zusammenarbeit mit den behandelnden Neurologen wurde der Einsatz von Psychopharmaka um rund die Hälfte reduziert. In diesem Monat erfolgt eine bauliche Veränderung unseres „beschützten Bereiches". Dieser wird künftig statt zweiundzwanzig Betten nur noch zwölf Betten umfassen. Einfach, weil wir nicht mehr brauchen und wollen.

Ein weiterer Bestandteil des Konzeptes sind die Bewohnertage. Diese finden monatlich geplant statt und die Bezugspflegekräfte werden an diesen Tagen vom regulären Dienst freigestellt, um mit „ihren Bewohnern" die Zeit nach deren Gusto zu gestalten. Auch diese Tage werden im Vorfeld von den Bezugspflegekräften geplant und durchgeführt. Das können ein Zoobesuch, eine Tasse Kaffee im früheren Zuhause, um die Vergangenheit aufleben zu lassen, aber auch nähere Ausflugsziele, der Besuch auf dem Friedhof oder nur ein Entspannungsbad sein. Der Phantasie sind da kaum Grenzen gesetzt.

Abschließend könnte man meinen, in unserem Haus sei immer alles eitel Sonnenschein. Dies trifft natürlich so nicht zu. Wir haben dieselben Probleme wie alle anderen Einrichtungen in Deutschland. Wir begegnen ihnen nur anders! Also nur Mut, es lohnt sich!

6.5 Beziehungspflege leben – den Ausgang offenhalten

Vorbemerkung: Petra Welz aus Wien war 2008 die Verantwortliche für die Einführung der Kongruenten Beziehungspflege in den Altenhilfeeinrichtungen der Caritas in Wien. Sie hat sich sehr dafür stark gemacht und das Projekt engagiert vorangetrieben. Später hat sie ihre Arbeitsstelle gewechselt und ging zu einer anderen Organisation. Dies ist ein Betreutes Wohnen, „Kabelwerk" in Wien. Dort hat sie dann selbst als Leitung durch ihre Vorbildwirkung im Umgang mit den Mitarbeitern und den Bewohnern die Kongruente Beziehungspflege zum Leben gebracht. Sie hatte nicht nur einen Prozess schon ein Mal selbst gelebt, sondern sich mit der Theorie auch in einer Masterarbeit beschäftigt. Zurzeit verfasst sie eine Dissertation zu diesem Thema. Sie benutzt den Begriff des Konstruktivistischen Paradigmenwechsels in ihrem Bericht. Ich setze diesen Begriff ein, wenn ich Einrichtungen nach der Kongruenten Beziehungspflege zertifiziere. Er bedeutet, dass Mitarbeiter sich nicht mehr durch ihre eigene Mustererkennung ein Bild des Bewohners machen, sondern sie das Erkennen des Erkennens des Bewohners erkannt haben. Dies wird oft in dem Satz deutlich: „Wir haben keine schwierigen Bewohner mehr!" Petra Welz benutzt auch die Variante Kongruente Beziehungspflege-Kultur. Diese Variante wurde von Franc Imperl aus Slowenien geprägt, der dort in elf Altenhilfeeinrichtungen die Kongruente Beziehungspflege vorantreibt. Er will damit sagen, dass sich die Implementierung auf die gesamte Einrichtung mit allen Mitarbeitern auswirkt und zu einer Kulturveränderung in der Einrichtung beiträgt.

Erfahrungen bei der Einführung und Arbeit der Kongruenten Beziehungspflege-Kultur in privaten Altenpflegeeinrichtungen in Wien

Petra Welz

Im Jahr 2008 haben sich die PflegedienstleiterInnen einer großen Organisation in Wien entschieden, das Modell der Kongruenten Beziehungspflege nach Rüdiger Bauer in den neun Pflegehäusern, insgesamt auf zehn Stationen der Organisation zu implementieren. Wir arbeiteten schon seit einigen Jahren mit dem Pflegeorganisationssystem Bezugspflege und sahen die Implementierung als notwendigen Schritt der Weiterentwicklung der Betreuungsqualität. Dies gemäß der These von Rüdiger Bauer: „Bezugspflege, Bereichspflege usw. ist der Rahmen, die Beziehungspflege ist der Inhalt." Um für dieses Vorhaben gut vorbereitet zu sein, wurde aus jedem Haus ein Trainer in einer einjährigen Ausbildung durch Rüdiger Bauer im Ausbildungszentrum des Roten Kreuzes Wien ausgebildet. Es handelte sich um Stationsleitungen und Pflegemitarbeiter, die an der Basis arbeiteten. Für die Implementierung wurde ein Projekthandbuch geschrieben. Schon während der Ausbildung hatten die Trainer den Auftrag, die KBP auf ihren jeweiligen Stationen umzusetzen. Im September und November 2010 fanden die Evaluierungen durch Rüdiger Bauer statt. Das Projekt wurde auf alle 40 Stationen der Pflegehäuser der Organisation bis Ende 2011 ausgerollt.

Beobachtungen, Äußerungen der Mitarbeiterinnen

In laufenden Gesprächen erzählten die Mitarbeiter der betroffenen Stationen immer wieder über die positiven Entwicklungen in den Teams, bei den Bewohnern und den Mitarbeitern. Sie schilderten, dass es weniger Krankenstände gab, weniger „schwierige" Bewohner, sich die Beziehungen zu den Angehörigen verbessert haben. Auch bemerkten sie, dass sich der Einsatz von Psychopharmaka reduziert hat. Leider basierten diese Erkenntnisse nur auf subjektiven Beobachtungen, Gefühlen und Vermutungen. Mir war es nun ein Anliegen herauszufinden, was wirklich das Besondere an der Kongruenten Beziehungspflege ist, und was dieses positive Erleben der Mitarbeiter hervorruft.

Ich Rahmen meiner Masterarbeit wollte ich die Veränderungen durch die Implementierung der Kongruenten Beziehungspflege aus Sicht der Mitarbeiter und deren Wechselwirkung auf die Bewohner beschreiben. Um zu diesem Ziel zu gelangen, habe ich, von der Projektleitung „Implementierung Kongruente Beziehungspflege" vorgeschlagene Mitarbeiter, zu ausgewählten Fragestellungen befragt. Ich habe in einem weiteren Schritt die Theorie und den wissenschaftlichen Hintergrund der Kongruenten Beziehungspflege beschrieben. Im letzten Schritt habe ich versucht, die Aussagen der Mitarbeiter mit den vorhandenen Thesen zur Beziehungspflege von Rüdiger Bauer in Verbindung zu bringen. Die Ergebnisse zeigen, dass die Mitarbeiter und Bewohner eine gewisse Zufriedenheit und Steigerung der Lebensfreude und des Arbeitsklimas erleben. Sichtweisen über „schwierige" Bewohner haben sich ins Positive verschoben, und es wurden neue Erkenntnisse und Bedeutungen im professionellen Umgang mit den Bewohnern und deren Angehörigen gefunden.

Meine persönlichen kritischen Überlegungen zur der Kongruenten Beziehungspflege

Die Kongruente Beziehungspflege ist eine sehr gute Methode, um Beziehungsarbeit sichtbar und auch nachvollziehbar zu machen. Um Beziehungsarbeit leisten zu können, braucht es aber auch die Mitarbeiter, die dies wollen und sich darauf einlassen möchten. Beziehungsarbeit kann nicht mit einer Dienstanweisung verordnet werden, sie kann als Rahmenbedingung vorgegeben sein. Mir wurde aber auch im Haus Barbara bewusst, dass die Implementierung zu einer Mitarbeiterfluktuation führen kann. Es gibt Mitarbeiter, die können oder wollen keine Beziehung in dieser Qualität mit den Bewohnern eingehen. Diese Mitarbeiter haben und werden sich zu anderen Organisationen verändern. Das bedeutet, dass es zu einer Veränderung bei den Auswahlkriterien für zukünftige Mitarbeiter kommen wird.

Durch die Implementierung kann es auch zu Spannungen in den Teams kommen, weil sich die Mitarbeiter gegenseitig messen und vergleichen, und auch nicht jeder die gleichen Erfolge bei den Bewohnern erzielen kann und muss.

Ein weiterer Kritikpunkt ist die besondere Beziehung und Verbindung, die nun zwischen den Mitarbeitern und Bewohnern entsteht. Wenn der Tag des Abschiedes kommt, und der kommt in einem Pflegehaus auf jeden Fall zu einem nicht bekannten Zeitpunkt, ist es für die Mitarbeiter jedes Mal ein Verlust einer Person, mit der bewusst an einer kongruenten Beziehung gearbeitet wurde. Dies bedeutet ein hohes Maß an Trauerarbeit. Bewohner gehen und kommen nicht mehr einfach so, sondern es bedeutet jedes Mal das Abschließen und Neubeginnen der Beziehungsarbeit. Die kann emotional eine höhere Belastung für die Mitarbeiter darstellen.

Die aktive Beziehungsarbeit fordert auch die Angehörigen, denn sie werden zum aktiven Mitarbeiten aufgefordert. Dies kann wiederum zu Wiederständen führen, denn ich kann meinen Angehörigen nicht einfach im Heim abgeben und die Mitarbeiter werden sich schon um alles kümmern. Die Beziehungsarbeit macht auch nicht vor den Angehörigen halt.

Auch sehe ich einen Stolperstein, dass alle Mitarbeiter, von der Reinigung über die Haustechnik und auch das Küchenpersonal, die Grundzüge der Kongruenten Beziehungspflege kennen und verstehen sollten, um im Sinne der Bewohner und ihrer Bedürfnisse zu handeln.

Diese kritischen Gedanken werden aber durch die Aussagen, dass es keine „schwierigen“ Bewohner mehr gibt, nicht vollständig widerlegt, so doch relativiert. Die Mitarbeiter haben die Sicherheit gewonnen, dass sie mit allen Situationen, über die Instrumente der Fallbesprechungen, der Lebensereignisskala, der Biografie und der Beziehungsplanung professionell umgehen können. Sie sind als Team gestärkt. Durch die Auseinandersetzung und Erhebung der Biografie und den daraus abgeleiteten Maßnahmen und Intervention, entsteht ein starkes Verantwortungsgefühl. Die Mitarbeiter identifizieren sich mit den Bewohnern und ihrer Profession.

Es wird immer wieder versucht, den Bewohnern den Alltag mit liebgewonnen Erinnerungen aus dem Leben lebenswerter zu machen. Dadurch stärkt sich wieder die Beziehung der Mitarbeiter zu den Bewohnern. Die Mitarbeiter erhalten eine positive Rückmeldung der Bewohner und treten beim nächsten Kontakt mit einer positiven Grundhaltung dem Bewohner gegenüber.

Zusammenfassend kann noch einmal auf einer sehr abstrakten Ebene gesagt werden, dass es zu folgenden drei Phänomenen kommt. Einem konstruktivistischen Paradigmenwechsel, denn die Bewohner werden nun anders, mit all ihrem Erlebten erkannt. Die Mitarbeiter lernen, das Erkennen des Erkennens zu erkennen. Dies kommt durch die Arbeit mit der Lebensereignisskala, der Biografie und den Fallbesprechungen zustande.

Zu Kongruenz in Beziehungen, denn diese entwickelt sich aus der Erkenntnis und der Arbeit mit der Lebensereignisskala bzw. Biografie und den Interaktionen, die daraus entstehen.

Zu Emergenz. Aus dem konstruktivistischen Paradigmenwechsel und der Kongruenz zwischen den Menschen entsteht Emergenz.

Dies beschreibt einen neuen höherwertigen Systemzustand, der nicht allein auf die Anteile der beteiligten Personen zurückgeführt werden kann. Es entstehen emergente Ordnungsebenen. Ein Beispiel für Emergenz ist Wasser. Ein Wassermolekül ist fest, kommen mehrere zusammen, entsteht Flüssigkeit. Dieses Phänomen der Emergenz wirkt innerhalb der Mitarbeiter und den Angehörigen und den Mitarbeiter und den Mitarbeitern und Bewohnern wie auch im Privatleben.

Im Betreuten Wohnen im Kabelwerk wurde ein anderer Weg der Implementierung gewählt. Es handelt sich um eine ganz besondere Einrichtung, mit einer außergewöhnlichen Möglichkeit für ältere und jüngere Menschen, in ihren eigenen vier Wänden zu wohnen und trotzdem einer Gemeinschaft anzugehören.

Dort leben 63 Bewohnerinnen und Bewohner in fünf Wohngemeinschaften zusammen. Das Haus ist fünf Jahre alt und in modernem Stil erbaut. Jede Wohngemeinschaft verfügt über ein Wohnzimmer mit Küche. Täglich werden übergreifend Beschäftigungsangebote gemacht. Das Angebot ist vielfältig und reicht vom Gedächtnistraining, bis über Männer- und Frauenrunden zum Kinonachmittag, Singen, Bewegung und Kreativitätsangebote.

Wir leben im Haus schon seit Jahren die Kultur der Kongruenten Beziehungspflege. Diese Kultur umfasst sowohl die Beziehungen zwischen Mitarbeitern und Bewohnern, die Beziehung zwischen den Führenden und den Mitarbeitern den Mitarbeitern und den Mitarbeitern und die Organisation der Arbeit hin zur bewohnerorientierten Organisation. Das Besondere an der gelebten Kultur ist, dass Rüdiger Bauer selbst nie eine Schulung gehalten hat und auch keine Mitarbeiter durch ihn ausgebildet wurden. Nur ich als Leitung hatte Erfahrung mit der Implementierung und den Werten der Kongruenten Beziehungspflege.

In einer Masterarbeit vertiefte ich mich zudem noch in die theoretischen Aspekte und führte eine profunde innere Auseinandersetzung mit den Inhalten der Kongruenten Beziehungspflege. Dieses tiefe, innere Verständnis brachte ich ins Haus mit und mein Beispiel im alltäglichen Umgang mit den Bewohnerinnen und Bewohnern, mit den Mitarbeitern und der Organisation der Arbeitsabläufe, musste die Mitarbeiter wohl „infiziert" haben.

In den Beobachtungen während der Tage der Zertifizierung gewann Rüdiger Bauer aber darüber hinaus den Eindruck, dass ein großer Teil der Mitarbeiter die Inhalte einer Kongruenten Beziehungspflege-Kultur schon mitbrachten und intuitiv lebten. Diese intuitiven Fähigkeiten und das Beispiel des Verhaltens von mir bildeten dann die kritische Masse, aus der heraus Mitarbeiter, Führende und Bewohnerinnen und Bewohner eine emergente Entwicklung nehmen konnten. Dies soll bedeuten, dass das Ergebnis der Arbeit nicht durch die Fähigkeiten, Persönlichkeiten und Charaktereigenschaften der einzelnen Teilnehmer erklärt werden kann, sondern dass das „Ganze" dadurch auf eine neue höhere Ordnungsebene gehoben wird.

Als dann eine Mitarbeiterin im Rahmen ihrer Weiterbildung im Mai 2015 eine Projektarbeit machte, die sich mit der Einführung der Beziehungspflegeplanung nach der Kongruenten Beziehungspflege befasste, wurden die unbewussten, intuitiven Inhalte bewusst gemacht und bekamen Namen und Struktur. Dies führte zunächst zu einiger Verwirrung, weil das, was intuitiv unbewusst einfach vorher schon getan wurde, sollte dokumentiert werden.

Damit entstand in den Mitarbeitern genau der innere Prozess der Entwicklung der „bewussten Bewusstheit" mit sich selbst, in der Beziehung zu den Bewohnerinnen und den Bewohnern, den Kolleginnen und Kollegen und den Führenden. Somit wurde, der so wichtige konstruktivistische Paradigmenwechsel erreicht, ohne den eine Zertifizierung nicht möglich ist. Diese kollektive Persönlichkeitsentwicklung wird in der Theorie der Kongruenten Beziehungspflege-Kultur durch zwei zentrale Thesen beschrieben. „Eine Pflegekraft kann sich nicht aus der Beziehung nehmen. Sie ist Teil der Beziehung." und „in dem Maß, in dem sich eine Pflegekraft selbst erkennt, kann sie in der Beziehung den anderen erkennen". Das Betreute Wohnen ist genau auf diesem Weg in der Entwicklung der Kongruenten Beziehungspflege-Kultur.

Das Betreute Wohnen im Kabelwerk hat die Inhalte der Kongruenten Beziehungspflege-Kultur in einem ganz besonderen Prozess verinnerlicht, der sicher noch nicht zu Ende ist, sondern sich, so die Prognose, noch weiter mit offenem Ausgang weiter entwickeln wird.

Erkenntnisse aus der Implementierung im Kabelwerk

Interne Kommunikation

Auffällig ist, dass viel besprochen wird. Alles geschieht in sehr offener und klarer Art und Weise. Dabei sind folgende Elemente der Gesprächsführung besonders auffällig gewesen. Die eigene Wahrnehmung steht im Zentrum, jeder soll und darf erklären, wie er/sie die Situation eines Bewohners sieht, was seiner Meinung nach diesem gut tun würde oder was sich ändern muss. Passt die Situation, so wie sie ist?

Jeder einzelne Betreuer benutzt einen oder seinen individuellen Zugang, den er persönlich hat, beziehungsweise der ihm aufgrund seiner Arbeitsposition zusteht. Keiner braucht sich mit seiner Meinung zu verstecken. Es gibt keine falsche Wahrnehmung, sondern nur unterschiedliche Beobachtungen und Beziehungen. Jeder erwartet sich von dem anderen Feedback!

Jeder einzelne Bewohner wird in der Gruppe auf verschiedenen Ebenen besprochen. Zusammengefasst sind diese folgenden Ebenen

- Körperlicher Zustand
- Geistig/mentaler Zustand
- Beziehungsebenen zwischen Bewohnern und Personal und Angehörigen
- Sonstiges, z.B. räumliche Umgebung und Zimmer

Klarheit und Offenheit wird vor allem auch dadurch wahrgenommen, dass die Anwesenheit eines Außenstehenden, z.B. eines Besuchers, die Gesprächsstrukturen nicht verändert. D.h., die Grundhaltung von Klarheit und Offenheit in der Kommunikation ist etabliert und tief in der Umgangskultur verankert.

Am auffälligsten ist der Wert und die Anerkennung der subjektiven Meinung und Befindlichkeit. Die persönliche Ebene wird eingebracht. Die Frage, „Wie komme ich persönlich mit dem Bewohner zurecht?", wird offen diskutiert. Herrschende Verhältnisse werden, unabhängig von positiver, negativer oder neutraler Konnotation, nicht versteckt, sondern kommuniziert. Aussagen kommen wie diese: „Je mehr ich über einen Menschen weiß, um so besser kann ich ihn verstehen, um so leichter kann ich mit ihm kommunizieren, um so besser kann ich mit ihm arbeiten."

Emotionale Offenheit und Austausch fördert emotionale Offenheit und Austausch. Das bezieht sich sowohl auf die Beziehung zwischen Personal und Bewohner als auch auf die Kommunikation zwischen dem Personal und in weiterer Folge auch auf die Bewohner. Die gelebte Philosophie überträgt sich in alle Bereiche. Dies belegen Aussagen wie diese: „Wenn ich Achtung und Respekt vor Menschen und ihren persönlichen Geschichten lebe, ändert das die Menschen, denen ich Achtung und Respekt entgegenbringe und sie werden mir mehr Achtung und Respekt entgegenbringen und auch anderen Menschen. Das gilt sowohl für die Arbeit mit Bewohnern, den Umgang innerhalb des Teams als auch für den privaten Bereich daheim." Die zentrale Forderung und der Ausgangspunkt sind, dass jeder Verantwortung für das Ganze hat.

Nähe untereinander
Es ist alles sehr nahe untereinander und trotzdem gibt es klare Grenzen, die gesetzt werden müssen und auch gesetzt werden dürfen. Diese Grenzen beziehungsweise interne Regeln dürfen bis zu einem gewissen Grad, von jedem persönlich gesetzt werden. Es gibt kein „das darf man so nicht machen, das gehört sich nicht". Und wenn es dies dann doch gibt, dann ist es sehr gut begründet und von allen Beteiligten ausgearbeitet. Die ganze Vorgehensweise ist auch nicht festgelegt, sondern in ständiger Veränderung. Nähe kann schön sein, aber auch beängstigend, das ist bei jedem anders, je nach dem wo die Grenzen liegen.

Ermöglichung
Die Fähigkeiten der Bewohner werden gefördert, was können sie noch, was hat ihnen Spaß gemacht, worin waren sie gut. Vielleicht gibt es auch Dinge die sie noch nicht herausgefunden haben, was sie gerne machen oder machen würden. Ein Beispiel: Frau J. hat in der Wäscherei gearbeitet, saubere Wäsche war ihr sehr wichtig im Alltag. Hat auch da noch mit Wäsche gearbeitet. Dasselbe gilt für die Mitarbeiter, welcher Mitarbeiter hat wo seine Fähigkeiten und wie kann er idealerweise eingesetzt werden, wo muss er sich verbessern, wo kann getauscht werden? Wo kann man sich unterstützen?

Mitarbeiter unterstützen sich gegenseitig mit ihren Fähigkeiten. Es gibt ein gutes Netz, die Mitarbeiter fangen sich gegenseitig auf. Mitarbeiter arbeiten für das Haus, für die Leitung, und gleichzeitig arbeitet die Leitung auch für die Mitarbeiter. Das ist spürbar, alle fühlen sich gebraucht, wertgeschätzt und mit ihren Fähigkeiten am richtigen Platz.

Das bewusste Auseinandersetzten mit den eigenen Fähigkeiten und der Fähigkeiten anderer Menschen führt zu einem ganzheitlicheren Selbstbild und auch der Fähigkeit, andere besser einzuordnen und zu kennen. Der „Ist-Zustand" kann einfach zugelassen werden. Niemand muss um Wert kämpfen, sondern wird ermutigt, die Fähigkeiten einzusetzen, die er oder sie hat.

Individualität und Kollektiv
Der Prozess, der stattfindet, lässt sich in etwa so beschreiben: Menschen lernen sich durch ihre Geschichten kennen, ihre Erfahrungen. Gleichzeitig lernen Sie den Effekt der eigenen Geschichte und die Auswirkung auf das eigene Leben kennen. Nicht jeder muss Kongruente Beziehungspflege mit der gleichen Intensität leben. Es kann Unterschiede geben. Es fühlt sich gut an, ist bunt, ist lustig und dies hört man.

Es darf auch persönlich werden. Es gibt kein Thema oder auch Problem, das draußen bleiben muss. Auch für persönliche Probleme gibt es Platz. Das gilt für alle Beziehungen zwischen allen Menschen in diesem Haus. Bewohner, Mitarbeiter, Mitarbeiter und Mitarbeiter, Leitung und Mitarbeiter. Wenn etwas zu viel ist, dann wird es besprochen und nach Lösungen gesucht. Emotionen dürfen gelebt werden.

Das System baut auf vier Säulen auf:

- Biografie
- Empathie
- Interesse
- Reflexion

Hierarchie ist hier mit der Kongruenten Beziehungspflege am besten als Kreis zu verstehen.

Was bei uns gelebt wird, ist:

- Kommunikation
- Kritikfähigkeit
- Austausch

- Reflektiertheit in Bezug auf mich und meine Fahigkeiten, bezogen auf die Bewohner und bezogen auf die Mitarbeiter
- Diskussions- und Redekultur
- Neue Ideen
- Ausprobieren
- Moglichkeiten schaffen
- Fehler machen durfen
- Raum fur Personliches
- Hilfsbereitschaft

Trainiert wird:

- Feinfühligkeit
- Den Moment leben, den Austausch, der stattfindet, leben
- Hineinhören
- Gesprächsführung
- Würde und Respekt gegenüber anderen
- Aushalten und suchen menschlicher Nähe
- Umgang mit eigener Freiheit, bezogen auf Beziehung, auf Zeiteinteilung und anderes
- Mut zum anders denken

6.6 Wir sind auf dem Weg

Vorbemerkung: Kerstin Schmidt, Pflegedienstleitung im ASB Seniorenzentrum Kirkel Limbach im Saarland, beschreibt sehr schön einige wesentliche Aspekte: Es geht nicht nur um Pflegende und Bewohner, sondern auch um die Mitarbeiter und die Führenden auf jeder Ebene. Ebenso zeigt sich, wie stark der Einfluss der Führung im Konzept ist und dass es voll von der Führung gewollt und unterstützt sein muss. Das Konzept wurde schon seit 2014 geschult, aber erst mit einem Wechsel in der Führung konnten die Inhalte und die Aspekte der Organisation langsam ins Haus einsickern. Der Bericht beschreibt auch gut den dem Konzept inhärenten Gedanken, dass sich so etwas wie ein Kulturwandel aller Beziehungen in der Einrichtung vollziehen muss. Dies zeigt sich vor allem in der Passage des Übens des Erkennens des Erkennens!

Erfahrungsbericht aus dem Seniorenzentrum des ASB in Kirkel-Limbach

Kerstin Schmidt

Die Umsetzung der Kongruenten Beziehungspflege in den Seniorenzentren des ASB wurde initiiert durch den Geschäftsführer der Einrichtungen im Jahr 2014, der dieses Konzept kannte und so als Pflegekonzept in die drei stationären Pflegeeinrichtungen des ASB im Saarland implementieren wollte. Aus organisationsentwicklungsbezogener Sicht also ideale Umsetzungsvoraussetzungen für ein solches Konzept, da hierdurch Auftrag und auch Unterstützung durch die Trägervertretung impliziert wurden. Für mich selbst stellte der Auftrag der Mitarbeit in der Umsetzung dieses Konzeptes als Pflegedienstleitung einen wesentlichen Motivator dar, diese Stelle im April 2016 anzutreten. Alles, was ich bis zu diesem Zeitpunkt über dieses Konzept gelesen hatte, die pflegetheoretischen Grundlagen ebenso wie die Erkenntnisse der Hirnforschung, bestätigten und erweiterten meine persönliche „Pflegephilosophie". Das Konzept reflektiert viele Erfahrungen aus gelingenden wie auch nicht gelingenden eigenen früheren Pflegebeziehungen und überzeugte mich insbesondere in seiner Mehrdimensionalität. Sie umfasst sowohl die individuellen Pflegebeziehungen zwischen Bewohnern und Pflegenden als auch die unterschiedlichsten Beziehungsebenen einer Organisation. In der Beachtung dieser Komplexität des Konzeptes sehe ich den wesentlichen Erfolgsfaktor in der Umsetzung in einer Einrichtung.

Die Ausgangslage: Im Jahr 2016 fand im Seniorenzentrum in Kirkel Limbach ein Wechsel in Heim- und Pflegedienstleitung statt. Im Haus werden 73 Bewohner dauerhaft betreut, wobei es 21 sogenannte „geschützte“ Heimplätze gibt. Die Mehrheit unserer Bewohner kommt aus dem nahen Umfeld unseres Hauses. Eine starke Anbindung an den Ort und seine soziale Infrastruktur sind ein wesentliches Merkmal, welches im Rahmen der Umsetzung der kongruenten Pflege eine wichtige Ressource darstellt.

Das Konzept der Kongruenten Beziehungspflege war zu diesem Zeitpunkt vom Grundsatz her den Mitarbeitenden bekannt, Mitarbeiterschulungen waren weitgehend abgeschlossen, es fand aber wenig Widerhall in der Praxis. Die Ausrichtung der Mitarbeitenden gegenüber den Bewohnern wurde zu diesem Zeitpunkt von mir wahrgenommen als richtlinienorientiert, routiniert, korrekt, aber wenig individuell, obwohl ich viele der Pflegenden als sehr „warmherzig“, wenn auch stark instruierend und reglementierend erlebt habe. Die Zusammenarbeit mit der „Obrigkeit“ (Originaljargon der Mitarbeitenden zu diesem Zeitpunkt) war bei vielen Mitarbeitenden geprägt von Misstrauen und auch Angst- bzw. Rechtfertigungsverhalten. Insbesondere war auch die Kommunikation zwischen den einzelnen Mitarbeitergruppen geprägt von gegenseitigen Zuschreibungen, die meist zwischen Unfähigkeit und Unlust der jeweils anderen Gruppe schwankte. So wurde uns schnell deutlich, dass zunächst die Zusammenarbeit zwischen den verschiedenen Mitarbeitenden der unterschiedlichen Berufsgruppen und Wohnbereichen verbessert werden musste, um überhaupt einen Rahmen zu schaffen, in dem die Umsetzung der Kongruenten Beziehungspflege beim Bewohner gelebt werden kann.

Im Hauskonzept zur Kongruenten Beziehungspflege schrieben wir deshalb: „Aufgabe und Selbstverständnis der Leitung des Hauses und des Pflegedienstes ist es hierbei, durch die Schaffung einer offenen, konstruktiven Arbeitsatmosphäre die positive Gestaltung von Pflegebeziehungen, wie auch ein professionelles Selbstkonzept der Mitarbeitenden durch wertschätzende, konstruktiv kritische Kommunikation und Zusammenarbeit, Begleitung, Unterstützung und auch Kontrolle zu ermöglichen und zu fördern. Die Stärkung der Wohnbereichsleitungen in ihren Entscheidungs- und Verantwortungskompetenzen und -befugnissen spiegelt deren Verantwortung in der Qualität der Bewohner-Versorgung in den Wohnbereichen. Diese wirken in ihren jeweiligen Verantwortungsbereichen ebenso auf die Schaffung einer offenen, konstruktiven Arbeitsatmosphäre für Bewohner wie Mitarbeitende hin, die uns als gemeinsame Grundlage fachlichen wie persönlichen Austausches gilt. Hierbei wird explizit nicht die Vermeidung von Konflikten, sondern die offene und konstruktiv-kritische Bearbeitung in einer gegenseitig wertschätzenden Sprache und Haltung als Ziel erachtet.“

Zunächst wurden in der Einrichtung die Rolle und der Aufgabenzuschnitt der Wohnbereichsleitungen aktualisiert, damit eine sinnvolle Verantwortungsübernahme möglich war. Diese umfasste neben der Zuordnung der Dienstplanung für die zugeordneten Mitarbeiter auch die Zuordnung von Entscheidungsbefugnissen der Wohnbereichsleitungen innerhalb des Wohnbereichs, um z. B. auch räumliche Gestaltungsmöglichkeiten zur Umsetzung der Kongruenten Beziehungspflege, die an den konkreten Bewohnerbedarfen und Lebenswelten orientiert sind, zu schaffen. Auch die feste Zuordnung der Mitarbeitenden der sozialen Betreuung als integraler Bestandteil der einzelnen Pflegeteams war ein wichtiger Schritt, um deren Integration zu stärken und die für die Bewohner so wesentlichen Wahrnehmungen der Mitarbeitenden der sozialen Betreuung besser einfließen zu lassen.

Eine weitere Zielsetzung lag darin, uns als Leitungsteam zu formieren. Hierzu waren viele vertrauensfördernde Maßnahmen notwendig, da ein offener, vertrauensvoller und konstruktiv-kritischer Umgang miteinander innerhalb des Leitungsteams erst eingeübt werden musste. Es stellt eine hohe Anforderung an jeden Einzelnen, auch problematische Prozesse offen, kritisch und dennoch wertschätzend zu besprechen. Auch in unserem Hause war und ist es teilweise noch üblich, eher über als mit jemandem zu reden. Wir arbeiten daran!

Die seit 2016 stattfindenden regelmäßigen Teamcoachings sind hierbei eine ungeheure Unterstützung: Hier arbeiteten wir uns ab in den wohl in Altenhilfeeinrichtungen allgegenwärtigen Diskussionen über nicht ausgeleerte Mülleimer, das beliebtes Spiel, wer wem was über wen gesagt hat, bis hin dazu, wie wir unsere eigene Befindlichkeit zum Ausdruck bringen und uns dafür interessieren, wie wer, was, warum und wie er es tut und was er damit bei einem bestimmten Bewohner erzielen kann. Wir üben uns also darin, unser „Erkennen zu erkennen".

Auch wenn organisatorische Veränderungen teilweise zu großen Verunsicherungen bei verschiedenen Mitarbeitenden führte, so wurden eingeübte, pflegerische Routinen für alle Bewohner von der Leitung plötzlich nicht mehr als so wichtig erachtet, z. B. Duschpläne. Sie waren auf der anderen Seite bei verschiedenen Mitarbeitenden individualisierte, am Bewohner und seiner Lebenswirklichkeit orientierte Vorgehensweisen.

In unserem Pflegekonzept verstehen wir unsere Bewohner als unsere Klienten und Auftraggeber, deren Willen wir umsetzen wollen. Unabhängig von krankheitsbedingten körperlichen, seelischen oder geistigen Einschränkungen, sehen wird das Selbstbestimmungsrecht unserer Bewohner und die individuelle Wahrnehmung jedes Bewohners als Mensch mit einer einzigartigen Lebensgeschichte als hohes Gut, an dem wir unsere pflegerische Betreuung ausrichten. Hierbei sind uns die Angehörigen als Vertraute unserer Bewohner eine wesentliche Unterstützung, um unsere pflegerische Arbeit an diesen Werten auszurichten. Gerade dort, wo die Bewohner auf Grund krankheitsbedingter Einschränkungen in ihrer Kommunikation eingeschränkt sind, bilden die Angehörigen eine ungemein wichtige Quelle. Sie machen uns wesentliche Prägungen, Lebensereignisse, Werte unserer Klienten, aber auch Gewohnheiten, Vorlieben und Abneigungen zugänglich. Ebenso sehen wir in den Angehörigen eine emotionale wie auch organisatorische Brücke zwischen unseren Bewohnern und uns als Pflegenden.

Wir möchten unseren Bewohnern eine Atmosphäre und Gestaltung unserer pflegerischen Unterstützung anbieten, die geprägt ist von der Achtung vor der jeweiligen Lebensgeschichte und Lebensleistung, die den Lebenswillen unserer Bewohner stärkt, Mitgestaltung und Beteiligung an der pflegerischen Versorgung fördert und Selbstwertgefühl ermöglicht. Dementsprechend sehen wir als Pflegende unsere Aufgabe darin, in Rückbindung an die individuellen, im Lebenslauf des Bewohners gewachsenen Werte und Überzeugungen, den Vorlieben und Gewohnheiten unsere pflegerische Unterstützung zu gestalten.

Da wir hier wenige Vorbilder in der Umsetzung einer solchen Haltung hatten, war es uns ein wichtiges Anliegen, den Mitarbeitern „Lust auf die Bewohner zu machen", sie für die Lebensgeschichte, für Bedeutungszusammenhänge aus Sicht der Bewohner zu interessieren. Deshalb wurden die bisherigen P-Tage, also Arbeitstage, an denen sich Fachkräfte der Evaluation und Aktualisierung der Bewohnerakten widmeten, in B- Tage, also Bewohnertage umfunktioniert. Sie gelten für alle Mitarbeitenden der Pflegeteams, also für Fachkräfte wie auch Pflegehelfer. Im Rahmen dieser Bewohnertage finden verschiedene Aktionen mit einzelnen Bewohnern, ggf. auch mit Bewohnergruppen statt, da ja auch unsere Bewohner untereinander verschieden innige Beziehungen zueinander unterhalten. Die Bandbreite dieser gemeinsamen Aktionen gehen vom „Genießerbad“ mit Musik und Duft, über den Besuch bei Angehörigen von Bewohnern mit den jeweiligen Beziehungspflegenden bis hin zum gemeinsamen Besuch eines Konzertes oder Fußballspiels. Relevant ist hierbei weder Zeitdauer noch Umfang der Aktion, sondern einzig die Ausrichtung der Aktion auf den Bewohner: Womit können wir bei diesem Bewohner Wohlbefinden oder gar ein Glücksgefühl auslösen? Womit können wir auf frühere, positiv besetzte Erlebnisse oder Erfahrungen zurückgreifen und wie können wir gezielt die Bindung und das Vertrauen zwischen dem Bewohner und dem Pflegendem stärken und sichern? Auch die gemeinsame Biografiearbeit mit Bewohnern oder oft auch mit Angehörigen, z.B. bei stark dementiell beeinträchtigten Bewohnern, findet hier Raum. Es stehen weniger die chronologischen Daten als vielmehr die individuellen Bedeutungen und Auswirkungen von Lebensereignissen und Gewohnheiten für den Bewohner und seine Familie im Vordergrund. Aus diesen Informationen können wir unsere beziehungsfördernden Interventionen mit und für den jeweiligen Bewohner planen und gestalten.

Weiterhin stellt in diesen Bewohnertagen auch die Evaluation der Dokumentation eine Aufgabe dar, da diese ja auch die Wahrnehmung des Gesamtteams von einem Bewohner bedingt. Sprache stellt meiner Meinung in der Kongruenten Beziehungspflege ein wichtiges Indiz bezüglich der Qualität der Umsetzung des Konzepts dar: Was und wie wir über unsere Bewohner reden, wie Bewohnerverhalten von uns gedeutet und artikuliert wird und welche Interventionen wir daraus ableiten, machen deutlich, wie weit wir uns unseren Bewohnern schon genähert haben.

Inzwischen stellen die Schwerpunkte unserer Teamcoachingtage Fallbesprechungen mit Bewohnern dar, bei denen wir aktuelle Fragestellungen in der Pflege und Beziehung zu dem jeweiligen Bewohner in weitest gehender Einbeziehung des Bewohners unter Begleitung von Herrn Bauer bearbeiten. Diese Fallarbeit hilft einerseits im vertieften Verständnis und Erkennen des Bewohners, andererseits werden auch immer wieder die jeweils relevanten neuronalen Prozesse„ als Grundlage der Kongruenten Beziehungspflege verdeutlicht. Dieses Verständnis hilft beim Transfer auf neue Situationen und Bewohner.

Auch haben sich zwei von drei Teams nochmals mit ihren Wohnbereichskonzepten aktuell neu auseinandergesetzt und konnten somit ihre eigene Gestaltung und Umsetzung der Kongruenten Beziehungspflege im Hinblick auf ihre Bewohner reflektieren und teilweise reorganisieren. Hierbei spielte insbesondere die Zuordnung von Bewohnern und Pflegenden, aber auch die Gestaltung des Aufbaus der Beziehung ab Einzug in unsere Einrichtung eine große Rolle.

Aktuelle Mutmacher und Erfolge in unserer Einrichtung

Wir erleben unsere Bewohner anders! Nicht jeder, nicht jeden Bewohner, aber unser Bild wird insgesamt durch andere Erlebnisse von und mit Bewohnern geprägt und unsere Sprache ist differenzierter und respektvoller geworden. So ist es im letzten Jahr gelungen, dass mehrere Bewohner aus dem geschützten Bereich in einen offenen Wohnbereich umziehen konnten. Auch die Gabe von Psychopharmaka erfolgt inzwischen viel kritischer, natürlich in enger Absprache mit dem behandelnden Neurologen.

Auch ein Bewohner, der bis vor ca. einem halben Jahr sich allen Annäherungen verschlossen hatte, kaum geredet hatte und wenn meist nur schimpfend, ist heute „everybodys darling“, da er trotz fortschreitender Demenz nun Zuwendung zulässt, sich in die Gemeinschaft einlässt und diese im Rahmen seiner Möglichkeiten mitgestaltet. Hier war ein Schlüssel die Musik und als dieser Bewohner in der letzten Woche einer Mitbewohnerin sehr inbrünstig ein Geburtstagsständchen vorgetragen hat, war dies ein anrührender „caring moment“.

Frau M., eine hochdemente, körperlich stark eingeschränkte Bewohnerin, lebt seit Jahren in unserem geschützten Bereich. Sie wird von ihrer Tochter täglich besucht, diese geht auch mit dem Rollstuhl mit ihr spazieren. Frau M. reagiert sehr schnell verängstigt und gestresst und versteift sich dann völlig, wenn unbekannte Situationen auftreten oder fremde Personen sie betreuen. Irgendwann hatte die Tochter die Wohnbereichsleitung darauf angesprochen, wie gerne sie ihre Mutter noch einmal mit nach Hause nehmen würde, dies aber alleine nicht könne. Frau M. hatte ihr altes Haus seit 2013 während des Aufenthaltes im Seniorenheim nicht mehr besucht. Der Ausflug wurde dann auch im Rahmen der Bewohnertage geplant und beide Beziehungspflegenden als Vertrauenspersonen von Frau M. begleiteten sie, da keineswegs sicher, war wie Frau M. auf diese vielen Eindrücke reagieren würde. Das Highlight des Ausflugs neben dem Besuch im alten zu Hause war für Frau M. offensichtlich das gemeinsame Autofahren, während dessen sie die ganze Zeit lachte und sogar grüßte wie die Queen. Neben dem Vergnügen für Frau M wurde hier auch die Beziehungsarbeit zwischen den beiden Beziehungspflegenden und der Tochter hergestellt.

Inzwischen entwickeln einzelne Pflegende auch einen gewissen „Ehrgeiz“ gerade gegenüber schwer zugänglichen neuen Bewohnern, sich auf diese einzustellen, mit kleinen Gesten an die schon bekannten Gewohnheiten und Lebensbezüge anzuknüpfen und dadurch den Beziehungsaufbau von Anfang an aktiv zu gestalten. In diesen kleinen, alltäglichen Zuwendungen, höchst individuell auf die jeweilige Person zugeschnitten, liegt der Erfolg. Wohlfühlen und Geborgenheit erleben möchten wir für jeden einzelnen unserer Bewohner erreichen, auch wenn die meisten Bewohner sich ihren Lebensabend sicher eher zu Hause vorgestellt haben.

Das Motto unseres Pflegekonzeptes heißt: Leben miteinander gestalten. Darin sehen wir auch zukünftig Aufgabe und Herausforderung: Sowohl die Lebenszeit unserer Bewohner als auch unsere Lebenszeit, welche wir auf und in unserer Arbeit verbringen, ist kostbar und verdient es, gestaltet und nicht einfach abgearbeitet zu werden. Kongruente Beziehungspflege ist keine Einbahnstraße, dies zeigt sich auch in kleinen Aufmerksamkeiten, die zwischen Bewohnern und ihren Beziehungspflegenden ausgetauscht werden.

Auch wenn die Beziehung zwischen Bewohnern und Pflegenden Grundlage unseres Handelns ist, dürfen pflegefachliche Interventionen nicht darüber in den Hintergrund gedrängt werden. Dies ist eine Gefahr in der Umsetzungsphase, da sich die Aufmerksamkeit verlagert. Allerdings kann die Beziehung zum Bewohner auch dazu genutzt werden, vehement für dessen Interessen im Team, aber auch gegenüber anderen Leistungserbringern einzutreten.

Kongruente Beziehungspflege braucht in der Umsetzung Freiheit und Verantwortung gleichermaßen. Freiheit, um Gestaltungsräume zum Beziehungsaufbau nutzen zu können, unkonventionelle Ideen umzusetzen und Vertrauen in sich selbst zu finden und Verantwortung, um Beziehung zu Bewohnern wie auch zu Kollegen auch selbstkritisch zu hinterfragen und die gegebenen Spielräume im Sinne der gemeinsamen Aufgabenstellung zu nutzen. Mitten in diesem Prozess befinden wir uns aktuell.

6.7 Am Anfang ein Flyer – am Ende Renditeoptimierung

Vorbemerkung: Der letzte Beitrag dieses Kapitels stammt von Heidrun Berger. Mit ihr verbinden mich achtzehn Jahre Zusammenarbeit. Wir haben in drei Einrichtungen gemeinsam die Kongruente Beziehungspflege implementiert und zwei Einrichtungen davon haben wir – sozusagen von der Bodenplatte aus – begleitet und aufgebaut. Heidrun Berger war in allen drei Einrichtungen die Heimleitung und wir haben uns in diesen achtzehn Jahren gemeinsam weiterentwickelt. Wir haben viel voneinander gelernt. Heidrun Berger schreibt diesen Aufsatz in ihrer Sprache, die ich oft im Kontakt zwischen ihr, den Angehörigen und Bewohnern erlebt habe. Eine Sprache, die von Wärme, Mitmenschlichkeit, Empathie und dem festen Glauben geleitet ist, dass Menschen andere Menschen glücklich machen können.

Erfahrungsbericht über die Aufbauarbeit in verschiedenen Einrichtungen

Heidrun Berger

Auf dem Flyer stand:
Wir haben Zeit: „Da man immer Zeit genug hat, wenn man sie gut anwenden will, so gelang mir das Doppelte und Dreifache. Denn: Die Zeit ist unendlich lang und ein jeder Tag ein Gefäß, in das sich sehr viel eingießen lässt, wenn man es wirklich ausfüllen will.“ (Johann Wolfgang von Goethe)

Als Rüdiger fragte, ob ich etwas für sein neues Buch schreiben möchte, dachte ich kurz, was soll ich schreiben. Rüdiger sagt alles in seinem neuen Buch. Interessiert denn irgendjemanden unsere Geschichte der Kongruenten Beziehungspflege? Warum eigentlich nicht sagen, was ich mit meinen Kolleginnen und Kollegen erlebt habe, dachte ich dann. Wie glücklich uns unsere hochbetagten Menschen machten.

Das werden Sie lesen:

- Der Weg zur Kongruenten Beziehungspflege
- Umstrukturierung im bestehenden Haus mit baulichen, personellen und strukturellen Veränderungen
- Multiplikatorenausbildung, Schulungen
- Einführung in zu eröffnende Einrichtungen
- Wirkung auf Bewohner, Personal, Angehörige, Öffentlichkeit, Wirtschaftlichkeit, Träger
- Beispiele zur Beziehungsgestaltung, Reisen, Minderung der Krankenhauseinweisungen

Im Jahre 1997 begann ich als unerfahrene, hoch motivierte und voller Begeisterung für hilfebedürftige Menschen junge Ostfrau, als Heimleiterin für ein deutschlandweites Unternehmen zu arbeiten. In meinem Heimatort sollte ein Seniorenzentrum gebaut werden. Ich erinnere mich noch sehr gut an meinen ersten Arbeitstag im Baucontainer. Eine Kollegin war bereits „Container-erfahren“, sie hatte die ersten zukünftigen Bewohner akquiriert. Mit mir begann eine Pflegedienstleitung, die im Osten als Gemeindeschwester tätig war. Da standen wir und wollten für den hochbetagten Menschen eine Oase der Zufriedenheit schaffen. Ich spüre heute noch, wie begeistert wir über das entstehende Seniorenzentrum waren.

Das Seniorenzentrum wurde nach erster Skepsis hervorragend angenommen, auch die Anzahl der Kolleginnen und Kollegen wuchs kontinuierlich. In uns allen war der Zauber des Neubeginns. Jeder Tag war ein Geschenk Gottes für uns. Die Menschlichkeit und die Wirtschaftlichkeit waren bei uns zu Hause. Zufriedene betagte Menschen und deren Angehörige und zufriedene Kolleginnen und Kollegen.

Eines Tages, nach vielen gemeinsamen Jahren, spürte ich ein Unbehagen in mir, als ich am Morgen durch unser wunderschönes Haus ging. Ich konnte zu diesem Zeitpunkt dieses Gefühl nicht beschreiben. Kennen Sie das, das Gefühl der Veränderung ist spürbar, doch niemand kennt den Weg. Wie jeden Tag, so auch an diesem Freitag im Jahr 2000 bearbeitete ich meine Postmappen und in einem Fach lag der Flyer „Beziehungspflege" für ein achtstündiges Seminar. Wie ein Blitz traf mich dieses Wort. Da war er, unser Weg, die Erklärung für mein Unbehagen, unsere Beziehungen pflegen, genau das war es, was wir alle benötigten im Umgang miteinander. Ich bin so dankbar für diesen Flyer in der Postmappe, denn er war der Beginn des Weges zur Kongruenten Beziehungspflege.

In einer Führungsteamsitzung sprach ich mein Gefühl an, zu formulieren, dass ich erkenne, dass wir unsere Menschlichkeit im Umgang untereinander verlieren, dass unseren anvertrauten Bewohnern zu fremdbestimmt begegnet wird, dass die Kommunikation, mit ihnen als Last gewertet wird, dass das Dienstzimmer lieber genutzt wird als ein Miteinander mit den alten Menschen, dass Kolleginnen untereinander nicht ehrlich sind, dass das Interesse am Menschen fehlt und dass eine Bewohnerstrukturierung fehlt – hatte ich mir wohl überlegt. Es war still am Tisch und was ich nicht erwartet hatte, dass einige mutige Kolleginnen ihre Gedanken und Erfahrungen nur so raussprudeln ließen. Nach einer regen Diskussion und ehrlichen klaren Worten waren wir uns einig, für unsere Bewohner und für uns Kolleginnen war es Zeit für eine neue Ordnung und für ein Konzept, das uns hilft. Der Start für ein neues Konzept war die Teilnahme an dem Seminar Beziehungspflege.

Mit meinem Führungsteam erlebten wir das Seminar der Beziehungspflege. Hier hörten wir auf einer dramatischen Art und Weise, wie der Pflegealltag funktionell dargestellt wurde und wie dieser mit der Beziehungspflege anders gestaltet werden kann. Worte wie Empathie, Kongruente Beziehungspflege und Kommunikation waren der neue Inhalt. Voller Begeisterung und Motivation zur Veränderung fuhr ich mit meinen Kolleginnen in unsere Einrichtung. Schon auf der Heimfahrt erkannte ich, dass meinem Führungsteam eine mächtige Herausforderung bevorstand. Die Reflektion des Seminares erfolgte in einer Führungsteamsitzung und hier kamen viele Zweifel zum Thema Beziehungspflege. Ich machte dem Team folgenden Vorschlag, den ich bereits mit dem Seminarleiter besprochen hatte: Projekt zur Ausbildung von Multiplikatoren zum Thema „Professionelle Beziehungspflege" im Konzept: Demenz – Beziehung – Zuwendung – Wirtschaftlichkeit mit dem Institut für Pflege Cura Fiducia, Kursleiter war der Seminarleiter, Kursbegleiter waren Prof. Dr. Erich Grond und der Autor dieses Buches, Rüdiger Bauer. Die Weiterbildung umfasste 264 Stunden, die in fünf Blöcke aufgeteilt waren:

Block 1: Der Weg des Zugangs: Sozialpsychologische, psychologische und soziologische Grundlagen der Beziehungsarbeit, Verständnis von Pflege unter dem Aspekt der Beziehungswirklichkeiten

Block 2: Praktische Beziehungsarbeit: Praktische Beziehungsarbeit im Alter und bei speziellen Krankheitserscheinungen, phänomenologische Betrachtung

Block 3: Instrumente zur Beziehungsprozessplanung: Beziehungspflege als wirksames Heilmittel. Beziehungspflegeplanung, als pflegerische Grundlage professioneller Beziehungspflege.

Block 4: Reflexionskompetenz: Selbstbezogene Aspekte der Beziehungspflege, Praxissituationen, Reflektionen, Erkenntnis

Block 5: Beziehung und die Institution: Institutionelle Aspekte der Beziehungspflege in den Einrichtungen der Altenhilfe, Team, Angehörige, Palliativpflege in der Gerontopsychiatrie, Colloquium

Dieses Projekt wurde mit europäischen Fördergeldern (80 %) und Trägereigenanteil (20 %) finanziert. Dieser Vorschlag wurde auf der Führungsteamsitzung heiß diskutiert und schon hier erkannte ich meinen Auftrag: Schaffung einer Ablauforganisation, bauliche Veränderungen und als Hauptverantwortung: Personalentwicklung und Personalveränderungen zur Umsetzung der professionellen Beziehungspflege als Grundlage für die weitere Führung im Haus, das Konzept der Beziehungspflege.

Eine wirklich innovative Zeit konnten wir erleben mit sehr wundervollen, auch traurigen, sowie herausfordernden Erlebnissen. Hilfebedürftige Menschen, denen empathisch, selbstbestimmt und wertschätzend professionell begegnet wurde, es kam zu einer Selbstwertanhebung bei den lieben Alten, die für alle spürbar war. Angehörige waren erstaunt und erkannten ihre hilfebedürftigen Menschen nicht mehr, Aussagen: „So hab ich meine Mutter noch nie lachen gesehen." Oder „Mein Vater hat noch nie zu mir Danke gesagt." Wir gingen mit dem Tischler in die Tischlerei und mit dem Landwirt in den Kuhstall und mit der Lehrerinn in die Schule. Wir nahmen bauliche Veränderungen vor, um folgende Bereiche entstehen zu lassen: Schwerstpflegebereich, besondere stationäre Dementen-Betreuung und Menschen, die weniger Hilfe benötigten. Es war für alle Kolleginnen ein Erkenntnisprozess, der entweder in Wohlbefinden oder in Ablehnung endete. Als ich erkannte, dass eine meiner Hauptverantwortung Personalentwicklung und Personalveränderung sind, war mir die Tragweite nicht wirklich bewusst. Während der Konzepteinführung habe ich das Führungsteam zu 80 % verändert. Heute noch spüre ich das darin furchterregende Gefühl, zu erleben, ja zu wissen, dass Kolleginnen nicht bereit sind, sich zu reflektieren, sich zu verändern, Angst vor Verlust haben, dennoch jahrelange gute Arbeit geleistet haben. Dieser Gedanke und die darin liegende Führungsverantwortung ließen mich fürchten vor der Veränderung. Dennoch war ich überzeugt, dass es der richtige Weg ist für die Sicherung der Einrichtung. Ich kann es gar nicht in Worte fassen: „Was für ein Gefühl der Ohnmacht". So hat die Pflegedienstleitung erkannt, sie kann das Konzept der Kongruenten Beziehungspflege nicht implementieren, die Wohnbereichsleitungen kamen an ihre Grenzen. Kolleginnen und Kollegen wurden unsicher. So fürchterlich es auch war, ich hatte ein Ziel und das war die Implementierung der Kongruenten Beziehungspflege. Es war für mich und zahlreiche Kolleginnen und Kollegen das Konzept für unsere Einrichtung. Zu spüren und zu sehen, wie die hilfebedürftigen Menschen und die motivierten Kolleginnen und Kollegen glücklich wurden, war der Erfolg für meine Führungsverantwortung. Heute bin ich so glücklich, diesen Weg gegangen zu sein und auch genau auf diese Art und Weise. Natürlich hätte ich diesen Prozess durch arbeitsrechtliche Entscheidungen beschleunigen können, doch der Prozess der Eigenreflexion und die daraus resultierenden Erkenntnisse, ja auch der emotionale Druck haben ein Team entwickelt, was in der Lage war, professionelle Beziehungspflege umzusetzen.

Das alles geschah parallel zum Konzept Demenz – Beziehung – Zuwendung – Wirtschaftlichkeit. Hier lernten wir den Autor Rüdiger Bauer kennen und die Pflegedienstleitung und ich erkannten, dass er genau der Konzeptbegleiter für unsere Einrichtung ist. Während der Ausbildung der 20 Multiplikatoren planten wir mit ihm die Begleitung unserer Einrichtung. So entwickelten wir Fortbildungsinhalte, die auf unsere Einrichtung und auf unsere Teams zugeschnitten waren. Unsere Erkenntnis war es, dass alle Mitarbeiter der

Einrichtung geschult werden müssen, um eine lebendige professionelle Beziehungspflege zu implementieren.

Die Schwerpunkte der Fortbildungen mit Rüdiger Bauer:

- Schulung in Theorie für alle Berufsgruppen (Pflege, Verwaltung, Hauswirtschaft, Beschäftigungstherapeuten, Küche, Haustechnik)
- Bewohnerangebot in Form von Theorieschulung
- Hospitationen auf den Bereichen
- Fallbesprechungen mit Teilnahme aller Berufsgruppen
- Führungscoaching
- Angehörigenschulung

In den Jahren 2006 und 2007 hatten wir die Kongruente Beziehungspflege implementiert und wir waren im Unternehmen eine der erfolgreichsten Einrichtungen, was an Pflegenoten, Krankenstand, Auslastung der Einrichtung, Budgeteinhaltung, Bewohnerzufriedenheit und Mitarbeiterzufriedenheit gemessen wurde. Somit hat das Unternehmen die Finanzierung der Kongruenten Beziehungspflege unterstützt, auch wenn zu damaligen Zeiten die Wirkung dieser noch etwas belächelt wurde. Der Erfolg wurde dennoch erkannt. Für uns waren die Beziehungsgeschichten mit den Bewohnern der absolute Erfolg. Es gab keine aggressiven Bewohner mehr, keine komplizierten Angehörigen und keine Mitarbeiter, die den Bewohnern die Selbstbestimmtheit raubten. Die Öffentlichkeit war von unserem Konzept begeistert. Sozialarbeiter, Ärzte, Betreuer und Angehörige vertrauten uns die zahlreichen hilfebedürftigen Menschen an. Es gab auch Neider, die unser Glück belächelten.

Unsere Bewohner und wir Kolleginnen und Kollegen waren alle Menschen, die unter einem Dach lebten, wir als Gäste und die Bewohner als Besitzer. Lachen, weinen, leben, arbeiten war nah beieinander und jeder einzelne von uns war mit seinen Stärken und Schwächen willkommen und konnte somit zur Anwendung der Kongruenten Beziehungspflege beitragen. Wir entwickelten gemeinsam eine straffe Ablauforganisation, so dass ein einheitliches Vorgehen in allen Prozessen verpflichtend war. Beziehungsfehler wurden als Pflegefehler erkannt. Das System der Bezugspflege ermöglichte eine kontinuierliche Beziehungspflegeplanung.

Nach zehn Jahren innovativer Beziehungsarbeit war die Zeit gekommen, unser Können und Wissen zu erweitern. Die Pflegedienstleitung und ich sind an unsere Grenzen gestoßen mit der vorgegebenen Qualitätsentwicklung, den starren Unternehmensvorgaben und das ständige Wachstum des Unternehmens – die Aspekte störten die kontinuierliche Umsetzung und Weiterentwicklung der Kongruenten Beziehungspflege.

Im Jahr 2008 bekamen wir die Chance, in einem kleinen Unternehmen zwei Senioreneinrichtungen zu entwickeln, vom Spatenstich bis zur Eröffnung. Gemeinsam mit der Pflegedienstleistung stellten wir uns dieser Aufgabe. Es war sensationell, die Verantwortung für die bauliche Begleitung, für die Ausstattung, für die Personalgewinnung und Personaleinstellung, für die konzeptionellen Inhalte, für die Ablauforganisation, für die Buchhaltung, für das Formularwesen, ja für alle Bereiche und deren Inhalte zu tragen. Alles zu beschreiben würde ein neues Buch ergeben und somit werde ich mich auf einige für mich wichtige Inhalte beschränken.

Ohne, dass ein Bewohner im Haus war, schulten wir die neuen Kolleginnen und Kollegen in Kongruenter Beziehungspflege, das war echt beeindruckend, wie Rüdiger die Mitarbeiter auf ihre neue Aufgabe vorbereitete. Es waren uns einige Kolleginnen und Kollegen aus der damaligen Einrichtung gefolgt, somit konnten diese die Multiplikatorenrolle voll und ganz ausleben. Was für ein Glück für die zukünftigen Bewohner, die von Anfang an mit dem Konzept der Kongruenten Beziehungspflege begleitet wurden. Ganz wichtig waren uns die optimierte Ablauforganisation und die Pflegedokumentation. Hier luden wir den Medizinischen Dienst der Krankenkassen des Landes Brandenburg ein, um ihnen das Pflegemodell und die dazugehörige Pflegedokumentation vorzustellen, so dass wir in Zukunft Verständnis für unsere Qualitätsentwicklung erfahren konnten. Als das erste Haus eröffnet wurde und wir mit unserem Preopeningteam es an die verbleibenden, eingearbeiteten Mitarbeiter übergaben, wussten wir, dass es eine große Aufgabe ist, das Konzept weiterhin zu implementieren.

Ich machte während dieser Zeit so viele Erfahrungen, von denen ich glaubte, die gäbe es in der Realität nicht. Als Heimleiterin war ich für die Auswahl der Führungskräfte verantwortlich und ich war erschüttert, was passierte, als die von uns ausgewählten Kolleginnen nicht mehr täglich durch uns begleitet wurden. Das Konzept mit seiner Ablauforganisation wurde verändert. Ganz schrecklich fand ich, dass eine Heimleitung verboten hatte, die Bewohner in den Arm zu nehmen, so dass die Kongruente Beziehungspflege in Gefahr kam. Und wieder musste ich Personalveränderungen vornehmen, um das Konzept zu sichern. Hinzu kam, dass der Träger ungeduldig wurde und sich das Vertrauen zu uns und zum Konzept in Grenzen hielt. Auch er verstand nicht, dass wir ständig was auszusetzen hatten an den Führungskräften. Doch dann konnten wir ein Führungsteam gewinnen, was Freude und Verstand hatte, das Konzept der Kongruenten Beziehungspflege umzusetzen, somit konnten wir uns dem nun zu eröffnenden Haus widmen. Da dieses Haus in der Heimat des Preopeningteams lag, konnten wir alle Stabsstellen mit Kolleginnen und Kollegen besetzen, die professionell die Kongruente Beziehungspflege umsetzen konnten. Die Pflegekassen vertrauten der Pflegedienstleitung und mir in vollem Umfang, so dass wir einen Gesamtversorgungsvertrag abschließen konnten. Das heißt, dass wir stationäre und ambulante Versorgung anbieten konnten, unter einer fachlichen Leitung.

Vom eingereichten Konzept, über die Arbeitsverträge, bis hin zu jedem einzelnen Formular, für alles war die Kongruente Beziehungspflege Grundlage, also alles war bewohnerorientiert und optimal strukturiert. Das einheitliche Arbeiten war gemeinsames Ziel. Der Träger unterstütze die Visionen, da der Erfolg erkennbar war. Gesicherte Belegung, zufriedene Mitarbeiter, Bewohner, Angehörige und alle, die mit uns für die optimale Versorgung der hilfebedürftigen Menschen betraut waren, waren zufrieden und begeistert. Die Wirtschaftlichkeit war gesichert für die Betriebsinhalte. Das wirtschaftliche Problem war die zu leistende Miete, die ohne Querfinanzierung nicht zu erwirtschaften war. Es war so ein professionelles Arbeiten in all den Jahren und voller Stolz kann ich sagen: Wir waren einzigartig in der Region. Ein immer ausgebuchtes und nachgefragtes Haus, zahlreiche Hilfebedürftige, von und in der Gesundheitsbranche arbeitenden Mitarbeiter, brachten ihre Angehörige zu uns.

Rüdiger Bauer begleitete mit seinen Schulungen unser Konzept und wir entwickelten Mitarbeiter, Bewohner, Angehörige in der professionellen Beziehungspflege. Fallbesprechungen mit Bewohnern und Angehörigen waren ein Höhepunkt bei den Schulungen. Wir durften dann die Wirkung erleben. Mutter und Sohn, die in ihrer Beziehung gestört waren, gingen auf einmal gemeinsam zum Konzert. Töchter, die die „Ordnung“ ihrer dementiell erkrankten Mutter ertragen konnten und sogar gemeinsam darüber lachten. Mitarbeiter, die in Empathie geschult wurden, tanzen nach Mozart. Ein Kollege sagte: “Hier kann ich entschleunigt arbeiten". Eine Bewohnerin meinte: „ Ich weiß nicht was es ist, doch hier im Haus wohnt eine Seele des Friedens." Oder „Es war ein Sechser im Lotto, hier leben zu können".

Bei uns lebten die Menschen länger, auch wenn wir es nicht wissenschaftlich belegen können, es war so. Es gibt zahlreiche Beispiele für die positive Wirkung der Kongruenten Beziehungspflege. Eine alte Dame, die wirklich sehr schwach war, als sie bei uns einzog, wenige Haare, verwaschene Sprache, allein ohne Kinder. Ihre Nichte war ihr ein und alles. Wir erfuhren von der Nichte und von Bekannten, dass diese Dame in ihrem Leben viel Ablehnung erfahren hat. In einer Fallbesprechung entwickelten wir eine Beziehungspflegeplanung und erarbeiteten Interventionen der Wertschätzung und es dauerte gar nicht lange. Die Dame sprach wieder deutlich und ihre Haare begannen zu wachsen. Was uns Sorge bereitete, waren ihre jährlichen winterlichen Aufenthalte im Krankenhaus. Ab November bis Januar ging sie in ihren „Winterschlaf", wie wir es nannten, alle Funktionen im Körper fielen ab und Ende Januar, Anfang Februar war die Dame wieder bei uns und erholte sich schnell. Das erlebten wir drei Mal. In einer Fallbesprechung mit Rüdiger erzählten wir davon und Rüdiger unterhielt sich mit der Nichte. Er erfuhr, dass diese Dame als Kind den Untergang der Gustloff mit ansehen musste. Ein prägendes Erlebnis, wir vermuteten ein Trauma. Im Fallgespräch kam die Idee und wir forschten, wann die Gustloff gesunken ist, im Januar 1945. Jetzt ließ sich der Winterschlaf erklären. Der Körper der Dame erlebte dieses Ereignis jährlich, sie assoziierte dieses Erlebnis wieder und wieder. Mit diesem Wissen war für uns die Möglichkeit gegeben, darauf einzugehen und die Dame musste nicht mehr im Krankenhaus ihren Winterschlaf abhalten, sondern konnte in ihrer Stube schlafen und für sich bleiben. Durch uns erhielt sie Verständnis für ihre Situation und allein dadurch verkürzte sich der Winterschlaf.

Es gibt so wunderbare Beispiele für die Wirkung der Kongruenten Beziehungspflege. Wir sind mit unseren Bewohnern jedes Jahr verreist. Das Besondere daran war, dass wir unabhängig von der Hilfebedürftigkeit verreisten, dass uns Angehörige begleiteten und dass die Bewohner die Reiseziele festlegten. Es begann 1998 in Güstrow als Austausch in einem Seniorenheim und endete 2014 mit der Aida in den norwegischen Fjorden. Was wir hier erleben durften, werden einmalige Erlebnisse in unserem Leben sein. Eine dementiell erkrankte Dame erkannte in Bratislava das Gebäude einer Gehörlosenschule, in der sie gearbeitet hat und sie glauben es nicht, das stimmte. Ein Sohn besuchte seine Mutter auf dem Flussschiff in Budapest, sie hatten sich 15 Jahre nicht gesehen. Die Mitreisenden waren voller Lebensfreude und entwickelten Kräfte, die uns erstaunten. Es gab eine alte Dame, die 1998 in das zuerst von mir geleitete Seniorenzentrum eingezogen ist, dann 2009 umzog zu uns in die neue Einrichtung und somit jedes Jahr in den Urlaub gereist ist. Sie ist früher nie in den Urlaub gefahren. Diese Geschichte möchte ich noch erzählen. Diese Dame war so traurig, dass wir 2008 das Haus verlassen haben und konnte das nicht verstehen, wir haben viel geweint. Eines Tages rief sie mich an und sagte, ich solle unbedingt kommen und sie besuchen. Sie hält es nicht mehr aus. Ich beruhigte sie und zeigte Verständnis für ihr Gesagtes, ihre Erzählungen stimmten mich so traurig, ich spürte wie sie leidet unter der Fremdbestimmtheit. Am nächsten Tag rief mich meine Tochter an und sagte: „Du musst unbedingt zu Frau B., sonst kommt sie mit dem Rollstuhl zu dir."

Am selben Tag besuchte ich Frau B. und was ich dort sah, bewegte mich sehr. Eine alte Dame im Bett und eine Pflegekraft, die mit ihr diskutiert über ein angekipptes Fenster. Frau

B. wollte – solange ich sie kenne – das Fenster nicht angekippt haben, sondern einen Spalt weit offen. Die Pflegekraft im knappen Satz: „So ein Quatsch, da kommt genau so viel Luft rein." Mir standen die Tränen im Auge, warum kann der Bewohnerwunsch nicht akzeptiert werden? Warum muss immer gewertet werden? Warum wird das Zuhause des hilfebedürftigen Menschen nicht akzeptiert? Flehend schaute mich Frau B. an und ich wagte mich zu fragen, warum die Pflegerin nicht das Fenster öffnet und ich bekam zur Antwort: „Weil das egal ist, es kommt genau so viel Luft rein." Ich fragte, was mit dem Wunsch von Frau B. sei. Die Antwort: „Wenn wir hier alle Wünsche erfüllen, dann werden wir ja nie fertig." Die Pflegerin verließ den Raum und Frau B. bemerkte: „Und so ist das immer." Mein Verständnis hatte Frau B., doch ich konnte daran nichts ändern. Kurz danach zog Frau B. zu uns ins Haus und wir alle hatten noch glückliche gemeinsame Jahre. Sie konnte sogar wieder am Rollator laufen und genoss ihren Blick auf den See und die Urlaubsreisen. Als sie starb, war sie nicht allein.

Zur Kongruenten Beziehungspflege gehört Humor und Musik. So bekamen unsere Bewohner einmal monatlich Besuch von den Clowns „Humor hilft heilen" im Rahmen einer Clownsvisite und ein Rockmusiker gründete einen Chor und führte musikalische Einzeltherapie durch. Wissen Sie, ich bin überzeugt, dass sich der hilfebedürftige Mensch dort zu Hause fühlt, wo er verstanden wird, geliebt wird, gebraucht wird und nicht wo er herkommt.

Die Wirkung der Kongruenten Beziehungspflege auf die Kolleginnen und Kollegen ist unbeschreiblich, wenn wir es erreicht haben uns im anderen zu erkennen, uns zu reflektieren, uns nicht so wichtig zu nehmen und nicht so viel zu jammern, dann ist unsere Arbeit von Erfolg gekrönt. Die Freude, Menschen glücklich zu machen, zu spüren, macht wirklich glücklich.

Sehr prägend war auch das Empathietraining. Kolleginnen und Kollegen in der Altenpflege aus allen Berufsgruppen im Haus trainieren Empathie. Wie verrückt ist das eigentlich? Natürlich haben nicht alle „Hurra" geschrien und dachten, das wollte ich schon immer mal mit meinen Kolleginnen und Kollegen. Doch die Wirkung dieses Erlebnisses war genial. Das gegenseitige Verständnis füreinander wurde gestärkt. Zu einer Hygieneschulung kommen auch nicht alle voller Hurraschreie und die Wirkung hält sich auch in Grenzen. Der absolute Höhepunkt war dann die Teamaufstellung, die Rüdiger mit uns veranstaltete. Von Teamstärke bis zur Ausgrenzung war alles dabei.

Warum erzähle ich Ihnen das? Weil das Wichtigste im Konzept der Kongruenten Beziehungspflege die Kommunikation ist. Für uns Führungskräfte ist die Kommunikation das wichtigste Führungsmittel, die Freude an der Geschichte der einzelnen Personen heißt für mich Führungsverantwortung. Ich habe viel über Führen gelesen und bin zu der Erkenntnis gekommen, dass mir all die Bücher nur helfen, wenn ich erkannt habe, dass Führen was mit Systemtheorie und Konstruktivismus zu tun hat. Hierzu bin ich auch durch unsere Schulungen gekommen. Ich kaufte mir das Buch Einführung in die Systemtheorie und Kostruktivismus von Fritz B. Siomon. Das Modell der Autopoiese, der Regelkreis zur Selbstorganisation. Humberto Maturana und Francisco Varela als Theorieentwickler machten mich neugierig und so erkannte ich, dass Führen etwas mit der Entwicklung eines lebenden Systems zu tun hat. Wir Kolleginnen und Kollegen haben uns zu einem System entwickelt, das in der Lage war, sich selbst zu organisieren, in einem vorgegebenen Rahmen. Jedes einzelne Systemmitglied erzeugt Dynamik und somit Fortschritt in der Entwicklung. Das hier passende Wort: Emergenz, die Herausbildung von neuen Eigenschaften oder Strukturen eines Systems infolge des Zusammenspiels seiner Elemente. Ich liebe dieses Wort, Rüdiger hat es uns gelehrt. Ich kann voller Überzeugung sagen, wir waren am Ziel unseres Konzeptes, der Höhepunkt unserer Arbeit war erreicht. Jetzt waren die Ziele Gelassenheit, das Erreichte genießen, Kontinuität, Personalentwicklung durch Qualifikationsschulungen, Lernen, Zufriedenheit zu fühlen und zu spüren. Wir waren unantastbar.

Das dachten wir zu mindest. Ein Betriebsübergang zerstörte das bestehende System, durch Veränderungen der Ablauforganisation, wie zentrale Verwaltung, zentrales Qualitätsmanagement, durch Reduzierung von Personal, durch Reduzierung vom Budget. Letztendlich kündigte ich mein Arbeitsverhältnis aufgrund persönlicher ethischer Gründe. Mit anzusehen, wie das Konzept der Kongruenten Beziehungspflege zerfällt, war unmöglich für mich und dann auch noch für den Rückschritt verantwortlich zu sein, konnte ich nicht mit meinen Grundwerten vereinbaren. Mein Ziel ist und war eine menschliche Wirtschaftlichkeit, doch die Anforderung an meine Person, täglich die Renditeoptimierung als Ziel zu verfolgen, das heißt konkret zu entscheiden, dass die hochbetagten Menschen keinen Saft aus Flaschen trinken, sondern Saftpulver aus Automaten, um nur ein Beispiel zu nennen, sind nicht meine Vorstellungen von Erfüllung unseres Versorgungsauftrages. Diese Entscheidung war wohl die schwierigste und prägendste in meinem Leben. Ich wäre heute noch in dieser Einrichtung unter anderen Bedingungen.

Die Kongruente Beziehungspflege wird durch meine jetzige Ausbildung zur examinierten Altenpflegerin täglich von mir angewendet und dadurch spüre ich den Bedarf für die Menschheit. Wirtschaftlich betrachtet: Hohe Nachfrage und niedriges Angebot. Meine Vision ist eine Selbstständigkeit nach meiner Ausbildung. In einer Wohnanlage für hilfebedürftige Menschen eine Beziehungspflegekultur entwickeln, das wäre eine große Aufgabe. Ich möchte mich ganz herzlich bei Rüdiger bedanken, der mich auf meinem beruflichen Weg professionell begleitet hat. Ganz besonderen Dank an meine Kolleginnen und Kollegen, Bewohner, Angehörige, Betreuer und Partner. Die Zeit bleibt für mich unvergessen in meinem Herzen. Abschließen möchte ich mit einem Zitat aus dem Buch „Die Neurobiologie Menschlicher Beziehungen“ von Louis Cozolino, was ich übrigens sehr empfehlen kann.

„Ich frage den Verwundeten nicht, wie er sich fühlt …, ich werde selbst der Verwundete.“
(Walt Whitmann)

7 Implementierung des Konzepts in die Psychiatrie

An den Anfang dieses Kapitels möchte ich eine kleine Erläuterung stellen. Die Einführungsprozesse in Struktur und Inhalt haben sich in den letzten sechzehn Jahren verändert. Jeder Prozess wurde evaluiert und die Erkenntnisse sind in die neuen Prozesse eingeflossen. So wird dies auch weitergehen. Damit wird sichergestellt, dass sich nicht nur das Konzept inhaltlich an dem Stand der aktuellen Neurowissenschaft orientiert, sondern sich auch die Einführungsprozesse mit ihren Schwerpunkten und Strukturen weiterentwickeln. Ein Konzept, dass sich nicht weiterentwickelt, wird irgendwann an seine Grenzen geraten und damit für die Praxis untauglich. Die Kongruente Beziehungspflege entwickelt sich seit sechsundzwanzig Jahren weiter und sie muss es auch in der Zukunft tun. Im Moment wird die Einführung des Konzeptes über die Ausbildung von Ausbildern in den psychiatrischen Kliniken gestaltet. Inhalt dieser Ausbildungen ist auch die Gestaltung von Fortbildungen für andere Mitarbeiter der Klinik. Während der Ausbildung haben die angehenden Ausbilder selbst Referate zu Inhalten der Kongruenten Beziehungspflege erstellt und so entsteht ein gemeinsamer Fundus an Wissen, das nach erfolgter Ausbildung an die anderen Mitarbeiter weitergegeben werden kann. Die Inhalte der Ausbildung sind derzeit die Inhalte dieses Buches. Die Ausbildung erstreckt sich über sechs Blöcke zu je drei Tagen über den Zeitraum eines Jahres. Zwischen den Blöcken haben die Ausbilder Zeit zum Literaturstudium und in ihrer Praxis können sie die Beziehungsinterventionen üben und weiter entwickeln.

Aus Sicht des Autors muss sich aber die Struktur der Einbindung in das gesamttherapeutische Angebot noch wesentlich verbessern. Es muss mit den Entscheidern der therapeutischen Berufsgruppen ein Weg gefunden werden, wie dies in einer kooperativen Art und Weise erfolgen kann. Es geht auch darum, die Ängste der therapeutischen Berufsgruppen, etwa hinsichtlich eines Eindringens der Pflegenden in ihre Verantwortungsbereiche, aus dem Weg zu räumen. Ich bin sehr gespannt darauf, welchen Weg die Weiterentwicklung dieser Themen einschlagen wird.

Die Entwicklungsprozesse in den verschiedenen psychiatrischen Einrichtungen haben derzeit zwar in etwa den gleichen Beginn, aber die Entwicklungen, wenn die Ausbilder nach der Ausbildung ihre Arbeit aufnehmen und Kollegen schulen, laufen überall ein wenig anders. Deshalb können nur die Anwender über den Verlauf der Prozesse und ihre Erfahrungen damit authentisch berichten. Auch für dieses Kapitel habe ich wieder einige Kollegen für Erfahrungsberichte gewonnen. Auch ein Kollege mit über einundvierzig Jahren Berufserfahrung, Jürgen Hollick, der die Anfänge der

Beziehungspflege und ihre Weiterentwicklung miterlebt hat, wird aus seiner Sicht beschreiben, welche Bedeutung das Konzept für die psychiatrische Pflege hat und zukünftig haben wird (Kapitel 7.6).

Die Gestaltung und Struktur der Einführungsprozesse in psychiatrischen Einrichtungen haben sich im Laufe der Entwicklung der Kongruenten Beziehungspflege verändert, ebenso wie in den Altenhilfeeinrichtungen auch. Am Anfang, als ich nach dem ersten Buch „Beziehungspflege" von 1997 in psychiatrische Kliniken eingeladen wurde, habe ich eigentlich nur Workshops über drei bis vier Tage gemacht und das damalige Wissen über Beziehungspflege theoretisch und mit Übungen für die Praxis vermittelt. Die Umsetzung in der Praxis überließ ich einfach den Kollegen. Über den Einführungsprozess in der Landesnervenklinik Wagner Jauregg in Linz habe ich schon berichtet. Es war das erste Mal, dass ich alle pflegerischen Mitarbeiter einer Klinik schulen sollte. Dort wählte ich die Struktur der Grund- und Aufbaukurse und versuchte in kleinen Zusammenkünften mit den Pflegedienstleitungen der einzelnen Bereiche die Struktur und Organisation für die Umsetzung der Schulungsmaßnahmen in der Praxis zu diskutieren. Dabei stieß ich auf die mir schon bekannten Schwierigkeiten, wie das Sichtbar-Werden der Beziehungspflege in der Dokumentation.

Aber es kam zusätzlich etwas hinzu, was ich vorher nicht erwartet hatte. Die Chefärzte der einzelnen Abteilungen wollten Kontrolle darüber haben, was sich auf ihren Stationen in der Pflege abspielt. Das war neu für mich. Die Diskussionen über Möglichkeit und Unmöglichkeit der Einführung der Kongruenten Beziehungspflege, aus den ganz verschiedenen Blickwinkeln und therapeutischen Orientierungen, war in Gang gekommen. Die Pflegedienstleitungen mussten den Chefärzten das Konzept erläutern und waren sich selbst nicht ganz sicher darin, obwohl ich sie geschult hatte. Wenn die Pflegenden dann mit der Umsetzung begannen und in den multiprofessionellen Teams darüber berichteten, kamen auch noch die Psychotherapeuten und Psychologen auf den Plan. Es entstand in der Mehrheit der Fälle der Eindruck, die Pflegenden würden in den Bereichen der Psychotherapeuten und Psychologen „wildern", was teilweise zu großer therapeutischer Besorgnis führte. Es wurde vor dem Aufreißen alter Traumata gewarnt oder Nachteilen im Therapieprozess, wenn die Pflegenden sich einmischen würden. Das habe ich nicht vorausgesehen und musste mich gedanklich damit beschäftigen. Ich fand heraus, dass viele Pflegende nach der Vorgehensweise in der Kongruenten Beziehungspflege zu einem großen Teil schon vorher gearbeitet haben. Jetzt bekam dies aber einen Namen und einen offiziellen Anstrich, weil die Pflegedienstleitung dies auch so propagierte. Das vorher Unsichtbare wurde nun sichtbar und damit diskussionswürdig! Ich war zunächst verunsichert und sehr vorsichtig mit meinen Aussagen dazu. Doch dann sagte ich mir, dass die Arbeit Pflegender mit diesen Diskussionen endlich gesehen würde und dass es damit eigentlich zu einer Aufwertung des therapeutischen Nutzens der größten Berufsgruppe in der Psychiatrie führen müsste. Die Fragen drehten sich um das Handeln der Pflegenden, ihre konzeptionelle Ausrichtung mit der Kongruenten Beziehungspflege und natürlich darum, wie sich dies auswirken könnte. Es gab Befürchtungen, dass sich dies schädlich für die Patienten auswirken könnte. Es gab aber auch diejenigen, die jetzt verstanden, dass die meisten Pflegenden schon immer so oder ähnlich gearbeitet hätten und draus keine schädliche Wirkung resultiert. Also hatte sich eigentlich nichts geändert, nur dass jetzt wahrgenommen wurde, dass Pflegende Wirkung erzielen und nicht nur therapeutische Berufsgruppen dafür verantwortlich sind. Erfahrene und bodenständig gebliebene Ärzte und Therapeuten in psychiatrischen Kliniken wussten dies ohnehin schon. Jüngere und Unerfahrene müssen dies vielfach noch lernen. Wie Pflegende mit der Anwendung der Kongruenten Beziehungspflege wirksam werden müssten, habe ich im Kapitel 2 schon beschrieben und es kann an dieser Stelle nochmals nachgelesen werden.

Nachdem ich erfahren hatte, dass therapeutische Berufsgruppen in der Anwendung der Kongruenten Beziehungspflege eine mögliche Irritation sehen, habe ich in der Folge versucht, in den Einführungsprozessen immer auch die therapeutischen Berufsgruppen über das Konzept zu informieren – nicht immer direkt, auch indirekt über die Pflegenden. Dies stieß oft auf wenig Interesse oder auch auf völlige Ablehnung. In einigen Fällen ist es aber gelungen, direkt mit dem Chefarzt über das Konzept zu diskutieren und es konnten Wege gefunden werden, das jeweilige therapeutische Konzept und die Kongruente Beziehungspflege in kooperativer Weise zusammenzuführen. Besonders gut gelungen ist dies in einer forensischen Klinik in Hessen. Ich habe dort zwei Gruppen von Ausbildern in Kongruenter Beziehungspflege ausgebildet. Bereits die erste Gruppe erkämpfte sich die Auseinandersetzung mit den therapeutischen Berufsgruppen und der Chefärztin, die letztlich ihre Zustimmung zur Kooperation gab. Kollegen aus der zweiten Ausbildungsgruppe haben einen Bericht geschrieben, der den langen Weg des Einführungsprozesses und ihre Erfahrungen mit dem Konzept beschreiben (Kapitel 7).

7.1 Je nachdem, wie einer erkennt

Vorbemerkung: Der folgende Bericht stammt aus der Feder von André Danowski vom Alexianer-Krankenhaus in Berlin Weissensee. Er ist Ausbilder in Kongruenter Beziehungspflege und stellt uns Unterlagen zu Verfügung, die er selbst in der Ausbildung von Kollegen benutzt. Im Grunde sind seine Darstellungen Geschichten über das Erkennen des Erkennens, das in Kapitel 1 beschrieben wurde. Sie gefallen mir gut, weil sie die Erzeugung unterschiedlicher Wirklichkeiten beschreiben, die vom unterschiedlichen Erkennen der jeweils handelnden Pflegeperson erzeugt werden. Beide Beschreibungen stellen Alltagssituationen in der Psychiatrie dar. In einer der Beschreibungen werden Sie aber die Kongruente Beziehungspflege erkennen.

Geschichten über unterschiedliche Wirklichkeiten aus dem Alexianer-Krankenhaus in Berlin

André Danowski

Wir befinden uns auf einer fiktiven akutpsychiatrischen Station mit zwanzig Patienten. Es ist gerade 13.30 Uhr – Übergabezeit. Der Frühdienst berichtet, was bisher geschehen ist, der Spätdienst hört zu. Der Informationsaustausch könnte in etwa so stattgefunden haben:

Erste Beschreibung Borderline – was nun?
„Frau D. kam heute Nacht schon wieder. Wieder das ganze Programm: Feuerwehr, Polizei, Fixierung. Erst kam sie mit der Feuerwehr in die Rettungsstelle und hat sich die Aufnahme erzwungen, hat gesagt, wenn sie nicht aufgenommen wird, tut sie sich was an. Dann hat die Ärztin sie erstmal weggeschickt. Ne halbe Stunde später kam sie natürlich wieder und hatte sich die Arme aufgeschnitten. Dann wurde sie verbunden und natürlich aufgenommen. Auf Station hat sie dann angefangen zu agieren – wollte sich im Entspannungsraum am Haken vom Boxsack erhängen. Hatte den Gürtel schon um den Hals gebunden und stand auf dem Hocker und hat ganz provokativ

die Notklingel gedrückt. Die hätte gleich von Anfang an in die Fixierung gehen müssen. Beate hat zum Glück gleich den Notknopf gedrückt, Frau D. hat dann den Gürtel so fest zugezogen, dass sie ohnmächtig wurde. Da konnten sie ihr den Gürtel noch abnehmen. Als sie wieder bei Bewusstsein war, ist sie aufgestanden und hat angefangen, sich die Verbände von den Unterarmen zu reißen und hat ihre Wunden wieder aufgekratzt. Überall hat sie das Blut rumgeschmiert, hat sich dann den Metallhocker geschnappt und gedroht, alles kaputt zu schlagen. Da hat die Ärztin dann Amtshilfe gerufen und dann wurde sie endlich mit Hilfe der Polizei fixiert. Das ist immer das Gleiche mit ihr! Typisch Borderlinerin! Wir haben sie heute Vormittag auch lieber fixiert gelassen, weil sie nicht versprechen konnte, sich nichts anzutun."

Alkohol und Depression – Ein Auf und Ab

„Und dann ratet mal, wer heute morgen als Notfall kam. Genau -- Herr K. zum „qualifizierten" Alkoholentzug. Der ist schon das fünfte Mal in diesem Monat da. Und wir haben erst den 12.! Ich weiß nicht, warum ihn die Ärzte überhaupt noch aufnehmen. Kaum ist er da, haut er am nächsten Tag wieder ab, gleich in den nächsten Späti, um sich Nachschub zu holen. Das sind alles Kosten für den Steuerzahler! Und dann hat er auch noch den Flur vollgekotzt. Da hab ich ihm aber mal meine Meinung gesagt. Aber er hat ja gar keine Reflexion. Hab ihn gefragt, ob er weiß, wie viel die Klinik pro Nacht für sein Bett bezahlt. Und warum er überhaupt die Langzeit letztes Jahr gemacht hat, wenn er sowieso weiter trinken will. Da hat er gleich seine Sachen gepackt und ist wieder gegangen. Kein Rückgrat. Der muss noch ein paar Runden drehen und so richtig auf die Nase fallen. Ich finde, er sollte eine Aufnahmesperre für ein paar Monate bekommen, damit seine Motivation mal ein bisschen zunimmt."

Drogen-induzierte Psychose und kein Ende

„Naja, und Herr B. ist weiterhin fixiert und hat den ganzen Vormittag über in der Fixierung geschrieen, hat nur Fehlhandlungen begangen, halluziniert und hat sexistische Äußerungen gegenüber der Schülerin gemacht. Die tat mir leid, musste den ganzen Dienst über Sitzwache bei ihm machen. War ja leider so viel zu tun. Mussten ja auch noch Sitzwache bei Frau D. machen und uns mit dem „Suffkopp" rumschlagen -- erst die Aufnahme dann wieder Entlassung – dieser ganze Aufwand! Eigentlich hätte die St. 5 ja Herrn B. übernehmen können. Aber der hat so rum getobt in der Fixierung, dass die Ärzte das auf morgen verschoben haben. Er ist erst gegen Mittag ein wenig ruhiger geworden, nachdem die Ärzte ihm Haldol und Diazepam gespritzt haben. Was für ein schrecklicher Dienst. Und ich habe noch fünf Frühdienste vor mir."

Zweite Beschreibung

Der Informationsaustausch hätte aber auch so ablaufen können:

Borderline – was nun?

„Frau D. kam heute Nacht wieder in die Notaufnahme, war zwar erst vor zwei Tagen von Station 4 entlassen worden. Die Bereitschaftsärztin hat sie aber zum Glück gleich aufgenommen in der Nacht. Denn früher hat sie sich meistens geschnitten oder Tabletten genommen, wenn sie sich nicht ernst genommen gefühlt hat. Zum Glück kannte die Ärztin die Vorgeschichte.

Auf Station wirkte sie sehr verzweifelt – hatte plötzlich die Notklingel gedrückt und stand mit dem Gürtel um den Hals auf dem Hocker und wollte den Gürtel gerade oben anbinden. Zum Glück war Pfleger Andreas im Dienst. Der hat sich erst mal zu ihr in den Raum gesetzt und hat mit ihr geredet. Hat ihr gesagt, dass er sich Sorgen macht um sie und dass er bei ihr bleibe, bis es ihr wieder besser gehe. Hat sie auch an ihre zwei Kinder erinnert, wer sie dann versorgen soll, wenn sie nicht mehr da ist. Sie stieg dann vom Stuhl herunter und begann zu weinen. Dann schwenkte wohl die Stimmung immer wieder um und sie sagte dann sowas wie: „Können Sie nicht mal rausgehen, Pfleger Andreas? Lassen Sie mich doch einfach allein. Nur für fünf Minuten, müssen Sie nicht Ihrer Kollegin helfen und wollen Sie nicht lieber Kaffee trinken gehen?“ Aber er blieb eisern und mindestens eine Stunde in dem Raum und hat immer wieder versucht, sie an ihre positiven Lebensereignisse zu erinnern – an die Kinder, an den letzten Urlaub, an das, was sie bereits erreicht hat. Sie haben sich zeitweise gut unterhalten können und irgendwann hat sie gemeint, nachdem sie ihn wieder rausschicken wollte, weil sie allein sein müsse. Er sagte zu ihr: „Können Sie mir denn versprechen, dass sie sich nichts antun hier allein?“ Und sie antwortete: „Nein versprechen kann ich es nicht.“ Er: „Dann bleib ich hier und pass auf sie auf. Solange, wie es nötig ist.“ Sie: „Pfleger Andreas, Sie sind heute aber auch anstrengend!“ Daraufhin ging sie ins Bett und schlief die Nacht durch. Heute Vormittag war sie wie ausgewechselt.“

Alkohol und Depression – Ein Auf und Ab

„Herr. K. kam ja letzte Woche als Notfall zum Alkoholentzug. Er hatte zwar einen Aufnahmetermin und ist auch schon das fünfte Mal in diesem Monat bei uns, hat es aber nicht mehr zu Hause ausgehalten. Bin dann gleich mit ihm in den Kontakt gegangen, hab ihm gesagt, dass wir erstmal den körperlichen Entzug machen und ich mich dann gern mit ihm zum Gespräch hinsetzen möchte. Am nächsten Tag hatte ich dann Spätdienst und wir hatten sogar ein wenig Zeit, miteinander zu reden. Er hat mir erzählt, dass er vor einem halben Jahr von seinem Exfreund verlassen worden ist, sie hätten sich nur noch gestritten, weil er seinen Job als Koch verloren hatte, wegen dem Alkohol. Ich habe dann die Lebensereignisskala mit ihm besprochen und da hat er unter anderem erzählt, dass er früher Kinder und Jugendliche im Schlittschuh fahren trainiert habe, sei selbst gern gefahren. Hab ihm dann erklärt, wie wichtig es manchmal sein kann, Dinge, die einem in der Vergangenheit Freude bereitet haben, gerade in einer Krisenzeit wieder zu aktivieren. Da hat er mir erzählt, dass er schon seit zwei Jahren nagelneue Inlineskater zu Hause zu stehen habe, die er noch nie benutzt hatte.

Auch hatte er mir erzählt, dass seine Mutter eine sehr wichtige Bezugsperson für ihn sei, er sich jedoch jedes Mal, wenn er bei ihr ist, komischerweise unwohl fühle und den Drang bekomme, Alkohol zu trinken. Da hab ich gefragt, ob es irgendetwas gibt, das ihn auf negative Gedanken gebracht haben könnte. Ich habe ihm was von positiven und negativen Nervenzellnetzwerken erzählt. Da plötzlich hatte er eine Erinnerung: Der Topf, in dem seine Mutter immer kocht ist schon sehr alt. Den hat sie schon, seit er Kind war. Er hatte plötzlich ein Bild im Kopf von seinem Vater, wie er auf dem Küchenboden lag, blutüberströmt. Sie hatten den Topf deshalb auch immer „Bluttopf“ genannt. Hatte sich bisher nie gefragt, warum der so hieß. Er muss damals ungefähr sechs Jahre alt gewesen sein. Da hab ich ihm gesagt, dass das so ein negativer Trigger sein könnte.

Heute hat er mir erzählt, dass er gestern im Ausgang seine Mutter besucht hatte und darüber mit ihr gesprochen hat und sie gleich zusammen diesen so genannten „Bluttopf“ weggeworfen haben. Und er hat darüber nachgedacht, seine Inlineskater anzuziehen und bei nächster Gelegenheit auszuprobieren.

Drogen-induzierte Psychose und kein Ende

Ach ja, Herr B. ist verlegt worden. Er war heute Morgen noch fixiert, konnte dann aber ohne Fixierung auf die Doppeldiagnose Station gebracht werden. Ich hab gleich morgens die Schülerin abgelöst, weil er sie die ganze Zeit angebrüllt hat und sexistische Bemerkungen gemacht hat. Auf weibliches Pflegepersonal scheint er nicht so gut zu reagieren. Dann hab ich versucht, mit ihm zu reden, was nicht so leicht war, da er ständig in seinen Gedankengängen sprang, aber dadurch war er immer etwas abgelenkt und war deutlich ruhiger. Schrie schon bald gar nicht mehr. Er hat dann sogar von seiner Frau erzählt und von seiner kleinen Tochter und, dass er vorhabe eine Ausbildung zu machen. Zwischendurch hat er zwar immer wieder Fehlhandlungen begangen, aber letztlich konnte ich sogar mit ihm die Absprache treffen, habe ihn entfixiert und hinüber auf seine Heimatstation begleitet. Er hat dann sogar noch mit „Aufgebot" geduscht und ist dann freiwillig mit rüber gegangen. Hab extra Bescheid gegeben, dass nur männliches Pflegepersonal zur Begleitung kommen soll. Alles in allem ein rundum gelungener Dienst. So kann es die Woche gern weitergehen."

Anmerkung: Die negativen Verläufe sind teilweise frei erfunden, aber teilweise auch zusammengesetzt aus beobachteten Reaktionen von Kollegen. Die positiven Verläufe habe ich selbst so erlebt und sind an reale Personen gebunden.

Ziel der Geschichte ist es zu zeigen, dass man mit zwei verschiedenen Verhaltensweisen unterschiedliche Verläufe der Krankheitsbilder hervorrufen kann und das diagnosenunabhängig. Die Geschichten sollen auch zeigen, wie maßgeblich Pflegekräfte am Krankheitsverlauf bzw. Gesundungsprozess eines Patienten beteiligt sein können.

7.2 Das Erkennen des Erkennens

Vorbemerkung: Markus Wunderlich aus Nürnberg stellt seine eigenen Gedanken über die Bedeutung der Arbeit mit der Kongruenten Beziehungspflege vor. Er arbeitet im psychiatrischen Bereich unter anderem sowohl stationär als auch ambulant.

Konstruktivistische Sichtweise

Markus Wunderlich

Als Fachkrankenpfleger für Psychiatrie setze ich vor allen Dingen die Kongruente Beziehungspflege im Rahmen meiner Tätigkeit als „Soziotherapeut" im Bezug als Leistungsanbieter des „Persönlichen Budget's (des Bezirkes Mittelfranken)" ein. Was heißt das? Ich unterstütze Menschen bei der Erreichung von Zielen, welche zu einem möglichst (wieder) eigenständigen Leben führen sollen, also Ressourcen aufzugreifen oder zu entwickeln. Ich betreue Menschen vor Ort, bei ihnen zu Hause, also in einer „realen Umwelt", einem natürlichen Umfeld. Ich nenne es bewusst reale Umwelt, da ich die Klinikumwelt als „geschützte/beschützte Umwelt" sehe.

Was braucht Kongruente Beziehungspflege? Kongruente Beziehungspflege braucht vor allen Dingen Zeit, sich intensiv auseinanderzusetzen mit dem Gegenüber – und am Anfang mit sich selbst. Im Klinikalltag ist diese Zeit aufgrund der immer kürzer werdenden Verweildauern, der eher ärztlich-medikamentös orientierten Sicht und der personellen Situation leider sehr insuffizient. Da stößt „Kongruente Beziehungspflege" manchmal an die Grenzen, da das Denken hier eher defizitorientiert und schnell handlungsorientiert ist. Es soll eine schnelle, vor allem „medikamentöse Lösung" geben. In Langzeiteinrichtungen und im ambulanten Setting und generell da, wo der

Klienten-Kontakt fortlaufend und über einen längeren Zeitraum geht, sollte Kongruente Beziehungspflege meines Erachtens nach nicht fehlen. Im Rahmen meiner ambulanten Tätigkeit habe ich diese kostbare Zeit. Kontakte finden ein bis zwei Mal wöchentlich im Rahmen von zwei bis vier Stunden statt.

Am Anfang meiner Tätigkeit mit den Klienten steht, entsprechend der Kongruenten Beziehungspflege, immer die Biografiearbeit mit der Lebensereignisskala. Was bringt der andere Mensch mit? Welche Erfahrungen, Traumata, aber auch schöne Erlebnisse hat er gemacht? Was sind seine Ressourcen? Ich lerne so mein Gegenüber intensiv kennen, lerne und konstruiere, wie mein Gegenüber seine Umwelt erkennt. Dies ist ein Lernprozess, welcher zu einer tieferen Erkenntnis über den Anderen führt.

Nach meiner Meinung und Erfahrung sind Erkennen und Erkenntnis die wichtigsten Elemente in der Kongruenten Beziehungspflege. Am Anfang ist die Auseinandersetzung sehr intensiv und kostet sehr viel Anstrengung. Kommt man jedoch in den Zustand der Erkenntnis und der „Kongruenz", ist es für beide Seiten ein echtes Hochgefühl. Verständnis, sich verstanden fühlen ist das wichtigste Element in der „Therapeuten-Klienten" Beziehung. Erst, wenn ich das „Denk- und Handlungsmuster" des Gegenübers erkenne, welches ihn vielfach einschränkt, kann ich neue heilsame und förderliche Denk- und Handlungsmuster mit ihm zusammen entwickeln. Wichtig ist es, diese Erkenntnis mit dem Gegenüber zu teilen und den „Aha-Effekt" beim Anderen zu nutzen.

Ich persönlich schätze daher vor allem die konstruktivistische Sicht – ein Hauptelement der Kongruenten Beziehungspflege. Kongruente Beziehungspflege erleichtert mir ungemein die Arbeit mit den Klienten, denn sie setzt positive Energien frei, hilft dabei, Hemmnisse und Hemmungen zu lösen und ist aus meiner Arbeit nicht mehr wegzudenken.

7.3 Der Prozess der Kongruenten Beziehungspflege

Vorbemerkung: Dieser Beitrag kommt aus der forensischen Pflege in der Klinik für forensische Psychiatrie vitos Kurhessen in Merxhausen. Die psychiatrische Klinik in Merxhausen war in den 1990er Jahren eine Ikone der Sozialpsychiatrie. Dort arbeiten sozusagen zwei Generationen von Ausbildern in Kongruenter Beziehungspflege. Die erste Generation wurde noch mit fester Strukturierung in der bio-psycho-sozialen Hypothese ausgebildet, die zweite Generation in der neuen Version der Hypothesenbildung. Die daraus folgenden Probleme werden im Text deutlich gemacht. Sie werden auch eine veränderte Lebensereignisskala vorfinden, was durchaus erlaubt ist. Der Erfahrungsbericht zeigt auch, dass die Einführung der Kongruenten Beziehungspflege ein Prozess ist, dem sich nicht alle Mitarbeiter anschließen oder es nur zögerlich tun. Andererseits beschreibt der Autor Christian Beilstein, dass die Kongruente Beziehungspflege eine Bereicherung in der multiprofessionellen Zusammenarbeit sein kann. Für diesen Bericht hat er sich mit anderen Ausbildern beraten.

Der Prozess – ein langer Weg

Christian Beilstein

Unsere Erfahrungen mit der Kongruenten Beziehungspflege in der forensischen Psychiatrie; Veränderungen im Umgang mit Patienten, Veränderung unserer eigenen Denkweise und insbesondere Verhaltensänderungen von Patienten, die sich auf das oben erwähnte Beziehungsmodell zurückführen lassen. Dies ist vereinfacht gesagt, die Bitte, die Rüdiger an uns stellte. Ob wir alles zufriedenstellend beantworten können, mag bitte jeder Leser selbst entscheiden. Dieser Text ist ein Erfahrungsbericht aufgrund unserer persönlichen Eindrücke.

Unsere Klinik behandelt männliche suchtkranke Rechtsbrecher ab dem 18. Lebensjahr, die nach dem § 64 StGB verurteilt sind. In der Regel existieren bei unserer Klientel neben der Suchtproblematik Diagnosen aus dem Bereich der Persönlichkeitsstörungen. Wir halten 84 Behandlungsplätze vor, aufgeteilt auf sechs Behandlungseinheiten. Einen Aufnahme- und einen Rückverlegerbereich (in die JVA); drei geschlossene Therapiestationen und einen offenen Therapiebereich. Zusätzlich existiert die forensische Ambulanz für die Nachbetreuung unserer Patienten. Seit 2017 ist eine der Therapiestationen (Station 5.2) in eine Projektstation für die Behandlung junger Erwachsener (18–24 Jahre) umgewandelt worden, da diese Klientel nochmals andere, spezifische Anforderungen an die forensische Behandlung stellt. Hier stehen Schulabschluss und Berufsvorbereitung im Vordergrund der Behandlung. Die durchschnittliche Verweildauer allgemein beträgt ca. zwei Jahre. Eine Behandlungszeit von durchschnittlich zwei Jahren lässt unabdingbar ein anderes Beziehungsgeflecht entstehen als ein vielleicht vierwöchiger Klinikaufenthalt.

Zeit ist nicht nur für die praktische Anwendung Kongruenter Beziehungspflege relevant, um Vertrauen aufzubauen,, sondern die Zeit ist es auch, die ein System wie die Kongruente Beziehungspflege notwendig macht, dieses „Arbeiten auf lange Sicht" strukturiert und professionell angehen zu können. Das sich dies mittels der Kongruenten Beziehungspflege relativ gut umsetzen lässt, mag auch der Grund sein, weswegen sich dieses System hier im Hause am längsten zu halten scheint. Seit der Eröffnung im Jahre 2007 haben wir mehrere Herangehensweisen bezüglich der Pflegeplanerstellung erlebt. Die letzte vor der Einführung der Kongruenten Beziehungspflege war die Pflegediagnose nach NANDA®. Hier wurde schon nach relativ kurzer Zeit festgestellt, dass bei unserer Klientel immer wieder drei bis vier gleiche Diagnosen in unterschiedlicher Ausprägung gestellt wurden und die Planungen dementsprechend, trotz verschiedener Persönlichkeiten, fast identisch waren. Des Weiteren war den Vorgängersystemen gemein, dass die Auseinandersetzung mit dem Patienten, bezüglich der Datenerfassung für die Pflegeplanung, eher bürokratischer Natur war und weniger für einen auf Vertrauen und Verständnis basierenden Beziehungsaufbau sorgte. Gerade beim erwähnten System der Pflegediagnosen zeigte sich, dass nach den im Buch angegeben Vorschlägen im Stil von Drag'n'Drop gearbeitet wurde. Der Beziehungsaufbau erfolgte intuitiv durch den täglichen Kontakt und wahrscheinlich wurden währenddessen auch positive Erinnerungen verstärkt; allerdings ohne Relevanz für die Pflegekräfte, da das notwendige Hintergrundwissen darum fehlte.

Das sich die Planung dann auf gegenwärtiges Verhalten fixierte, ist grundsätzlich richtig. Aber Ursachenforschung zu betreiben, aufgrund welcher biografischer Erfahrung sich bestimmte Muster prägten, um so zu ergründen, wie die Planung gemeinsam noch besser auf die Persönlichkeit des Patienten zugeschnitten werden konnte, fiel nicht in diese Zeit. Auch das Rollenbild Pflege-Patient zeigte sich zu diesem Zeitpunkt noch recht deutlich. All dies sind Punkte, die sich im Laufe der Jahre mit der Kongruenten Beziehungspflege, aber nicht nur ausschließlich aufgrund dieser, geändert haben.

2012 gingen die ersten Mitarbeiter auf Schulung bei Rüdiger und führten das System der Kongruenten Beziehungspflege bei uns ein. Dieser Prozess vollzog sich, inklusive Höhen und Tiefen, über einen Zeitraum von mehreren Jahren und findet in aktualisierter Form auch heute noch statt. Es war damals für unsere Ausbilder eine neue Erfahrung, ein Konzept zu erstellen und den gelernten Stoff weiterzugeben. Genauso ergeht es uns heute, nur dass wir den unschätzbaren Vorteil haben, auf mehrjährige Berufserfahrung im Umgang mit der damals ausgebildeten Version zurückzublicken und zu wissen, welche Dinge gut oder nicht so gut gelaufen sind. Auch wurde in der Zwischenzeit ein therapeutisches Konzept (Schematherapie) eingeführt, welches ebenfalls stark auf der Biografie des Patienten beruht. Wir erwähnen dies hier explizit um zu verdeutlichen, dass die Kluft, die gerne zwischen pflegerischen und therapeutischen Ansichten „zelebriert" wird, dadurch scheinbar kleiner ist. Und dies hat sich als recht hilfreich erwiesen.

Wir wurden von unserer Vorgängergeneration an Ausbildern in den Grundlagen der Kongruenten Beziehungspflege via Frontalunterricht und Hausaufgaben geschult. Insbesondere die Auseinandersetzung mit der Lebensgeschichte des Patienten und die Auswirkungen von Erfahrungen und Beziehungen standen hier im Fokus. Ein Großteil unserer Kollegen stammt ursprünglich aus der Allgemeinpsychiatrie und war soziomilieutherapeutisches Arbeiten mit dem Patienten gewohnt. Mehr über diesen „Menschen" an sich und seinen Werdegang zu erfahren, war also nicht zwingend etwas Neues. Vorgaben, wie die Lebensereignisskala, strukturierten jetzt aber die Gesprächsführung, die – wie bereits erwähnt – vorher eher intuitiv erfolgt war. Unverständnis regte sich bezüglich der als „abstrakt" wahrgenommenen vier Systeme und deren Aussagekraft bzw. Nutzen im Alltag (Vertrauens- und Bindungsystem, Motivations-, Stress- und Spiegelneuronensystem). Hier gab es grundlegende Interpretationsprobleme. Beispielsweise wurde beim Stresssystem häufig an den historischen und aktuellen „praktischen" Umgang mit stressigen Situationen gedacht, weniger an die Art und Weise, wie der Patient Stress aufgrund seiner Vorgeschichte neurobiologisch verarbeitet, welche Aspekte er überhaupt als stressig interpretiert und was für ihn speziell entspannend wirkt.

Drei Punkte wirkten sich, retrospektiv betrachtet, ungünstig aus:

1. Die Kongruente Beziehungspflege wurde als Pflegeplanungsersatz wahrgenommen und nicht zwingend als Instrument zur besseren Beziehungsgestaltung. Gefördert wurde diese Einstellung dummerweise dadurch, dass sich die Dokumentation zur Kongruenten Beziehungspflege unter der Kategorie Pflegeplanung im hauseigenen EDV-System befand und immer noch so befindet.
2. Der Umstand, dass die Bezugspflege laut Umsetzungsplanung gesamtverantwortlich all die Aufgaben übernehmen sollte, für die die Ausbilder ein Jahr auf eine Schulung geschickt wurden, war zwar ein planungstechnisch begrüßenswerter Zustand, der jedoch mit der gelebten Realität wenige Berührungspunkte innehat.
3. Personelle Gründe sorgten für einen Mangel an Ausbildern, sodass die installierten regelmäßigen Pflegevisiten, bei denen ein Mitarbeiter seine Arbeit (Biografie, Hypothese, Planung) unter Teilnahme eines Ausbilders dem Team vorstellte, seltener wurden.

Zusätzlich zu den Unterrichten zur Einführung und den Pflegevisiten wurde pro Station ein Ordner mit Lehrgangsinhalten der Ausbilder sowie Fallbeispielen geschaffen, der in der Folge auch häufig genutzt wurde. Über die Jahre hinweg nahm zwar die Anzahl der Pflegevisiten ab, doch das Kollegium wurde routinierter beim Erstellen der Biografie und der weiteren Bearbeitung. Leider hat sich die Problematik von dem erwähnten ungünstigen ersten Punkt nie wirklich gelöst, was es im Alltag so verwirrend macht, den dokumentarischen Teil der Kongruenten Beziehungspflege klar von einer klassischen Pflegeplanung zu trennen, die lediglich Bezug auf die Beziehungspflege und die Hypothese nehmen sollte.

Nichtsdestoweniger wurde aufgrund der guten Erfahrungen mit dem System weitergearbeitet. Das Vertrauen scheint auf beiden Seiten gewachsen zu sein. Das Urteil, beziehungsweise die forensische Begutachtung, im Vorfeld so ziemlich die ersten Informationsquellen über den neuen Patienten, verloren größtenteils ihren „Vorurteilscharakter". Hier hat scheinbar ein Umdenken stattgefunden. Es steht heute noch stärker im Vordergrund, sich erst persönlich kennenzulernen, um sich einen eigenen Eindruck zu bilden, bevor das Urteil frühzeitig eine Wertung zuweist. Was aber nicht heißen soll, dass die Vorabinformation über den Patienten unwichtig geworden wäre; schon alleine aus sicherheitstechnischen Gründen.

2016 entsandte unser Arbeitgeber dann eine neue Gruppe an Mitarbeitern auf Rüdigers Ausbilderausbildung. Schon während des Ausbildungsprozesses fand ein enger Austausch mit den „alten" Ausbildern statt, um diese auf den neuesten Stand zu bringen, sodass später wieder pro Station ein fester Ansprechpartner vorhanden sein würde. Im März 2017 begannen dann die Anpassungen am Konzept und eine Planung für die Integration in das Tagesgeschäft, die, dass muss leider auch gesagt werden, langsamer von statten gehen, als wir uns das gewünscht haben.

Unser jetziger Ansatz sieht vor, dass neben der Lebensereignisskala die Biografiearbeit in der Hand der Bezugspflege und ihres Patienten verbleibt. Um Unsicherheiten bezüglich der Dokumentationsart auszuräumen, wurde entschieden, die Biografie tabellarisch zu gestalten. Dies war vorher nicht klar geregelt und sorgte für verschiedenste Herangehensweisen. Die Hypothesenerstellung mit einer vorgeschlagenen impliziten Pflegeplanung (bzw. Beziehungsprozessplanung) liegt jetzt in der Hauptverantwortung mindestens eines Ausbilders, der dieses in Zusammenarbeit mit der Bezugspflege erstellen kann. Im Anschluss daran verfasst die Bezugspflege in Zusammenarbeit mit ihrem Patienten eine „klassische" Pflegeplanung unter Berücksichtigung der Persönlichkeit des Patienten. Um der Verwirrung der bereits geschilderten Dokumentation im hauseigenen elektronischen Dokumentationssystem etwas entgegenzuwirken, sollen nur noch die Biografie und die Pflegeplanung dort eingepflegt werden. Die bio-psycho-soziale Hypothese findet sich nach Erstellung ausgedruckt in der Patientenakte. Punkte, wie „Bedeutung und Gegenseite" beziehungsweise die Einteilung nach den vier biologischen Systemen fallen komplett weg. Bei ersterem stellte sich heraus, dass sich eher auf negative Lebensereignisse fixiert wurde und nicht, wie bei der Kongruenten Beziehungspflege wünschenswert, auf positive Lebensereignisse, letzteres aufgrund dessen, dass hier immer wieder redundant gleiche Problemstellungen unter unterschiedlichen Vorzeichen aufgeführt wurden.

Auch die Zuständigkeiten der Stationen (Aufnahme- und Therapiestationen) wurde überdacht. Auf der Aufnahmestation steht jetzt im Vordergrund, dass der Patient das Haus und die Gepflogenheiten an sich kennen lernt und sich einlebt. Die Mitarbeiter geben dem Patienten nur die erste Lebensereignisskala aus und besprechen diese später mit ihm. Die Biografiearbeit und später die erste Hypothesenerstellung sind in den Therapiebereich ausgelagert, da der Patient hier die meiste Zeit verbringt und so längerfristig vertrauensbildend gearbeitet werden kann.

Aufgrund der Vorerfahrungen werden wir keinen Frontalunterricht anbieten, sondern direkt in die Teams gehen. Dort findet dann eine kurze Einführungsveranstaltung statt, um auf die Änderungen und die Abläufe hinzuweisen und um erste Fragen zu erörtern. Im Einzel- beziehungsweise Kleingruppenkontakt mit den Bezugspflegekräften wird dann direkt die Arbeit aufgenommen und in den wiedereingeführten Pflegevisiten die Ergebnisse präsentiert. Der Prozess vollzieht sich langsam, da wir nicht den gesamten vorhandenen Patientenpool aufarbeiten möchten (dies dürfte auch kaum zu bewältigen sein), sondern sukzessive neue Patienten vom Tag der Aufnahme nach diesem Modell „bearbeiten".

Als Abschluss möchten wir noch ein Fallbeispiel geben. Die bio-psycho-soziale Hypothese ist in diesem Beispiel, ebenso wie die Biografie, sehr ausführlich beschrieben. Dies begründet sich darauf, dass dies ein Fallbeispiel aus dem Ordner der Kongruenten Beziehungspflege auf unseren Stationen ist. Das Kollegium soll hier nachvollziehen können, aufgrund welcher Gedankengänge und Grundlagen die bio-psycho-soziale Hypothese und die darauf aufbauende implizite Planung entsteht. Der Text, der sich in unserer Dokumentation wirklich wiederfindet, ist unter der Überschrift „Verkürzt" zu finden.

Auch verdeutlicht diese Wiedergabe recht gut, weswegen es der Bezugspflege ohne gründliche Vorbildung nicht zuzumuten ist, die bio-psycho-soziale Hypothese selbstständig zu erstellen. Die implizite Pflegeplanung gibt dann Hinweise bezüglich einer Beziehungsprozessplanung mit dem Patienten. Die explizite Pflegeplanung entspricht den Möglichkeiten der jeweiligen Station, um die Inhalte der impliziten Planung auch in den Alltag zu bringen.

Die Angaben zur Person des Patienten sind verfälscht, die Ortsangaben unscharf gehalten. Eine Einverständniserklärung des Patienten liegt dem Autor dieses Textes vor.

Biografie

Herr M. wurde im Sommer 1990 in einer kleinen Ortschaft in Ostdeutschland geboren. Die ersten sechs Lebensjahre seien vom Alkoholismus und Gewaltausbrüchen seines Vaters, den er nur „Erzeuger" nennt, geprägt gewesen. Im sechsten Lebensjahr habe sich die Mutter dann von ihrem Mann getrennt und er ist bei seiner Mutter geblieben. Laut seiner Aussage sei er vom ersten bis zum sechsten Lebensjahr in eine Kindertagesstätte gegangen, die seiner Großmutter gehörte, sodass seine Mutter arbeiten gehen konnte. Diese habe die Familie ernährt, sein Erzeuger habe nur getrunken.

Mit sieben Jahren ist er planmäßig eingeschult worden. Er berichtet, seine erste Grundschule „bezwungen" und „versagt" zu haben, da er zuhause keinerlei Unterstützung erwarten konnte. Der Vater sei ständig besoffen gewesen und seine Mutter arbeitete. Etwa zwei Jahre später, die Mutter hatte sich inzwischen getrennt und der Stiefvater ist zur Familie gestoßen, wechselte er die Grundschule. Den Stiefvater konnte Herr M. anfangs gar nicht akzeptieren. Er, Herr M., habe ihn daraufhin ständig terrorisiert und es gab regelmäßig Konflikte. In der Schule habe er anfangs Probleme gehabt, die aber nicht so schwer waren wie in seiner ersten Schule. Im zehnten Lebensjahr von Herrn M. sei sein Bruder geboren worden und er habe sich der Familie nun gar nicht mehr zugehörig gefühlt. Diesbezüglich verschlechterten sich seine Leistungen in der Schule immer weiter.

In der sechsten Klasse, als er zehn Jahre alt war, probierte er erstmals Marihuana, welches ihm aber nicht zusagte. Ein Jahr später begann sich diese Einstellung zu ändern und er rauchte daraufhin fast täglich Marihuana und Zigaretten. Auch Ecstasy probierte er aus. Seine schulischen Leistungen wurden so schlecht, dass er das siebte Schuljahr wiederholen musste. Obwohl er laut seiner Aussage immer gegen spätestens 20:00 Uhr zuhause sein sollte, blieb er des Öfteren über Nacht fern, was den Stress mit seinen Eltern eher verstärkte. Mit fünfzehn Jahren wurde er der Schule verwiesen und habe mit Amphetaminen begonnen. Abends habe er dann Marihuana geraucht, um wieder ruhiger zu werden.

Im siebzehnten Lebensjahr hat er über eine Einrichtung seinen Hauptschulabschluss im zweiten Anlauf nachgeholt und eine Ausbildung zum Koch begonnen. Auch bezog er seine erste eigene Wohnung. Da er aber aufgrund seines Drogenkonsums die Berufsschule nicht regelmäßig besuchte, wurde ihm gekündigt. Zusätzlich zu seinen bisherigen Drogen konsumierte er nun noch Speed. Kurze Zeit nach der beruflichen Kündigung wurde ihm auch seine Wohnung aufgekündigt, sodass er wieder bei seiner Mutter und Stiefvater einziehen musste. Diese seien nicht begeistert gewesen und haben ihn das auch spüren lassen. Regelmäßig bestahl er diese oder borgte sich Geld von ihnen, um seine Sucht zu befriedigen.

Mit neunzehn Jahren begann er erneut eine Ausbildung, diesmal als Ausbaufacharbeiter. Er bezog eine neue Wohnung. Zeitgleich absolvierte er ein Praktikum in einem Dachdeckerbetrieb, um seinen hohen Drogenkonsum (Speed) zu finanzieren, welchen er benötigte, um diese zweite Tätigkeit zusätzlich durchzuhalten. Dieser Konsum fiel nach kurzer Zeit auch dem Ausbildungsbetrieb auf. Ihm wurde angeboten, einen Entzug zu machen, dann könne er die Ausbildungsstelle behalten. Nach der Entwöhnung blieb er auch ein halbes Jahr clean.

Am Ende dieses halben Jahres sei sein Opa verstorben und seine damalige Freundin habe mit ihm Schluss gemacht. Daraufhin wurde er rückfällig und habe nach eigenen Angaben komplett die Kontrolle über sein Leben verloren. Die Ausbildungsstelle wurde im gekündigt, er verlor die Wohnung und lebte auf der Straße. In der Folgezeit sei er mehrmals (laut seiner Aussage, Betrug und schwerer Diebstahl) straffällig geworden, aber nur zu Geldstrafen verurteilt worden.

Die nächsten zwei Jahre hat er bundesweit Gelegenheitsjobs auf 400 €-Basis absolviert und auf der Straße gelebt. Seinen Konsum, obwohl lebensbestimmend, habe er soweit im Griff gehabt, dass er immer arbeiten gehen konnte. Da aber der Konsum später so überhandnahm, hat er dies nicht auf Dauer geschafft.

Über einen Freund hat er, inzwischen vierundzwanzigjährig, wieder Kontakt zu seinem alten Ausbildungsbetrieb (Ausbaufacharbeiter) aufnehmen können und er habe dort eine Anstellung auf 400 €-Basis erhalten. Er bezog eine Wohnung in der Nähe und lernte eine neue Freundin kennen. Um alles (Arbeit, Wohnung und Freundin) zu managen, nahm er wieder vermehrt Drogen (Speed) und alles ging am Ende wieder in die Brüche.

Mit fünfundzwanzig Jahren zog er nach Hessen und wollte dort mittels eines Freundes einen neuen Job finden. Sein Drogenkonsum hatte sich gesteigert und es kam zum Indexdelikt. Er erwarb, wohl für Sylvester, zwei Schreckschusswaffen und gelangte recht günstig an ein Kilo Speed. Dieses wollte er in seiner alten Heimat, da dort der Preis höher ist, zu Geld machen. Die Polizei stand aber plötzlich vor seiner Tür und fand Waffen wie auch Drogen. Er wurde zu fünf Jahren und drei Monaten verurteilt und befindet sich seit 201x in unserer Klinik.

Lebensereignisskala

(Stand 2016, Vitos Kurhessen, KFP)

Welche Umstände und Verhältnisse sind Ihnen zu Ihrer eigenen Geburt bekannt?

Mein Erzeuger war alkoholabhängig und gewalttätig meiner Mutter gegenüber. Sie haben sich oft gestritten. Das habe ich früh mitbekommen und denke entsprechend über ihn. Nach meiner Einschulung hat mein Erzeuger uns sitzen gelassen. Meiner Mutter gelang es aber, einen „neuen" Vater in mein Leben zu bringen. Anfangs war dies schwierig, mit der Zeit ging es aber.

Wie war/ist Ihre Beziehung zu Ihren Eltern/Geschwistern/Großeltern?

Ich habe mich früher rar gemacht und viel Mist gebaut, deswegen war die Beziehung zu meiner Familie nicht so gut. Sie ist von mir oft enttäuscht worden. Durch meine Haftzeit hat sich das Verhältnis aber überraschenderweise verbessert. Heute kann ich mit ihnen über alles reden und sie stärken mir den Rücken. Ich habe dadurch mitbekommen, wie wichtig mir meine Familie ist, denn von meinen „Freunden" ist keiner mehr da.

Womit haben Sie sich besonders gerne beschäftigt?

Alles, was man in einem kleinen Dorf so machen kann. Ich bin gerne Angeln gewesen oder bin mit dem Motorrad oder Fahrrad durch die Gegend gefahren. Mit den Hunden meines damals besten Freundes habe ich auch gerne gespielt.

Worauf waren/sind Sie besonders stolz?

Auf meinen Schulabschluss, für den ich zwei Anläufe benötigte. Auf meine Arbeit als Dachdeckerhelfer, da waren immer alle zufrieden mit mir. Auf die legale Anschaffung meines Motorrades. Auf den größten Fisch, den ich je geangelt habe (1,86m). Dass ich nie eine hässliche Freundin hatte.

Welche Werte/Glaube/Normen waren/sind für Sie wichtig?

Meinen Ansprüchen an mich selbst gerecht zu werden. Wenn ich etwas Großes anfange, will ich es auch perfekt fertig bekommen. Mein Glaube an mich selbst.

An welche schönen Erlebnisse können Sie sich erinnern?

Meine Einschulung und der Besuch im Vergnügungspark, der erst möglich wurde durch meinen Stiefvater. Die Geburt meines Bruders. Das erste Wochenende mit meiner letzten Ex-Freundin in Hamburg.

Welche Menschen waren/sind Ihnen besonders wichtig?

Meine erste und letzte große Liebe (war) mir sehr wichtig. Meine Familie ist mir inzwischen sehr wichtig geworden. Und meine alten „richtigen" Freunde.

Welche Lieblingsorte gab/gibt es für Sie?

Der nur sechshundert Meter von meinem Heimatort entfernte See und das Dorfleben damals. Ein Ort in Hessen, an dem ich durch den MRV alles Bisherige aufgegeben habe.

Was waren die wichtigsten Erlebnisse in Ihrem Leben?

Als ich meinen Hauptschulabschluss nachgeholt und bestanden habe. Als ich mit 17 meine erste eigene Wohnung bezogen und auf mich allein gestellt war. Und was ich erst heute so sehe: Die 3 Wochen Entgiftung und die das halbe Jahr clean, der Kontakt zu meiner Familie und dass ich den Schritt mit der Therapie (MRV) gewagt habe.

Was macht andere Menschen für Sie sympathisch/unsympathisch?

(er bezog die Fragestellung auf sich selbst):

Sympathisch an mir finde ich, dass ich eine offene Art habe und man mit mir über alles sprechen kann. Unsympathisch an mir finde ich meinen Hang zur Unpünktlichkeit, meine Gleichgültigkeit mir selbst gegenüber und dass ich leere Versprechungen gemacht habe.

Zusatz

Laut seiner Aussage habe er als Kind mit dem Cannabis angefangen, um den Stress in der Schule und Zuhause bewältigen zu können, weil dies „so schön" entspannte. Später im Leben muss es irgendwann zu einem Bruch gekommen sein, da er eine Motivation entwickelte, sich selbst beweisen zu wollen. Da er aber scheinbar kein Gefühl dafür entwickelt hat, eigene Grenzen zu erkennen/waren bzw.

sich eine „falsche“ Strategie zur Leistungssteigerung (Amphetamine) antrainierte, endeten diese Versuche meist desaströs (Stichwort Stirnhirn).

Bio-psycho-soziale Hypothese Ausführlich:

Der Patient berichtet, dass seine ersten Lebensjahre vom Alkoholkonsum und von Gewalt seitens des Vaters geprägt waren. Es ist anzunehmen, dass diese Situation auch schon während der Schwangerschaft bestanden hat. Ein hohes Stress- und Angstniveau der Mutter bedeutet einen dauerhaft erhöhten Cortisolspiegel der Mutter, welcher sich durch die Plazenta ebenfalls auf die Frucht überträgt. Ebenfalls ist erwiesen, dass ein Ungeborenes durchaus seine Umwelt außerhalb des Mutterleibes wahrnimmt. Es kann also durchaus selbst Angst bzw. Bedrohungen empfinden (genauso wie es auch Liebe und Freude empfinden kann). Eben durch diese Wahrnehmungen werden auch schon früh Beziehungen zu und untereinander geprägt. Stimmen, die im Mutterleib häufig gehört werden, werden mit Bezugspersonen assoziiert. Ist diese Wahrnehmung oft durch Streit/Lärm, ergo unangenehmen Geräuschen in Kombination mit erhöhten Stresshormonen (die ja auf Angriff oder Flucht vorbereiten sollen) verbunden, ist die Beziehungsgestaltung schon frühzeitig vorgeprägt.

Natürliche neurobiologische Stressregulatoren und „Gegenspieler“ der Amygdalae (Mandelkerne) sind ein gut entwickelter Hippocampus (Sitz des Kurzzeitgedächtnisses), der für die Überführung von Lerninhalten in das Langzeitgedächtnis und das Abrufen eben dieser zuständig ist, sowie das Bindungssystem, welches hauptsächlich über Oxytocin angeregt wird. Wenn aufgrund von Erfahrung, wie mit einem Problem umzugehen ist oder die Lösung aus anderen ähnlich gelagerten Erfahrungen antizipieren werden kann (Hippocampus), wirkt dies Stress, also dem Ungleichgewicht zwischen geforderter Leistung und eigenen Bewältigungsstrategien, ebenso entgegen, wie eine sichere Bindung zu Artgenossen, die vielleicht über die fehlenden Problemlösungsstrategien verfügen könnten (Oxytocin/Bindungssystem).

Der Hippocampus ist allerdings erst im frühen Kleinkindalter voll ausgereift, welches beispielsweise der Grund zu sein scheint, weswegen sich an die ersten Lebensjahre nicht bewusst erinnert werden kann. Das evolutionär wesentlich wichtigere sogenannte „Angstgedächtnis“, welches durch die Amygdalae (Mandelkerne) gesteuert wird, funktioniert erheblich früher. Wenn nun ein sich noch in der Reife befindlicher Hippocampus durch Stresshormone sozusagen „geflutet“ wird, wird dies höchstwahrscheinlich starke Auswirkungen auf die Person haben, da der Hippocampus rein entwicklungstechnisch die auslösenden Reize noch nicht bewusst verknüpfen (lernen/erinnern) kann, eine Funktion, die durch hohe Cortisolwerte so oder so beeinträchtigt ist. Unter Angst oder Stress funktioniert das Gedächtnis eher schlecht. Und je häufiger Stress und Angst erlebt wird, desto sensibler wird darauf reagiert. Das heißt später werden auch solche Belastungen als „stressend“ empfunden, die anfangs vielleicht noch als „bewältigbar“ angesehen wurden.

Herr. M. wurde schon früh einer hohen Dosis an Stresshormonen ausgesetzt und es ist zu vermuten, dass sein Hippocampus Schaden genommen hat. Lernschwierigkeiten in der Schule, die bei ihm auftraten, können eine mögliche Folge hiervon sein. Ein passendes Umfeld und eine sichere Bindung können diese Problematik durch ihre eigene stressregulierende Funktion wieder ausgleichen. Beides war bei Herrn. M. aber ebenfalls nur eingeschränkt verfügbar, was Auswirkungen auf die Bindungsgestaltung zu seinen Bezugspersonen gehabt haben muss.

Es ist wahrscheinlich, dass er ein eher unsicher-vermeidender Bindungstyp ist. Er scheint, zumindest heute, wenige Probleme zu haben, Beziehungen aufzubauen. Dies kann als Hinweis darauf gewertet werden, dass er sich scheinbar doch nach Anerkennung und Aufmerksamkeit seiner Mitmenschen sehnt, anstatt sie komplett abzulehnen. Diese Beziehungen erweisen sich aber meist als eher oberflächlich. Er hat scheinbar gelernt, dass Beziehungen unzuverlässig sind und verletzen können, weswegen eine tiefergehende Bindung eher vermieden wird. Auch selbst spricht er von einem starken Misstrauen. Die Probleme in der Beziehungsgestaltung zeigen sich auch in den regelmäßigen Konflikten mit seinem Stiefvater, wobei dies auf ein Zusammenspiel aus Akzeptanz der „neuen" Vaterfigur (unter Vorlast der alten) und beeinträchtigtem Wissen um eine gesunde Beziehungsgestaltung begründet sein kann.

Die Geburt seines Bruders zog die Aufmerksamkeit seiner Eltern (inzwischen mit Stiefvater) auf das neue Familienmitglied, welches Herrn. M. so vorkam, dass er sich dieser Familie nicht mehr zugehörig fühlte. Auch dies scheint ein Hinweis auf einen unsicher-vermeidenden Bindungstyp zu sein, da Kinder dieses Typs auf eine sich abwendende Bezugsperson mit Trotz und Nichtbeachtung/Ächtung reagieren, und bestätigte ihn in seiner Beziehungsgestaltung. Das häufige nächtliche Wegbleiben, sowie die Diebstähle innerhalb der Familie weisen ebenfalls in die Richtung der Bindungsschwäche.

Der relativ frühe Kontakt zu THC wird als probate Lösungsstrategie zur Stressbewältigung erlernt. Einerseits hat THC auf den Organismus eine entspannende, angstlösende Wirkung, Glückshormone werden freigesetzt, andererseits wirkt THC auf CB1-Rezeptoren, die gerade im Hippocampus vermehrt auftreten und so das Kurzzeitgedächtnis bzw. die Erinnerung beeinträchtigen. Gerade durch ebendiese Wirkung wird der schon vorbelastete Hippocampus weiter gestört und die „Stressbewältigungsstrategie" wirkt unbewusst kontraproduktiv.

Seine Lernproblematiken, durch den Drogenkonsum eher noch verstärkt, sorgen für die Wiederholung einer Klasse. Abgesehen von den erlebten Bindungsabbrüchen; die Mitschüler ziehen weiter, der Lehrer wechselt; kann sich dies stark auf das jugendliche Selbstwertgefühl auswirken. Laut seiner Aussage sah er sich als Versager und wie schon bei seinen Erlebnissen in der Grundschule, die ähnlich gelagert waren, bekam er scheinbar keinerlei motivierende Unterstützung von außen (Oxytocin). Mit fünfzehn wurde er der Schule verwiesen und begann mit Amphetaminen. Er lernt nun in einem Alter, in dem die Stirnhirnentwicklung voll im Gange ist, zusätzlich zu der Erfahrung, dass THC entspannt und beruhigt, dass er mittels leistungssteigernder Stoffe wesentlich produktiver und wacher ist.

Das Stirnhirn ist der evolutionär jüngste Teil des Gehirns und u. a. für Impuls- und Affektkontrolle, planerisches Handeln zur Zielerreichung, das Abwägen von Risiken und Empathie zuständig. Es gilt erst mit Abschluss des fünfundzwanzigsten Lebensjahres als voll ausgereift.

Eine Beeinträchtigung in dessen Entwicklung, im Zusammenspiel mit dem schon erwähnten, zeigt sich deutlich in seinem ersten Ausbildungsverhältnis. Hier erfuhr er aufgrund guter Leistungen positive Rückmeldungen. Diese Rückmeldungen sprechen das verkümmerte Beziehungssystem an und Oxytocin wird ausgeschüttet. Da hier scheinbar ein erheblicher Mangel vorgeherrscht hat, reagiert er sehr sensibel darauf. Um weitere positive Rückmeldungen zu erhalten steigert er sein Leistungsniveau mit Amphetaminen und muss sich abends mit THC wieder erden. Seine Drogenkosten steigen, er muss eine zusätzliche Stelle annehmen. Dafür muss er aber noch leistungsfähiger werden, ergo mehr Amphetamine nehmen. Dies geht soweit, dass sein Konsum irgendwann die Überhand gewinnt, auffällt und alles bisher Erreichte zusammenbricht. Anstatt nun eine andere Strategie zu entwickeln (Stirnhirn), verfällt er immer wieder in die gleiche Bewältigungsspirale. Auch eine durchgeführte Entzugsbehandlung hielt nur bis zur ersten ernstzunehmenden Belastungssituation (Tod des Opas) an.

Verkürzt:
Durch intrauterine und gerade im Kleinkindalter häufig auftretende Stressoren und die damit verbunden verstärkte Ausschüttung von Cortisol ist Herrn. Ms. Hippocampus wahrscheinlich vorbelastet, welches sich in Lernschwierigkeiten, Erinnerungslücken und Vergesslichkeit äußern kann. Seine Amygdalae als Ausgangspunkt von Stressreaktionen scheinen aufgrund der Vorerfahrungen sensibler auf potentielle Belastungssituationen zu reagieren, als dies bei einem normal entwickelten Menschen der Fall ist. Das heißt, dass Herr. M. auch Situationen als für ihn stressend wahrnimmt, die vielleicht nicht zwingend den Anschein eines Stressors erkennen lassen. Aufgrund seines untrainierten Bindungssystems möchte er eine normale Beziehung zu seinen Mitmenschen aufbauen, weil er gelernt hat, dass ihm dies, insbesondere die positive soziale Rückmeldung, besonders gut tut. Allerdings besteht die Gefahr, dass er hinsichtlich dessen bestimmte Stressoren bewusst zulässt, nur um die Beziehung nicht zu gefährden. Hier ein deutlicher Hinweis auf eine beeinträchtigte Stirnhirnentwicklung.

Implizite Pflege- und Beziehungsprozessplanung
Für Herrn. M. ist eine funktionierende zwischenmenschliche Beziehung wichtig; die Aufrechterhaltung eben dieser motiviert ihn. Allerdings hat er gelernt, beim Thema „Vertrauen“ vorsichtig zu sein. Hier ist eine gute Bezugspflegearbeit notwendig. Absprachen sind einerseits einzuhalten (vertrauensbildende Maßnahme) aber auch von ihm stark zu fordern, da er so nicht nur lernt, dass zu einer guten Beziehung immer mindestens zwei gehören, sondern mit der Terminerinnerung gleichzeitig sein Hippocampus trainiert wird. Der Umgang mit ihm sollte offen und direkt, aber transparent erfolgen. Herr. M. wird es zu schätzen wissen, wenn er Entscheidungen und auch Stimmungen nachvollziehen kann. Gerade bei untrainiertem Bindungssystem und einer Stirnhirnentwicklung, wie sie bei ihm stattgefunden hat, wird er Probleme haben, Stimmungen und Emotionen seines Gegenübers adäquat einzuschätzen bzw. wissen, wann er gerade „über dem Strich“ agiert. In der WG wird er sich wahrscheinlich gut integrieren, da er nicht anecken möchte. Die Beziehungen werden aber eher oberflächlich sein. Ebenfalls wird er wahrscheinlich ein feines Gespür für potentielle Beziehungsgefahren besitzen und versuchen, diese schon im Vorfeld zu umschiffen bzw. sehr sensibel, auch aufgrund des überreizten Stresssystems, darauf reagieren (evtl. Somatisierung). Wenn er einen Bezug zu einem Mitpatienten in der WG gefunden hat, muss hier besonders geschaut werden. All dies sollte mit ihm thematisiert werden, um ihm aufzuzeigen, weswegen er so reagiert, wie er reagiert. Die Möglichkeit von Verantwortungsübernahme in sozialen Situationen/Gruppen könnte für ihn ein großes Arbeitsfeld werden. Dies kann ihm zeigen, dass Beziehungen auch bewusst gesteuert und nicht nur passiv erlebt werden können/müssen (Pate für neue Patienten, Organisation eines Events,...). Er sollte für richtiges Verhalten bzw. Aufgabenerfüllung (echt) gelobt werden. Kritik sollte direkt, aber transparent, ergo für ihn nachvollziehbar, geäußert werden. Er soll im Rahmen der Beziehungsgestaltung zu ihm lernen, dass er sich auf andere Menschen ver-

lassen kann und viel auch von ihm und seinem Verhalten abhängt.

Herr. M. wird immer wieder Probleme mit Vergesslichkeit oder „Schusseligkeit“ haben. Dies ist hpts. neurobiologisch begründet und nicht zwingend Absicht. Hier muss adäquat mit umgegangen werden.

Herr. M. ist neu- und wissbegierig sowie motiviert, sich verändern zu wollen. Dies muss genutzt werden. Sein beeinträchtigter Hippocampus lässt sich am besten mit dem Lernen neuer Dinge trainieren (nicht nur Therapieinhalte, auch neue Spiele, Instrumente, Rezepte o. ä.), sein Stirnhirn mit Konzentrations- und Aufmerksamkeitsübungen (Puzzeln, Rätsel, Knobeleien, Ausarbeitungen). Können diese Angebote in der Gruppe stattfinden, ist dies nur förderlich für ihn.

Herr. M. gerät wahrscheinlich leicht unter Stress, wird dies aber nicht immer offen zeigen (Begründung s. oben). Hier ist es wichtig, ihm genügend Rückzugsmöglichkeiten einzuräumen. Bei verstärkter Nutzung ebendieser sollte ein persönliches Gespräch mit der Pflegekraft erfolgen, zu der er wahrscheinlich das meiste Vertrauen besitzt.

Explizite Pflegeplanung
Welche Möglichkeiten sind unter Einbeziehung der impliziten PB und hinsichtlich der tatsächlichen Problemstellungen auf der Station für den Patienten/MA umsetzbar?

Und somit kommen wir zum Ende unseres Berichtes. Nicht alles, wie hier so schön „makellos“ dargestellt wird, findet sich auf diesem Niveau auch im reellen Arbeitsalltag wieder. Wie gesagt, dies ist unsere Planungsvorstellung und wir beginnen sukzessive auf das bestehende System aufbauend mit der Umsetzung. Nachdem in den Teamtagen letztes Jahr (2017) über die Änderungen referiert wurde, haben inzwischen die teaminternen Gespräche und auch erste praktische Umsetzungen stattgefunden. Es gibt Bereiche, da wird diese Änderung positiv aufgenommen und es ist der Wille auf etwas Neues spürbar. Es gibt aber auch Bereiche, die kritischer eingestellt sind. Dies hindert uns aber nicht daran, mit unserer Arbeit weiterzumachen. Trotz mancher Widrigkeiten ist es nämlich schön zu hören, wenn ein Kollege Interesse zeigt und sich auf einen gemeinsamen Dienst freut, um diese Thematik bezogen auf seinen Bezugspatienten einmal nähergebracht bekommen möchte.

7.4 Einführung auf psychiatrischen Stationen eines Allgemeinkrankenhauses

Hendrik Groh

„Lebewesen leben einzeln, leben als strukturdeterminierte Systeme. So gesehen ist es ein konstellationsbedingter Zufall, wenn das eine, obwohl es tut, was es tut, dem anderen nützen kann.“ (Luhmann, 1997, S. 193)

Im Jahr 2013 fasste die Pflegedienstleitung der Klinik für Psychiatrie am Klinikum Nürnberg den Entschluss, das in diesem Buch vorgestellte Modell der Kongruenten Beziehungspflege einzuführen. Zu diesem Zweck wurden über den Verlauf von 18 Monaten je zwei Mitarbeiter jeder Station, davon idealerweise einer in Leitungsfunktion zu Ausbildern ausgebildet. Im Anschluss wurde den Ausbildern die Aufgabe übertragen, in Zusammenarbeit mit dem Qualitätsmanagementbeauftragten das Modell in den Pflegeteams der zehn Stationen einzuführen. Die bisherigen Erfahrungen mit diesem Auftrag werde ich im Folgenden schildern. Aber vorweg stelle ich diese Erkenntnis: Es sind wirklich sehr viele Hürden zu nehmen, es werden auf dem Weg eher noch mehr. Und selbst auf die Gefahr hin, dass der Spannungsbogen schon an dieser Stelle komplett einbricht: Die letzte Hürde haben wir noch lange nicht genommen, das Modell ist noch nicht in die Praxis umgesetzt.

Zunächst die harten Fakten der Konstellation Allgemeinkrankenhaus: Die Klinik für Psychiatrie ist integriert im Klinikum Nürnberg, einem Krankenhaus der Maximalversorgung. Von den circa 2100 Betten der verschiedenen Fachrichtungen werden 185 von der Klinik für Psychiatrie betrieben. Die Leitungsstruktur ist kooperativ angelegt: Stationsleitung und Oberarzt, Pflegedienstleitung und Chefarzt der Klinik, im Vorstandsgremium ist ein Vorstand für die Pflege, ein weiterer für die Medizin zuständig. Die Betten der Klinik für Psychiatrie sind auf zehn Stationen verteilt, womit sie die größte Einzelklinik innerhalb des Klinikums stellt. Auf diesen zehn Stationen arbeiten im Bereich der Pflege zum jetzigen Zeitpunkt ausschließlich examinierte Pflegekräfte, mit einem hohen Anteil an Fachkrankenpflegekräften. Als Organisationsmodell ist die Bezugspflege etabliert, die entsprechenden Vorgaben der aktuell noch gültigen PsychPV (Psychiatrie Personalverordnung) werden erfüllt. Eine Pflegekraft ist pro Schicht für durchschnittlich acht bis zehn Patienten zuständig, zusätzlich als verantwortliche Bezugspflegekraft für zwei bis drei Patienten. Aus dem Bereich Medizin und Therapie sind jeder Station zwei Ärzte in Facharztausbildung, ein Psychologe und ein Sozialarbeiter zugeordnet, sowie anteilig Ergotherapie (ca. vier4 Stunden pro Woche), Tanz- und Bewegungstherapie (ca. eine Stunde pro Woche) und Musiktherapie (ebenfalls ca. eine Stunde pro Woche). Das Angebot ist auf die Akutbehandlung beschränkt, für notwendige Anschlussbehandlungen im soziotherapeutischen oder rehabilitativen Bereich müssen Patienten in andere Krankenhäuser verlegt werden. Im Rahmen der Veränderungen des Vergütungssystems beläuft sich die durchschnittliche Verweildauer auf etwa siebzehn Tage.

Eines der wesentlichen Merkmale an der Einbettung in einem großen Allgemeinkrankenhaus ist die Verfügbarkeit aller diagnostischen und therapeutischen Angebote für beinahe alle somatischen Begleiterkrankungen und Komplikationen. Eine Intensivstation für die Versorgung von akuten Intoxikationen, eine chirurgische Ambulanz für die Behandlung von Wunden und vieles mehr ist nur ein oder zwei Gebäude weiter zu finden. Das bedeutet aber im Umkehrschluss, dass alle anderen Fachrichtungen ihrerseits sehr schnell Patienten in die Psychiatrie verlegen können, teilweise mit erheblichem Nachbehandlungsbedarf von bestehenden körperlichen Grunderkrankungen und entsprechendem behandlungspflegerischem Aufwand.

So finden sich die psychiatrisch Pflegenden in einem Allgemeinkrankenhaus in einer Zwitterposition wieder: Einerseits sollen sie psychiatrisch fundiert pflegen können, also Beziehungen zu Menschen mit einer Beziehungsstörung aufbauen, andererseits müssen sie über Wissen, Fähigkeiten und Zeitressourcen zur Behandlungspflege somatischer Erkrankungen vorhalten. Auf der Haltungsebene setzt sich dieser Zwiespalt, die mehr oder minder ausgeprägte Inkongruenz fort: Behandlungspflege erfordert die Einhaltung eines vorgegebenen Ablaufs, weitgehend unabhängig von der Pflegeperson, die sie durchführt. Die Maßnahmen der Behandlungspflege sind in der Regel ärztlich delegiert, sie werden also im Verantwortungsbereich einer anderen Berufsgruppe ausgeführt. Kongruente Beziehungspflege hingegen geschieht über das Erarbeiten einer individuellen Beziehung, die sich sehr wohl von Pflegeperson zu Pflegeperson unterscheidet, die mit demselben Patienten zusammentrifft. Handlungen innerhalb der Beziehungspflege werden unter dem Verantwortungsbereich der Pflege durchgeführt.

In der Zusammenarbeit mit weiteren beteiligten Stellen des Unternehmens setzt sich die Inkongruenz fort: Hygienerichtlinien beispielsweise sind an den Kliniken ausgerichtet, die ausgeprägt körperlich kranke Menschen betreuen, nach den Aktualisierungen dieser Richtlinien müssen Anpassungen für den Bereich der Psychiatrie häufig nachverhandelt werden (ein Stichwort: Dienstkleidung). Die Materialwirtschaft bietet eine große Auswahl an Medizinprodukten, hält aber kaum Artikel aus dem kreativen Bereich vor.

Der Arbeitsablauf, die Handlungsmöglichkeiten und Verantwortungsbereiche der Pflege im Krankenhaus werden zudem auch stark von weiteren Akteuren im Gesundheitswesen beeinflusst. Beispielsweise hat sich das Vergütungssystem während der letzten Jahre massiv verändert, indem ein Wechsel von generellen Tagessätzen zum „Pauschalisierenden Entgeltsystem Psychiatrie und Psychosomatik (PEPP)“ vollzogen wurde. Im PEPP-Katalog werden aber keine expliziten Leistungen der Pflege aufgeführt, die Verantwortung für die Vergütung der Behandlung findet sich beinahe vollständig im ärztlich-therapeutischen Bereich wieder (siehe hierzu http://www.g-drg.de/, Homepage der InEK GmbH). Da sich alle Krankenhäuser einem enormen finanziellen Druck ausgesetzt sehen, werden verständlicherweise die meisten Ressourcen in den ärztlichen Bereich investiert, der die erlösrelevanten Leistungen erbringt. Das Arbeitsfeld der Pflege wird hier dennoch insofern mitgeformt, als das über die ärztliche Delegation ein weiterer Teil der pflegerischen Arbeitsressourcen verbraucht wird. Um es einmal sehr ketzerisch auszudrücken: Ob die psychiatrische Krankenpflege ein qualitativ hochwertiges Modell „Kongruente Beziehungspflege“ anwendet oder nicht, macht im Gesamtkonstrukt bei den derzeitigen Bedingungen keinen Unterschied.

Ich beschreibe diese Hürden, gerne auch Hemmnisse oder Inkongruenz-Fallen nicht, um darüber zu klagen. Ich beschreibe diese Hürden deshalb, weil sie die Strukturdetermination des Arbeitsfeldes psychiatrische Krankenpflege beschreiben, auf denen Veränderungsbemühungen aufsetzen müssen.

Das qualitativ hochwertige Modell kann aber auf jeden Fall einen Unterschied machen für den Teil der Arbeit, den Pflegende weitgehend selbst gestalten. Im besten aller Fälle hätten die Teilnehmer der Ausbildung unter den Pflegenden in ihren Teams die gewünschten Arbeitsweisen wahrnehmen können, auch ohne den gerade erst erworbenen theoretischen Überbau. Dieser Fall ist auf keiner Station eingetreten, auch wenn es durchaus eine ermutigende Anzahl an Pflegenden gibt, die von sich aus Teilarbeitsweisen entwickelt haben, die dem Modell entsprechen. Häufig eingesetzt hingegen werden Arbeitsweisen, die auf medizinisch-therapeutischen Ansätzen gründen, die Pflegenden nutzen überwiegend Wissen über Diagnosen und Therapiemöglichkeiten. Die Fachkrankenpflegekräfte haben zusätzlich ausgeprägte Fähigkeiten in soziotherapeutischer Gruppenarbeit und der Durchführung des Pflegeprozessmodells in der Weiterbildung erworben. Entsprechend gibt es einige pflegerische Gruppenangebote, beispielsweise PMR, progresssive Muskelrelaxation, NADA-Akupunktur, Aktivitäten-Gruppen, Koch- und Backgruppen. Übergaben, Fallbesprechungen, Visiten und interdisziplinäre Behandlungsplanungen sind thematisch häufig von den Themen Diagnose, Medikamente und Therapie beherrscht, Pflegende berichteten schwerpunktmäßig über den Stand der Symptome. Es entstehen durchaus tragfähige und wirksame Beziehungen zwischen Patienten und Pflegekräften, aber die Wirksamkeit dieser Beziehungen konnte selten beschrieben oder bewusst beeinflusst werden.

Es musste also eine Veränderung angestoßen werden, eine Perturbation (im Sinne der Kongruenten Beziehungspflege: Störung, die

Veränderung in einem anderen System hervorruft) stattfinden. So entwickelte der Arbeitskreis der Ausbilder eine Grundlagenschulung, an der jeder Mitarbeiter der Pflege im Laufe eines Jahres teilnehmen musste. In einem Zeitrahmen von 90 Minuten wurden die Themengebiete Wahrnehmung und Konstruktivismus, Neurobiologie und Spiegelneuronen, Bindungstheorie, Stressbewältigung und Biografiearbeit vorgestellt. Diese Grundlagenschulungen fanden einen guten Anklang, es kam zu angeregten Diskussionen und viele Kollegen fanden die Idee, endlich begründen zu können, wie sie selbst aus ihrem eigenen Berufsfeld heraus zur Heilung eines Patienten beitragen können, sehr verlockend. Die zweite Säule bildeten die von den Ausbildern auf ihre jeweilige Station zugeschnittenen Einführungskonzepte. Für die Station, für die ich zuständig war, suchte ich im Pflegeteam drei Multiplikatoren, die ich im Laufe von sechs Wochen intensiver in den Inhalten des Konzeptes schulte. Das Projekt wurde im Team der Station, Mitarbeiter des medizinisch-therapeutischen Bereichs und den Oberarzt eingeschlossen präsentiert. Anschließend arbeiteten diese drei Multiplikatoren in der Beziehungsgestaltung zu ihren Bezugspatienten nach den Richtlinien der Kongruenten Beziehungspflege, ihre daraus gewonnenen Erfahrungen wurden untereinander reflektiert.

Die veränderte Arbeitsweise brachte interessante, im positiven Sinne überraschende Ergebnisse hervor. So war es einem jungen Mann, der in Gegenwart anderer Menschen sonst ohne Pause mit Zwangshandlungen beschäftigt war, möglich, in Begleitung seiner Bezugsperson an einer Backgruppe teilzunehmen. Während der vollen Stunde musste er seine Mitarbeit nicht ein einziges Mal für eine Zwangshandlung unterbrechen, er unterhielt sich darüber hinaus angeregt mit den anderen Teilnehmern, was bei ihm während des ganzen Aufenthalts sonst nicht zu beobachten war. Veränderungen wie diese weckten das Interesse des Behandlungsteams, es entstand ein Erfahrungs- und Ideenaustausch. Diese Veränderungen zeigten aber auch Auswirkungen auf die Zusammenarbeit mit den beteiligten Berufsgruppen, die nicht nur positiver Natur waren. Viel Energie floss in die Aufgabe, die Überlegungen und Maßnahmen, die im Sinne der Kongruenten Beziehungspflege unternommen wurden, den anderen Berufsgruppen mit ihren, jeweils aus ihrem Fachwissen und -können entwickelten Wahrnehmungs- und Handlungsmustern anschlussfähig zu kommunizieren. Mit der veränderten Gesamtwahrnehmung auf einen Patienten entstanden mitunter auch berechtigte Zweifel oder Veränderungswünsche am festgelegten Behandlungsplan. Noch deutlicher wurden die unterschiedlichen Ansätze, wenn Patienten in Krisensituationen gerieten. Einige der therapeutisch begründeten Maßnahmen (Ausgangseinschränkungen, Zwangsbehandlungen, Fixierungen), die dann angeordnet wurden, wirkten regelrecht schädigend auf die Beziehungsentwicklungen zwischen Bezugspflegekraft und Patient. Auch in diesen Fällen musste viel Vermittlungsarbeit geleistet, für Verständnis und Geduld zwischen den Berufsgruppen geworben werden.

In dieser Phase verlangsamte sich verständlicherweise der direkte Umsetzungsprozess (die Schulung weiterer Mitarbeiter und deren Veränderung der Beziehungsgestaltung) erheblich, bevor er kurz darauf durch persönliche und organisatorische Veränderungen zum Stillstand kam. Einer der Multiplikatoren wechselte als stellvertretende Stationsleitung in einen anderen Bereich, ein weiterer in die Fachweiterbildung und ich wechselte ebenfalls in einen anderen Zuständigkeitsbereich. Die verbliebenen Mitarbeiter des Pflegeteams hatten zu diesem Zeitpunkt noch nicht den Wissens- und Erfahrungsschatz erarbeitet, um die weitere Umsetzung eigenständig fortzuführen. Alle anderen Stationen mit ihren jeweiligen Ausbildern sind unterschiedlich weit vorangeschritten, eine vollständige Umsetzung (alle Pflegekräfte arbeiten nach dem Modell) wurde bisher noch nicht erreicht.

Wenn ich in meinem Verständnis das Modell der Kongruenten Beziehungspflege auf das Wesentliche reduziere, dann ist es vor allem ein Kommunikationskonzept. Der Teil der Kommunikation, der die direkte Patient-Pflegekraft-Beziehung umfasst, ist relativ einfach zu erlernen und umzusetzen. Wesentlich schwieriger ist die Veränderung der Kommunikation mit den anderen beteiligten Berufsgruppen, denn damit verändern sich vor allem die Beziehungsgefüge untereinander. Wenn wir in den direkten Beziehungen Mensch zu Mensch Gehirne gegenseitig umformen, formen wir im direkten Kontakt Berufsgruppe zu Berufsgruppe ebenfalls Kulturen und Handlungsmuster um. Das gelingt umso gegenseitiger, je gleichberechtigter die verschiedenen Berufsgruppen einander gestellt sind. In der Praxis erlebe ich aber keine Gleichberechtigung, es existieren deutliche hierarchische Strukturen. Sie existieren, zumindest in meinem Arbeitsumfeld nicht deshalb, weil in den anderen Berufsgruppen Persönlichkeiten zu finden sind, die gerne Macht ausüben. Sie existieren viel mehr durch strukturelle Vorgaben, wie das derzeitige Finanzierungskonzept und die rechtlichen Vorgaben des Krankenpflegeberufs. Aus dem Austausch mit Ausbildern, die das Konzept beispielsweise in Einrichtung der Altenpflege etabliert haben, kenne ich das Beispiel, dass auch andere dort beschäftigte Berufsgruppen, beispielsweise Köche oder Reinigungskräfte in die professionelle Beziehung zu Bewohnern getreten sind. Ich halte das für ein außerordentlich bemerkenswertes Qualitätsmerkmal, wenn sich trotz der verschiedenen Aufgabenbereiche dennoch zum gemeinsamen Wert des Miteinander-Seins bekannt wird.

Aber nicht nur berufsgruppenübergreifende Strukturen formen die Qualität der Einführung des Modells, Führungsstrukturen und -kulturen innerhalb der Krankenpflege haben hier auch einen wesentlichen Einfluss. Diesem Aspekt wurde bereits zu Beginn der Ausbilderausbildung Rechnung getragen, indem von jeder Station auch ein Mitarbeiter in Leitungsfunktion ausgebildet werden sollte. Ich vertrete die Ansicht, dass mit jeder weiteren Führungsebene, die einbezogen ist, die Erfolgsaussichten weiter wachsen. Schließlich konnte ich selbst feststellen, wie sich meine eigene Beziehung zu den Kollegen veränderte, mit denen ich den Umsetzungsprozess gestaltet habe. Und damit hat sich zwangsläufig auch mein Führungsverhalten verändert.

Wenn man dieses Projekt in Angriff nehmen möchte, braucht man meines Erachtens vor allem Ausdauer, Fokus, Raum und Zeit zum Erfahrung sammeln und noch deutlich mehr Raum und Zeit zum Koordinieren mit den anderen Berufsgruppen. Lohnenswert, sowohl für die Menschen, die unsere Hilfe in Anspruch nehmen, als auch für uns selbst ist es, daran habe ich nicht den geringsten Zweifel.

7.5 Die Entwicklungen der Beziehungspflege in der Psychosomatik

Ruth Ahrens

„Sie will einzig und allein wohltuende Beziehung gestalten“ (Bauer, 2010, S. 36).

Seit der Änderung des Krankenpflegegesetzes im Jahr 2003 ist die Pflege durch den sog. „arztfreien“ Raum wesentlich eigenständiger, was die Wahl ihrer Interventionen angeht. Auch wenn die Beziehungsgestaltung schon vorher als das eigenständigste Handlungsfeld von Pflegenden betrachtet wurde, so gab es jedoch in der Psychosomatik historisch gesehen immer einen unterschwellig bestehenden

Konflikt in der Pflege, weil Pflegende sich oft stark an der jeweilig eingesetzten Psychotherapie-Methode orientierten und diese bis tief in ihre eigenen Pflegeinterventionen hinein wirken ließen. Teilweise beteiligten sie sich an spezifischer Therapie, teilweise richteten sie ihre Beziehungsgestaltung nach den Anweisungen der Therapeuten aus und in seltenen Fällen waren rein pflegerische Erwägungen Maßstab pflegerischer Interventionen (oft mit schlechtem Gewissen).

Begründungen lagen in dem gebetsmühlenartig genannten „multiprofessionellen Team" – aber oft genug auch daran, dass andere Erklärungsmodelle als die reine eigene Intuition schlicht weg nicht bekannt waren. Es war die Zeit Ende der 1990er Jahre, als unser scharfsinniger Kollege Jürgen Hollick die Lehrberuf-artige Ahnungslosigkeit der Pflege freundlich kommentierte: „Jetzt setzt sich in der Pflege ein Trend zum Zweit-Buch durch."

Andere Gründe waren der mangelnde Blick über den Tellerrand von Pflegenden (es wurden selten bis kaum Fort- oder Weiterbildungen besucht, Studiengänge in der Pflege in Deutschland musste man mit der Lupe suchen) und der Besuch von Tagungen oder Kongressen wurde schlichtweg als überflüssiger Luxus betrachtet, denn es gab eine sehr, sehr, sehr lange Tradition in der Pflege, die eigene Arbeit ausschließlich vor dem Hintergrund der eigenen Klinik und der dort praktizierten Arbeitsweise zu reflektieren.

Diese starke Orientierung an dem, was unmittelbar in der eigenen Klinik geschah, ohne ein Zurücktreten, um Dinge aus der Distanz zu erkennen und einordnen zu können, lag vor allem daran, dass Pflegende die Zusammenhänge, die aus der Arbeit in einem psychotherapeutischen Setting entstehen, zu wenig reflektierten. Die Beobachtungen von Pflegenden waren oft bruchstückhaft und Interpretationen erfolgten vor eigenem Erfahrungshintergrund.

Wer in einem psychoanalytisch ausgerichteten Setting arbeitete, hatte nur zwei Möglichkeiten, zu agieren. Entweder arbeitet man in einem bipolaren Setting (die Pole waren der Therapieraum und der Realraum) als Vertreter des Realraums. Dann war es gut möglich, sich alltäglicher, realer Mitmensch zur Verfügung zu stellen und Zuhören mit Akzeptanz und Empathie zu gestalten, genuin pflegerische Methoden zu verwenden, z. B. Wickel und Auflagen, und durch Milieutherapie die therapeutische Gemeinschaft mit den Patienten gemeinsam zu entwickeln und aufrecht zu erhalten. Arbeitete man in einem „integrativen" Setting, war Pflege in den Therapieraum als Hilfstherapeut integriert und dieser Umstand war oft schon daran erkennbar, dass keine originären Pflegemethoden eingesetzt wurden, Körperkontakt unerwünscht war (also keine Wickel oder Aroma-Einreibungen stattfanden), die Gespräche sich um Konfrontation und Deutung mit und um Patientenverhalten drehte und Pflegende sich analytischer Methoden bedienten.

Wer in einem verhaltenstherapeutischen Setting arbeitete, hatte ebenfalls eine von zwei unterscheidbare Herangehensweisen umzusetzen. Entweder arbeitete man als Hilfstherapeut (Co-Therapeut) und leistete mit verhaltenstherapeutischen Strategien Einzel- und Gruppenbetreuung, verzichtete weitgehend auf pflegerische Methoden, welche Körperkontakte einschließen und entsandte körperlich kranke Patienten wie im analytisch-integrativen Setting in eine „medizinische Zentrale", wo dann eine Arzthelferin pflegerische Tätigkeiten übernahm. Oder man war tatsächlich Pflegeperson und nutzte pflegerische Methoden. Dann konnten Pflegende kreativ an der Lösung von Pflegeproblemen mit Patienten arbeiten und auch Soziotherapie anbieten.

Ein Problem, dass aus Aufgabe einer eigenen beruflichen Haltung, der strikten Zuordnung zu einem bestimmten therapeutischen

Schicksale
hautnah ...
Im Teufelskreis aus Angst und Tabletten
Verzweiflungstat
Wir empfehlen: hochdosiert
Ruhe und Frieden
Giftschlucker
AUFGEBEN WOLLEN
nichts geschieht ohne Grund
In Trance
Lautlose Killer
DIE ZERSTÖRUNG
Im Rausch der Tiefe
Tränen der Trauer und
ihr Todesurteil
in den Tod getrieben
sterben
aufs Spiel gesetzt
leiden macht
mir das Leben zur Hölle
Hart zu sich selbst, herzlich zu anderen
Nur der TOD ist ewig
soll ich mit dieser
Mein schweres Leben voller Gewalt und Tränen
Ich weinte manche Nacht in mich hinein
Gefangen in einem tiefen Tal der Trauer
einen aussichtslosen Kampf
Kopf droht zu zerplatzen
Verschwiegen
Morddrohungen!
plötzlich von einem Mann überfallen und mißbraucht
Opfer: überrascht und wehrlos
Wenn Gefühle uns Kopfzerbrechen bereiten
Einsam
Stimmen aus dem Jenseits
Die heimlichen Ängste
Der Alkohol betäubte jede Hemmung
die Selbstvorwürfe
seelische Störungen
Schläge Sex und Lügen
Warum
Die Krise kam
fühlt sich völlig hilflos
die Nächte um die Ohren schlagen
HILFE!
Alltag eine Katastrophe
Besser nicht!
unter Druck gesetzt
abgelehnt
Rette sich, wer kann!
hilflos
»Das war ein Alleingang«
Von da an ging's bergab
Endstation Sehns
Der tägliche Kampf
ein Leben
Verzweifelte Opfer erheben schwere Vorwürfe
Warnsignale ernst nehmen
MENSCHENLEBEN ausgelöscht!
Tour der Leiden
Bittere Vorwürfe
nicht mehr ertragen konnte.
Jenseits
Abgerechnet wird zum Schluß
Das Geheimnis der Toten
belästigt mich
Sinnvoll?
Schutz vor Männergewalt
von Ihm belästigt
Allein

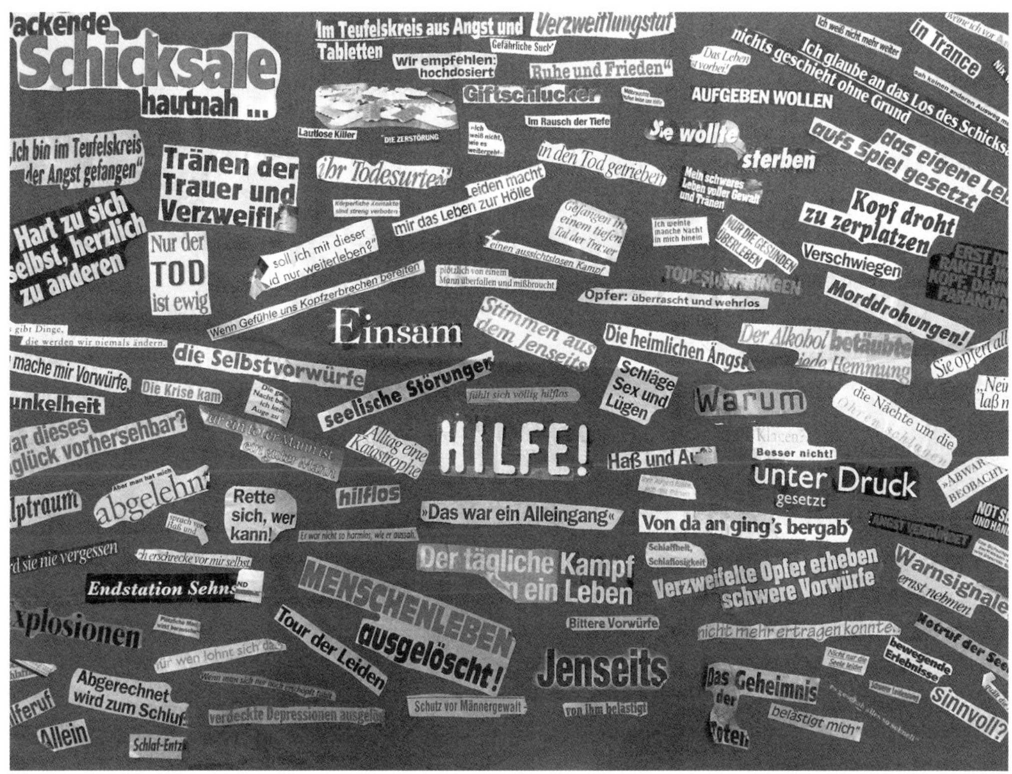

Abbildung 7-1: Collage im Zimmer eines Patienten (Quelle: Ruth Ahrens)

Verfahren und der Anpassung an diese entstehen kann, möchte ich mit der folgenden Fallbeschreibung verdeutlichen.

Diese Collage hing außen an der Zimmertür einer Patientin, die Suizid begangen hatte. Ich trat meinen Nachtdienst in der Nacht nach dem Suizid an, als die Patientin schon seit mindestens achtzehn Uhr tot war. Ich nahm es ab. Am nächsten Morgen fragte ich den Kollegen von dieser Station, wie lange es dort schon gehangen habe und wie er darauf reagiert habe. Das Plakat habe vier Tage dort gehangen. Er habe den Bezugstherapeuten gefragt, wie er reagieren solle. Dieser habe gesagt, die Patientin müsse lernen, auf der Erwachsenen-Ebene zu kommunizieren. Wenn Sie etwas wolle, solle sie sich einen Termin bei ihm machen. Die PTSD-Diagnose war allen im Behandlungsteam bekannt, aber man glaubte, die Patientin „agiere".

Der Kollege orientierte sich nicht an Pflege, geschweige denn einer Pflegetheorie oder der Beziehungspflege, sondern an der Therapie. Fataler Fehler in diesem Fall. Er sah sich nicht in der Rolle des Pflegers, sondern in der des Hilfstherapeuten. Und das ist kein Einzelfall. In der Qualifizierung Psychosomatik und Psychotherapie in der Pflege höre ich immer wieder Beispiele von Kollegen, die dies ebenso handhaben. Sie tun es, weil sie nicht wissen, mit welchen theoretischen Begründungen sie ihr Handeln pflegerisch begründen können.

Eine andere Geschichte hat sich mir ebenso wie diese der Collage hier eingebrannt. Eine gestandene, erfahrene Krankenschwester fing im Unterricht Pflegetheorie an zu weinen und brauchte eine ganze Weile, sich zu beruhigen. Sie hatte vor einigen Jahren im Nachtdienst eine Anorexie-Patientin betreut, der es sehr, sehr schlecht ging. Sie war völlig entkräftet und wog nur noch 29 Kilogramm und konnte das Bett nicht mehr verlassen. Immer wieder hatte die Patientin die Pflegenden gebeten, in den Arm genommen zu werden, ihr ginge es so schlecht. Alle hatten sich dies von der Therapeutin verbieten lassen. Nachts hatte sie sich ebenfalls an das Verbot gehalten, wollte allerdings der Patientin eine Wärmflasche als Ersatz holen. Als mit der Wärmflasche zurück ins Zimmer kam, war die Patientin verstorben.

Unter heftigen Schluchzern meinte die Kollegin, wenn sie damals von Peplau's Rollen der Pflegekraft gewusst hätte, hätte sie sich getraut, die Patientin in der Mutterrolle in den Arm zu nehmen. Leider ist es auch Peplau, die darauf hinweist, dass Pflegenden eine ausgesprochene Tendenz haben, ihre eigenen Bedürfnisse mit denen der Patienten zu verwechseln. Oft erkennbar an dem Satz: „Das machen wir schon immer so."

Bis dann jemand kam, der es anders machen wollte. Man darf ruhig sagen, Rüdiger Bauer benutzte statt Abwehr sein Gehirn. Er versuchte, ein theoretisches Fundament zu schaffen, von dem aus die Beziehungspflege bis heute immer wieder mit weiteren, neuen Erklärungen versorgt wird, sobald der Autor weitere Erkenntnisse aus Bezugswissenschaften heranzieht, um formale Begründungen für die Relevanz fürsorglicher, wohlwollender und wohltuender Beziehungsgestaltung in der Pflege zu liefern.

Diese theoretischen Fundamente spiegeln sich in seiner eigenen pflegerischen Berufsbiografie wieder. Als Pfleger nahm er selbst an einer Gesprächsführungs-Weiterbildung nach Carl Rogers teil. Er wechselte aus der Position der Pflegedienstleitung als Pflegedirektor in eine psychosomatische Klinik und baute dort eine zweijährige Fachweiterbildung „Psychosomatische Pflege" auf. Eine der Abschlussarbeiten befasste sich mit einem in der Weiterbildung oft diskutierten Thema: „Beziehung als Pflege". Bauer wechselte als Bildungsreferent an das Bildungswerk des Verbandes der Bayerischen Bezirke nach Irsee und erweiterte seine Seminartätigkeit. Sein Studium „Social Work" und die Seminartätigkeit führte ihn in die selbstständige Tätigkeit als Referent.

Es sind vor allem Watzlawick (alles ist Beziehung, Nicht-Beziehung gibt es genauso wenig wie Nicht-Kommunikation), Schulz von Thun und Rogers, die das Kommunikationswissen der Beziehungspflege mit Unterbau versorgen. Es ging von Anfang an, vom reinen Sich Hineindenken-Können in die Situation des Anderen hin dazu, sich hinein zu fühlen und das eben nicht Gesagte auszusprechen. In dieser Phase der Beziehungspflege wird vor allem die Empathie mit physikalischen und mit biologisch-philosophischen Erklärungsansätzen versehen, die den Pflegenden einen verbreiterten Zugang zur individuellen Erlebenswelt des Anderen ermöglichen sollen. Hier standen Gedanken von Fritjof Capra und Ken Wilber Pate.

Eine Begründungs-Linie ist die Theorie des Konstruktivismus. Der Konstruktivismus ist die zentrale Begründung für die Entstehung von positiven und negativen Wechselwirkungen zwischen Menschen. Bauer (2010) stützt sich dazu auf die Santiago-Theorie und Autoren wie Bateson und Maturana und Varela, welche die Kognition als Erkenntnisprozess mit dem Lebensprozess gleichsetzen. Die Santiago-Theorie stellt eine Erklärung zur Funktionsweise neuronaler Netzwerke dar.

Alle lebenden Systeme, Bakterien ebenso wie Menschen reagieren auf Störungen aus der Umwelt auf individuelle Art und Weise, indem die Umwelt nur die Störung hervorbringt, die Reaktion des Systems aber nicht steuert. So entstehen strukturelle Veränderungen im System, die einem Erkennen und

Lernen gleichzusetzen sind. Indem ein System nun die eigenen Reaktionen auf die Störungen aus der Umwelt selbst steuert, bringt sie gleichsam eine eigene neue Welt hervor. „Die Kognition ist somit nicht eine Darstellung einer unabhängig existierenden Welt, sondern vielmehr ein kontinuierliches Hervorbringen einer Welt durch den Prozess des Lebens. Die Wechselwirkungen eines lebenden Systems mit seiner Umgebung sind kognitive (erkennende) Wechselwirkungen, und der Prozess des Lebens selbst ist ein Erkenntnisprozess" (Capra, 1996, S. 303). Maturana sagt aus: Wir erzeugen buchstäblich die Welt, in der wir leben, indem wir sie leben. Wahrnehmung findet demnach, dies wird durch entsprechende wissenschaftliche neurophysiologische Untersuchungen gestützt, nicht durch die Sinnesorgane, sondern durch das Gehirn statt. „Wahrnehmung kann demzufolge, nicht als adäquate Widerspiegelung der äußeren Welt verstanden werden, vielmehr meint Wahrnehmung die systeminterne Konstruktion einer systemexternen Welt. Jedes lebende System – also auch der Mensch entwirft eine Konstruktion für sich, man könnte sagen über sich. Dieses Konstrukt öffnet einerseits die Person und macht ihr die Welt zugänglich, gleichzeitig begrenzt es sie und es verhindert bestimmte Prozesse (der umfassenden Interpretation von Wahrnehmungen beispielsweise).

Darum ist ein Erkennen außerhalb des erkennenden Systems so schwer. Erst wenn das das erkennende System umkonstruiert wird (und das beschreibt der Begriff Autopoesie), können weitere Aspekte in die Konstruktion eingefügt werden" (Bauer, 2010, S. 38f).

Das klingt sehr theoretisch. Ein praktisches psychosomatisches Beispiel dazu:

Eine Borderline-Patientin meldet sich bei der Pflegeperson, weil es ihr unheimlich schlecht geht. Die Pflegeperson gibt sich sehr viel Mühe, geht intensiv auf die Patientin ein, verbringt eine geschlagene halbe Stunde mit ihr, aber am Zustand der Patientin ändert sich rein gar nichts. Beide gehen auseinander, die Pflegeperson hat einen anderen Termin. Auf dem Weg zum Termin kommt sie am Fenster vorbei, schaut heraus und draußen steht die Patientin von eben und biegt sich in fröhlichem Gelächter inmitten einer Gruppe von Mitpatienten.

Die Interpretation oder man kann auch sagen, dass Konstrukt der Pflegeperson geht dahin, dass sie sich verletzt fühlt, vielleicht sogar hintergangen und so etwas wie Ärger in sich wahrnimmt. Sie glaubt nämlich, die Patientin habe sie vorhin irgendwie angelogen. Wenn sie einen gesunden Menschen vor sich hätte, würde das wahrscheinlich sogar stimmen. Obwohl sie eine Pflegeperson ist und weiß, dass die Patienten eine Störung der Emotionsregulation hat, versteht sie nicht. Zu verstehen würde bedeuten, dass das Konstrukt autopoetisch – auf Grundlage von Erkenntnis – verändert wird. Obwohl sie die Fakten hat, begreift sie noch nicht. Eine Störung der emotionalen Regulation zu haben, bedeutet, dass man sehr schnell und akut auf die Stimmungen andere Menschen im Umfeld reagieren kann. Die Patientin kommt von der sehr ernsten, bemühten Pflegeperson – die sie damit in genau dem Zustand hält in eine andere Umgebung mit Menschen, die gerade miteinander lästern und lachen. Die Gefühlsansteckung kommt unmittelbar, die Patientin kann sich gar nicht dagegen wehren. Auch wenn es ihr innerlich nach wie vor mies geht, muss sie mitlachen.

Ein weiteres Beispiel dazu: Die Patientin meldet sich mit Schneidedruck bei der Schwester. Die macht eine schöne Krisenintervention, und merkt am Ende des Gesprächs, dass die Patientin deutlich entlastet ist, es geht ihr spürbar besser. Sie sagt das auch und geht beschwingten Schritts in ihr Zimmer. Etwa 40 Minuten später steht die gleiche Patientin vor der Pflegeperson, bedeckt eine blutig tropfende

Wunde mit einem Papiertaschentuch und bittet um einen Verband. Was jetzt in unserer Pflegeperson passiert, ist am einfachsten mit den Appell- und Beziehungs-Ebenen von Botschaften bei Schulz von Thun erklärbar ist. Unsere Kollegin wird sauer, fühlt sich veräppelt und glaubt, die Patientin habe sich geschnitten, weil sie „noch mehr Zuwendung" wolle. Wenn man logisch denken würde, käme man schnell darauf, dass die Patientin genau aus diesem Grund nicht schneiden würde – denn sie weiß ja und hat ja eben auch getan, dass eine Krise vollkommend ausreichend ist, um „Zuwendung" zu bekommen. Aber im beruflichen Narzissmus kommt logisches Denken nicht ganz oft vor.

Wieder wird deutlich, dass die Kollegin offensichtlich nicht in der Lage ist, fachliche Informationen zur Veränderung ihres Konstruktes autopoetisch wirken zu lassen. Rüdiger Bauer würde sagen: Das Erkennen des Erkennens ist gestört. Sonst käme sie nämlich darauf, dass eine Störung der emotionalen Regulation sich nicht nur auf negative Gefühle bezieht. Die Natur des Gefühls (positiv oder negativ) spielt überhaupt keine Rolle.

Der entscheidende Faktor ist die Intensität des Gefühls. AHA! Wenn sie das verstehen würde, wäre ihr klar, dass sie durch ihre Intervention ein intensiv negatives Gefühl durch ein intensiv positives Gefühl ersetzt hat. Dies ändert jedoch nichts am Kernproblem: das Gefühle, die eine gewisse Intensität überschreiten, schlecht ausgehalten und nicht gut eigenständig reguliert werden können. Das klappt am schnellsten und besten mit einer Selbstverletzung. Hätte sie das intensive positive Gefühl thematisiert und der Patientin Hilfe bei der Regulation angeboten, wäre das ein Merkmal eines lebendigen autopoetischen Konstrukts gewesen.

Das pflegetheoretische Fundament stellt eine weitere Phase in der Entwicklung Beziehungspflege in den letzten fünfundzwanzig Jahren dar. Sie sei hier nur kurz angerissen mit den herausragenden Konzepten, welche die Beziehungspflege beeinflussten:

- Dorothea Orem (Selbstpflegebedürfnisse)
- Ida Orlando (Verifikation der Interpretation)
- Hildegard Peplau (Phasen und Rollen in professionellen Beziehungen)
- Imogene King (Transaktionsprozess)
- Jean Watson (Caring)

Für die Psychosomatik waren und sind diese Erklärungsmodelle von hoher und wertvoller Bedeutung. In dieser Phase wurden auch eine Reihe von Thesen aufgestellt, die in den Fortbildungen andächtig nickend zur Kenntnis genommen und hoffentlich auch reflektiert wurden. Z. B. „In dem Maß, in dem sich eine Pflegeperson selbst erkennt, wird sie in der Beziehung eine andere Person erkennen können." Wie geht das Erkennen des Erkennens? Watson sagt, die Pflegekraft bringt ihr „Selbst" bewusst in die Begegnung ein. Es begegnen sich Patient und Pflegekraft als die Menschen, die sie sind. Die Pflegekraft wendet sich dem Menschen vor ihr mit echtem Interesse zu und gestaltet die Begegnung so, dass er ihre Zuwendung spürt. „So gesehen findet eine echte Ich-Du-Begegnung statt" (Watson, 1996, S. 79).

In der Zeit entsteht auch die Individualökonomie. Sie beschreibt die Bedarfs- und Bedürfnisplanung von Menschen in Arbeitsprozessen und will die wesentlichen Erkenntnisse der Beziehungspflege in ein Führungsmodell integrieren. Grundannahmen des Führungskonzeptes sind:

- Führungssituationen sind Beziehungssituationen.
- Das Individuelle eines Menschen im Arbeitsprozess ist ein bestimmender Faktor des Führungsgeschehens
- Der Kontext Situation-Führung-Person ist immer von Bedeutung

- Im Kontext von Situation-Führung-Person stehen Soll-Ist-Vergleiche im Vordergrund, deren entsprechende Konsequenzen bewertet werden müssen, um Kongruenz in Arbeitsprozessen zwischen Menschen zu erreichen.
- Alle Veränderungsprozesse benötigen Zeit, aber die Eigenzeit der beteiligten Personen und die Systemzeiten der beteiligten Systeme sind dabei unterschiedlich und führen zu Zeitkomplikationen.

Peplau lieferte als erste den Gedanken der Beziehungsphasen, der in der Beziehungspflege aufgegriffen, aber neu und anders interpretiert wurde. Sie verwies auch auf die Rollen, welche die Pflegeperson einnimmt, nicht nur die, welche Patienten einnehmen. Es entstehen Konflikte, wenn sich die Pflegeperson weigert, gewisse Rollen einzunehmen. Die Erklärungsmodelle wurden dann komplexer, aber so ist das oft mit Sachverhalten, die in der Praxis eigentlich ganz einfach zu erleben, aber schwer zu reflektieren sind.

„In der Darstellung des Beziehungsprozesses einer kongruenten Beziehung ist die Erkenntnis eine wesentliche Bedingung des Prozesses selbst. Der Prozess wird in fünf Phasen beschrieben, die jedoch nicht linear abfolgen, sondern eher einem ständig wiederkehrenden Prozess von Begegnung, Inkongruenz, Bearbeitung, Integration und Kongruenz entsprechen" (Bauer, 2010, S. 37).

Watson's Caring Moment wurde in seiner zentralen Bedeutung durch die Beziehungspflege gewürdigt. Watson geht davon aus, dass es die Zuwendung ist, die dazu beiträgt, dass sich das eine Selbst im Selbst des anderen erkennt.

Zusammengeführt wurden die gesprächstheoretischen und pflegetheoretischen Erkenntnisse in den vier Schritten zur Klärung von Beziehungsbehinderungen:

1. Bewusstes Wahrnehmen
2. Bearbeiten
3. Klären
4. Lösung

Diese vier Schritte sind für die Beziehungsgestaltung pflegerischer Beziehungen in der Psychosomatik von immenser Bedeutung, da sie praktischerweise zur Vereinfachung der Arbeit beitragen und in zahlreichen Fällen genutzt werden konnten, wenn Zeit eine Rolle spielt und man z. B. nicht erst auf die nächste Supervision warten kann.

In der dritten Begründungsphase wurden die Wirkung von Lebensereignissen auf die neurobiologischen Gegebenheiten herangezogen, um Sachverhalte nachvollziehbar zu erklären. Das vorläufige Ergebnis dieses Prozesses ist das vorliegende Werk.

In der Beziehungspflege wurden parallel gezielt Handreichungen entwickelt, mit denen Pflegende sich einen strukturierten Zugang zur individuellen Lebenswelt der Patienten verschaffen können, um positive Lebensereignisse zu aktivieren (die Lebensereignisskala und die Beziehungspflegeplanung). Dokumentationen wie der Film „Alive Inside" liefern Hinweise auf die mögliche Richtigkeit von Bauers neurobiologischen Rückschlüssen.

Welche Rolle spielt die Beziehungspflege derzeit in der psychosomatischen Pflege? Das Kommunikationswissen wird weiterhin genutzt. Auch werden in Leitbildern und Pflegekonzepten Bezüge zur Beziehungspflege und gelegentlich einzelnen Pflegetheorien hergestellt. Aber leider wird die Beziehungspflege selbst als Konzept eher selten genutzt. Das ist umso bedauerlicher, als gerade die neurobiologischen Erklärungsmodelle sehr schlüssig Symptome, Verhaltensweisen und (auch dysfunktionale) Bewältigungsstrategien von Betroffenen zu erklären vermögen.

Im Jahr 2018 ist in vielen psychosomatischen Settings erkennbar, dass die Beziehungen, welche Pflegende zu Patienten eingehen, nicht mehr so „persönlich", „tief" oder „nahe" sind wie sie es vor 20 Jahren vielleicht waren. Zum Teil mag es an der kürzeren Verweildauer der Patienten liegen, zum Teil vielleicht an der „professionellen Distanz", vielleicht auch daran, dass vieler Orten aufgrund von Personalengpässen die Bezugspflege zugunsten einer Funktionspflege wieder aufgegeben wurde.

Dennoch bleibt es den Patienten, den Pflegenden und der Beziehungspflege nur zu wünschen, dass Bauers Konzept jetzt und in Zukunft noch oft herangezogen wird, um das einzige wirklich wirksame Handwerkszeug der Pflege zu verstehen, zu erklären, zu beforschen, zu lehren und aktiv zu gestalten: die zugewandte, respektvolle und fachlich-mitmenschliche Beziehung.

7.6 Entwicklung der psychiatrischen Pflege: Beziehungsarbeit und Beziehungspflege

Jürgen Hollick

„Pflege ist eine Metapher für Vertrautheit. Pflegende sind in die privatesten Aspekte des Lebens ihrer Mitmenschen eingebunden und können sich nicht, wie andere Fachleute im Krankenhaus hinter ihrer Technologie oder einem Nimbus der Allwissenheit verstecken" (Fagin & Diers, 1983, S. 116).

Der Ursprung der Pflege liegt im Erhalt, im Bewahren, im Rückgriff auf das, was in der Vergangenheit war. Pflege ist auch dann noch aktiv, wenn Therapie längst an ihre Grenzen stieß, die Nutzung traditioneller Methoden sind professionsimmanent. Vielleicht ist Pflege deshalb eine Berufsgruppe im Gesundheitswesen, die bisher nur selten von Innovationen geprägt wurde. Tatsächlich gibt es in der Pflege kaum Entwicklungen, die für sich in Anspruch nehmen können, einen Paradigmenwechsel im Sinne von Thomas Kuhn, der das Buch „Die Struktur wissenschaftlicher Revolutionen" schrieb (2007), eine Revolution ausgelöst zu haben. Nur selten konnte eine Entwicklung die Pflege auch gegen Widerstände vieler Ebenen nachhaltig verändern. So war es noch zu Beginn der 90er Jahre des letzten Jahrhunderts erstaunlich, wie groß der professionelle Rückstand der Pflege in Deutschland gegenüber den angelsächsischen oder osteuropäischen Ländern war.

Am Beispiel der Beziehung zwischen Pflegenden und ihren Patienten wird das besonders deutlich. Diese Diskussion war erstmals 1952 durch Hildegard Peplau in den USA umfassend angestoßen worden. Sie verbreiterte die eher modernistischen Bedürfnismodelle mit deutlicher Betonung der Beziehung zwischen den beiden am Pflegeprozess Beteiligten. Sie fragte nicht mehr danach, was Pflege tut, sondern vielmehr wie dieses Tun zu gestalten wäre. Weniger stand die Tätigkeit als solche zur Debatte als die Art und Weise ihrer Durchführung. Gleichzeitig wurde die Entwicklung der Beziehung zwischen Pflegeperson und Patient zur Leitgröße des Pflegeprozesses.

Doch bis die psychiatrische Pflege in Deutschland zur Kenntnis nahm, dass Beziehung einen bedeutsamen Teil ihrer Dienstleistung für den Patienten darstellt, verstrichen noch ca. 40 Jahre. Anfang der 90er Jahre des letzten Jahrhunderts kam es dann fast schlagartig zu einer Änderung dieser Situation. Die Schnelligkeit mag vor allem der Tatsache geschuldet sein, dass die Idee der Beziehungspflege fast gleichzeitig mit der Fachweiterbildung Psychiatrie auf den Markt kam. Die Weiterbildungsteilnehmer wurden theoretisch und durch Praxiseinsätze mit gelebter Beziehungsrealität konfrontiert und wirkten durch verschiedene Praktika dabei multiplikatorenartig. Inhaltlich war es zweifellos die Beziehungspflege, von der die frühen Generationen Fachweitergebildeter inhaltlich geprägt wurde.

Mit ihr im argumentativen Gepäck gelang es eindrucksvoll, einen Paradigmenwechsel zu schaffen. Alte Strukturen brachen auf eine Art auf, wie es sich bis zum Zeitpunkt des ersten Erscheinens der Beziehungspflege im interprofessionellen Diskurs wohl kaum jemand hätte träumen lassen. Galten Pflegende doch viele Jahrzehnte als Heil-Hilfspersonen, auf Station strikt weisungsgebunden gegenüber Ärzten und eigenen Vorgesetzten. Daran änderte auch nichts, dass einige besondere Therapiestationen, z. B. Soziotherapie und ähnlichen Exoten, im Rahmen sog. Bezugspersonensysteme in gewissem Umfang bereits die Beziehung zu Patienten als methodisches Konzept nutzten. Großflächig wurde es in dieser Zeit als riskant, unangemessen oder schlicht als pflegerischer Kunstfehler angesehen, auf eine Beziehung zwischen Pflegenden und Patienten zu setzen.

Mit der Aussage, dass „alle erfolgreich Pflegenden eine besondere Beziehung zu den Patienten herstellen“ (Bauer, 1997, S. 43) konnten, löste der Autor eine Art Dammbruch aus. Spürbar war das zunächst daran, dass Pflegende vermehrt für besonders gute Kontakte zu Patienten gelobt wurden. Im Wohnraum sitzen, Gespräche am Balkon führen oder einen Bedürftigen auch einmal in den Arm nehmen, galt plötzlich nicht mehr als Zeichen von Faulheit oder mangelhafter professioneller Distanz, sondern vielmehr als ein Beweis für die Fähigkeit zu empathischer Kooperation. Arbeit auf der Beziehungsebene war ganz selbstverständlich zu einem Merkmal der Pflege geworden. Als Rüdiger Bauer im Jahr 1997 dann sein Buch über Beziehungspflege veröffentlichte, lag er damit voll im Trend und erntete zu Recht hohes Lob dafür.

Die Erkenntnis, dass hier eine berufliche Besonderheit der Pflege angesprochen wurde, die dringend praktischer Umsetzung bedurfte, führte dazu, dass heute kaum noch eine psychiatrische Institution auf Bezugspersonensysteme jedweder Art verzichten mag. Pflegende berufen sich heute auf ihre besondere Beziehung zu den Patienten, begründen dies gelegentlich mit der vermuteten 24-Stunden-am-Tag-Präsenz der Pflege und betrachten ein installiertes Zuordnungssystem von Patienten zu bestimmten Pflegenden als Nachweis gelungener Beziehungsarbeit. Bezugspersonensysteme sind heute als methodischer Standard etabliert, auch ist unstrittig, dass Beziehungsarbeit eine idealtypische Methode der Pflege darstellt. Doch bleibt nicht selten offen, inwieweit diese beiden Aspekte wirklich zu einer Beziehungsorientierung in der Pflege zusammengeführt wurden. Angesichts von Abstrichen im Zusammenhang mit sinkender personeller Ausstattung der Stationen wird Beziehungsarbeit regelmäßig anderen, oft kaum der Pflege zuordnenbaren Tätigkeiten ohne große Diskussion weichen.

Alleine mit der Festlegung einer Methode Bezugspersonensystem ist Beziehung noch nicht als Merkmal der Pflege im Sinne einer Domäne, eines wissenschaftstheoretischen Formalobjektes, definiert. Die Struktur eines Bezugspersonensystems wirkt, genauer betrachtet, in der praktischen Ausführung doch eher wie von Buchhaltern erdacht, die sich an eindeutigen Zuordnungen und Tabellen erfreuen. Die formale Zuordnung einer Pflegeperson zu einigen Patienten sagt noch nichts darüber aus, wie sich deren Beziehung zueinander gestaltet. Ein Symptom für die Möglichkeit patientenorientierten Arbeitsweisen mag es aber durchaus darstellen.

Auch die Nutzung von Systemen wie Primary Nursing oder ähnlichen Versuchen der Mängelverwaltung ist kein echter Akt der Beziehungsförderung. Primary Nursing war zum Zeitpunkt seiner Entwicklung am Anfang des zwanzigsten Jahrhunderts ein Instrument, um trotz massivem Mangel an gut ausgebildeten Pflegenden eine Grund- oder Notversorgung aufrecht zu erhalten. Keineswegs aber war es ein anzustrebendes Pflegesystem.

Wenn Beziehung ein integraler Bestandteil der Pflege ist, kann sie nicht vom Schreibtisch aus organisiert und in ihrer Ausführung an weniger qualifizierte Personen delegiert werden. Seltsam mutet die Vorstellung an, eine Person für die Beziehungsgestaltung vorzuhalten und eine andere, um die damit im Zusammenhang stehenden manuellen Tätigkeiten beziehungsfrei auszuführen. Vielmehr sind die Aufgaben der Pflege in vielen Fällen bestimmt von großer Nähe zu den Patienten und somit in ihrer Ausführungsqualität von der Qualität der Beziehung zwischen den beiden Beteiligten abhängig.

Die Pflegeprofis in der Psychiatrie sind so speziell ins alltägliche Leben ihrer Patienten eingebunden, wie nur sie das kennen. Sie leben dabei in gänzlich anderen, kaum benannten Strukturen. Sie erleben am eigenen Leib und Tag für Tag die Komplexität von Beziehung, ihre hohe Wirkung und ihre geringe Fassbarkeit für Objektivierung. Letztere ist in der Psychoanalyse zurecht als Abwehr beschrieben und stellt somit eine Positionierung dar, wie sie psychiatrisch erkrankte Menschen definitiv nicht brauchen. Denn Abwehr haben sie in ihrem Leben vermutlich mehr als genug erfahren.

Die Besonderheit der professionellen Beziehung Pflegender zu ihren Patienten begründet sich vor allem durch die beiden wesentlichen Prägungen ihres Arbeitssettings, die in dieser Form von keiner anderen Berufsgruppe im klinischen Alltag erlebt werden: Die ständige Verfügbarkeit während einer Schicht in jeder einzelnen Minute. Pflegende vergeben keine Sprechzeiten, haben keine geschlossene Bürotür und auch keine thematische Begrenzung. Sie sind einfach nur da und ansprechbar. Die Allzuständigkeit, mit der Pflege ein enormes Aufgabenspektrum erfüllt. Dieses Spektrum reicht von umfassend therapeutischen Tätigkeiten über höchst intime und persönliche Angelegenheiten bis hin zu einfachstem hauswirtschaftlichem Alltagshandeln und Organisation der Station.

Angesichts dieser beiden Prägungen der Pflegearbeit wird bereits deutlich, dass Beziehungspflege nur in geringem Maße Methodik, sehr wohl aber eine Frage der Haltung ist. In diesem Zusammenhang erbringen Pflegende nur selten einzelne therapeutische Leistungen, verbringen aber einen Teil des Lebens gemeinsam mit ihren Patienten. Dies führt zu sehr komplexen, fast familiär anmutenden Beziehungsgeflechten, die manchmal auch als „ganzheitlich" bezeichnet werden. Tatsächlich ist die Wirkung solcher Settings höchst vielseitig und wird gelegentlich als therapeutisches Milieu beschrieben. Das mag eine zutreffende Beschreibung sein, angesichts dessen, dass psychiatrische Patienten sowohl krankheitsbedingt, als auch im sozialen Umfeld vermutlich einen hohen Bedarf an zwischenmenschlichen Kontakten aufweisen, ein Bedarf jenseits dessen, was Therapiestunden und spezifisch therapeutische Gespräche stillen können.

Man denke einfach an einen ganz normalen Arbeitstag: Wie oft wirkt Beziehung, ohne dass diese an eine spezifische Tätigkeit gebunden ist, z. B. in Form vielfältiger Kontakte zwischen Tür und Angel oder während all der Pflegeaufgaben, die so wenig Ansehen genießen, dass sie manchmal mit dem ebenso falschen wie herabwürdigenden Begriff der „Grundpflege" beschrieben werden. Beziehung ist Leistung als solches, unabhängig vom jeweils konkreten Zusammenhang mit einer spezifischen Tätigkeit, eingebunden in eine wie auch immer geartete Maßnahme oder einfach nur als Angebot.

In einem Vortrag während einer Tagung im Kloster Irsee, der nicht publiziert wurde, stellt Francis Biley einmal fest: „Pflege ist nicht das, was Pflegende tun und Pflege ist auch nicht das, was Pflegende denken, dass sie tun. ... Pflege ist vielmehr das was geschieht, wenn Pflegende das tun, was sie für Pflege halten".

Die wirkliche Kunst der Pflege besteht darin, dieses Geschehen bewusst zu erkennen oder auch intuitiv zu erfassen und damit zu arbeiten. Es geht weit über eine methodische Ebene hinaus, dessen Entwicklung kennen und therapeutisch wirksame Situationen damit zu schaffen. Bemerkenswert ist, dass sich diese Art therapeutisch wirksamen Geschehens eng mit der Beziehung zwischen den beiden Beteiligten verbindet. Die Beziehungsarbeit der Pflege ist daher weder mit der von anderen Gesundheitsberufe gleichzusetzen, noch von diesen beurteilbar, trotz gelegentlicher Versuche von außen.

Demgemäß sind in diesem Diskurs nichtpflegerische Impulse, die es zuhauf geben mag, immer unter Vorbehalt zu betrachten. Der Psychologe Kistner war, nach intensiver Auseinandersetzung mit dem Pflegeprozess, noch überzeugt, der Auffassung „... es sei in zwischenmenschlichen Beziehungen möglich, sich selbst als Person draußen zu halten und nur als Arbeitskraft und Funktionsträger in Erscheinung zu treten, ist allerdings nicht mehr als ein Irrglaube" (Kistner, W., 2002, S. 74). Pflegende wissen, dass diese Auffassung zutrifft. Wie auch sollte man sich als Person draußen halten können, wenn man permanent Teil der Lebenswelt des Patienten ist und nicht selten dieser auch Teil der eigenen?

Andere Laien setzen hingegen eher auf die professionelle Distanz. So schreibt Buijssen, dass gerade für das beste Pflegepersonal, die leidenschaftliche, mitfühlende und engagierte Pflegeperson, das Risiko einer psychischen Verletzung am größten sei (Buijssen, 1997). Zu Ende gedacht wäre daraus zu folgern, dass schon um des Selbstschutzes Willen die ideale Haltung der Pflegeperson eher desinteressiert-gelassen wäre. Diese exemplarisch genannten Personen gehen vom eigenen Standpunkt aus, ignorieren die prägende Wirkung des pflegerischen Settings und vernachlässigen eine Vielzahl der psychologisch nicht greifbaren Beziehungsaspekte. Der Philosoph Schmitz nennt dies die „psychologisch-reduktionistisch-introjektionistische Vergegenständlichung" (Schmitz, 1995, S. 22). Er hält solche Perspektiven für Pflegende unpassend, da deren Rolle im Behandlungsverlauf die Flucht in den Reduktionismus nicht zulässt. Vielmehr könnte daraus ein echtes Problem erwachsen, denn vor allzu großer Nähe zu warnen scheint kaum hilfreich in einem Beruf, der permanent in dieser Nähe lebt. Benner beschreibt die Bedeutung der Bindung im Zusammenhang mit Arbeitsbelastung. Ihrer zutreffenden Auffassung nach "... ist die völlige Bindungslosigkeit praktisch unmöglich, so dass das Streben nach negativer Freiheit nicht nur zur Verarmung, sondern unweigerlich auch zu Frustrationen führt". (Benner, Wrubel & Erckenbrecht, 1997, S. 22). Sie warnt also ausdrücklich vor dem Versuch der Beziehungsvermeidung, da dies aufgrund seiner Unmöglichkeit als Auslöser von Stress und Belastung betrachtet werden muss.

Benner nutzt für die Beschreibung dieser speziellen Pflege-Patientenbeziehung den aus der Phänomenologie (Heidegger, 2006) entlehnten Begriff der Sorge (Caring) und begründet dies trefflich: „In der Vorstellung von der Sorge für andere schwingt die Bindung zum anderen mit und es deutet sich eine Verschmelzung von Gedanken, Gefühlen und Handlungen an, eine Einheit von Wissen und Sein." (Benner et al., 1997, S. 21). Dies ist insbesondere dann von höchster Bedeutung, wenn es um eine asymmetrische Beziehung geht, in der Menschen voneinander abhängig, auf einander angewiesen sind. Besonders trefflich für die Psychiatrie wusste Anselm Grün in seinem Buch „Das Buch der Antworten" (2011) das Problem zu beschreiben, indem er feststellte: „Die Krankheit unserer Zeit ist die Beziehungslosigkeit, viele Menschen sind nicht in Beziehung zu sich selber, zu den Dingen, nicht in Beziehung zu Gott. Intuition meint ja nach innen schauen, meint ja Beziehung aufnehmen zu mir selber und zu dem Anderen, in seine Seele hineinschauen, spüren was er ist und was er braucht, so dass etwas fließt zwischen uns." Es könnte genau dieses „fließen" sein, um das es bei der Beziehungspflege geht und das so hohe Bedeutung in der täglichen Arbeit aufweist.

Negative Folgen einer Nachrangigkeit von Beziehung sind augenfällig am Beispiel des neuen Vergütungssystems für die klinische Psychiatrie. Dort legten Mathematiker fest, wie Pflege definiert und in Tätigkeitsblöcken nach Zeitdauer bewertet wird. Dass „Beziehung" in solchen Elaboraten weder Erwähnung findet und noch bewertet wird, kann nicht verwundern. Entsprechend weit von psychiatrischer Lebensrealität entfernt zeigt sich dann diese laienhafte Beschreibung von Pflege. Die enorme Bedeutung von Beziehung in der Pflegearbeit aber versteht jeder, dem nachstehende Szenarien nicht völlig fremd sind.

Die Pflegeperson hält einem weinenden Mann die Hand, spricht danach mit einer Frau, die am Vortag noch von wüsteste Wahnvorstellungen getrieben war, sitzt dann in einer Runde, die ganz persönliche Erfahrungen mit Angst und Verzweiflung bearbeitet. Zwischendurch Kontakte im Raucherzimmer, Essens- und Medikamentenausgabe, ein Gespräch mit Angehörigen über Veränderung in deren Leben, ein Bild im Stationsgang aufhängen, mit Patienten beim Kaffeetrinken plaudern, die Arbeit der Reinigungskräfte kontrollieren ... und vieles Weitere, was eine Acht-Stunden-Schicht ausfüllt. Da mögen therapeutische Ansätzen in großer Zahl mit Platz finden, letztlich aber wird die Schicht vom Miteinander-Leben bestimmt, besteht darin eine hoher Wirksamkeit.

Aus dieser Situation heraus soll „professionelle Distanz" gehalten werden? Die Wahrscheinlichkeit, dass dies auch nur ansatzweise gelingen kann, tendiert vermutlich gegen null. Und wie Benner sehr richtig erkennt, entsteht schon aus dem Versuch Pflegender, Distanz einzuhalten, erheblicher Stress, da dies aufgrund des beschriebenen Arbeitssettings unmöglich ist. Zu dieser Unmöglichkeit tragen zusätzlich die an Pflegende gerichteten Erwartungen wie auch ihr eigener Wertehorizont bei.

Daher gilt es, so man Beziehungsarbeit als unabdingbaren Teil der Pflege akzeptieren will, diese als integrierbare Leistung im therapeutischen Spektrum zu erkennen, zu akzeptieren und letztlich zu nutzen. Eine pflegerische Beziehung, die Gefühle zulassen und gleichzeitig nützen kann, ist somit zwischenmenschliche Begegnung, Beobachtung und Therapie gleichzeitig, nur aus sich selbst heraus und ohne jede weitere Tätigkeit. Wenn sich Professionalität aber durch Beziehung als Teil des Leistungsangebotes bestimmt, ist diese Leistung auch damit zu definieren. Beziehung muss per se fester Bestandteil jeder Leistungsbeschreibung sein, d.h. hierfür müssen ebenso Freiräume vorgehalten werden, wie für Gruppenarbeit oder Medikamente stellen.

Beziehung muss als pflegetypische Leistung entwickelt, die Wirkung von Beziehungspflege muss an allen Aspekten der Behandlung sichtbar werden. Pflege ist Beziehung und entspricht, eng an das alltägliche Leben angebunden, mit großer Zwangsläufigkeit einer Alltagsbeziehung in all ihrer Normalität. Sie ist damit eine eigenständige Leistung, nicht an irgendwelche Tätigkeiten gebunden und auch nicht nur einer generellen oder aktuellen Bedarfslage geschuldet.

Dies beginnt bereits, wenn es um Wahrnehmung und Einschätzung von Patienten und deren Verhalten geht. Denn die pflegerische Beziehung führt zu einer Form der Wahrnehmung, die mehr liefert als nur harte Fakten. Der Phänomenologe Max Scheler (2000,

S. 32) beschreibt diese: „Es gibt eine Erfahrungsart, deren Gegenstände dem Verstande völlig verschlossen sind; für die dieser so blind ist, wie Ohr und Hören für die Farbe." Er schließt daraus, dass Liebe (gemeint damit Gefühle, A.d.V.) nicht blind mache, sondern sehend, da nur eine positiv-zugewandte Haltung alle Facetten eines Menschen erkennen lassen, Facetten, die sonst unentdeckt und unbewertet blieben. Diese Facetten zu erkennen, kann nur im Interesse einer kompetenten Krankenbehandlung sein.

Es ist daher auch nicht anrüchig, wenn sich Pflegende innerhalb des Teams als Vertreter der Interessen ihrer Bezugspatienten verstehen und dies auch emotional zum Ausdruck bringen. Im System des Case-Managements ist diese Vertretung unter der Bezeichnung „Advocacy" (Anwaltschaft) sogar ausdrücklich vorgesehen. Das dabei entstehende emotionale Mitschwingen ist keine kritisch zu sehende Schwäche oder unzulässige Distanzlosigkeit der entsprechenden Pflegeperson, sondern vielmehr eher ein Spiegel der Emotionalität des Betroffenen und durchaus aussagekräftig. So können z.B. aus der beziehungsgeprägten Reaktion der Pflegeperson in einer Teambesprechung Rückschlüsse auf die sozialen und emotionalen Fähigkeiten des Patienten gezogen werden.

Spätestens wenn die Pflegeperson auf die Person des Patienten trifft wird ihr durch die Erwartungen der Betroffenen aus einer Situation asymmetrischer Machtverteilung heraus eine positive Haltung abverlangt. Watson sieht zwischenmenschliche Zuwendung in dem Augenblick beginnen, „in dem die Pflegekraft in den Lebensraum ... einer anderen Person eintritt und deren Seinszustand nicht nur zu erfassen, sondern auch in sich selbst zu erspüren versucht, um dann so darauf einzugehen, dass die andere Person die Chance hat, ihren subjektiven Gefühlen und Gedanken ... freien Lauf zu lassen" (Watson, 1996, S. 85).

Es geht also vom ersten Augenblick der Begegnung darum, dem Patienten auf eine akzeptierende Weise gegenüber zu treten, seine Eigenheiten zu respektieren und ihm bei der Bewältigung seiner Krankheitsfolgen zur Seite zu stehen. Dementsprechend ist es hoch an der Zeit, pflegerische Methodik an dieser Anforderung auszurichten. Dies könnte z.B. dazu führen, dass der bisherige zirkuläre Pflegeprozess angepasst wird an die Erfordernisse der Beziehungsarbeit. Der Peplau'sche Beziehungsprozess könnte an dieser Stelle zu einer nachhaltigen Verbesserung der Pflegearbeit führen (Hollick, 2017). Diese Verbesserung wäre durch den Einbezug von Beziehungsaspekten in die Versorgung der Patienten gekennzeichnet, wie Peplau sie treffsicher charakterisiert: „Die Pflege hilft dem Patienten während des gesamten Krankenhausaufenthalts, seine Handlungen auf diese Perspektive auszurichten, damit er den Wunsch entwickeln kann, frei zu werden für produktiveres soziales Handeln und für Beziehungen seiner Wahl." (Peplau, 1995, S. 66).

Pflegende, die sich dieser Aufgabestellung bewusst sind, werden dem Patienten durch ihr Verhalten als Modell für das normale Leben des Alltags dienen. Sie werden ihm ein soziales Umfeld bieten, so, wie es in unseren Breitengraden üblich sein sollte, mit Respekt vor seiner Würde und ihrer eigenen. Die erzwungene Beziehung in der Klinik wird zu jedem Zeitpunkt die frei gewählten Beziehungen außerhalb der Klinikmauern im Auge haben. Diese Nutzung von Beziehungsaspekten für therapeutisch wirksames Handeln kann an der von Moreno (1959) so genannten „Zweifühlsamkeit" ausgerichtet werden. Diese basiert auf einem tiefen Verständnis des anderen und dem eigenen Erfahren. Sie wird als Begegnung beschrieben und einem bewussten gemeinsamen Gehen auf dem Lebensweg auf gleicher Augenhöhe. Dies scheint eine treffliche Beschreibung auch der Beziehungspflege zu sein und erinnert, vermutlich nicht zufällig, an die von Peplau beschriebene Funktion des Pflegeprozesses als „therapeutisch und edukativ, wenn die Pflegenden und der Patient dahin gelangen, einander kennen zu lernen und zu respektieren, und zwar als Personen, die gleich und dennoch verschieden sind, als Personen, die sich gemeinsam an der Lösung von Problemen beteiligen." (Peplau, 1995, S. 32).

Aus dem Verständnis von Beziehungspflege als Haltung und pflegerische Arbeitsweise folgt auch, dass Pflegende in schwierigen Situationen offen sein können für die Anliegen der Patienten. Ist es doch gerade das leitende Merkmal psychischer Erkrankungen, dass sie den sozialen Kontakt erschweren. Aufgabe der Pflegenden ist es aber, diese erschwerten Bedingungen produktiv für ihre Beziehungsarbeit zu nutzen und dazu mehr, als nur eine bestimmte Methodik zu beherrschen: „Seitens der Pflegeperson stellt die zwischenmenschliche Zuwendung damit eher ein moralisches Ideal, denn eine interpersonale Technik dar und ist dem Ziel der Menschlichkeit, der Wiederherstellung innerer Harmonie und Stärkung der Selbstheilungskräfte verpflichtet". (Watson, 1996, S. 79).

Watson bestätigt also ausdrücklich, dass es in erster Linie die Haltung und Einstellung der Pflegenden ist, die eine professionelle Arbeitsweise auszeichnet. Die jeweils verwandten Methoden und Techniken sieht sie dabei von eher nachrangiger Bedeutung. Dies ist auch gut nachvollziehbar, denn eine Vielzahl pflegerischer Methoden sind in ihrer Wirksamkeit davon abhängig, wie und unter welcher Haltung dem Patienten gegenüber sie durchgeführt werden. Man möge sich beispielhaft nur die Durchführung einer Einreibung vorstellen. Selbstverständlich wird diese in ihrer Wirkung unterschiedlich sein, je nachdem, ob die Pflegeperson den Patienten persönlich schätzt oder ablehnt. Und nicht nur in körpernahen Tätigkeiten wird diese Wirkung spürbar sein, selbstverständlich hat die Haltung der Pflegeperson auch Einfluss auf die Kommunikation mit dem Patienten. Damit wird deutlich, dass der gesamte Behandlungsverlauf von der Haltung der Pflegenden abhängig ist, denn psychiatrische Behandlung fußt im Wesentlichen auf Kommunikation und dem Entwickeln sozialer Kompetenzen.

Für die Pflegepraxis stellt sich die Beziehungsarbeit damit als wesentliches Kriterium bei der Auswahl von Maßnahmen und Methoden nach deren Wirkung dar. Die Frage, ob diese unterstützend und fördernd oder andererseits gar hinderlich werden, ist dabei elementar. Die Pflegenden können sich zur Erreichung identischer Ziele unterschiedlicher Methoden bedienen, abhängig ihrer eigenen Vorlieben und Kompetenzen und den Ansprüchen ihrer Patienten. Zumindest solange sie sich an den Idealen der Beziehungspflege orientieren und die Interessen des Patienten als Richtschnur für ihr Handeln betrachten, wird ihnen jedes Verlassen der Ebene individuellere Beziehungsfragen fremd sein.

So werden einzelne Tätigkeiten wieder zusammengeführt mit der Beziehungsarbeit, immer strikt unter dem Primat der Beziehung. Tätigkeiten dienen dabei niemals als Begründung für die Beziehung, sehr wohl aber sind sie mit den Notwendigkeiten der Beziehungsarbeit zu begründen.

Wenn sich Pflege auf der Grundlage dieser Überlegungen in der Psychiatrie positioniert hat, wird sich ihr Wirkungsgrad und -bereich deutlich ausweiten und gleichzeitig zuspitzen. Die professionelle Nutzung der Besonderheiten, die das Arbeitssetting der Pflege bietet, wird den Pflegenden zunächst einen Zugang zum Umgang mit den Patienten verschaffen, der übliche Methoden von Gesprächsführung und Kommunikationstheorie in seiner Wirksamkeit übertrifft und deutlich therapeutischer zur Anwendung kommt. Beziehungspflege setzt die Beziehungsarbeit als oberste

Priorität fest. Sie passt dadurch präzise zu den Bedürfnissen von Menschen mit einer psychischen Erkrankung, da sie eine Akzeptanz zur Verfügung stellt, die keine Einschränkungen aufgrund der Erkrankungsfolgen kennt.

Den Hauptfokus professioneller Pflege auf die Beziehung zu setzen und die interpersonale Arbeit mit dem individuellen Patienten schärft den Blick der Pflegenden auf ihre ureigenen Aufgaben und die tatsächlich therapeutische Funktion der Pflege. Benner begründet in ihrem Buch, warum die Sorge an erster Stelle steht, dass dieser Begriff „impliziert, dass wir Personen, Ereignissen, Projekten und Dingen zugewandt sind, sie in ihrer Besonderheit ernst nehmen und sie mit sorgender Zuwendung bedenken“ (Benner et al., 1997, S. 21). Was dringender brauchen Menschen mit einer psychischen Erkrankung, als jemanden zu haben, der genau diese Perspektive auf sie einnimmt? Was dringender als jemanden, der ausdrücklich sie und ihre Bedürfnisse, ihr Wohlergehen an erste Stelle steht, für den sie das Wichtigste jetzt im Augenblick des Zusammentreffens sind?

Diese Vision mögen die Verwalter und Buchhalter des Gesundheitswesens vielleicht erschreckend finden, lässt es doch vermuten, dass Pflegende dann die Stationsorganisation ebenso wie die Kontrolle von Servicekräften, absurde Dokumentationsvorgaben und andere patientenferne Tätigkeiten nicht mehr der Arbeit mit den Patienten vorziehen werden. Vielmehr werden sie z. B. der Frage eines Patienten nach einem Gespräch dann wohl sofort Folge leisten und stattdessen die Dokumentation auf später verschieben, statt anders herum. Sie könnten manchmal vielleicht sogar feststellen, dass die Pflegearbeit so überhandnimmt, dass für Verwaltungsaufgabe kein Zeitpolster mehr übrig sein wird, so, wie bislang oft für Arbeiten mit den Patienten keine Zeit mehr übrig ist.

Den Patienten dürfte ein Klinikaufenthalt unter solchen Voraussetzungen allerdings zu einer weit gesundheitsfördernden und heilsameren Erfahrung verhelfen, als es bisher der Fall war. Angesichts der Tatsache, dass sich die Psychiatrieszene in den letzten 15 Jahren erheblich veränderte, sollte Beziehungspflege sich höchster Priorität erfreuen. Verkürzte Liegezeit, steigende Aufnahmezahlen und Personalabbau im Pflegedienst erschwerten bisher die Pflege, vor allem, wenn sie sich vage auf Empathie oder Ansätzen psychotherapeutischer Konzepte bezieht. Hier liefert die Beziehungspflege einen deutlichen Qualitätsschub für die Behandlung, mehr, als jedes QM-System das je vermöchte. Angesichts der Tatsache, dass die Effizienz einer Behandlung durchaus auch pekuniäre Folgen für die Institutionen haben kann, gibt es keinen Grund, noch länger auf die Einführung und Förderung von Beziehungspflege zu warten.

8
Implementierung des Konzepts in Allgemeinkrankenhäusern

Es gibt nur drei Allgemeinkrankenhäuser, in denen ich die Kongruente Beziehungspflege in Seminarform eingeführt habe. Es sind dies das Herz-Jesu-Krankenhaus in Fulda, das Landeskrankenhaus in Kirchdorf an der Krems, in Österreich und das Klinikum Niederlausitz in Senftenberg.

Natürlich hatte ich mir einen Masterplan zurechtgelegt, der sich hauptsächlich an den Erfahrungen aus der Einführung in Altenheimen orientierte. Ich wollte Grundkurse von zwei Tagen machen, in denen ich die Theorie der Kongruenten Beziehungspflege in der damaligen Fassung, darstellen wollte. Diese Fassung enthielt schon erste einfache neurowissenschaftliche Darstellungen, die vor allem die Wirkungen des Bindungssystems über das Oxytozin und die Wirkung des Stresssystems über das Cortisol darstellten. Ebenso waren die Beziehungspflegeplanung und die Lebensereignisskala bereits entwickelt. Biografiearbeit in der Pflege war für mich selbstverständlich, ebenso die Arbeit im Bezugspersonensystem, das als Organisationsrahmen für die Kongruente Beziehungspflege eingeführt werden sollte.

In den Grundkursen sollte vor allem dieses Wissen dargestellt werden, um dann die praktische Arbeit mit den Instrumenten einzuüben. Damit die Teilnehmer den Mechanismus der Antizipation selbst spüren konnten, habe ich sie in Zweier-Gruppen die eigene Lebensereignisskala eine Doppelstunde lang bearbeiten lassen. Die Teilnehmer waren danach wesentlich entspannter und aufgeschlossener und meist auch sehr guter Stimmung. Das sind nun mal die Wirkungen der Ausschüttung des Oxytocins und den anderen Stoffen, wenn wir mit anderen Menschen über schöne Ereignisse des Lebens sprechen. Dies konnte ich dadurch wunderbar aufzeigen. Die Teilnehmer spürten dabei die eigene Wirkung!

Die Beziehungspflegeplanungen wurden anhand vorbereiteter Fäller eingeübt. Dazu gab es zur leichteren Bearbeitung die Liste von Bedeutungen und deren Gegenseiten. Zwischen Grundkurs und Aufbaukurs sollten dann acht Wochen Zeit sein. Vorbereitend auf den Aufbaukurs bat ich die Teilnehmer, Biografien mit Lebensereignisskalen zu erheben und für einen Patienten eine Beziehungspflegeplanung aufzustellen, die sie auch schon anwenden sollten. Die Evaluation dieser Planung und der Durchführung von Maßnahmen war dann im Aufbaukurs geplant. Der Aufbaukurs sollte die Praxis der Beziehungspflegeplanung vertiefen und das Bezugspersonensystem einführen. Ein späterer Reflexionstag war dafür vorgesehen, die Überzeugung der Teilnehmer zu festigen, dass der Problemlösungsprozess innerhalb des Pflegeprozesses auf einem guten

Beziehungsprozess basiert. Ich dachte mir, dies sei ein gutes Vorgehen.

Die Erfahrungen, die ich während der Einführungen machte, brachten dann einige Anpassungen hervor. Mir wurde klar, dass meine eigene Erfahrung mit der Pflege in Allgemeinkrankenhäusern völlig unzureichend war.

8.1 Einführung des Konzepts im Herz-Jesu-Krankenhaus, Fulda

Als ich das erste Mal eine Anfrage eines Allgemeinkrankenhauses erhielt, ob ich die Kongruente Beziehungspflege einführen würde, war ich sehr erstaunt. Die Pflegedirektorin dort hatte mein Buch Beziehungspflege gelesen und war überzeugt davon, dass Pflegemitarbeiter in ihrem Haus das Thema Beziehung bewusster in ihre Arbeit aufnehmen sollten. Im Vorgespräch äußerte ich mich skeptisch, weil ich schon Erfahrungen mit Seminaren zum Thema in anderen somatischen Kliniken hatte. Wir versuchten es. Ich lernte dort sehr viel!

Bei der Einführung war immer die Organisation der Seminare ein kaum lösbares Problem. Am liebsten arbeite ich mit ganzen Teams, weil ein großer Teil der Einführung der Kongruenten Beziehungspflege die Teamentwicklung ist. Wie überall werden die Beziehungen zwischen den Menschen in den meisten Fällen von Sympathie und Antipathie geleitet und oft arbeiten sie gegeneinander und nicht miteinander. Es gab immer Grund- und Aufbaukurse und weitere Kurse zur Teamentwicklung, in denen ich die gleichen Übungen machen wollte wie in Altenhilfeeinrichtungen. Aber wie sollte man ein ganzes Team für zwei Tage aus ihrer Arbeit herauslösen? So mussten wir immer Mitarbeiter aus zwei oder drei verschiedenen Teams in ein Seminar setzten, damit der Ablauf auf den Stationen aufrechterhalten werden konnte. Wir schulten damals alle Mitarbeiter aus der Pflege und ich habe sogar ein Seminar für Ärzte abgehalten. Sie sollten über das Vorgehen und die Wirkung der pflegerischen Beziehungsarbeit informiert sein. Einige Mitarbeiter zeigten großes Engagement und entsprechend stellten sich doch einige Erfolge bei den „schwierigen" Patienten und Patientinnen ein. Wir versuchten in Fulda, die Beziehungspflegeplanung in der expliziten Form durchzuführen, so wie sie am Ende von Kapitel 5 beschrieben wurde. Dies war am Beginn der neurowissenschaftlichen Zeit der Kongruenten Beziehungspflege. Ich habe schon über das Oxytozin geredet und über Antizipation, aber so sicher wie heute war ich mir damals noch nicht.

Sehr gut erinnere ich mich an die 85 Jahre alte Dame, privat versichert, die regelmäßig in die Klinik kam. Sie war gefürchtet. An allem und allen hatte sie etwas auszusetzen, niemand konnte etwas richtig machen. Sie beschwerte sich mehrmals täglich telefonisch im Sekretariat des Chefarztes und dieser musste mehrmals täglich antreten, um sie zu beruhigen. Die pflegerischen Mitarbeiter waren stinksauer auf sie, weil sie so arrogant war. Sie läutete, damit die Pflegenden das Fenster öffneten, obwohl sie gut zu Fuß war und keine Probleme mit den Armen hatte. Sie war eigentlich noch recht gesund. Eine Szene wurde mir drastisch geschildert: Es läutet im Stützpunkt, die Mitarbeiter frühstücken gerade. Als sie sehen, wer da läutet, weigern sich alle zu gehen. Es trifft die jüngste Mitarbeiterin, die erst seit einer Woche dort arbeitet. Sie geht zu der alten Dame. Diese thront beim Eintreffen der Schwester in ihrem Bett und zeigt mit strenger Miene und wortlos mit ihrem Zeigefinger auf die Kaffekanne auf dem Nachttisch. Kennen Sie das Geräusch, das die geschlossenen Kannen manchmal machen? Genau dieses Geräusch war zu vernehmen. Die Schwester ging zu ihr, drehte kurz den Deckel der Kanne auf und wieder zu. Das Geräusch war verschwunden. Die alte Dame starrte die Schwester weiterhin an, die darauf wartete, einen Dank zu bekommen. Aber die alte Dame sagte gar nichts! Die Schwester verließ das Zimmer dann auch wortlos. Kurze Zeit später kam der Chefarzt auf die Station und fragte, wer eben bei der alten Dame im Zimmer war!

Die Schilderung dieser Szene löste fast einen Tumult im Seminar aus. Die Mitarbeiter waren meiner Ansicht nach auch mit Recht empört, aber die Empörung wird die Arbeit mit der alten Dame nicht verbessern. In der Diskussion konnten wir gemeinsam reflektieren, dass alle Mitarbeiter sich scheuten, auf das Glockensignal der alten Dame zu ihr zu gehen. Dieses Verhalten führt jedoch vermutlich dazu, dass die Patientin immer öfter und wegen noch abstruserer Anliegen als in den Beispielen reagieren wird. Wir suchten zwei Freiwillige. Die sollten versuchen, bei der alten Dame die Kongruente Beziehungspflege anzuwenden. Wir fanden nur eine Kollegin, die sich dazu bereit erklärte. Sie erhielt den Auftrag, die Lebensereignisskala mit der alten Dame zu machen, aber ohne Vordruck. Sie sollte die Informationen später aufschreiben. Sie verließ das Seminar und ging sofort in das Zimmer der Patientin. Später erzählte die Kollegin, dass die alte Dame zunächst sehr skeptisch war, als sie die Pflegerin in das Zimmer kam, ohne dass sie vorher geklingelt hat. Als sie aber das echte Interesse der Kollegin spürte, erzählte sie sehr stolz aus ihrem Leben.

Wir erfuhren, dass sie eine Tochter aus besserem Haus war. Ein Einzelkind. Vater war Arzt, Mutter war Architektin. Sie besuchte natürlich eine höhere Mädchenschule. Sie spielte Klavier und sang auch ein wenig. Natürlich bekam sie Klavier- und Gesangsunterricht. Sie heiratete einen Offizier, der später in den Rang eines Oberst aufgestiegen war. Sie bekam einen Sohn, der damals ein bekannter Geigenspieler war und nur in den ersten Orchestern spielte, wie sie sich ausdrückte. Sie hatte auch eine CD von ihm, die sie der Kollegin sofort vorspielte. Ihr Blick war dabei richtig verträumt. Leider besuchte er seine Mutter nur ein Mal im Jahr. Sie erzählte weiter, dass sie niemals ein Kleid von der Stange trug, alles was sie anzog, war maßgeschneidert. Sie hatte auch eine Galerie, in der sie sich mit den Künstlern unterhielt und viele Vernissagen organisierte. Ihr Gatte sei leider schon gestorben, aber er war immer vorbildlich und sie hatten sich sehr geliebt. Sie lebt heute noch in einer kleinen Villa und hat eine Zugehfrau, die sich um den Haushalt kümmert. Die Kollegin verbrachte mehr als eine Stunde mir ihr und die alte Dame wurde immer freundlicher zu ihr. Am Ende bedankte sie sich sogar bei der Kollegin.

Als die Kollegin darüber im Seminar berichtete, wurde allen klar, was geschehen war. Ich wiederholte dann Inhalte des Grundkurses Kongruente Beziehungspflege zum Erkennen. Die Kollegin hatte sich verändert! Sie ging mit einem klaren Auftrag zu der alten Dame: Ihr echtes Interesse zeigen und nicht schnell eine Maßnahme durchführen, um Diskussionen zu vermeiden. Dies gab der Pflegenden die Möglichkeit, die Einsamkeit der Patientin zu erkennen. Sie hatte buchstäblich niemanden mehr, der sie dabei unterstützen konnte, dem sie ihr Leben, ihre Existenz zeigen konnte. Dies macht einsam. Sie war nicht krank, sondern sie kam wegen ihrer Einsamkeit in die Klinik. Dort drückte die Patientin dann aus, dass sie in ihrem Erkennen über sich selbst doch etwas Besonderes war. Dies werteten die Mitarbeiter als Arroganz und Abwertung ihrer Arbeit und ihrer Person, was zu einer Gegenwehr mit Zurückweisung der alten Dame führte. Dies wiederum bewegte die Patienten dazu, sich ständig zu beschweren! Wir diskutierten auch die Geschichte der alten Dame und erkannten, dass ihr Leben doch ein wenig außergewöhnlich war und dass sie eben so sei, wie sie geprägt wurde. Ein anderes Erkennen erzeugt andere Handlung – dies führt zu einem anderen Erkennen des Gegenübers.

Wir vereinbarten, dass die Kollegin während der noch verbleibenden Behandlungszeit verstärkt zu der alten Dame ging. Alle anderen Teammitglieder informierten wir über die Geschichte. Alle sollten sich für das Geigenspiel des Sohnes, für ihre maßgeschneiderten Kleider und für ihr Wissen über Kunst interessieren. Die Folge: Die Beschwerden wurden immer weniger, hörten dann völlständig auf.

Nach Aussagen einer Mitarbeiterin, die Ausbilderin in Kongruenter Beziehungspflege ist, arbeiten noch einige wenige Kolleginnen mit Inhalten der Kongruenten Beziehungspflege. Ich bin der Ansicht, dass niemand so gut über die Schwierigkeiten und Konsequenzen der Einführung der Kongruenten Beziehungspflege berichten kann wie deren Anwender. In einem Bereich wird dies in Fulda sogar noch relativ intensiv getan. Nachfolgend lesen Sie dazu einen Bericht der Pflegedirektorin und der Mitarbeiterin.

8.2 Einführung des Konzepts im Landeskrankenhaus in Kirchdorf an der Krems

Der Auftrag In diesem Landeskrankenhaus in Österreich war mein zweiter Auftrag eines somatischen Krankenhauses. Hierhin habe ich schon einige Erfahrungen aus Fulda mitgebracht. Aber ich sollte wieder viel dazulernen.

In somatischen Kliniken sind die Einführungen eigentlich immer unterschiedlich verlaufen. Es gab viele Mitarbeiter, die der Anwendung kritisch gegenüberstanden, einige konnten dem Thema Beziehung an sich nicht viel abgewinnen und begegeten mir fast feindlich. Andere Teilnehmer waren sehr interessiert an den Fragen von Beziehung, aber dies war meistens privates Interesse. Zu sehr stand die medizinische Versorgung im Fokus der Auffassung von Arbeit. Ich habe in diesen Seminaren auch erfahren, dass die Biografie des Menschen zunächst überhaupt kein Inhalt von Pflegearbeit war. Für viele Mitarbeiter war es fast eine Zumutung von mir, von ihnen für die Aufbaukurse das Mitbringen von Biografien einiger ihrer Patienten zu verlangen. Die Lebensereignisskala wurde besser akzeptiert und sogar mehrheitlich in die Aufbaukurse mitgebracht. Ich bemerkte auch bald, dass ich meine Ansprüche, meine Strategien und meine Pläne ändern muss, wenn die Einführung gelingen soll. Es war für die Teilnehmer in den Seminaren undenkbar, dass alle Patienten mit der Kongruenten Beziehungspflege bearbeitet werden sollten. Das war mein Anspruch. Natürlich wurde die Zeitfrage heftig diskutiert, wie übrigens zu Beginn auch in allen Altenhilfeeinrichtungen. Meine Argumentation, dass zu jedem Gewinn vorherige Investition gehört, wurde nicht anerkannt und sofort wurde die Forderung nach mehr Personal laut. Wir verständigten uns dann darauf, dass nicht jeder Patient mit einbezogen werden sollte, sondern nur diejenigen, die schon bei der Aufnahme als „schwierig“ galten. Das beruhigte die Gemüter schon etwas.

Die nächste Hürde war das Bezugspersonensystem. Nachdem nicht jeder Patient in die Beziehungspflege aufgenommen wurde, mussten auch nicht alle Mitarbeiter Bezugspersonenaufgaben übernehmen. Wir vertagten die Entscheidung, wer Bezugsperson in der Beziehungspflege werden sollte, bis zu den Teamgesprächen. Das letzte Problem stellte die Dokumentation der Beziehungspflege dar. Natürlich wurde dies wieder unter dem Zeitaspekt diskutiert. Letztlich einigten sich die Teilnehmer auf Folgendes: Mit dem Zeichen eines roten Herzchens sollen die positiv wirksamen Kommunikationsreize im Verlaufsbericht vermerkt werden und unter einem blauen Balken Aspekte der Lebensereignisskala in die

Pflegeplanung übernommen werden. Letztlich ist es aus meiner Sicht dann doch in einigen Stationen gelungen, Veränderungen herbeizuführen. Meistens gelang dies, wenn die Stationsleitungen überzeugt davon waren, dass die Anwendung der Kongruenten Beziehungspflege den Stress durch schwierige Patienten für die Mitarbeiter reduzieren würde.

In den Reflexionstagen wurde von einigen Mitarbeitergruppen von Veränderungen berichtet, in anderen Gruppen wurden keine bis wenige Veränderungen gesehen! Mein Eindruck war, dass die Mitarbeiter von den vier Gruppen, die sich tatsächlich auf die Beziehungsarbeit eingelassen haben, auch Veränderungen erreicht und bemerkt haben. Die Mitarbeiter, die sich nicht darauf eingelassen haben, konnten natürlich auch keine Veränderungen erzielen. In der Reflexion stellte sich heraus, dass auf einigen Stationen doch Bezugspersonen benannt worden waren und sogar Biografien erhoben wurden.

Wir hatten die Reflexion über Leitfragen geführt und auch ausgewertet. Nachfolgend habe ich einige positive Aussagen aus der Reflexion zusammengefasst. Die negativen Äußerungen habe ich bewusst nicht beschrieben, weil in der Kongruenten Beziehungspflege ein Satz von Erich Kästner sehr wichtig ist: „Es gibt nichts Gutes, außer man tut es!“

Frage 1: Welchen Nutzen für die pflegerische Arbeit konnten Sie durch die Benennung von Bezugspflegekräften erkennen?

Pflegerische Tätigkeiten gehen leichter und schneller von der Hand und die Patienten helfen bei der Pflege mit. Die Zufriedenheit nimmt zu, weil endlich ganzheitliche Betreuung gewährleistet ist. Es wurde als teilweise arbeitserleichternd empfunden, weil man mehr Verständnis für die Patienten habe. Das Seminar habe die Mitarbeiter neu sensibilisiert. Auf einmal können Patienten wieder selbst essen, wo vorher noch angereicht werden musste. Die Gesundheitsanleitungen sind jetzt viel einfacher geworden. Es hat einen großen Nutzen für die Patienten und die Mitarbeiter, weil starre Strukturen aufgebrochen wurden. Es ist eine individuellere und ganzheitliche Pflege möglich.

Frage 2: Welchen Nutzen haben Ihnen Biografiearbeit und Lebensereignisskala für die pflegerische Beziehung mit Ihren Patienten gebracht?

Es ist eine große Erleichterung und dem Patienten gegenüber könne mehr Verständnis gezeigt werden. Sie werden in der Folge auch kooperativer. Die Erfassung der positiven Reize ermöglicht einen viel schnelleren und vertrauensvolleren Zugang zu den Patienten.

Durch individuelles Eingehen auf den Patienten erreichen wir mehr Einsicht in sein Lebensumfeld und Wesen und es ermöglicht eine optimale und individuelle Betreuung.

Es erfordert neue Pflegeabläufe, aber es erleichtert den Umgang mit problematischen Patienten, wenn man den Zugang findet. Unsere eigene Zufriedenheit, die des Patienten und der Angehörigen steigen, weil sie sehen, dass wir ein besseres Eingehen auf die Bedürfnisse des Patienten haben. Diese kurzen und prägnanten Informationen über den Patienten können bei weiteren Aufenthalten jederzeit wieder nachgelesen werden und man hat sofort wieder Kontakt.

Frage 3: Hat sich die Problematik der „schwierigen“ Patienten verändert? (Glocke, Klingeln)

Das hat sich größtenteils positiv verändert, wenn die Patienten viele positive Reize bekommen, klagen sie seltener über Schmerzen, weil sie das Gespräch ablenkt. Teilweise haben sich Patienten unerwartet tief geöffnet. Die Möglichkeiten haben sich erweitert, Zugang zu bekommen, vor allem bei den „Schwierigen", die mich jetzt plötzlich mehr interessieren. Ich will wissen, warum die so sind. Und dann sind die nicht mehr schwierig.

Wenn man sich auf die Bezugspflege einlassen kann, dann merkt man sofort einen Unterschied, ja, es hat sich ein unzufriedener, grantiger Patient zu einem freundlichen und zufriedenen Menschen verändert.

Ja, ein besseres Verstehen der Situation, des Umfelds, der Zukunft und Vergangenheit entsteht und man wird einfühlsamer; man nimmt es nicht mehr so persönlich, auch das Negative nicht mehr.

Frage 4: Haben sich Veränderungen im Inhalt der Dokumentation (Beziehungsaspekte) ergeben?

Für uns ist wichtig das Hervorheben von positiven Reizen bzw. das Vermeiden von negativen Reizen. Ja, bewusste Dokumentation, Herzchensymbol hilft.

Frage 5: Haben sich Veränderungen in den Übergabeinhalten ergeben?

Durch die Weitergabe der emotionalen Inhalte eines Patienten haben wir während des Dienstes mehr Gelegenheit, auf einzelne Patienten einzugehen. Die Ausführlichkeit auf emotionaler und somatischer Ebene wird mehr beachtet und die Persönlichkeit und die Bedürfnisse des Patienten werden besser beschrieben.

Die Übergaben sind vorurteilsfreier geworden, wir nehmen die Patienten positiver und wertungsfreier war. Früher haben wir in den Übergaben erzählt, welche schwierigen Leute wir wieder aufgenommen haben. Heute erzählen wir uns, was wir tun müssen, damit sie nicht schwierig werden.

Frage 6: Hat sich der Umgang mit Bedarfsmedikation, Schmerzmittel, Psychopharmaka verändert?

Es scheint gefühlsmäßig weniger Schmerzmittel verabreicht zu werden. Mehr Zeit für Gespräche einsetzen, dann musst du weniger Medikamente geben und auch die Medikamentengabe wird hinterfragt, nicht einfach eingegeben. Es wurden weniger Schlafmittel ausgegeben und trotzdem waren die Nächte ruhiger.

Frage 7: Hat sich die Stimmung zwischen den Pflegenden oder die Beziehung der Pflegenden untereinander geändert?

Wenn die Beziehungspflege bewusst stattgefunden hat, hat mich das in meiner Stimmung positiv verändert. Es ärgert aber auch, wenn Kollegen es bewusst nicht machen!

In der Zusammenführung als Team hat es uns gutgetan; es gab einen bewussten Austausch von Inhalten auf der Beziehungsebene, das hat uns gefühlsbetonter gemacht. Insgesamt sind wir entspannter und zufriedener für beide Seiten, die Patienten und die Mitarbeiter.

Frage 8: Haben sich Veränderungen im „gefühlten" Zeitdruck ergeben?

Zeitdruck verstärkt sich teilweise; man möchte sich teilweise nicht auf ein Gespräch einlassen, weil man andere Arbeit im Kopf hat und Angst vor der Reaktion der Kollegen hat.

Beziehungsarbeit darf und soll Zeit in Anspruch nehmen, denn richtig angewendet hilft es dabei, Zeit zu sparen und erleichtert die Pflege. Das Läuten ist tatsächlich weniger geworden und die Zeit, die in die Informationssammlung investiert wird, kommt uns im Pflegealltag wieder zugute.

Frage 9: Haben sich Veränderungen in der Angehörigenarbeit ergeben?

Wir suchen den Kontakt zu Angehörigen jetzt bewusster und die Angehörigen spüren, dass die Patienten gut aufgehoben sind.

Dadurch sieht man Angehörige aus einem anderen Blickwinkel und sie sind aktiver in den Genesungsprozess mit einbezogen; positive Reize werden auch von Angehörigen wahrgenommen und dadurch ergibt sich ein leichteres Arbeiten mit Patienten.

Positives Feedback der Angehörigen kommt jetzt mehr.

Frage 10: Was wir sonst noch sagen wollen! (Welche für Sie wichtigen Fragen wurden nicht gestellt?)

Positiv vermerkt wird, dass bei schwierigen Patienten, das früher als „Ratschen" verhasste Gespräch, jetzt Gültigkeit hat und durchaus positive Ergebnisse bringt. Pflegende, die dies machen, werden jetzt wertgeschätzt. Wer keine Kongruente Beziehungspflege praktiziert, sollte über einen Jobwechsel nachdenken.

An trüben Tagen liegt es in unserer Hand Sonne zu spielen!!! Spende Licht und die Dunkelheit verschwindet von selbst!

Beziehungspflege ist besonders wichtig bei Patienten, die länger da sind.

8.3 Einführung des Konzepts im Klinikum Niederlausitz GmbH, Senftenberg

Das Klinikum hatte sich bereits 2006 entschlossen, in ihren Abteilungen das Modell der Kongruenten Beziehungspflege einzuführen. Die erste Station war eine geriatrische Aufnahmestation. Die Einführung war insbesondere dadurch erschwert, dass zwei geriatrische Stationen zu einer Einheit zusammengelegt werden mussten. Dies machte es erforderlich, wesentlich mehr Energie auf die personellen Konsequenzen und die Führungssituation zu verwenden. Die Schulungsmaßnahmen, insgesamt standen zwei mal zwei Tage und ein Reflektionstag innerhalb von einem Jahr zur Verfügung, wurden darauf abgestimmt.

Die Probleme der Zusammenführung der beiden ursprünglichen Stationen wurden ebenso gemeistert wie die Entwicklung der Organisationsform Bezugspersonenpflege und die inhaltliche Orientierung mit der Kongruenten Beziehungspflege. Im Jahr 2007 wurde ein weiterer Reflektionstag durchgeführt, der die organisatorischen und inhaltlichen Entwicklungen nochmals bearbeitete. Die Situation hat sich daraufhin grundlegend gewandelt. Eine Patientenbefragung durch das Qualitätsmanagement des Klinikums hatte für die Geriatrie extrem positive Ergebnisse erhoben, die von keiner anderen Einheit erreicht werden konnten. Es war ein starker Rückgang der Neuroleptikagaben, eine verstärkte Belegung durch neue Hausärzte, eine hohe Patientenzufriedenheit, sehr gute Mitarbeiterzufriedenheit und eine hoch kooperative Angehörigenarbeit zu beobachten.

Der Einführungsprozess in der gynäkologischen und geburtshilflichen Abteilung der Klinikum Niederlausitz GmbH war ebenfalls geplant. Die Erfolge des ersten Prozesses ließen jedoch, trotz der Unterschiedlichkeiten jeder

Einheit, auf einen weiteren Erfolg hoffen. Die Einführung der Kongruenten Beziehungspflege war sogar für alle weiteren Einheiten geplant. Dieser Prozess wurde jedoch dann unterbrochen, weil es in der Führung einen Wechsel gab. Der innovative Gedanke des Veränderungsprozesses war der, dass der Inhalt von Pflege die Organisation verändern wird und nicht, dass der Inhalt sich an die Organisation anpasst. Die geriatrische Abteilung arbeitet aber heute noch nach der Kongruenten Beziehungspflege, deshalb will ich den damaligen Prozess in seinem Verlauf aufzeigen und auch ein Fallbeispiel daraus beschreiben.

Die Station war eine geriatrisch-gerontologische Abteilung mit 40 Betten und Tagesklinik auf zwei Etagen in einem Altbau. Häufige Pflegeprobleme waren Schlaganfälle, Immobilität, Demenz, Verwirrtheitszustände, Parkinsonsyndrome, Schenkelhalsfrakturen, Oberschenkelhalsfrakturen, Herzinsuffizienzen, Diabetes, Amputationen.

Nach meinen Einführungen zum Inhalt der Kongruenten Beziehungspflege beschäftigten wir uns mit der Organisation des Bezugspersonensystems, wobei ich Schwierigkeiten erwartet habe, weil bisher eher eine Funktionspflegeorganisation vorhanden war. Das Team einigte sich aber schnell auf die Klärung der Struktur der Zuordnung von Patientinnen und Patienten zu Pflegenden, die veränderten Aufgaben von Führung und den speziellen Aufgaben von Bezugspflegenden. Die Teilzeitkräfte mit einer Arbeitszeit unter 50 % konnten keine Hauptbezugspflegekräfte werden. Die Struktur der Zuordnung war also schnell geklärt. Mehr Aufwand war für die spezielle Tätigkeitsbeschreibung der Bezugspflegekräfte erforderlich. Hier war der wichtigste Grundsatz: Jede Einheit muss die Aufgaben für sich selbst formulieren. Im Klinikum wurden neben anderen einheitsspezifischen Aufgaben vor allem die Anwendung der Instrumente der Kongruenten Beziehungspflege festgelegt, wie die Erarbeitung der Lebensereignisskala und die Beziehungspflegeplanung, die verantwortliche Angehörigenarbeit, die Pflegeplanung und die vollständige Dokumentation des Pflegeprozesses. Den Führungskräften kam in diesem System vor allem die Rolle der beratenden inhaltlichen Qualitätsentwicklung der Pflegepraxis zu.

Die Instrumente der Kongruenten Beziehungspflege, die Erarbeitung der Lebensereignisskala und der Beziehungspflegeplanung wurden eingeübt und recht schnell verstanden. Auch der Mechanismus der Antizipation, der Reizsetzung über positive frühere Lebensereignisse wurde bereitwillig angenommen. Die Erklärungen zur Rolle des Oxytozins und des Dopamins in der Beziehungsarbeit stieß auf großes Interesse. Deshalb übten wir die Erarbeitung der Lebensereignisskala über die eigenen Geschichten der Mitarbeiter ein und entwickelten dazu die Beziehungspflegeplanung für jeden Mitarbeiter. Dieses Vorgehen förderte auch den Teamzusammenhalt und es entwickelte sich eine positive Teamdynamik.

Einige Mitarbeiter sagten nach der Übung, dass sie jetzt ihre Kollegin völlig anders sahen als vorher. Man könne jetzt mit dem Anderen ganz anders umgehen und viel besser verstehen. Dies war der wichtige Effekt der Umformung des Bildes eines Menschen: Er löst in einer Situation in uns unter Umständen negative Emotionen aus, aber auch in seiner existenziellen, zeitlichen Dimension in uns positive Emotionen. Diese Erkenntnis auf Patienten zu übertragen war der nächste Schritt und es wurde verstanden, dass ein anderes Erkennen des Menschen uns anders reagieren lässt und es würde eine andere Wechselwirkung entstehen. Diese Umformung der Wirklichkeit in der Begegnung zwischen Menschen entspricht den theoretischen Aussagen der Santiago Theorie und ist der wesentliche Faktor der Veränderung durch die Kongruente Beziehungspflege. Es ist die Umformung des Bildes eines Patienten, wie es in der Wahrnehmung der Pflegenden entsteht, besonders wenn er als ein „Schwieriger“ bezeichnet wird.

Schwierigkeiten gab es auch in der Dokumentation der Beziehungspflegeplanung, da bis heute kein Dokumentationssystem auf dem Markt ist, das den Beziehungsprozess abbilden kann. Es wurden aber individuelle Wege gefunden werden, die Beziehungspflegeplanung in die bestehende Dokumentation zu bringen.

Auch in Senftenberg war das größte Problem zu Beginn die Zeitfrage. Genau so wie in Fulda wurde es nicht für möglich gehalten, dass die Instrumente wegen Zeitmangels angewendet werden könnten (vgl. Kapitel 8.1). Hier musste die Führung eingreifen und die Anwendung einfordern. Erst mit der Anwendung entstehen plötzlich neue Zeitressourcen, etwa wenn Patienten nicht mehr so häufig läuten oder kooperativer und motivierter werden. Nach und nach stellte sich der Erfolg ein. Es ergaben sich folgende Veränderungen:

- Starker Rückgang der Gabe von Neuroleptika
- Verstärkte Belegung durch neue Hausärzte
- Hohe Patientenzufriedenheit
- Sehr gute Mitarbeiterzufriedenheit
- Mehr Kommunikation über Patienten zwischen den Pflegenden
- Hoch kooperative Angehörigenarbeit
- Gefühltes, verbessertes Vertrauen zwischen Pflegenden und Patienten
- Verbessertes Vertrauen zwischen Pflegenden
- Bewusstere Wahrnehmung der Patienten
- Größere Geduld bei den Pflegenden
- Rückgang von Angst bei den Patienten
- Keine „schwierigen“ Patienten mehr
- Geregelte Abläufe

Für dieses Buch habe ich wieder Kontakt mit der damaligen Leitung aufgenommen. Frau Cwikla hat mir bestätigt, dass die Kongruente Beziehungspflege auf der geriatrischen Station immer noch angewendet wird. Sie sagte: „Alle Mitarbeiterinnen tragen dies noch in ihrem Herzen!“ Leider aber musste wegen größter Personalknappheit das Bezugspersonensystem aufgegeben werden, weil die Mitarbeiter ständig auf anderen Stationen aushelfen müssen.

Zum Ende noch ein Fallbeispiel, das aufzeigt, dass man auch in somatischen Kliniken die Kongruente Beziehungspflege erfolgreich anwenden kann.

Fallbeispiel Herr M., 75 Jahre alt

Er kam aus dem Altenheim in die Station, Zustand nach Schlaganfall mit Halbseitenlähmung und motorischer Aphasie, Kontrakturen. Herr M. hat kaum gesprochen, wirkte immer müde und in sich gekehrt. Er klagte über Schmerzen in der Schulter und Schlafstörungen.

Die Lebensereignisskala wurde durch die Bezugsschwester gemacht. Herr M. wurde kurz vor dem Zweiten Weltkrieg geboren und hatte aber trotz der politischen Wirren eine gute Kindheit. Beide Eltern waren berufstätig, der Vater fiel im Krieg. Die Zeit ohne Vater nach dem Krieg war sehr schwer für ihn, die Mutter musste die Kinder allein aufziehen. Zum Bruder hat er heute keinen Kontakt mehr, weil er weit weg wohne und einen schweren Herzinfarkt hatte.

Herr M. las sehr gern und spielte besonders gern Orgel, gesellig war er nie, er war immer schon etwas zurückgezogen. Sehr stolz ist Herr M. auf seine Ausbildung. Er wurde Mediziner und arbeitet sehr gern im Krankenhaus, wo er Oberarzt war. Sehr traurig ist er darüber, dass er seine Hobbies nicht mehr ausführen kann. Er bezeichnet sich als sehr bescheidenen Menschen, der die heutige Gesellschaft nicht verstehen kann, weil sie immer mehr wolle. Herr M. heiratete und bekam einen Sohn und zwei

Töchter. Auf den Sohn sei er besonders stolz gewesen, aber leider hat er schon lange keinen Kontakt mehr mit ihm, was ihm sehr weh tue. Er wage es aber auch nicht, den ersten Schritt in Richtung einer neuen Beziehung zu machen. Vom Krankenhausaufenthalt erwartete er sehr viel. Er wolle wieder selbstständiger werden und in eine eigene Wohnung zurück. Der Aufenthalt im Altenheim gefiele ihm überhaupt nicht.

Die Bezugsschwester suchte in der Lebensereignisskala nach den positiven Aspekten des Lebens von Herrn M.

Lebensereignisse:
Stolz darauf Arzt zu sein, sehr gern im Krankenhaus gearbeitet, Orgel spielen, Lesen, stolz auf den Sohn

Bedeutungen:
Ansehen, berufliche Erfüllung, Leistung, Entspannung, Bildung, Entspannung, Lebensleistung

Beziehungsprozessplanung:
Herrn M. oft auf seine Arbeit als Mediziner und Oberarzt ansprechen, sich für seine Tätigkeiten als Arzt interessieren.

Über sein Orgelspiel sprechen, wenn möglich CD mit Orgelmusik vorspielen.

Ihn oft nach seiner bevorzugten Literatur fragen und ihm möglicherweise aus den Büchern vorlesen.

Kontakt zum Sohn aufnehmen und den Versuch einer Zusammenführung machen.

Verlauf:
Die geplanten Maßnahmen aus der Beziehungspflegeplanung wurden über sechs Wochen durchgeführt. Es gelang auch, Kontakt zum Sohn herzustellen und er kam tatsächlich mit seiner kleinen Tochter zu Besuch. Herr M. war darüber überglücklich. Besonders erfreut war er über den Berufswunsch seiner Enkelin. Sie wollte Tierärztin werden.

Wirkungen:
Zur Entlassung zurück in das Altenheim war Herr M. deutlich wacher und wieder interessierter am Leben. Die Bewegungsfähigkeit war deutlich verbessert, was sich darin zeigte, dass zu Beginn des Aufenthaltes zwei Pflegepersonen zum Transfer nötig waren, nach drei Wochen nur noch eine Person. Die Schmerzen in der Schulter verschwanden vollständig und das Schmerzmittel konnte abgesetzt werden. Herr M. konnte vermehrt in einen Stuhl gesetzt werden, da sich seine Fähigkeit, allein zu sitzen, wesentlich verbessert hatte. Von Schlafstörungen sprach Herr M. nicht mehr. Auch das Schlafmittel konnte abgesetzt werden.

Bewertung:
Vor dem Krankenhausaufenthalt war Herr M. vereinsamt, weil scheinbar niemand ihn als den behandelte, der er einmal war und auch kein Interesse an seiner Person bestand. Die Beziehungsarbeit der Pflegenden, die über die Arbeit mit der Lebensereignisskala seine Motivationssysteme öffnete und die ihn wieder an seine Karriere als Arzt erinnerte, förderte die Dopamin-, Oxytozin- und Opioidausschüttung.

Dadurch wurde Herr M. beweglicher, motivierter, wacher und wollte mehr am Leben teilnehmen. Die Schmerzen und Schlafstörungen verschwanden und das eigenständige Sitzen stellte sich wieder ein.

Das Vorspielen der Orgelmusik wirkte über die Spiegelneuronen so, als ob Herr M. selbst spielen würde und auch hier wurden positive Erinnerungen geweckt. Die Wirkung wurde noch dadurch verstärkt, dass sein Sohn zu Besuch kam und eine neue Beziehung entstanden ist.

Herr M. ist wesentlich realistischer in der Einschätzung seiner Zukunft geworden. Er sieht jetzt ein, dass er nicht mehr alleine in einer eigenen Wohnung leben kann.

9 Schlusswort

Was wollte ich eigentlich sagen?

Menschliche Beziehung ist in richtiger Anwendung ein Gesundheits-, Erfolgs- und Zukunftsfaktor. Ein Gesundheitsfaktor insofern, dass Beziehung tatsächlich Gesundheit erschaffen kann, sowie sie an Krankheitsentstehung bis in die epigenetische Ebene hinein beteiligt sein kann. Menschen haben viele Beziehungen zu anderen Menschen mit unterschiedlichen Ergebnissen. Joachim Bauer hat in einem seiner Bücher einmal geschrieben, dass er mit seinem Buch keine Beziehungslehre entwerfen will. Ich frage mich, warum eigentlich nicht? Wenn eine Beziehungslehre entworfen würde, dann würde sie unvollständig und vorläufig sein, wie die aktuellen Entwürfe zu allen anderen Themen auch. Der Zweifel treibt uns voran und das ist gut so. Warum sollten wir uns nicht auf einen möglichen besseren Weg der Gestaltung menschlicher Beziehungen machen? Menschen leben Beziehungen so, wie die Umwelt es ihnen meistens ungewollt beigebracht hat. Weil die Menschen, die kleine Menschen erziehen, eben auch irgendwie gelernt haben, Beziehungen zu leben. Es gibt gute Wege dafür und weniger gute. Wir leben unsere Beziehungen einfach nur bewusst und nicht „bewusst bewusst", wie ich es immer gerne hätte. Warum sollten wir nicht Beziehung lernen? Dieses Buch könnte ein bescheidener Beitrag dazu sein.

Beziehung ist immer wirksam, positiv über Bindung wie negativ über Stress. Ich denke, ich habe dies ausreichend dargestellt. Wir leben in einer sehr modernen Welt mit extremen wissenschaftlichen und technischen Möglichkeiten, aber in Fragen von Beziehung zwischen Menschen sind wir, so glaube ich, noch auf der Ebene der Dampfmaschine. Ich erinnere hier an das Beispiel aus Niederösterreich. Muss das wirklich sein, dass wir so blind für uns selbst und für andere durch die Gegend laufen? Wir haben Beziehungen, sie sind alltäglich. Sind sie deshalb banal? Eine Freundin machte mir erst vor kurzem den Vorwurf, „harmoniesüchtig" zu sein. Ich war empört. Das bin ich nicht! Im Gegenteil, ich will es einfach nicht akzeptieren, dass ein großes wissenschaftliches Wissen darüber vorhanden ist, warum wir so funktionieren, wie wir es tun. Wir könnten wenigstens versuchen herauszubekommen, warum wir den einen Menschen so erkennen und den anderen Menschen wieder anders. Wir könnten versuchen zu erkennen, *wie* wir erkennen. Erkennen ist eine subjektive Konstruktion der Welt aufgrund der Struktur und der Dynamik unseres Gehirns, das durch die Welt, in der wir leben, geformt wurde. Das kann doch nicht so schwer zu verstehen sein. Ich weiß auch nicht, ob dies wirklich die Wahrheit ist, aber eine Basis für die Auseinandersetzung könnte es sein. Ich bin für die Auseinandersetzung und für Konfliktlösungen zwischen Menschen und ich möchte, dass diese Auseinandersetzungen auch geführt werden. Aber dazu wird Selbstreflexion nötig sein und Einsicht in sich selbst und die eigene Geschichte. Das *Erkennen des Erkennens* verpflichtet. Und wenn ein Mensch einen anderen Menschen über das Sehen, Hören, Spüren oder das Fühlen nicht erkennt, dann eben durch seine Determiniertheit – er kann aber zumindest versuchen, sie zu entdecken.

Ich habe mich gegen Ende meiner Arbeit an diesem Buch gefragt, worin eigentlich der Unterschied zur ersten Auflage von 1997 liegt. Was hat sich eigentlich an der Grundbotschaft zum alten Buch verändert? Nichts! Es ist und bleibt ein Konzept der Zuwendung!

Nur die Erklärungen zwischenmenschlicher Auseinandersetzung sind tiefer geworden, neurobiologischer. Für mich sind sie dadurch noch drängender geworden, weil bis auf die Ebene der Gene und der Epigenetik immer klarer wird, welche Kraft zur geistigen und körperlichen Gesundheitsförderung Beziehung hat!

Beziehung ist ein Erfolgsfaktor

Immer dann, wenn kongruente Beziehungen in der Zusammenarbeit von Menschen gelebt werden, verbessern sich die Ergebnisse. Ich sehe dies in den vielen Altenhilfeeinrichtungen, mit denen ich arbeite. Ein Team von Kollegen und ich haben auch schon drei Altenhilfeeinrichtungen aufgebaut. Zwei davon mit einem Neubau, also von der Bodenplatte weg. Wenn wir dann begonnen haben, Mitarbeiter zu finden, haben wir schon einzuschätzen versucht, wie kongruent die Menschen waren. Das war nicht immer einfach. Bei einigen waren wir uns sicher, bei anderen unsicher, wieder andere haben wir sofort wieder weggeschickt. Manchmal haben wir uns getäuscht, manchmal nicht. Was wir immer gemacht haben, war der Versuch sie zu entwickeln, so wie dies in diesem Buch auch dargestellt wurde. Oft war dies ein harter Weg und manchmal kam er nicht an ein Ende. In einem Haus mit 120 Plätzen arbeiten ca. 100 Mitarbeiter. Wir haben innerhalb von drei Jahren mehr als die Hälfte der Mitarbeiter ausgewechselt oder sie sind von sich aus gegangen. Einmal fragte uns eine neue Mitarbeiterin, die erst seit drei Tagen im Haus war, ob wir eine Sekte wären oder sowas, weil hier alle Menschen so freundlich, gelassen und nett seien. Dies schien für sie irgendwie nicht normal zu sein. Sie verließ das Haus dann auch wieder. Es war ihr unheimlich, sagte sie.

Als dann später nahezu alle Mitarbeiter auf dem Weg zur Kongruenz waren, haben sich nach unserer Beobachtung plötzlich Ergebnisse gezeigt, die wir so nie erwartet hätten. Wieso, fragten wir uns nach einiger Zeit, wird in unserem Haus so wenig gestorben? In den Bundesländern gibt es Statistiken darüber, wie viele Menschen in einem bestimmten Zeitraum in Altenhilfeeinrichtungen sterben. Bei uns starben nur die Hälfte der Bewohnerinnen und Bewohner. Wie kann man sich erklären, warum in unserem Haus der Verbrauch an Toilettenpapier geringer war als anderswo oder weniger Einlagen verbraucht wurden, ohne Rationierung. Es wurden auch weniger Schlafmittel und weniger Neuroleptika verabreicht. In der Inkontinenzversorgung wurden keinerlei geschlossen Systeme verwendet und entsprechend gab es bei den Bewohnerinnen und Bewohnern keine Hautirritationen. Sogar in den Ausscheidungen waren die Mitarbeiter mit ihren Bezugsbewohnerinnen kongruent. Sie besorgten den Toilettengang, bevor etwas in die Hose ging. Die Ausfallrate wegen Krankheit bei den Mitarbeitern betrug 1,9 % und es gab keine Personalfluktuation. Wir hatten für 120 Plätze eine Warteliste von über dreihundert Interessenten.

In einem anderen Haus, in dem die Kongruente Beziehungspflege auch sehr gut umgesetzt wird, haben die Mitarbeiter eine Ausfallzeit durch Krankheit von durchschnittlich einem Prozent. Wieder in einer anderen Einrichtung wurden die Psychopharmakagaben bei 23 Menschen mit Demenz auf einem Wohnbereich auf null gestellt. In einer weiteren Einrichtung wurden alle freiheitsbeschränkenden Maßnahmen für nichtig erklärt.

Natürlich könnte man diese Aussagen auch alle anzweifeln oder anders erklären! Das weiß ich. Trotzdem sagten viele Angehörige, die das Haus zum ersten Mal betreten hatten, dass hier etwas anders sei. Sie spürten etwas, was sie nicht beschreiben konnten.

In einigen Häusern, die auch nach der Kongruenten Beziehungspflege arbeiten, zeigen sich ähnliche Effekte. Es gibt Mitarbeiter, die mir zu Beginn des Prozesses sagten, dass sich hier nie etwas ändern würde. Sie versicherten mir, gerade so mit ihrer Zeit hinzukommen und meist noch mit einem schlechten Gewissen nach Hause gehen, weil sie zu wenig Zeit für die Bewohner hätten. Plötzlich waren sie in der Lage, in ihrer Arbeitszeit die Bewohner gut zu versorgen und zusätzlich Zeit hatten, einen kleinen Streichelzoo aufzubauen und ihn zu pflegen – nur um ein Beispiel zu nennen. Ja, auch hier weiß ich, dass sich solche Entwicklungen in einigen anderen Häusern auch zeigen, die nicht offiziell nach der Kongruenten Beziehungspflege arbeiten. Aber dort stimmen die Beziehungen zwischen den Menschen.

Ein Kollege fragte mich am Ende einer Ausbilderausbildung: „Wozu solle das mit der Beziehungspflege eigentlich führen, was hat sie für ein Ziel?“ Ich antwortete: „Emergenz“. Er verstand und war zufrieden.

Was ist Emergenz?

Dies ist ein Begriff, der keine einheitliche Definition hat. Er wird sowohl in der Naturwissenschaft als auch in der Geisteswissenschaft verwendet. Der lateinische Wortursprung kommt von dem Verb emergere, was mit hervorbringen übersetzt werden kann. Von mir frei formuliert, bedeutet er so in etwa: Emergenz ist ein Zustand, der neu hervorgebracht wird und der nicht aus den Eigenschaften, aus denen er hervorgeht, erklärt werden kann. Ein schönes Beispiel dafür ist Wasser. Ein einzelnes Wassermolekül ist ein fester Stoff. Es müssen erst viele Moleküle zusammenkommen, dann entsteht plötzlich flüssiges Wasser.

Ich habe dies schon in vielen Einrichtungen gefunden, wenn die Menschen gelingende Beziehungen eingehen konnten. Sie entstehen oft zufällig. Man kann diesen Prozess aber auch bewusst ansteuern, wie in den entsprechenden Kapiteln dargestellt wurde.

Kongruente Beziehungspflege ist nicht nur im Gesundheitswesen anwendbar, sondern auch im Privaten und in allen Betrieben, die durch Menschen repräsentiert werden, also in fast allen! Und überall könnte der Erfolgsfaktor Beziehung genutzt werden, wenn man den Menschen nahebringen würde, was ihren Stress erzeugt und was sie dagegensetzen könnten: die Bindung!

Beziehung ist ein Zukunftsfaktor

Wo gelingende Beziehungen die Basis für Zusammenarbeit sind, werden heute schon gute Ergebnisse erreicht. Die gegenteilige Behauptung, dass bei schlechteren Beziehungen auch keine guten Ergebnisse erzielt werden, wäre nicht ganz richtig. Trotzdem scheint die Wahrscheinlichkeit für das Erreichen guter Ergebnisse bei kongruenten Beziehungen höher zu sein. Voraussetzung dafür sind natürlich ausreichende Kompetenzen des jeweiligen Fachgebietes, ob es sich nun um Architektur, Brotbacken oder Medizin handelt. In der Erziehung und in den Familien ist der Zukunftsfaktor Beziehung selbstredend. Zahlreiche Fallbeispiele in diesem Buch haben die Bedeutung der familiären Beziehungen und der Erziehung hin zur sicheren Bindung ausreichend illustriert. Wenn wir noch weiter gehen wollen, ist kongruente (sich entsprechende) Beziehung in der Politik sehr bedeutend. Inkongruente Beziehungen auf dieser Ebene führen immer zu Spannungen und diese können sich entladen. Kongruente Beziehungen spielen auch in der Umwelt eine große Rolle. Wenn die Entsprechungen der Elemente inkongruent werden, dann droht der Klimawandel mit all seinen Folgen. Gehen die Entsprechungen in einer Gesellschaft verloren, wie wir dies gerade in Deutschland erleben, dann drohen Spaltungen in der Gesellschaft und Unruhen. Wir müssen es schaffen, trotz aller Unterschiedlichkeiten von Menschen einen Weg der gegenseitigen Entsprechung zu finden, sonst wird das Zusammenleben immer schwieriger.

Gerald Hüther hat in seinem Buch „Was wir sind und was wir sein könnten“ nach dem „Wir“ gefragt. Wer sind wir? Die Familie, das Dorf, die Stadt, Bayern, Deutschland, Europa? Wir müssen begreifen, dass wir „Wir“ sind. Das sind alle!

Die Themen Angst und Stress sowie Bindung, dargestellt in fast allen Kapiteln dieses Buches, spielen in der Auseinandersetzung und im Zusammenleben der Menschen eine entscheidende Rolle. Angst und Stress hemmen die Gesundheit und fördern Krankheit. Bindung dagegen fördert oder erhält die Gesundheit und begünstigend eher Krankheit. Ich habe die Bindungsforscherin Kerstin Üvnäs-Moberg zu Wort kommen lassen, die dazu aufruft, in einer Gesellschaft nicht Angst und Stress als bestimmenden die Vormachtstellung zu geben, sondern der Bindung.

Dass wir alle miteinander verbunden sind, wirkt naiv und scheint unmöglich zu realisieren sein und steht doch auf einer bestimmten Ebene außer Frage. Das allein schon verpflichtet, sich weiter in Richtung Bindung zu bewegen und den Versuch zu unternehmen, kongruentere Beziehungen aufzubauen. Die Evolution hat uns ein wunderbares Stirnhirn gegeben, mit dem wir einfühlsam sein können, Recht und Unrecht unterscheiden können, uns ein Gewissen führt und mit dem wir lieben können. Das gleiche Stirnhirn besitzt aber auch die Intelligenz, ausgeklügelte Mord- oder Betrugsgedanken zu denken und nur unseren Vorteil zu suchen. Wir werden uns wohl entscheiden müssen oder die Evolution muss noch etwas verändern. LeDoux gibt dazu auch einen schönen Hinweis: „Wie die Dinge heute liegen, hat die Amygdala einen größeren Einfluss auf den Cortex als der Cortex auf die Amygdala, so dass emotionale Erregung das Denken dominieren und kontrollieren kann. Bei allen Säugern sind die Bahnen von der Amygdala zum Cortex stärker ausgeprägt als die Bahnen vom Cortex zur Amygdala. Zwar ist es leicht möglich, dass Gedanken Emotionen auslösen (indem sie die Amygdala aktivieren), doch wir tun uns schwer, willentlich Emotionen abzuschalten (indem wir die Amygdala deaktivieren). Es hilft nicht viel, wenn wir uns sagen, wir sollten nicht ängstlich oder deprimiert sein“.

Zugleich ist offenkundig, dass die corticalen Verbindungen zur Amygdala bei den Primaten weit stärker sind als bei den übrigen Säugern. Das spricht für die Möglichkeit, dass – falls diese Verbindungen weiterhin zunehmen sollten – der Cortex mehr und mehr Kontrolle über die Amygdala gewinnen könnte. Die Folge wäre, dass Menschen künftig eher imstande wären, ihre Emotionen zu beherrschen. Doch es besteht noch eine andere Möglichkeit. Die zunehmende Konnektivität zwischen Cortex und Amygdala betrifft sowohl Fasern, die vom Cortex zur Amygdala verlaufen und dem umgekehrten Weg. Sollten diese Nervenbahnen ein Gleichgewicht erreichen, könnte der Kampf zwischen Denken und Emotionen letztlich entschieden werden, nicht im Sinne der Dominanz der kortikalen Kognitionen über die emotionalen Zentren, sondern im Sinne einer harmonischeren Integration von Vernunft und Leidenschaft. In dem Maße, wie die Konnektivität zwischen Cortex und Amygdala zunimmt, könnten Kognition und Emotion zusammenwirken, statt getrennt zu funktionieren." (Ledoux, 2012 S. 325)

Bei den Entwicklungen, die ich derzeit beim Menschen beobachte, bin ich pessimistisch und optimistisch zugleich.

Wenn wir die Funktion des Beziehungsorgans Gehirn immer besser verstehen, den Menschen diese Funktion erklären können und das Wissen in den Alltag integrieren können, besteht eine große Chance, menschliche Beziehungen zu verstehen und bewusst zu gestalten. Wir werden sehen, wer oder was sich in der Zukunft durchsetzt. Die Liebevollen oder die Egoistischen. Siegen die Egoistischen, wird es uns schon bald nicht mehr geben. Optimistisch sage ich: „Die Liebevollen werden überleben!" Aber das müssen wir wollen.

Was wir könnten, wenn wir wollten!

Nachtrag:

Wie viele andere Anwenderinnen und Anwender auch sehe ich, dass die Kongruente Beziehungspflege wirksam ist. Es liegen zwar noch wenige wissenschaftliche Beweise vor, dafür aber eine große Anzahl praktischer Nachweise. 25 Jahre lang trug sie diesen Namen, der oft als kryptisch bezeichnet, manchmal als zu banal empfunden wurde. Schon oft wurde ich aufgefordert, sie Beziehungstherapie zu nennen, weil – so die Auffordernden – sie das Konzept als Therapie wahrnehmen und die Erfolge an ihren Patientinnen und Patienten und Bewohnerinnen und Bewohnern sehen. Deshalb werde ich mit dem Abschluss dieses Buches neue Wege gehen. Workshops zur Kongruentem Beziehungspflege und Ausbilderausbildungen wird es auch zukünftig geben. Ich werde diese Ausbildung aber wesentlich erweitern und sie zu einer Beziehungstherapieausbildung ausbauen. Wer diese Beziehungstherapie erlernen möchte, sollte sich auf meiner Internetseite www.ibi-institut.com nach den Ausbildungskursen erkundigen.

Literatur

Aderhold, V. (2014), Neuroleptika minimal – warum und wie. Aderhold, V. Neuroleptika minimal – Systemische Gesellschaft (S. 2). Greifswald: Arbeitspapier des sozialpsychiatrischen Instituts. https://systemische-gesellschaft.de/wp-content/uploads/2014/09/Neuroleptika.pdf (letzter Zugriff: 27.11.17).

Aguilar, B., Sroufe, L.A., Egeland, B. & Carlson, E. (2000). Distinguishing the early onset/persistent an adolescence – onset antisocial behavior types: From birth to 16 years.*Development and Psychpathology, 12* (2), 109–132.

Ainsworth, M. & Wittig, B. (1969). Attachment and exploratory behavior of one-year-olds in a strange situation. In B. Foss (Hrsg.), *Determinants of infant behaviour* (Bd 4). London: Mehuen.Grundlagen der Bindungstheorie – Kita-Handbuch, www.kindergartenpaedagogik.de/1722.html (letzter Zugriff: 19.12.17).

Bauer, R. (1997). *Beziehungspflege.* Wiesbaden: Ullstein Mosby.

Bauer, R. (1998). Eine dialektische Betrachtung der psychotherapeutischen Wirksamkeit pflegerischer Interventionen, Teil I. *Pflege, 11* (6), 305–311.

Bauer, R. (1999). Eine dialektische Betrachtung der psychotherapeutischen Wirksamkeit pflegerischer Interventionen, Teil II. *Pflege, 12* (1), 5–10.

Bauer, R. (2001). Grundlagen pflegerischer Beziehungsarbeit. *Psych Pflege Heute, 7* (6), 309–314.

Bauer, R. (2002a). Pflegebeziehungen professionell gestalten, Teil I. *Die Schwester Der Pfleger, 41* (6) 476–480.

Bauer, R. (2002b). Pflegebeziehungen professionell gestalten, Teil II. *Die Schwester Der Pfleger, 41* (7), S. 564–567.

Bauer, R. (2005). Die Beziehungspflegeplanung. *Die Schwester Der Pfleger, 44* (6), 446–450.

Bauer, R. (2010). Kongruente Beziehungspflege: Ein neuer theoretisch-wissenschaftlicher Rahmen für die psychiatrische Pflege. *Pflegen: psychosozial,* 3 (2), 36–42.

Bauer, R. (2011). Psychiatrische Pflege aus neurobiologischer Sicht. *Pflegen: psychosozial,* 3 (6), 32–35.

Bauer, R. (2011r). *Erste Darstellung der neuen Definition von Angst* (Workshop Trauma und die Folgen, unveröffentlicht), Mainkofen.

Bauer, R. & Cwikla, M., (2009). Beziehungspflege im Bezugspersonensystem. *Procare, 1* (2), 10–14.

Bauer, R. & Kreuzpaintner, G. (2005). *Erzähl mir deine Geschichte.* Unterostendorf: ibicura.

Bauer, J. (2006a). *Das Gedächtnis des Körpers. Wie Beziehungen und Lebensstile unsere Gene steuern.* München: Piper.

Bauer, J. (2006b). *Warum ich fühle, was du fühlst. Intuitive Kommunikation und das Geheimnis der Spiegelneurone.* München: Wilhelm Heyne Verlag.

Bauer, J. (2006c). *Prinzip Menschlichkeit. Warum wir von Natur aus kooperieren.* Hamburg: Hoffmann und Campe.

Benner, P., Wrubel, J. & Erckenbrecht, I. (1997) *Pflege, Stress und Bewältigung.* Bern: Hans Huber.

Birbaumer, N. (2014). *Dein Gehirn weiß mehr, als du denkst. Neuste Erkenntnisse aus der Hirnforschung.* Berlin: Ullstein.

Biley, F. (o. Jahr). *Pflege ist nicht, was Pflegende tun* (Nichtveröffentlichter Vortrag).

Bertsch, K., Gamer M., Schmidt B., Schmidinger I., Walther S., Kästel T., Schnell K., Büchel C., Domes G., Herpertz SC. (2013). Oxytozin and reduction of social threat hypersensivity in women with borderline personality disorder. 170 (10), S. 1169–1177. https//www.ncbi.nlm.nih.gov/pubmed/23982273. (letzter Zugriff: 08.02.18).

Bowlby, J. (1958). *The nature of the Child's tie to his mother.* Unknown Binding: E.H. Baker & Co.

Bowlby, J. (1975). *Bindung: Eine Analyse der Mutter-Kind Beziehung.* München: Kindler.

Bowlby, J. (1976). *Trennung. Psychische Schäden als Folge der Trennung von Mutter und Kind.* München: Kindler.

Bowlby, J. (1978). *Verlust. Trauer und Depression.* Frankfurt: Fischer.

Böhm, R. (2013). Neurobiologische Aspekte der Kleinkindbetreuung. *Pädiatrie Springer Medizin, Sonderheft 1,* 122.

Briesch, K.H. (Hrsg.). 2016. *Bindung und frühe Störung der Entwicklung.* Stuttgart: Klett-Cotta.

Brisch, K., H. (Hrsg.).(2011). *Bindung und frühe Störungen der Entwicklung.* Stuttgart: Klett-Cotta.

Buijssen, H. (1997). *Wenn der Beruf zum Alptraum wird.* Weinheim: Psychologische Verlags Union.

Capra, F. (1996). *Lebensnetz. Ein neues Verständnis der lebendigen Welt.* Bern: Scherz.

Cozolino, L. (2007). *Die Neurobiologie menschlicher Beziehungen.* Kirchzarten: VAK.

Doidge, N. (2017). *Neustart im Kopf. Wie sich unser Gehirn selbst repariert.* Frankfurt am Main: Campus.

Dulz, B. & Jensen, M. (2000). Aspekte einer Traumaätiologie der Borderline-Persönlichkeitsstörung: Psychoanalytisch-psychodynamische Überlegungen und empirische Daten. In O. v. Kernberg, B. Dulz & U. Sachsse (Hrsg.), *Handbuch der Borderline-Störung* (S. 203–225). Freiburg: Schattauer.

Dümpelmann, M. (2003). *Traumatogene Aspekte bei psychotischen Krankheitsbildern.* In Selbstpsychologie 12. In PDF, Psychose, Dissoziation und Trauma: https://dissoziation-und trauma.de/pdf/tbl-psychose-und-trauma, pdf., (letzter Zugriff, 27.11.17).

Esch, T. (2017). *Der Selbstheilungscode. Die Neurobiologie von Gesundheit und Zufriedenheit.* Weinheim: Beltz.

Fagin, C. & Diers, D. (1983). Nursing as a metaphor: Occasional notes. *New England Journal of Nursing,* 309, S. 116–117.

Fallon, J. (2014). *Interview.* https://www.vice.com/de/article/.../dr-james-fallon-ist-ein-psychopath-interview-827 (letzter Zugriff, 28.04.18)

Fink, H. & Rosenzweig, R. (Hrsg.).(2013). *Das Tier im Menschen. Trieb, Reize, Reaktionen.* Münster: Mentis.

Fonagy, P. (1996). Patrik, M. et al. (1994). *Attachment and Borderline personality disorder.* https://citeseerx.ist.psu.edu/viewdoc/download?doi=10.1.1.471, (letzter Zugriff, 30.11.17).

Freund, D. (2011). *Neustart im Kopf.* https://www.youtube.com/watch?v=oi6-82Kdf_Q 19.09.2011 – Hochgeladen von Doku Freund, (letzter Zugriff, 06.12.17).

Fusar-Poli, P.& Meyer-Lindenberg, A., (2013a).Striatal Presynaptic Dopamine in Schizophrenia, Part II: Meta-Analysis (18f/11c) – DopaPet Studies. Schizophrenia Bulletin 39, S. 33–42

Fusar-Poli, P. et al. (2013b) The psychosis high-risk state: a comprehensive state-of-the-art-review: Joma Psychiatry 70, S. 107–120

Fujiwara, E., Markowitsch, H-J. (2003). Das mnestische Blockadesyndrom. hirnphysiologische Korrelate von Angst und Stress. In Schiepek, G., *Neurobiologie der Psychotherapie* (S. 186–204). Stuttgart: Schattauer.

Gazzaniga, M. (2012). *Die Ich Illusion. Wie Bewusstsein und freier Wille entstehen.* München: Hanser.

Gloger-Tippelt, G., Vetter, J. & Rauh, H. (2000). Untersuchungen mit der "Fremden Situation" in deutschsprachigen Ländern: Ein Überblick. *In Psychologie in Erziehung und Unterricht,* 47, 87–98.

Grawe, K. (2004). *Neuropsychotherapie.* Göttingen: Hogrefe.

Grün, A. (2011). *Das Buch der Antworten.* Freiburg i. Brsg.: Herder.

Hasson, U. 2016, https://ideapod.com/neuroscience-discovers-that-your-brain-can-literally-be-on-the-same-wavelength-as-someone-elses/?utm_source=facebook&utm_medium=link&utm_campaign=goalcast (letzter Zugriff am 26.05.18)

Hawkes, J. (2010). *Das Bewusstsein der Zellen.* München: Droemer.

Harari, Y.N. (2015). *Eine kurze Geschichte der Menschheit.* München: Pantheon-Ausgabe.

Harari, Y.N. (2016). *Homo Deus.* München: C.H. Beck.

Hauer, J. (2004). Geleitwort. In Schopf, G. (2004), *Borderline – was tun* (S. 1). Unterostendorf: Ibicura.

Heidegger, M. (2006). *Sein und Zeit.* Tübingen: Max Niemeyer.

Huber, M. (2009). *Trauma und die Folgen.* Paderborn: Junfermann.

Hüther, G. (2009a). *Die Biologie der Angst.* Göttingen: Vandenhoeck & Ruprecht.

Hüther, G. (2009b). *Bedienungsanleitung für ein menschliches Gehirn*. Göttingen: Vandenhoeck & Ruprecht.

Hüther, G., (2011). *Was wir sind und was wir sein könnten, ein neurobiologischer Mutmacher.* Frankfurt am Main: S. Fischer Verlag

Hollick, J. (2017). *Aufnahme und Entlassung in der psychiatrischen Klinik nach dem Peplau'schen Pflegeprozessmodell*. Göttingen: Hogrefe.

Howes, O. D. & Kapur, S. (2009). In The dopamine hypothesis of schizophrenia: version III – the final common pathway. In Neuroleptika minimal – warum und wie. Aderhold, V. Neuroleptika minimal – Systemische Gesellschaft (S. 2). Greifswald: Arbeitspapier des sozialpsychiatrischen Instituts. https://systemische-gesellschaft.de/wp-content/uploads/2014/09/Neuroleptika.pdf (letzter Zugriff, 27.11.17).

Kahnemann, D. (2012). *Schnelles Denken, Langsames Denken*. München: Penguin Verlag.

Kandel, E. (2008). *Psychiatrie, Psychoanalyse und die neue Biologie des Geistes*. Frankfurt: Suhrkamp.

Kandel, E. (2009). *Auf der Suche nach dem Gedächtnis*. München: Goldmann.

Kistner, K. (2002). *Der Pflegeprozess in der Psychiatrie*. München: Elsevier.

Klermann, G.L. (1984) *Interpersonelle Psychotherapie*. Stuttgart: Schattauer.

Klumbies, H. (2011). *Antonio Damasio definiert das Bewusstsein neu – Psychologie Guide*. https//www.psychologie-guide.de/antonio-damasio-definiert-das-bewusstsein-neu.html, (letzter Zugriff, 05.02.18)

Kuhn, T. (2007). *Die Struktur wissenschaftlicher Revolutionen*. Berlin: Suhrkamp.

Laruelle, M. (2014). Schizophrenia: from dopaminergic to glutamatergic interventions. Neuroleptika minimal – warum und wie. In V. Aderhold, Neuroleptika minimal-Systemische Gesellschaft (S. 2) Greifswald: Arbeitspapier des sozialpsychiatrischen Instituts. https://systemische -gesellschaft.de/wp-content/uploads/2014/09/Neuroleptika.pdf (letzter Zugriff, 27.11.17).

Ledoux, J. (2012). *Das Netz der Gefühle*. München: dtv.

Lipton, B. (2009). *Intelligente Zellen. Wie Erfahrungen unsere Gene steuern*. Burgrain: Koha Verlag.

Leff, J., Williams, G., Huckvale, M., Arbuthnot, M., & Leff, A.P. (2013). Silencing voices: a proof-of-concept study of computer-assisted therapy for medication-restistant auditory hallucinations. *British journal of psychiatry,* 173, S. 61–68. http//www.phon.ucl.ac.uk/project/avtherapy, (letzter Zugriff 08.02.2018).

Leff, J., Williams, G., Huckvale, M., Arbuthnot, M., & Leff, A.P. (2014). Therapy for persecutory auditory hallucinations. What is it and how does it work? *Psychosis: Psycological, Social and integrative Approaches*, 2008, S. 428–433. https//www.ncbi.nlm.nih.bov/pubmed/24999369, (letzter Zugriff, 08.02.18).

Lieschke, M. (2012). *Bindungs- und Vertrauenssysteme* (Unveröffentlichtes Manuskript aus der Ausbilderausbildung zum Ausbilder in Kongruenter Beziehungspflege). Berlin.

Luhmann, N. (1997). *Die Gesellschaft der Gesellschaft*. Frankfurt am Main: Suhrkamp.

Ludewig, K. & Maturana, U. (2006). *Gespräche mit Humberto Maturana. Fragen zur Biologie, Psychotherapie und den „Baum der Erkenntnis"* (Revidierte Version. Original: Conversaciones con Humberto Maturana. Preguntes del psicoterapeuta al biologo. Temuco (Chile): Ediciones Universidad de La Frontera 1992).

Main, M., Hesse, E. & Kaplan, N. (2005). Predictabilitiy of attachment behavior and representional process at 1, 6, and 19 years age. The Berkeley longitudinal study. In K.E. K. Grossman, K. Grossmann & E. Waters (Hrsg.), *Attachment from infancy to adulthood: The major longitudinal studies* (pp. 245–304). New York: Guilford Press.

Mainzer, K. (1997). *Gehirn, Computer, Komplexität.* Berlin: Springer. https://www.Studylibde.com/doc/1635306/1.4-gehirnmusterkennnungund-künstlicheIntelligenz, (letzter Zugriff, 15.12.17).

MacLean, P.D. (1985). Brain evolution relating to family, play, and the separation call. *Archives of General Psychiatry*, 19, 232–240.

Maturana, H. & Varela, F. (1984). *Der Baum der Erkenntnis*. Bern: Scherz-Verlag.

Mallison, M. (1984). Wie können Sie es ertragen, Krankenschwester zu sein. In P. Benner, J. Wrubel (1997) *Pflege, Stress und Bewältigung* (S. 418–419). Bern: Hans Huber.

Meyer-Lindenberg, A. & Tost, H. (2012). Neuroleptika minimal – warum und wie. In V. Aderhold, Neuroleptika minimal-Systemische Gesellschaft (S. 2) Greifswald: Arbeitspapier des sozialpsychiatrischen Instituts. https://systemische-gesellschaft.de/wp-content/uploads/2014/09/Neuroleptika.pdf (letzter Zugriff, 27.11.17)

Moreno, J.L., (1959). *Gruppenpsychotherapie und Psychodrama. Einleitung in die Theorie und Praxis.* Stuttgart: Thieme.

Murray, L. (2011). Die Entwicklung von Kindern postpartal depressiver Mütter. Befunde der Cambridge-Längsschnittstudie. In K.H. Brisch (Hrsg.), *Bindung und frühe Störung der Entwicklung* (S. 51–71). Stuttgart: Klett Cotta.

Neumann, E. (2002) Von der Eltern-Kind-Bindung zur Paarbindung Erwachsener (Inaugural-Dissertation zur Erlangung des Grades eines Doktors der Philosophie). Fakultät für Psychologie der RUHR-UNIVERSITÄT BOCHUM: www-brs.ub.ruhr-uni-bochum.de/netahtml/HSS/Diss/NeumannEva/diss.pdf (letzter Zugriff 08.03.18).

Nickl-Jockschat, T. (2010). *Wurzel des Wahns.* http://www.spiegel.de/wissenschaft/mensch/schizophrenie-wurzeln-des-wahns-a-684035-2.html, (letzter Zugriff, 29.11.17).

Peplau, H. (1995). *Interpersonale Beziehungen in der Pflege.* Basel: Recom.

Pfeifer, S. & Bäumer, H. (2002). *Die zerrissene Seele: Borderline-Störung und Seelsorge.* Mannheim: Brockhaus.

Reichholf, J., H., (2016), Evolution, Eine kurze Geschichte von Mensch und Natur, München: Carl Hanser Verlag

Ringel, S. (2008). *Borderline-Pers*önlichkeitsstörung und Bindung (Bachelor Arbeit). Fachhochschule Alice Salomon, Berlin. www.forschung-stationaere-jugendhilfe.de/downloads/ringel_2008.pdf, (letzter Zugriff, 08.03.18).

Rizzolati, G. & Sinigaglia, C. (2008). *Empathie und Spiegelneurone. Die biologische Basis des Mitgefühls.* Frankfurt am Main: Suhrkamp.

Roth, G. (1994). *Das Gehirn und seine Wirklichkeit. Kognitive Neurobiologie und ihre philosophischen Konsequenzen.* Frankfurt am Main: Suhrkamp.

Roth, G. (2003). *Fühlen, Denken, Handeln. Wie das Gehirn unser Verhalten steuert.* Frankfurt am Main: Suhrkamp.

Roth, G. (2008). Vorwort zur deutschen Ausgabe. Geist, Seele, Gehirn. In E. Kandel, *Psychiatrie, Psychoanalyse und die neue Biologie des Geistes* (S. 13–14). Frankfurt am Main: Suhrkamp.

Roth, G., (2009), Aus Sicht des Gehirns, Frankfurt am Main: Suhrkamp Verlag

Roth, G. & Strüber, N. (2014). *Wie das Gehirn die Seele macht.* Stuttgart: Klett-Kotta.

Ruiz-Sancho, A. & Gunderson, J.G. (2000). Familien von Patienten mit Borderline-Persönlichkeitsstörungen: Ein Literaturüberblick. In O. v. Kernberg, B. Dulz & U. Sachsse (Hrsg.), *Handbuch der Borderline-Störung* (S. 429–441). Stuttgart: Schattauer.

Sauter, D., Abderhalden, C., Needham, I. & Wolff, S. (2006). *Lehrbuch Psychiatrische Pflege.* Bern: Hans-Huber.

Scheler, M. (2000). *Grammatik der Gefühle. Das Emotionale als Grundlage der Ethik.* München: dtv.

Schmitz, H. (1995). *Der unerschöpfliche Gegenstand.* Bonn: Bouvier.

Shirtcliff, E.A. & Ruttle, P. (2011). Immunologische und neuroendokrine Dysregulation in der Folge früher Deprivations- und Stresserfahrungen. In K.H. Briesch (Hrsg.), *Bindung und frühe Störung der Entwicklung* (S. 167–202). Stuttgart: Klett-Cotta.

Siegel, D. (2010). *Wie wir werden, die wir sind. Neurobiologische Grundlagen subjektiven Erlebens & die Entwicklung des Menschen in Beziehungen.* Paderborn: Junfermann.

Spitzer, M. (2004). *Selbstbestimmen. Gehirnforschung und die Frage: Was sollen wir tun?* München: Elsevier.

Spitzer, M. (2012). *Digitale Demenz. Wie wir uns und unsere Kinder um den Verstand bringen.* München: Droemer.

Spork, P. (2017). *Gesundheit ist kein Zufall.* München: DVA.

Swab, D. (2013). *Wir sind unser Gehirn. Wie wir denken, leiden und lieben.* München: Knaur.

Stangl, W. (2017). Stichwort: ‚*Wahrnehmung*'. Online Lexikon für Psychologie und Pädagogik. http://lexikon.stangl.eu/4674/wahrnehmung/(2017-12-05), (letzter Zugriff, 05.12.17).

Stratford, T., Lai, S. & Mears, A., (2009). Neurophysiology of Therapeutic Alliance. *Gestalt Journal of Australia und New Sealand, 5* (2), 1–2.

Shuizid, (2011). Wie wir erkennen. https://shuizid.wordpress.com/2011/05/30/wie-wir-erkennen/ (letzter Zugriff, 09.03.18)

Uvnäs-Moberg, K. (2003). *The Oxytozin Factor. Taping the hormone of calm, love and healing.* Cambridge/Massachusetts: Da Capo Press.

Uvnäs-Moberg, K. (2011). Die Funktionen von Oxytozin in der frühen Entwicklung und die mögliche Bedeutung eines Oxytozinmangels für Bindung und Frühe Störung der Entwicklung. In K.H. Brisch (Hrsg.), *Bindung und frühe Störungen der Entwicklung* (S. 13–33). Stuttgart: Klett-Cotta.

Watson, J. (1996). *Pflege Wissenschaft und menschliche Zuwendung*. Bern: Hans Huber.

Watson, J. (2002). Titel. Ort: Verlag. S. 203; Übersetzung durch den Autor)

Watzlawick, P. (1976). *Wie wirklich ist die Wirklichkeit, Wahn, Täuschung, Verstehen*. München: Piper.

Watzlawick, P. (1983). *Anleitung zum Unglücklich sein*. München: Piper.

Welz, P. (2011). *Die Veränderungen durch die Implementierung der Kongruenten Beziehungspflege aus der Sicht der Pflegenden und deren Wechselwirkungen auf die BewohnerInnen* (Master Thesis zur Erlangung des akademischen Grades „Master of Science" im Universitätslehrgang Demenzstudien) Zentrum für klinische Neurowissenschaften an der Donau-Universität Krems.

Widom, C., S. & Morris, S. (1997). Accuracy of Adult Recollections of Childhood Victimization. Part 2; Childhood Sexual Abuse. Psychological Assessment, 9 (1), 34–36. https://www.ncjrs.gov/App/publications/abstract.aspx?ID, (letzter Zugriff, 30.11.17).

Willmann, U. (2016). Schöner Stress. Aufsatz. *Die Zeit, 18*, 31–33.

Ziemann, A., E., Allen, J., E., Dahdaleh, N., S. & Wemmie, J., A.. (2009). *Wenn einem die Luft wegbleibt*. www.inpp.ch/wissenschaft_amygdala.html, (letzter Zugriff, 08.03.18).

Autorenverzeichnis

Elfriede Pumberger, geb.1962, lebt in Ottensheim (Österreich). Sie ist Diplomierte Gesundheits-und Krankenpflegerin und absolvierte 2011 ihr Masterstudium für Gesundheits- und Sozialmanagement. Sie ist Ausbilderin für Kongruente Beziehungspflege. Seit 2011 ist sie als Leitung des Betreuungs-und Pflegedienstes im Bezirksseniorenhaus Gramastetten tätig. Nach Einführung und Umsetzung der Kongruenten Beziehungspflege erfolgte 2013 die Zertifizierung sowie 2016 die Rezertifizierung durch Rüdiger Bauer. Sie verfasste Kapitel 6.2.

E-Mail: Elfriede.Pumberger@shvuu.at

Ursula Rebhandl, geb. 1965, lebt in Traun/OÖ. Sie ist Diplomierte Gesundheits- und Krankenpflegerin und personenzentrierte Psychotherapeutin in Ausbildung unter Supervision. Seit 2003 ist sie Leiterin des Betreuungs- und Pflegedienstes im Bezirksseniorenheim Walding. Dort implementierte sie 2013 die Kongruente Beziehungspflege, das Haus wurde 2016 von Rüdiger Bauer zertifiziert. Sie verfasste zusammen mit Elfriede Plumberger das Kapitel 6.2.

E-Mail: Ursula.Rebhandl@shvuu.at

Renate Polack, geb..1952, hat mit zweiunddreißig Jahren die Ausbildung zur Altenpflegerin gemacht, war in einer kleinen Einrichtung für alles zuständig, einschließlich der Planung der Beschäftigung. Sie schloss ihre Pflegedienstleitung-Weiterbildung 1994, beim DBFK (Deutscher Berufsverband für Krankenpflege) in Frankfurt ab. Dann arbeitete sie elf Jahre als Pflegedienstleiterin, Wohnbereichsleitung und Altenpflegerin in einer Einrichtung in Homburg. Auch da investierte sie sehr viel Zeit in die Betreuung der Bewohner, organisierte Ausflüge, Veranstaltungen, war zuständig für die gesamte Pflegeorganisation, sowie für die Belegung. Im August 2004 übernahm sie die Pflegedienstleitungsstelle in der Pro-Seniore Residenz Erbach und erlebte erstmals die Großzügigkeit eines großen Trägers. Für die soziale Betreuung gab es eine Leitung, welche alle Schulungen und die Umsetzung der 2009 begonnenen „Kongruenten Beziehungspflege" organisierte. So konnte mit Hilfe der Residenzleitung und der Geschäftsführung ein über Jahre gewachsenes Konzept leben. Vielen Mitarbeitern wurde es ermöglicht an wertvollen, ergänzenden Schulungs- und Austauschtagen im IBI-Institut teilzunehmen. Es war eine beständige Weiterentwicklung zum Wohle der Menschen in der Residenz und des Unternehmens. So möchte Frau Polack sich mit Beginn ihrer Altersrente 2018 nicht ausruhen, sondern weiterhin arbeiten und die Schulungen im IBI-Institut mit Kollegen besuchen, um selbst Beziehungen zu leben und sich an ihnen zu erfreuen, um gesund alt zu werden. Sie verfasste das Kapitel 6.3.

E-Mail: renate.polack@pro-seniore.com

Heike Schille-Diehl, geb. 1963, lebt in Homburg/Saar. Derzeit Einrichtungsleitung des ASB-Seniorenheimes St. Andreas. Sie ist Pflegefachkraft mit der dreijährigen Zusatzqualifikation zur Heim-und Pflegedienstleitung und seit 1995 als Einrichtungsleitung in den verschiedenen Disziplinen der Altenpflege tätig. Sie verfasste das Kapitel 6.4.

E-Mail: heike.schille-diehl@asb-saarland.de

Petra Welz MSc, MBA, geb. 1969, lebt im Burgenland. Sie ist Diplomierte Gesundheits- und Krankenpflegerin (DGKP), akademische Lehrerin der Gesundheits- und Krankenpflege, akademische Leiterin von Gesundheitseinrichtungen, MSc und MBA. Frau Welz ist Haus- und Pflegedienstleitung in einer Altenpflegeeinrichtung. Im Rahmen des Master-Studiums, Management von Personen mit Demenz, hat sie ihre Masterthesis zum Thema „Die Veränderung durch die Implementierung der Kongruenten Beziehungspflege aus der Sicht der Pflegenden und deren Wechselwirkung auf die Bewohnerinnen“ verfasst. Frau Welz hat bereits bei zwei Trägern die Kongruente Beziehungspflege implementiert. Frau Welz ist freiberuflicher Sachverständiger für Pflegegeldeinstufungen und Mitglied der Kom. 6 der Volksanwaltschaft. Sie verfasste das Kapitel 6.5.

E-Mail: pwelz@aon.at

Kerstin Schmidt, geb. 1965 lebt in der Nähe von Zweibrücken. Sie ist Gesundheits- und Krankenpflegerin, Dipl. Pflegewirtin (FH) und Lehrerin für Gesundheitsfachberufe. Sie arbeitete langjährig als Pflegedienstleitung, in der Ausbildung der Krankenpflege und im Qualitätsmanagement in Akutkrankenhäusern, bevor sie 2016 als Pflegedienstleitung in ein Seniorenzentrum wechselte. Seit 25 Jahren ist sie als Dozentin in der Weiterbildung von Pflegenden tätig. Sie verfasste das Kapitel 6.6.

E-Mail: hollerstock@t-online.de

Heidrun Berger, geb. 1967, lebt in Friedrichswalde im Land Brandenburg. Sie ist stattlich anerkannte Erzieherin und Reiseverkehrskauffrau, 1993 bis 1997 Kindertagesstättenleiterin, 1997 bis 2016 Heimleiterin in der Altenpflege (1998 Weiterbildung zur Pflegedienstleitung 460 Stunden, 2005 Fachkraft für gerontopsychatrische Betreung und Pflege (720 Stunden) seit 2016 Staatsexamen in der Altenpflege, seit 2017 Geschäftsführerin der VisionConsulting PALL UG – Beratung und Entwicklung von Sozialimmobilien – in Gründung. Sie verfasste Kapitel 6.7.

E-Mail: LuluBerjer@t-online.de

André Danowski, geb. 1978, lebt in Berlin. Er ist examinierter Gesundheits- und Krankenpfleger, Ausbilder für Kongruente Beziehungspflege und bildet in einigen psychiatrischen Krankenhäusern Kollegen in Kongruenter Beziehungspflege aus. Er ist seit 2004 in verschiedenen Fachbereichen der Psychiatrie des Alexianer Krankenhauses in Berlin Weissensee beschäftigt. Er verfasste das Kapitel 7.1.

E-Mail: an-d-re@gmx.de

Markus Wunderlich, geb. 1976, lebt in Mittelfranken, ist seit 2002 am Klinikum Nürnberg/Psychiatrie im stationären Setting tätig und seit 2010 Fachkrankenpfleger für Psychiatrie. Seit 2013 ist er als freiberuflicher Leistungsanbieter für Persönliches Budget/Bezirk Mittelfranken tätig und befasst sich im soziotherapeutisch-ambulanten Kontext und Setting mit psychiatrisch erkrankten Klienten. Er verfasste das Kapitel 7.2.

E-Mail: wunderlich.pb@gmx.de

Christian Beilstein, geb. 1978, lebt in Bad Emstal. Er ist examinierter Krankenpfleger, Ausbilder für Kongruente Beziehungspflege und hat berufsbegleitend Pflegewissenschaften (BScN) an der Ernst-Ábbe-Fachhochschule in Jena studiert. Er ist seit 2007 in verschiedenen Fachbereichen der forensischen Psychiatrie der vitos-kurhessen gGmbh beschäftigt und arbeitet inzwischen auf einer Pilotprojektstation („Junge Erwachsene") des Hauses. Er verfasste das Kapitel 7.3.

E-Mail: christian.beilstein@vitos-kurhessen.de

Hendrik Groh, geb. 1975, lebt in Nürnberg. Er ist Fachkrankenpfleger für Psychiatrie, Stationsleitung und Ausbilder für Kongruente Beziehungspflege. Seit 1999 ist er in der Klinik für Psychiatrie am Klinikum Nürnberg tätig, aktuell als Stationsleitung einer Station für Drogenentzug, einer Station für Alkoholentzug und einer Substitutionsambulanz. Er verfasste das Kapitel 7.4.

E-Mail: hendrik.groh@klinikum-nuernberg.de

Ruth C. Ahrens, geb. 1968, lebt bei Bad Kreuznach. Sie ist Fachkrankenschwester für Psychotherapie und Psychosomatik, Supervisorin, Pflegewissenschaftlerin (MScN) und im deutschsprachigen Raum die einzige lizensierte Trainerin für die Outcomes Stars wie z. B. den Mental Health Recovery Star™. Seit 2000 als selbständige Dozentin, freiberufliche Autorin und Vortragende für Bildungsanbieter tätig. Sie ist Mitglied der Deutschen Fachgesellschaft Psychiatrische Pflege (DFPP). Seit 2010 leitet sie an der Akademie im Park die Fachweiterbildungen für Gerontopsychiatrie und Psychiatrie. Sie verfasste das Kapitel 7.5.

E-Mail: RuthCAhrens@freenet.de

Jürgen Hollick, geb. 1956, lebt in München. Er ist Fachkrankenpfleger für Psychiatrie, PDL, Diplompflegewirt, Magister Sozialmanagement, MSc. Seit 2002 arbeitete er als Bildungsreferent für das Bildungswerk des Bayerischen Bezirketags, wo er den Bereich Pflege und Therapeutische Dienste verantwortet. Er ist freiberuflich als Autor zu Pflegethemen, Dozent und Lehrbeauftragter für Pflegestudiengänge tätig. Er verfasste Kapitel 7.6.

E-Mail: hollick@bildungswerk-irsee.de

Abkürzungsverzeichnis

ACTH:	Adreno corticotropes Hormon
ACC:	Anteriorer cingulärer Cortex
Asic1a:	Protein, das auch in der Amygdala vorkommt
DBfK:	Deutscher Berufsverband für Krankenpflege
BDNF:	Brain derived neurotropic factor
crf:	corticotropin releasing factor
CO2:	Kohlendioxid
LTP:	Langzeitpotenzierung
MRT:	Magnetresonanztomograph
PTSD:	Post traumatic stress disorder
PTBS:	Posttraumatische Belastungsstörung
RNA:	Ribonucleinsäure
VTA:	Ventrale tegmentale area
PEPP:	Pauschalisierende Entgeltsystem Psychiatrie und Psychosomatik
NADA-Akkupunktur:	National Acupuncture Detoxification Association
PsychPV:	Psychiatrie Personalverordnung
DFPP:	Deutsche Fachgesellschaft für psychiatrische Pflege
PMR:	Progressive Muskelrelaxation nach Jacobsen

Sachwortverzeichnis

C

D